Hans-Martin Zöllner

Psychiatrie in Lebens- und Leidensgeschichten

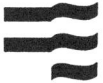 Ferdinand Enke Verlag Stuttgart 1997

Dr. Hans-Martin Zöllner
Leitender Psychologe
Psychiatrische Universitätsklinik Zürich
Lenggstrasse 31, CH-8029 Zürich 8

Die Deutsche Bibliothek - CIP-Einheitsaufnahme

Zöllner, Hans-Martin:
Psychiatrie in Lebens- und Leidensgeschichten / Hans-Martin Zöllner.
-Stuttgart: Enke, 1997
  ISBN 3-432-27561-7

©1997 Ferdinand Enke Verlag, P.O.Box 30 03 66, D-70443 Stuttgart - Printed in Germany

Druck: Druckhaus Thomas Müntzer GmbH, D-99947 Bad Langensalza   5 4 3 2 1

Inhaltsverzeichnis

Vorwort 1

1. Geschichte Herr K. 7

2. Geschichte Frau M. 31

3. Geschichte Cornelia W. 51

4. Geschichte Herr A. 77

5. Geschichte Herr Z. 99

6. Geschichte Herr B. 127

7. Geschichte Frau T. 153

8. Geschichte Sybille V. 183

9. Geschichte Herr R. 225

10. Geschichte Vera H. 255

11. Geschichte Herr S 277

12. Geschichte Frau L. 299

13. Geschichte Frau G. 323

14. Geschichte Herr N. 345

15. Geschichte Herr J. 365

Nachwort 407

Inhaltsverzeichnis - Anhang

Fallgeschichte 1
Anhang I   Der Maikäfer-Brief   25
Anhang II   Beispiele für schizophrene Stilistik und
    Spracheigentümlichkeiten   27

Fallgeschichte 2
Anhang I   Psychopathologische Grundbegriffe   47
Anhang II   Äusserungen eines chronisch schizophrenen Patienten   49

Fallgeschichte 3
Anhang I   Intelligenz und IQ   72
Anhang II   Der Rorschach-Test   74

Fallgeschichte 4
Anhang I   Verhaltensempfehlungen bei Depression   92
Anhang II   Zur Elektrokrampf-Therapie   94
Anhang III   Schlafentzug   96

Fallgeschichte 5
Anhang I   Maximen zur Einzelpsychotherapie mit chronisch
    Schizophrenen   124

Fallgeschichte 6
Anhang I   Grundformen psychischer Erkrankungen   149

Fallgeschichte 7
Anhang I   Mini-Mental-State-Examination   172
Anhang II   Zum Begriff der Mischpsychose   174
Anhang III   Lithium- und Tegretolprophylaxe   176
Anhang IV   Kognitives Training   180

Fallgeschichte 8
Anhang I   Die DSM-Diagnosenkriterien für Borderline-
    Persönlichkeitsstörung   218
Anhang II   Bildbeschreibung einer Collage einer Borderline-Patientin   222
Anhang III   Autoaggression   223

Fallgeschichte 9
Anhang I   Klassifikation der Intelligenzminderung   248
Anhang II   Die einfache psychiatrische Gedächtnis- und
    Intelligenzprüfung   249
Anhang III   Umgang mit logorrhoischen und klebrigen Patienten   253

Fallgeschichte 10
Anhang I   Fragen und Antworten zur Verhaltenstherapie in der
    psychiatrischen Klinik   273

Fallgeschichte 11
Anhang I   Was nützen neuropsychologische Tests?   294
Anhang II   Die Verschränkung von prämorbider Persönlichkeitsstruktur
    und Hirnschädigungsfolgen sowie die Crux
    der Gruppentherapien   296

Fallgeschichte 12
Anhang I   Zur Psychodynamik von Patienten-Vorstellungen im Unterricht
                         bei Psychologie- und Medizinstudenten   320

Fallgeschichte 13
Anhang I   Die differentialdiagnostische Abgrenzung zwischen
                         depressiver Pseudodemenz und Demenz   340
Anhang II   Das Psychoorganische Syndrom   342

Fallgeschichte 14
Anhang I   Zum Begriff des Autismus   359
Anhang II   Zum Begriff des Hospitalismus   362

Fallgeschichte 15
Anhang I   Günstige und ungünstige Haltungen bei Schizophrenen   398
Anhang II   Liste zur Erfassung von Verstärkern   399
Anhang III   Credo und Summa   405

*Frage nicht, welche Krankheit ein Mensch hat,
sondern welcher Mensch die Krankheit hat.*

*(Oliver Sacks, Neurologe und Fallgeschichten-Autor,
New York)*

Vorwort

Der erste Satz des Vorwortes im Buch "Bildnerei der Geisteskranken" von Hans Prinz-horn (5) lautet: "Der Mängel dieser Arbeit wird sich nicht leicht jemand klarer bewusst sein als der Verfasser". Diese Konfession reklamiere ich auch für mein Buch. Fall-geschichten müssen, da sie den Bogen vom Einzelschicksal zum Allgemein-Gültigen schlagen wollen, *eo ipso* mängelbehaftet sein. Dennoch: Kasuistik ist *in*; Kasuistik war *in*; Kasuistik wird immer *in* sein. Den Beweis für den Futurteil dieser These muss ich naturgemäss schuldig bleiben. Den Beweis für den Gegenwartsteil dieser These kann ich vorlegen: Aus jüngster Zeit liegen zwei Grundlagenwerke zur Kasuistik in Psycho-logie und Psychiatrie vor, welche belegen, dass diese Form der Wissensvermittlung nach wie vor aktuell ist, nämlich das "Fallbuch Psychiatrie" zur ICD-10 (1) und das "Fallbuch der klinischen Psychologie" von Hans Reinecker (6).

Den Beweis für den Imperfektteil der oben angeführten These fand ich nach mittellan-gem Suchen in unserer Bibliothek: nämlich ein Buch, betitelt "Der Wahnsinn in seiner psychologischen und sozialen Bedeutung, erläutert durch Krankengeschichten" von Dr. Karl Wilhelm Ideler, Professor der Medizin und Lehrer der Psychiatrischen Klinik an der Friedrich-Wilhelms-Universität, dirigierendem Arzte der Irrenabteilung an der Charité, mehrerer Gelehrten-Gesellschaften Mitglied und Korrespondenten (vor 150 Jahren scheuten sich die Gelehrten noch nicht so wie heute, alle ihre Titel anzugeben). Dieses Buch (2) ist 1848 erschienen. Im Untertitel nennt es sich "einen Beitrag zur praktischen Philosophie" und schmückt sich mit dem Motto: "Der Wahnsinn ist die Karikatur der Idee". Ich sehe mein vorliegendes Buch durchaus in der Linie der Tradi-tion zu Karl Wilhelm Ideler und kann auch seinem Motto vorbehalts- und rückhaltlos zustimmen.

Kasuistiken aus der forensischen Psychiatrie und Psychologie sind immer schrullige und gern gelesene Original-Beschreibungen gewesen und sind es auch heute noch. Eine *Trouvaille* aus diesem Bereich findet sich in Form des Buches "Geschichten aus der Gerichtspsychiatrie - seltsame Geschöpfe" (3).

Dass besonders Studierende, an die sich dieses Lern- und Lehrbuch in erster Linie richtet, Kasuistiken schätzen, beweist der folgende Passus aus einem Brief eines so-eben frisch examinierten Psychologen, welcher mir ein *feed back* zu einer ihm über-sandten Fallgeschichte gibt: "Ihre Fallgeschichte von Frau .. ist in höchstem Masse packend. Ich freue mich auf das Erscheinen Ihres Lehrbuches, denn ich glaube, es wird vielen Studierenden und medizinisch-psychologischen Praktikern aus anderen Fach-bereichen genau diejenige Anschauung vermitteln können, welche man sonst wohl erst nach langer Tätigkeit erreicht und beim Lernen trockener ICD- und DSM-Tabellen bis dahin schmerzlich vermisst. Ihr Mut zur Ich-Aussage hilft mir als Leser, die persön-liche Begegnung mit der Patientin mitzuvollziehen und gewissermassen nachzuerle-ben. Die ausführliche Lebens- und Krankheitsgeschichte sowie das ungekürzte, psy-chopathologische Briefdokument lassen hierauf ein sehr lebendiges und ergreifendes Bild von Frau .. entstehen. Ein Lehrbuch, wie ich es mir im Studium gewünscht hätte!" Wir danken recht herzlich für die wohlwollende Rezension ...

Die klinischen Praktiker sind der vielen Klassifikationsschemata müde geworden, die bald jedes Jahr neu psychiatrischer Forschung entspriessen; statt trockener Theorien und unanschaulicher Tabellen möchten sie lieber lebendige Schilderungen von lebendigen Menschen lesen. Ob man so weit gehen will, wie es Helmut Beckmann im Vorwort der soeben erschienenen 7. Auflage des berühmten, leider heute weitgehend vergessenen Lehrbuches "Aufteilung der endogenen Psychosen und ihre differenzierte Ätiologie" von Karl Leonhard tut (4), bleibe jedem Leser selbst überlassen. Ich kann mich durchaus mit ihm identifizieren, wenn er schreibt: "Nun werden in Abständen und in guter Absicht Klassifikationsschemata von Psychologen und Psychiatern durch Abstimmung und Konsens erarbeitet und kommen als obligatorische Richtlinien in steter Regelmässigkeit in die Psychiatrie zurück. Allzu leicht wird dabei übersehen, dass sich dahinter kein Forschungsfortschritt verbirgt, sondern es sich lediglich um Umstrukturierungen handelt. Diese sind nicht aus der Untersuchung lebenslang beobachteter Probanden entstanden und bleiben insofern wissenschaftlich zumindest fraglich. Die immer wieder hervorgehobene *interrater reliability* wird umso fühlbarer mit dem Verlust an klinischer Validität erkauft. So konnte es kommen, dass klinische Untersuchungen, die ein Höchstmass an Kenntnissen und Erfahrung erfordern und nur den Geübtesten zukämen, an "trainierte" Studenten, Psychologen und wissenschaftliche Assistenten in den ersten Lehrjahren delegiert werden. Die daraus gewonnenen, oft hoch mathematisch anmutenden Resultate können natürlich nicht befriedigen. Die Fruchtlosigkeit unseres jahrzehntelangen Forschens zeugt lebhaft davon. (Geschrieben und gedruckt im April 1995!)

In der Psychologie wie in der Psychiatrie haben detaillierte Analysen von Einzelfällen eine lange Tradition. Der grosse deutsche Psychologe Hans Thomae entwickelte in den 50er Jahren die sog. "biographische Methode", eine Langzeitbetrachtung aus der Sichtweise des Betroffenen. Der nicht minder berühmte österreichische Psychologe W. J. Revers sprach von der "Unumgänglichkeit des Einzelfalles"[1]. Natürlich ist der Einzelfall ebenso unumgänglich wie unzulänglich (wie Hans Reinecker im Vorwort zu seinem Fallbuch (6) richtig schreibt): "Man kann von einem nicht auf tausend andere schliessen; man kann aber genauso wenig von tausend auf einen schliessen, nämlich auf den nächsten, noch nicht angeschauten Fall".

Viele Kasuistiken, besonders in wissenschaftlichen Zeitschriften, enttäuschen durch ihre Dürftigkeit, mangelnde Anschaulichkeit, Kargheit, Trockenheit, Unpersönlichkeit. Dies liegt nicht immer an dem knappen zur Verfügung stehenden Platz, sondern sehr oft (wie mir auch mein Lektor versicherte) an der Scheu, wenn nicht sogar Angst, vieler erfahrener Praktiker und Autoren, umfangreiche Fallgeschichten ihrer Patienten und Patientinnen zu veröffentlichen, weil sie befürchten, von den Betroffenen selber oder ihren Angehörigen zur Rechenschaft gezogen zu werden, falls diese sich in den Fallgeschichten wiedererkennen. Deshalb möchte ich hier ein paar Gedanken zum Problem der Datenverfremdung anschliessen:

Selbstverständlich gehört es sich für jede kasuistische Darstellung, dass die "harten" Daten wie Namen, zeitliche und örtliche Angaben, Beruf, Angehörigenfakten ver-

---

[1] Beide Aussagen zitiert im Vorwort von (6)

fälscht werden, um die Identität der Beschriebenen zu schützen. Nach diesem Brauch verfahre auch ich in diesem Buch.

Dennoch handelt es sich um echte, wahre, wirkliche Lebens- und Leidens- und Krankheitsgeschichten, nicht um fingierte oder gar fiktive. Insbesondere am Verlauf und der Symptomatik der Erkrankung ist nichts erfunden bzw. hinzu- oder weggedichtet.

Daher ist es tatsächlich nicht auszuschliessen, dass Angehörige oder vielleicht sogar Kranke selber sich in den Fallgeschichten wiedererkennen, wenn sie sie zu Gesicht bekommen. Dieses Risiko gehe ich bewusst ein. Eine vorherige Erlaubniseinholung bei allen beschriebenen Personen wäre nicht nur nicht möglich gewesen, sondern hätte wahrscheinlich die Herausgabe dieses Buches bis zum St. Nimmerleinstag hinausgezögert. Ich konnte mich noch nie und kann mich auch fürderhin nicht mit einer ängstlichen Absicherungspsychiatrie befreunden, auch nicht im Zeitalter des überbordenden Datenschutzes.

Ich hoffe und wünsche mir, dass Angehörige und Betroffene, die sich wiedererkennen, aus der Art der Darstellung der Kasuistiken heraus spüren, dass ich mich bemüht habe, den geschilderten Krankheitsschicksalen und menschlichen Leidenszuständen gerecht zu werden und ihnen mit der ihnen gebührenden Ehrfurcht, Anteilnahme und Achtung zu begegnen. Die beschriebenen Patienten und Patientinnen dieses Buches sind seine eigentlichen Helden - nicht der Autor, der nur nachzeichnet, was sie durchgemacht, erduldet und ausgehalten haben.

Eine Bemerkung zur Auswahl der Fälle: Wenn mein Buch den Anspruch erhebt, ein Lernbuch der Psychiatrie zu sein, dann müssen die psychiatrischen Störungen einigermassen vollständig und repräsentativ durch Fallgeschichten vertreten sein. Dies ist natürlich bei der eingeschränkten Anzahl von Fallgeschichten nur bedingt möglich. Ich habe mich aber mindestens bemüht, die sog. grossen psychiatrischen Störungen wie Schizophrenie, Affektpsychose, Oligophrenie, organisch begründbare psychiatrische Erkrankung, Persönlichkeitsstörung, Autismus, Zwangskrankheit, Sucht aufzunehmen. Die sog. kleine Psychiatrie, wie sie einer ambulanten *Clientèle* entspricht (milde Neurosenbilder, psychogene Störungen und psychosomatische Krankheiten) ist nicht vertreten.

Noch ein letztes Wort: Dieses Buch ist ein sehr persönliches, beinahe ein Bekenntnisbuch. Ich habe mich nicht gescheut, wahrheitsgetreu und ungeschminkt aufzudecken, wie ich selber mit meinen Patienten arbeite, welche Werte ich vertrete, welche Methoden ich anwende, was ich über die Kranken denke und wie ich mit ihnen rede. Damit werde auch ich als Person und Autor angreifbar und bin gewissermassen genauso des schützenden Anonymitätskokons entkleidet wie die beschriebenen Patientinnen und Patienten. Der Leser wird also in diesem Buch auf nichts anderes als verwundbare, gewissermassen "gehäutete" Menschen treffen: auf Menschen, die Fehler begehen, unzulänglich sind, mit allerlei Ecken und Kanten versehen sind, Havarien verursachen und erleiden und alles in allem als Menschen scheiternde Wesen sind. Der Autor selbst bildet davon keine Ausnahme.

Zu danken habe ich meinem Lektor, Herrn Dr. Fritz Kraemer vom Enke Verlag. Er las das Werk mit Akribie und aufbauender Kritik; er las es als Laie, da Nicht-Psychiater, und er las es als Fachmann, da Mediziner. Allzu sardonische Spitzen von mir schliff er ab und erspart mit damit die Empörung der Leserschaft.

Zu danken habe ich auch meiner Sekretärin, Frau Hiltrud Hedinger. Sie musste ein druckfertiges Manuskript abliefern. Was das heisst, weiss nur der, der das auch schon musste.

Gewidmet ist dieses Buch den darin beschriebenen Menschen und ihren Lebensgestalten: Herrn K., Frau M., Cornelia W., Herrn A., Herrn Z., Herrn B., Frau T., Sybille V., Herrn R., Vera H., Herrn S., Frau L., Frau G., Herrn N., Herrn J. und all den andern Kranken, denen ich viel verdanke und die hier nicht zu Wort und Gestalt gekommen sind, da auch ein Fallgeschichtenbuch einmal ein Ende haben muss.

Literatur:

(1) Freyberger, Harald, J. und Dilling, Horst (Hg.):
     Fallbuch Psychiatrie - Kasuistiken zum Kapitel V (F) der ICD-10.
     Hans Huber, Bern 1993

(2) Ideler, Karl Wilhelm:
     Der Wahnsinn in seiner psychologischen und sozialen Bedeutung, erläutert
     durch Krankengeschichten.
     Verlag von Franz Schlodtmann, Bremen 1848

(3) von Hohenheim, Gero:
     Geschichten aus der Gerichtspsychiatrie - seltsame Geschöpfe.
     Arcis Verlag, München 1992

(4) Leonhard, Karl:
     Aufteilung der endogenen Psychosen und ihre differenzierte Ätiologie.
     Georg Thieme Verlag, Stuttgart 1995, 7. Aufl.

(5) Prinzhorn, Hans:
     Bildnerei der Geisteskranken.
     Springer Verlag, Wien/New York 1994, 4. Aufl.

(6) Reinecker, Hans:
     Fallbuch der Klinischen Psychologie (Einzelfallstudien zum Lehrbuch der
     Klinischen Psychologie).
     Hogrefe Verlag, Göttingen 1995

Fallgeschichte Nr. 1: Herr K.

Anamnese

Herr K. lebte vom 13.7.1925 bis zum 5.4.1992.[1] Hinter diesen vierzehn Ziffern liegt eine Lebens- und Leidensgeschichte, die weitgehend eine Hospitalisationsgeschichte ist. Der in geordneten bürgerlichen Verhältnissen (Vater Gymnasiallehrer) heranwachsende Patient war als Kind nicht auffällig, galt in der Schule aber als ein Träumer mit ungleichmässigen Leistungen und geringer Arbeitsdisziplin. 1940 kam er in eine private Lehranstalt am Genfersee, musste dort wegen zunehmender Verhaltensauffälligkeiten entlassen werden (zum Beispiel stellte er im Geschichtsunterricht "unpassende" Fragen). In der Folge war er daheim teils apathisch, teils erregt und aggressiv, misshandelte seinen kleinen Bruder und wurde im März 1941 zum ersten Mal in einer psychiatrischen Klinik hospitalisiert. Es folgte nun eine Odyssee mit insgesamt 23 Hospitalisationen. Schon damals wurde bei dem 15-jährigen Jüngling die Diagnose einer Schizophrenie gestellt und die Prognose als ungünstig betrachtet. Alle weiteren Schulungsversuche scheiterten in der Folge wiederholt. Der Vater holte ihn immer baldmöglichst wieder aus der Klinik heraus; jedesmal kam es aber daheim erneut zu erheblichen Schwierigkeiten, weil der junge Mann sich undiszipliniert verhielt, Sachen beschädigte, weglief und ein läppisch-bizarres Verhalten zeigte. In der Klinik beruhigte er sich zwar jeweils wieder bald, war dann aber kalt und stumpf im Affekt, im Denken gesperrt und zerfahren, im Benehmen ambivalent und automatenhaft. Er kapselte sich völlig ab und nahm mit niemandem Kontakt auf. Manchmal gefährdete er seine Umgebung durch Verbrennen von Papieren ohne Rücksicht auf die Brandgefahr. In den späten 50er und in den frühen 60er Jahren delinquierte er mit Exhibitionismus vor Kindern auf Schulhöfen und wurde deshalb auch psychiatrisch begutachtet und für diese Delikte als nicht zurechnungsfähig beurteilt. Seit Ende der 60er Jahre waren die Entlassungen nur noch von kurzer Dauer; seit 1968 war der Patient dauerhospitalisiert.

Psychopathologie und Verlauf

Aus dem Jahre 1958 finden wir in der Krankengeschichte ein Résumé einer Untersuchung von Professor L., welches lapidar wie folgt lautet: "Bei uns wie vorher. Benimmt sich nachlässig und schlaff, spricht wie verschlafen, antwortet oft nicht und manchmal nur einsilbig. Im Gespräch dreht er oft sophistisch die Fragen um, spricht auch an konkreten Problemen in weltfremder Art vorbei und deutet schliesslich auch seine Wahnideen an: sie beziehen sich immer noch auf seine Ähnlichkeit mit Christus und die menschenerlösende Bedeutung seines Lebensweges. Diagnose: Chronische Schizophrenie. Vorläufig Pflegefall."

---

[1] Pro memoria: Alle "harten" Personendaten wurden verzerrt.

Die Einträge in unserer Krankengeschichte ergeben über die vielen Jahre ein weitgehendes gleichbleibendes Bild: Der Patient lebt in einer von andern völlig abgekapselten eigenen Welt (Autismus = Verpuppung in sich selbst)[1], wirkte in langen Zeiten apathisch und antriebslos, dazwischen auch wieder angetrieben, zu impulsiven Ausbrüchen neigend. Trotz unendlicher Bemühungen aller seiner Therapeuten und Bezugspersonen war eine Rehabilitation niemals möglich. Hinter seinen sonderbaren Einfällen und für jedermann bizarr wirkenden Äusserungen zeigte der intellektuell begabte Patient aber ein sehr reiches, differenziertes, ja ergreifendes Innenleben. In dieses Einblick zu nehmen, gelang jedoch im Laufe der Jahre nur wenigen, und auch diesen nur in seltenen Augenblicken. Der Klinikaufenthalt wechselte von geschlossenen Abteilungen auf offene Abteilungen. Der Grund für das Einschliessen war jedesmal eine Tendenz zu Feuerlegen, die eine sorgfältige Kontrolle des Patienten erforderlich machte. Lange Gespräche mit ihm zu führen war schwierig oder unmöglich, weil er immer nur einzelne Brocken und Gedankenfragmente von sich gab, sich häufig abwandte oder davonging. Für Aussenstehende waren seine Äusserungen so skurril, dass sie sich gar nicht erst auf ein Gespräch einliessen. Seit Anfang der 50er Jahre pflegte er Worte oder kurze Sätze auf Zettel aufzuschreiben, die er an Vorübergehende verteilte oder zusammenhäufelte und verbrannte, später zerriss. Seine Gedankenwelt wurde immer mehr erfüllt von religiösen Themen mit wahnhaftem Charakter. Auf seinen Zetteln nannte er Heiligennamen, schrieb hochklingende Titel von Päpsten und vatikanischen Würdenträgern auf und von Gestalten aus der Bibel und der Geschichte. Ein Beispiel für einen solchen "Wahnsinns-Zettel" aus früher Zeit: *"Baron Raitz von Frentz, der Heimkämmerer Seiner Heiligkeit des Papstes, Ehren und Devotionsritter des souveränen Malteserordens"*. Die letzten zwanzig Lebensjahre brachten eine deutliche Beruhigung im Verhalten des Patienten, wenngleich alle Zeichen einer schweren chronischen schizophrenen Geisteskrankheit evident waren. Herr K. lebte völlig in seiner abgeschirmten Gedankenwelt, sprach so gut wie nie mit einem Mitpatienten, antwortete zwar auf Fragen von Pflegern und Ärzten, zeigte aber nicht die geringste Initiative für irgendwelche intra- oder extramuralen Aktivitäten.

Eine Aufzeichnung aus der Krankengeschichte aus dem Jahre 1970: "Der Patient erscheint unaufgefordert im Oberarztbüro und überreicht einige seiner bekannten Zettel mit Papst- und Kämmerernamen. Gefragt, was dieses Tun für ihn bedeute, erwidert er: 'Verbreitung christlichen Gedankengutes, Ehrung des Empfängers'. Dazwischen lauscht er und blickt nach oben. Auf Befragen erklärt er, er sehe dort die blauen Sterne am dunklen Himmel und höre eine Stimme, die sage: 'Sazerdos'. Hiermit sei der Teilhaber am Ruhme des Papstes gemeint. Wahrscheinlich auch er selber. Die Stimme sei seine eigene Stimme".

Im Gespräch konnte er bisweilen in zusammenhängenden Sätzen antworten, glitt aber dann wieder in seine Wahnwelt ab und sprach verworren. Deutlich war bei ihm das Symptom der Doppelten Buchführung, mit dem er sowohl in seiner krankhaften Gedankenwelt als auch in der Wirklichkeit gleichzeitig Bescheid weiss und zwischen beiden Realitäten hin und her pendelt. Manchmal ist er im Fluss seiner Worte plötzlich gesperrt, spricht nicht weiter, lauscht in die Umgebung, blickt seitwärts mit verdrehten

---

[1] siehe dazu auch Fallgeschichte Nr. 14

Augen, bewegt tonlos die Lippen. Unvermittelt sagt er dann etwa einen Kindervers auf, nennt danach einen hochklingenden Titel nach dem andern. Wenn man ihn bedrängt und um Erläuterung seiner Sätze bittet, echolaliert er und wiederholt lediglich die gestellten Fragen wörtlich. In der Stimmlage ist er leiernd monoton und drückt sich in Schriftdeutsch aus. Nur ganz selten, bei erschütternden Erlebnissen und Ereignissen wie etwa dem Tode des Vaters, sprach er spontan Mundart.

Immer wieder wurde mit dem Vater die Frage einer allfälligen Entlassung überprüft. Dem stand entgegen, dass der Patient zuhause ausschliesslich Radio hörte, vor dem Fernseher sass, unaufhörlich rauchte und nicht zu irgendeiner noch so kleinen Tätigkeit zu bewegen war. Oft lief er auch weg und wirkte auf Nachbarn und Passanten befremdlich und bedrohlich. Auch im Rahmen des Klinikaufenthaltes wurden immer wieder Aktivierungsversuche unternommen: Arbeitstherapie, Beschäftigungstherapie, Gesprächsgruppentherapie. Die Erfolge blieben mehr als bescheiden: Der Zustand des Kranken änderte sich nicht. Immerhin brachte die Beruhigung des Verhaltens für den Patienten den Vorteil, dass er seit 1971 konstant auf einer offenen Station untergebracht werden konnte. Auch eine Plazierung bei einer Schwester konnte nicht ins Auge gefasst werden, da diese, selber psychisch labil, die Pflege des Bruders nicht übernehmen konnte.

Nach dem Tode des Vaters 1974 wurde der Patient bevormundet, und er konnte sich auch erstaunlich präzise zur Notwendigkeit einer Vormundschaft äussern: "Ich stimme dem zu, ich benötige den Aufenthalt in der Klinik, ich bin ein wertvoller Mensch." Auch zur Klinikentlassung konnte er sich äussern: Er habe sich in der Klinik immer wohler gefühlt als während der Zeiten zuhause. Die Bevormundung wurde damit begründet, dass er selbst nicht in der Lage sei, seine Angelegenheiten zu besorgen, und vollkommen weltfremd und ausserstande, nur die geringsten Entschlüsse zu fassen. Im Gutachten heisst es auch, dass seine chronische Schizophrenie eine ungünstige Prognose habe und eine Heilung, ja selbst Besserung der Krankheit unwahrscheinlich sei.

Meine Beziehung zum Patienten
Ich kenne Herrn K. seit der Zeit, als ich selber als Praktikant in die Klinik eintrat: 1968. Anfangs hatten wir lockeren Kontakt miteinander im Sinne einer Kommunikation *en passant*, so wie er sie mit allen "Würdenträgern" der Klinik pflegte. Im Verlauf der Jahre kam ich dann mit ihm in intensiveren Kontakt, dazu später.

Eine wichtige Aufgabe von mir war auch die Beratung von Stationsteams hinsichtlich des Umgangs mit Herrn K. im Sinne der Besprechung von Kommunikationstechniken, die helfen sollten, auf seine "Sprüche" mündlicher oder schriftlicher Art günstig zu reagieren. Ich zitiere einen Eintrag aus der Krankengeschichte über eine solche Besprechung mit dem Pflegepersonal aus dem Jahre 1974:

"Es wurden vier Varianten der Reaktion auf die Präsentation eines Spruches durch Herrn K. herausgestellt:

1. Zurückweisen oder Nicht-Zulassen des Spruches: kommt nicht in Frage und wird von allen Beteiligten abgelehnt, da man Herrn K. die ihm mögliche Kommunika-

tionsweise nicht völlig abschneiden darf. Passiert aber dennoch verschiedentlich durch Mitpatienten, besonders durch intolerante Süchtige.

2. Anhören des Spruches und "Quittieren"[1] mit einer kurzen Bemerkung: Die meist-praktizierte Form auf der Abteilung und überall in der Klinik, wenn man in Eile ist.

3. Anhören des Spruches und Eingehen auf den Inhalt a) im Sinne des Weiter-fragens, um den privaten Bedeutungsgehalt zu erkunden (Beispiel: "Möchten Sie damit ausdrücken, dass ..."); b) im Sinne des vorsichtigen Hinführens zu Realitäts-übersicht und Selbstkritik (Beispiel: "Haben Sie denn schon bedacht, dass die Person X schon gestorben ist und daher mit Ihrer Tante gar keinen Kontakt aufnehmen kann?"). Diese Technik kann praktiziert werden, wenn man Zeit für ein kurzes Gespräch mit Rede und Gegenrede hat oder auch innerhalb von Grup-pengesprächen auf der Abteilung.

4. Anhören des Spruches und Eingehen auf den motivierenden Gefühlsgehalt im Sinne einer Metakommunikation (Beispiel: "Ich spüre, dass es Ihnen ganz wichtig ist, mir jetzt diesen Satz mitzuteilen - warum ist das so?"). Dies kann praktiziert werden vor allem im Rahmen gezielter Betreuungen und Therapien, bei dualen Kontakten durch geschulte Mitarbeiter.

Ein eifriger Oberarzt entwickelte einmal ein Programm, wie man der imperativen Lese-aufforderung, die Herr K. quasi als Passierzoll von jedem Höhergestellten forderte, der seinen Weg kreuzte, Herr werden solle: Der Spruch und der Zettel seien dezidiert zurückzuweisen mit der Bemerkung, dass abends um 18 Uhr auf der Station für Herrn K. eine Zettelvorlesestunde eingerichtet sei. Das stimmte: nur fand sich abends auf der Station niemand ausser Herrn K. am bezeichneten Orte ein ...

Seit 1975, ungefähr zehn Jahre lang, pflegte ich intensiven Kontakt mit Herrn K. Er kam fast täglich nachmittags zu mir mit mehr oder weniger langen Gesprächen. Er klopfte an der Tür, betrat, ohne mein "Herein" abzuwarten, das Büro, setzte sich an den Tisch, stopfte die Pfeife, die er ohne Mundstück zu rauchen pflegte, so dass Funken- und Aschenregen auf seine Glatze herniederfiel, und eröffnete das "Gespräch" mit einem Spruch, auf den ich einzugehen versuchte. Er ist sehr froh, wenn er weiss, dass er jederzeit wieder gehen darf und nicht zu lange sitzen bleiben muss. Diese Gewissheit, gehen zu dürfen, ohne mich zu kränken, hat die Frequenz seiner Besuche ganz sicher vermehrt. Er war wie eine Katze, die dann gerne zum Menschen kommt, wenn man sie kommen und gehen lässt, wie sie will. Meine Absicht war damals, von der immanenten Diskussion über die Spruchinhalte wegzukommen auf alltägliche Pro-bleme und Belange einerseits sowie auf die wirkliche Gefühlswelt Herrn K.'s anderer-seits. Dies gelang jedoch nicht immer. In einigen wenigen Sternstunden führten wir Gespräche über Themen wie Geisteskrankheiten (der Patient kannte seine Diagnose und deren Bedeutung ganz genau), über Tod, Selbstmord, Vereinsamung etc. Meist jedoch beschränkte sich das Gespräch jedoch auf eine Stichomythie = Rede und

---

[1] "Quittieren" bedeutete, dass man den Spruch Herrn K.'s genauestens und laut vorlas, worauf er dann ver-nichtet werden und ein neuer begonnen werden konnte. Das Quittieren war also gleichsam ein "Absegnen".

Gegenrede über den Inhalt eines Spruches und die daran anschliessende Zahlensymbolik. Es war wichtig, dass ich immer sehr behutsam vorging und keine Gesprächsthemen erzwang; andererseits liess es Herr K. zu, dass ich manchmal durchaus hartnäckig die einmal gestellten Fragen wiederholte, wenn er vorbeiredend auswich. Die zumutbare Unbeirrbarkeit des Therapeuten ist immer abhängig von der Güte der Beziehung. Und die Beziehung zwischen uns beiden war gut. Der Stil der Kommunikation mit Herrn K. glich einer "gebrochenen" Uhrfeder: Herr K. "läuft" ein bisschen - dann muss man ihn wieder ein wenig "schütteln", damit er im Dialog wiederum ein Stückchen "weiterläuft". Eine aktive Fortführung und Aufrechterhaltung des Gesprächs von ihm aus war schier unmöglich.

Besuch zuhause

1976 und in der Folge noch ein paarmal besuchte ich den Patienten zuhause, als er bei seiner betagten Grossmutter weilte, zu welcher er verschiedentlich, allerdings ohne dort zu übernachten, ging. Die Grossmutter und Herr K. erwarteten mich bereits auf der Strasse, damit ich das Haus auch gut fände. Frau K., die Grossmutter, hatte ein liebenswürdiges "Zvieri" vorbereitet - allem Anschein nach hat sie grosse Freude daran, dass einmal ein Mitarbeiter der Klinik zu Besuch kommt. Herr K. macht einen äusserst zufriedenen, ja man kann sagen, einen glücklichen Eindruck während der ganzen Besuchszeit. Er scheint sich ausserordentlich wohl zu fühlen bei seiner Grossmutter - was Wunder, erfüllt sie ihm auch nahezu jeden Wunsch. Geschickt hat sie ihm überall in der Wohnung kleine Nischen bereitet, die unverändert für ihn verbleiben und ihm so die nötige Sicherheit des Nicht-Wechselhaften vermitteln. Beispielsweise verfügt er über eine grosse Zinnschüssel, in die er seine Pfeife ausklopfen kann, ohne Angst zu haben, Tabak zu verschütten; ferner steht allzeit eine Liege zum Ausruhen bereit; in einer anderen Ecke des Zimmers liegen diverse Geschichtsatlanten und historische Bücher zum allfälligen Studium parat; in wieder einer anderen Ecke befindet sich ein kleiner Tisch mit einem Kaffeepfännchen, wo sich Herr K. jederzeit einen Kaffee brauen kann, und nur er benutzt dieses Pfännchen. Wie wohl er sich bei seiner Grossmutter fühlt, kommt in einer fast euphorisierten Stimmung zum Ausdruck, die ihn bisweilen dazu treibt, sekundenlang vor Wonne die Hände zu reiben und behaglich vor sich hin zu lachen. Er ist so wohlgestimmt, dass er auch kleine Scherze zu seiner Wahnwelt mit verschmitztem Lächeln quittiert, so als ich ihn einmal bitte, Kaiser Nero auszurichten, er möge ihm jetzt gerade keine Aufträge erteilen, damit er sich zu uns an den Tisch setzen und essen könne.

Wie aufmerksam und feinfühlig, realitätsbezogen Herr K. auf seiner gesunden Seite ist, zeigen folgende zwei Begebenheiten: Er bat seine Grossmutter vor meinem Kommen, ihm doch bereits einen Teller mit Thunfisch zu geben, damit er während des gemeinsamen "Zvieris" nicht mehr so argen Hunger habe und sich recht einfügen könne in die Tischsitten. Ferner bat er die Grossmutter, nicht ein weisses Stofftischtuch aufzulegen, sondern ein einfaches Wachstuch, damit im Falle von Verschütten oder Verkleckern die Reinigung einfacher sei.

Das affektive Verhältnis zwischen Grossmutter und erwachsenem Enkel ist gut: Er ist zu ihr wie ein kleines Kind, folgsam, anhänglich, liebevoll. Niemals habe ich ihn sie anfahren oder anherrschen gesehen, auch nicht, als er sie um das Geld für die Begleichung seiner Kaffeeschulden nachsuchte, die er bei uns gemacht hat. Frau K. ist mütterlich verwöhnend zu ihm, jedoch nicht überbeschützend; sie lässt ihm sein Reich und seine Gedankenwelt, versucht hie und da darauf einzugehen und sanft zurecht-zurücken. So sagt sie etwa zu mir: "Kurt hat die Papstwahl sehr beschäftigt, er wollte gern selber Papst werden. Das geht aber doch etwas zu weit, nicht wahr, Kurt?". Im übrigen ist die Grossmutter ganz naiv und unschuldig im Verständnis seines Wahns und seiner Zahlensymbolik. So glaubt sie zum Beispiel, wir in der Klinik hätten ihm die Rechnungen beigebracht, damit er sich im Rechnen übe; sie ist ganz erstaunt, als ich ihr die Symbolik der Zahlen- und Buchstabenspiele erkläre. Die Besuche bei seiner Grossmutter waren also für Herrn K. ein ganz wichtiges Therapeutikum, und als sie hochbetagt starb, war er lange traurig und ging eines ganz wichtigen und gesundheits-stärkenden Aussenkontaktes verlustig.

Der jüngste Verlauf
In den zehn letzten Lebensjahren sind die Einträge in der Krankengeschichte kurz. Die einzelnen Assistenzärzte übergeben den Patienten an ihren Nachfolger oder ihre Nach-folgerin mit stets ähnlichen Worten. Beispiel für einen solchen Eintrag aus dem Jahre 1967: *"Der Patient ist in der Klinik praktisch zu keiner Tagesstruktur mehr zu bewe-gen, er hält sich den ganzen Tag in den Gängen und im Areal auf und schreibt seine bekannten Zettelchen, die jeder, der vorbeikommt, lesen muss"*.
Zur Pharmakotherapie: Er wurde zunächst jahrelang mit Haldol behandelt; allerdings entwickelte sich im Laufe der Jahre eine ausgeprägte extrapyramidale Symptomatik, an der er sichtlich litt. Man versuchte dann mit Erfolg 1988 eine Medikamentenum-stellung auf Leponex, welches er bis zu seinem Tode in stets angepasster Dosierung erhielt.

Das Sterben Herrn K.'s
Im März 1992 entwickelte Herr K. eine foudroyant verlaufende Leukämie, die inner-halb weniger Wochen zu einer rapiden Verschlechterung seines Zustandsbildes und im April zu seinem Tode führte. Zum Glück verlegte man ihn am Ende seines Lebens nicht noch in ein somatisches Spital, sondern liess ihn in der psychiatrischen Klinik sterben. Die letzten Tage und Nächte seines Lebens verbrachte er auf einer geriatri-schen Pflegestation. Am Abend seines Todes wurde ich benachrichtigt, dass es mit ihm zu Ende gehe. Ich ging auf die Abteilung in das Zimmer, in dem er lag. An seinem Bett sass sein Bruder, der ihn zeitlebens nie in der Klinik besucht hatte und nun aber doch zur Totenwache gekommen war. Wir redeten nicht viel miteinander; es war ein Eins-fühlen mit dem Patienten zusammen, welches keine erläuternden Worte brauchte. Herr K. lag unruhig im Bett, bereits gezeichnet vom Todeskampf. Sichtlich war er bedroht von allerlei Mächten, Dämonen und Teufeln, die sich um ihn versammelt hatten. Körperliche Schmerzen litt er nicht, dessen versicherte mich der Bruder. Ich sagte zu ihm: "Herr K., Sie haben Angst." Herr K. nickte heftig, zum Reden war er kaum in der Lage. Sein ganzer Körper bäumte sich auf, die Hände fuchtelten in der Luft. Dann sagte ich zu ihm: "Herr K., wir beide wissen, dass Sie sterben müssen". Wieder nickte Herr K. heftig. Dann weiss ich nicht mehr ganz genau, was ich zu ihm sagte, weil ich sehr erschüttert und bewegt war (ich bin es auch jetzt noch beim Schreiben dieser Zeilen). Jedenfalls sagte ich ihm etwas in dieser Richtung: "Herr K., dass Sie vor dem Sterben Angst haben, verstehe ich gut. Vor dem Tod brauchen Sie keine Angst zu

haben. Wenn es einen Himmel gibt, dann werden Sie dort sein. Und wenn es keinen gibt, dann werden Sie auch erlöst sein. Eine Hölle gibt es nicht, die gibt es nur auf der Erde". Er schaute mich mit grossen Augen an und wurde für einen kleinen Moment ruhiger. Ich blieb dann noch bei ihm, sass neben dem Bruder, wir sprachen nichts miteinander. Ich weiss nicht, wieviel Zeit verging; ich stand dann irgendwann auf und sagte zu Herrn K.: "Herr K., nun müssen wir uns endgültig voneinander verabschieden". Er gab mir die Hand, sah mich an; ich drehte mich um und verliess das Zimmer. Am nächsten Morgen erfuhr ich, dass er ungefähr eine Dreiviertelstunde später gestorben war.

Gesprächsprotokoll mit Herrn K., datiert vom 1.12.1979
Vorbemerkung: Ich möchte der Leserschaft ein ungekürztes und vollständiges Tonbandprotokoll eines Gespräches mit Herrn K. vorlegen. Der Sinn davon ist, dass man einerseits die Psycho(patho)logie seiner Kommunikationsweise erkennen und studieren kann; andererseits dass man nachvollziehen kann, wie es auch für den gesunden Gesprächspartner schwierig ist, am Ball zu bleiben, damit das tenazitäre[1] Gespräch nicht absackt oder stockt.

zö: *Ich habe im Sinn, Herr K., Sie auch wieder einmal mit in die Schule zu nehmen (gemeint ist unsere Schule für psychiatrische Krankenpflege, in der Herr K. schon verschiedentlich vorgestellt wurde).*
K.: *Danke, Danke.*
     (kurze Störung durch einen anderen Patienten, der ins Zimmer tritt.)
K.: *hustet*
zö: *So, haben Sie eine neue Pfeife? Die ist aber schön. Ist die von der Grossmutter?*
K.: *Ja.*
zö: *Jawohl. Sehr gut. ... Ist der Satz jetzt abgeschlossen?* (gemeint ist ein Spruch, den der Patient auf einen Zettel geschrieben hat)
K.: *Ja, das ist der Finanzjude Morgan.*
zö: *Ja.*
K.: *Milan-Edikt.*
zö: *Was heisst das: Milan-Edikt?*
K.: *Das ist ... der Papst John Pier ... der Finanzjude Morgan, der nennt sich Maxentius.*
zö: *Maxentius?*
K.: *Ja.*
zö: *Hm. Ist das ein lateinischer Name?*
K.: *Ja.*
zö: *Ah ja.*
     lange Pause, während Herr K. schreibt.
K.: *murmelt verschiedene Zahlen vor sich hin.* (Dann wieder lange Pause mit heftigem Schnaufen.)
zö: *Darf ich es einmal anschauen, Herr K.?* (gemeint ist der Zettel) *Der Finanzjude Morgan, der nennt sich der Maxentius* (vorgelesen).
K.: *Danke.*

---

[1] tenazitär = zähflüssig

zö: Und dann drei Rechnungen. 43+180 ... Da ist das 43 die Anzahl Buchstaben?
K.:   Ja.
zö: Und das 180?
K.:   John Pierpont Morgan fällt einem Attentat zum Opfer - der Finanzjude Morgan gestorben.
zö: Hm.
K.:   Und da sind noch die Zeiten ... gestorben ... und da steht der Babenberger ... der Sankt Oswald bei Eibiswald dahinter ...
zö: Ah ja.
K.:   St. Oswald bei Eibiswald, das ...
zö: In der Steiermark.
K.:   Ja ... warum der Babenberger? Er jagt eben den Finanzjuden Morgan, den Richard Löwenherz.
zö: Hm.
K.:   Jetzt ... 17 ... der Babenberger ... 17 ... eins ... ein eins und ein sieben ... sind acht ... jetzt wäre acht die Quersumme ... 65+9 sind 16+7 sind 23 ... 30 ... 37+14 sind 51+14 sind 65+9 sind 74+14 sind 88.
zö: Hm. Das ist die Quersumme von allen Zahlen?
K.:   Ja.
zö: Hm.
K.:   Es ist Advent.
zö: Ja. Steckt das auch in den Zahlen drin?
K.:   Ja. Es ist eben der Stern von Bethlehem. Den sieht man jetzt am Kiosk.
zö: Richtig. Jawohl.
K.:   Es ist der Dämon. Unheilige Nacht.
zö: Gibt es eine heilige und eine unheilige Nacht?
K.:   Ja, ja.
zö: Ah ja. Also ... gute Mächte und böse Mächte? Die miteinander kämpfen?
K.:   Ja. Es ist der ... Eunuch, der Türke Kaffee ... der ist doch ... (nuschelt) ... der ist ... das ganze Kloster Einsiedeln ... Kirche ... Türkei ... oder ...
zö: Hat er das schon infiziert?
K.:   Das Papst hat die Türkei der Nato ausspannen wollen und sie in die Schweiz bringen, oder ... und die ist jetzt doch zur Nato und zum Bolschewismus ... er stellt es gleich, oder ... Gemeinschaftswissen Morgan und Woytila ...
zö: Ist das?
K.:   Seitdem ist er für Morgan, ja ...
zö: Für die weltliche Macht?
K.:   Ja ... es ist stärker ... es ist ... es fehlt ein sieben ... und ich tue jetzt das durchstreichen ... und unten zwei lassen ... 9+7 sind 16+9 sind 25+14 sind 39+14 sind 53.
zö: Das ist jetzt die Quersumme von den nicht durchgestrichenen Zahlen gewesen - hm? Sind jetzt die Machtverhältnisse so, dass der Morgan immer noch die Macht hat?
K.:   Der Eunuch, der Türke Kaffee. ...
      (lange Pause)
      23+9 sind 32+10 sind 42+70 sind 112. 112+630 sind 742 (murmelt) ... (lange Pause)

14

zö: Jetzt sind es fünf Rechnungen.

K.:   Ja.

zö: Haben Sie das von Anfang an schon gewusst, dass es fünf Rechnungen sein würden?

K.:   Ja ... ich habe vier schreiben wollen, und dann habe ich da richtig auch an fünf gedacht.

zö: Ja. Den Satz habe ich noch nicht gelesen: Der Eunuch, der Türke Kaffee, der ist ein Protestant.

K.:   Ja.

zö: Aha, dann ist er kein Muslim? Kein Mohamedaner? Ist er übergetreten zum protestantischen Glauben?

K.:   Ja, es ist ... von Rauter, Stadtkommandant von Belgrad, Protestant im ersten Weltkrieg ... verbündet mit einem Sultan kämpft Deutschland um den Sieg.

zö: Hm. Also, dann hat der Eunuch auch seine Identität gewechselt?

K.:   Ja.

zö: Ist er dieser Rauter geworden?

K.:   Ja.

zö: Hm. Dass man ihn nicht mehr erkannt hat?

K.:   Ja.

zö: Ist denn der Eunuch für Sie eine negative Gestalt?

K.:   Ja ... es ist ... es ist ... die Zeit ... sie wird unterjocht ... der Eunuch, der Türke Kaffee.

zö: Hm, Hm. Mit einem Eunuch verbindet man ja die Vorstellung von einem kastrierten Mann ...

K.:   (hustet stark) Jetzt ... der Eunuch, der Türke Kaffee, der nennt sich der Mohamed.

zö: Aha.

K.:   Jetzt ... ist aber dann doch das wiedergekommen ... dann haben wir ihm noch den Rest gegeben mit Maschinengewehren und Panzerauto ... New-Yorker-Börse - Kurs behauptet - das letzte ... letzte Nachrichten von der New-Yorker-Börse.

zö: Hm. Reden Sie jetzt vom berühmten "Schwarzen Freitag"?

K.:   Ja. Hjalmar Schacht, der Siegfried der deutschen Währung, auch Christoph Bresenting genannt ... von Rauter.

zö: Das sind alles Leute, die verschiedene Identitäten annehmen können ...

K.:   (unterbricht) B ... Bel... Belgrad ...

zö: Belgrad, ja.

K.:   (hustet) Der westfälische Friede ... ja ... aber ...

zö: Hat denn das mit dem Türken Kaffee auch damit etwas zu tun, dass Sie gerne Kaffee trinken?

K.:   Ja ... es ist das Othmar ... es ist dann doch der Eunuch, der Türke Kaffee, der nennt sich der Mohamed ... jetzt ... ist das katholisch gewesen und ... jetzt wird wieder der Ausgleich, der ... das ist der ... das ist ...

zö: Ist es Ihnen denn wichtig, Herr K., dass weder Protestanten noch Katholiken die Überhand gewinnen?

K.:   Ja ... es ist ...

zö: Dass das ausgeglichen ist? Ist das für Sie wichtig?

K.: *Ja, es ist ... Bel, Bel ... es ist Belgrad, ja ... Belsen, dieses Konzentrationslager ... Belgrad hat sieben ... Belsen hat sechs ... Belgrad ... jetzt ... ist aber der Weltfriede gewesen zwischen Katholiken und Protestanten in Luthers Land ...*

zö: *Ja.*

K.: *Hm.*

zö: *Das tun Sie befürworten.*

K.: *Ja.*

zö: *Sie sind nicht für die kriegerischen Auseinandersetzungen?*

K.: *Der Protestantismus ... der Papst in Luthers Land ... der Protestantismus ist in Luthers Land dem Katholizismus übergeordnet.*

zö: *Ja. ... Das lutherische Land - ist das Thüringen?*

K.: *Die Provinz Ostpreussen, Albrecht von Rauter. ... Meine Grossmutter ...*

zö: *...stammt ja von da.*

K.: *Ja.*

zö: *Sie ist auch eine Protestantin, Ihre Grossmutter, oder? Oder ist sie katholisch?*

K.: *Nach den neuesten Nachrichten ist sie katholisch.*

zö: *Aha. Aber da, wo sie war als Erzieherin ... sie ist ja bei einem Rittergutsbesitzer gewesen ...*

K.: *Ja.*

zö: *... der ist Protestant gewesen?*

K.: *Ja.*

zö: *Und Sie selber - welche Konfession haben Sie?*

K.: *Ja, ich ... es ist auch interessant ... ich ... da ist noch das Heilige Römische Reich Deutscher Nation.*

zö: *Hm. Tun Sie etwas im Atlas aufsuchen?*

K.: *Ja.* (nimmt den Atlas und blättert darin)

zö: *Ist es da zu sehen? Es umfasst ein sehr grosses Gebiet. Die Schweiz hat damals schon die Grenzen gehabt wie heute - oder? Nach dem, was man da sieht, Herr K.?*

K.: *Ja.*

zö: *Ja* (lange Pause). *Ist es fertig, Herr K.?* (gemeint ist ein Zettel) *Darf ich es einmal anschauen?*

K.: (murmelt Zahlen vor sich hin)

zö: *Sie bestimmen noch die Quersumme?*
(Pause)

zö: *So. Der Eunuch, der Türke Kaffee, der hat das ... wie heisst das? ... das Khanat der Krim.*

K.: *Ja.*

zö: *Das ist die Halbinsel Krim?*

K.: *Ja.*

zö: *Und was ist denn ein Khanat?*

K.: *Das ist ... eh ... ein Überrest vom Reich des Dschingis-Khan.*

zö: *Ah ja, ach so, hm.* (Pause)
Haben Sie neue Zahlen bestimmt für den gleichen Satz?

K.: *Ja.*

zö: *Ja.*

K.: *Jetzt ...* (Pause)

zö: Jetzt sind Sie bei 1515 gelandet?

K.: Ja.

zö: Ist das besser als 1935?

K.: Ja ... es ist ... es ist also doch ... der ... Dämon, der dient ... ist es gar der Knecht Ruprecht, der St. Nikolaus.

zö: Ah, da denken Sie jetzt an den Nikolaustag, der bald kommt?

K.: Ja.

zö: Ja.

K.: Es ist ... (blättert im Atlas) ... Khanat der Krim.

zö: Ah, da steht das im Atlas: Khanat. Und das kommt von Aga Khan?

K.: Von Dschingis Khan.

zö: Dschingis Khan. Hm. Und dann ist Khanat das Reich eines Khans?

K.: Ja ... Türkisch.

zö: Türkisch - das habe ich nicht gewusst.

K.: Der Dämon, der ist stolz. Er will das Beste haben.

zö: Hm. Will er denn auch etwas von Ihnen, Herr K.?

K.: Ja, es ist ... es ist ... Leopold der erste ... Leopold der erste ... es sind zwei ... es ist ... es ist der erste ... dem zweiten weichend.

zö: Hm. (Herr K. wippt auf dem Stuhl und lacht dabei) Jetzt lachen Sie - haben Sie an etwas Lustiges gedacht?

K.: Ja.

zö: Ja?

K.: Jetzt ... das Weisse, warum ... das Khanat der Krim ... da weiss ich ... das gibt ... da gibt es einen Atlas, da ist der Krim auch gestrichelt türkisch.

zö: Hm.

K.: Da ist es weder russisch noch türkisch - Khanat der Krim, als ob es noch mongolisch wäre.

zö: Hm.

K.: Khanat Astrachan, Khanat Kasachstan, Überreste der Goldenen Horde Dschingis Khans.

zö: Hm.

K.: Jetzt ...

zö: Das ist durchaus möglich, dass es auch einmal mongolisch gewesen ist.

K.: Ja.

zö: Ja.

K.: Khanat der Goldenen Horde, ja.

zö: Ja. Da ist es ja eindeutig auf dem Atlas drauf. Ich nehme an, das Weisse ist Russland, oder?

K.: Zarentum. Khanat Astrachan. Da das Zarentum Kasan, aber auch das Khanat Astrachan, das mongolische Einflussgebiet über die Khanate der Krim.

zö: Hm. Sind Sie selber denn schon einmal auf der Krim gewesen? Sie selber? Noch nie, oder?

K.: Nein, aber ... Leo der zweite ... der Eunuch, der Türke.
(Lange Pause, zündet sich Pfeife an)

zö: So, sind Sie an der dritten Rechnung?

K.: Ja, es ist ... 11+7 sind 18+9 sind 27+9 sind 36+9 sind 45+45 ... +18 sind 63.

zö: Hm. Ist es nicht mehr gültig? (Herr K. will den Zettel wegwerfen)

K.: *Sie können schon schauen.*

zö: *Der Eunuch, der Türke Kaffee, der ist wie der Eunuch Baguas.*

K.: *Ja.*

zö: *Ah, ja. Der Eunuch Baguas ist mir bekannt. Von dem haben Sie in früheren Jahren sehr viel geschrieben. Ist der jetzt wieder aufgetaucht?*

K.: *Ja.*

zö: *Ist er Ihnen freundlich gesonnen?*

K.: *Ja.*

zö: *Dann haben Sie nichts zu befürchten von ihm? Sind Sie es denn am Ende selber? Der Eunuch Baguas?*

K.: *(zögernd) Ja.*

zö: *Könnte das sein, dass Sie in die Rolle von dem Eunuchen schlüpfen?*

K.: *Ja ... es ist ... ich habe da ... 6 ... 6+2 sind 8 ... Potz Blitz: ich bin Papst Pius der 12.*

zö: *Sind Sie?*

K.: *Ja.*

zö: *Hm. Wann hat der gelebt?*

K.: *Pontifikat 1939 - 1959.*

zö: *Ja. 20 Jahre lang hat der regiert, jawohl. Und der sind Sie gewesen?*

K.: *Ja, ja, ja. Er hat mir ganz geglichen, meine ich.*

zö: *Dann könnte man sagen, es hat eine Seelenverwandtschaft bestanden?*

K.: *Ja.*

zö: *Zwischen ihm und Ihnen?*

K.: *Ja.*

zö: *Jawohl. Haben Sie denn seine Art Papst-Sein gutgeheissen?*

K.: *Ich bin extra wegen ihm in die Liebfrauenkirche gegangen.*

zö: *So. Hm. Dann haben Sie ihn gerngehabt als Papst?*

K.: *Ja.*

zö: *Jawohl. Er ist ja, glaube ich, wenn ich recht informiert bin, ein strenger Papst gewesen?*

K.: *Ja, gegen Österreich ist er streng gewesen.*

zö: *Ja. Hm.*

K.: *Er hat dem Kardinal Initzer den Monsignore Joachim geschickt, der ist dann Kardinalerzbischof von Wien geworden, der Monsignore Joachim.*

zö: *Hm. Hätten Sie denn auch gerne ein hohes Würdenamt übernommen in der Katholischen Kirche, Herr K.? Ist das Ihr Wunschtraum gewesen, auch früher? Ein hoher geistlicher Würdenträger zu werden?*

K.: *Ja, möglicherweise. Ich weiss es nicht genau. Ich wollte einmal in die Katholische Aktion, da habe ich den Papst Pius den 12. gesehen, Kollegium Maria-Hilf, und der Rektor hat gerade Vertrauen zu mir gehabt. Der ist dann päpstlicher Kämmerer geworden.*

zö: *Ja, Hm. Schmerzt Sie es denn, dass Sie jetzt Patient in einer psychiatrischen Klinik sind?*

K.: *Ach, nein.*

zö: *Oder tun Sie manchmal mit Ihrem Schicksal hadern?*

K.: *(lacht und hustet. Schneuzt sich.)*

zö: *Soll ich einmal auf den Rücken klopfen?*

K.: Nein, ich will da zählen: 63 oder ... es ist ... der Dämon ... es ist ... ja, es ist ... 63 ... es ist der Dämon.

zö: Hm. Ist der Dämon denn auch hier in der Klinik?

K.: Ja (zögernd) ... in der Klinik ... es ist ... es ist der Leopold der sechste ... das sind 4 ... und 28 ... 39 ... er will wieder kommen, der Dämon.

zö: Und dann hat er Ihnen etwas mitzuteilen?

K.: Ja, es ... es ist Mitternacht, die Stunde, da die bösen Geister kommen.

zö: Hm. Ist er denn schon einmal in Ihr Zimmer gekommen? Wo Sie schlafen?

K.: Nicht, dass ich wüsste.

zö: Nicht, dass Sie wüssten. Ja. Dann hätten Sie nachts Ihren Frieden?

K.: Ja.

zö: Und werden nicht gestört?

K.: Ja.

zö: Möchten Sie denn jetzt einen Kaffee trinken gehen?

K.: Gehen wir ins Restaurant?

zö: Ich kann leider nicht mitkommen, aber ich kann Ihnen einen zahlen. Möchten Sie das?

K.: Ja, ich danke Ihnen.

zö: Wenn Sie Lust haben, können Sie ja nachher noch einmal wiederkommen. Die Atlanten bleiben immer bei mir.

K.: Um Mitternacht kommt der Dämon. Es ist ... dass er es ist, der Ruprecht. Bald ist Nikolaus-Abend da.

zö: Dann ist der Dämon der Knecht Ruprecht?

K.: Ja. Ja.

zö: Und der kommt dann am 6.?

K.: Ja. Ja.

zö: Und haben Sie denn da etwas zu befürchten? Müssen Sie Angst haben, dass Ihnen ein Leid angetan wird?

K.: Ich trinke Kaffee am Niklausabend.

zö: Da ist ja nichts dagegen zu sagen.

K.: Wer Kaffee trinkt, dem kann nichts ... Ja, es ist ...

zö: Ah, ist das ein Schutz?

K.: Ein Schutz? ... Es ist ... es wird einen Kampf geben zwischen dem Kaffee und dem Knecht Ruprecht.

zö: Aha.

K.: Niklausabend ... er darf die Klinik nicht mehr verlassen.

zö: Aha. Wer hat das gesagt?

K.: Ja ...

zö: Wie ist denn Ihre Einstellung, Herr K.? Möchten Sie denn gerne wieder über die Weihnachtsfeiertage heimgehen?

K.: Ja, ja, ja.

zö: Oder fühlen Sie sich wohler, wenn Sie Weihnachten bei uns verbringen können? Wie sieht denn das aus in Ihren Augen?

K.: Ja, ich bin hier auch nicht so frei.

zö: Hm. Und zuhause wären Sie frei?

K.: Ja.

zö: Also, das heisst, Ihr Wunsch wäre, Weihnachten zuhause zu verbringen?

K.:   *Nein, nein.*

zö: *Hätte es denn evtl. auch Nachteile, wenn Sie zuhause wären?*

K.:   (lange Pause)

zö: (liest Zettel) *Der Babenberger, der ist Nikolaus. Aha.*

K.:   *Es ist ...* (Pause, wippt auf dem Stuhl hin und her).

zö: *So, Herr K., jetzt wäre es dann auch Zeit für Sie, hm?*

K.:   *Ja. Ich schreibe noch einen Satz.*

zö: *Möchten Sie noch schreiben? Hm.*

(Abbruch des Gesprächs - Tonband zu Ende!)

Die in diesem Gespräch verwendeten Zettel sind hier untenstehend auch wiedergegeben, damit man sich einen Eindruck machen kann, wie sie ausgesehen haben:

Der Eunuch der Türke Kaffee
      der nennt sich Mohamed

42

Der Eunuch der Türke Kaffee
      der hat das Chanat der Krim

$45 + 180 = 225$
$225 + 310 = 535$
$535 + 70 = 1305$
$1305 + 70 = 1935$
1935

Der Eunuch der Türke der hat
      das Chanat der Krim

$45 + 70 = 115$
$115 + 630 = 745$
$745 + 70 = 815$
$815 + 630 = 1445$
$1445 + 70 = 1515$

Der Eunuch der Türke Kaffee
      der ist ein Protestant

$42 + 70 = 112$
$112 + 630 = 742$
$742 + 70 = 812$
$812 + 630 = 1442$
$1442 + 206 = 1648$

Der Eunuch der Türke Kaffee
      der ist wie der Eunuch Bagoas

$47 + 70 = 117$
$117 + 630 = 747$

Der Eunuch der Türke Kaffee
      der nennt sich der Mohamed

$45 + 70 = 115$
$115 + 630 = 745$
$745 + 70 = 815$
$815 + 630 = 1445$
$1445 + 7 = 1452$

Die Wahnsinns-Zettel von Herrn K. bestanden aus kariertem Papier, welches er von einem Blöckli abriss; die Zettel waren etwa im Format einer halben Postkarte.

Welches ist nun das Grundprinzip der Zahlensymbolik und Zahlenmagie bei Herrn K.? Im Laufe der Jahre gelang es mir, dieses zu entschlüsseln. Ich will es meinen Lesern nicht vorenthalten.

Grundprinzip der Zahlensymbolik bei Herrn K.
Das Wahnsystem von Herrn K. kreist um die Grundproblematik eines Kampfes zwischen weltlicher und geistlicher Macht. Jeweils wechselnde Repräsentanten stehen für Kirche und Welt. Herr K. selber ist rast- und ruhelos in diese permanent fliessende Identitäts- und Machtdiffusion eingebunden. Das rast- und ruhelose Zettelschreiben veranschaulicht das Flussgeschehen des immerwährenden Machtwechsels. Die Rechnungen, die jeweils unter seinen "Sprüchen" stehen, kommen folgendermassen zustande:

1. Die erste Zahl bedeutet immer die Anzahl Buchstaben der aufgeschriebenen Sätze. Damit Herr K. einen grösseren Spielraum für Kombinationen hat, kann er die Orthographie abändern (z.B. "Ur" statt "Uhr"), und auf diese Weise erhält er jede gewünschte Ausgangszahl für seine Rechnungen.

2. Wird zur ersten Zahl addiert, bedeutet das Machtvermehrung, wird substrahiert, bedeutet es Machtverminderung. (Bei den aufgeführten Beispielen kommen nur Additionen vor.)

3. Die jeweiligen Summanden entstehen zum Teil ebenfalls durch die Anzahl Buchstaben von bedeutsamen Worten (z.B. steht die Zahl 14 für seinen Namen, weil sein Name 14 Buchstaben hat) und werden dann kompliziert durch Quersummenbestimmung (z.B. ist die Quersumme von 14 = 5, was Machtvermehrung bedeutet) oder durch Verdoppelung (z.B. 28 statt 14). In jedem Falle entsprechen den Operationen in den Grundrechenarten in Form von Addition und Subtraktion subtile Verschiebungen der Machtfülle der gewählten Personen.

4. Jedes Teilergebnis einer Zeile ist der Ausgangspunkt für die folgende Zeile und *muss* von der Numerik her auch wieder der Anzahl Buchstaben eines Satzes entsprechen. Weil die Machtverhältnisse dauernd ändern, kann Herr K. nicht aufhören, Zahlen von Sätzen und Sätze von Zahlen zu bilden.

5. Eine besondere Rolle spielt noch das Thema der Zeit, konkretisiert in Begriffen wie etwa dem der "U(h)r".

6. Jederzeit können aktuelle Personen und Ereignisse einbezogen werden. Die Geschlechtszugehörigkeit von Personen ist völlig variabel. So bezeichnete Herr K. des öfteren eine Oberärztin als: "der Eunuch E.".

7. Worte können zerstückelt werden, damit die Zahlenentsprechung stimmt und aufgeht, z.B. "Chen" = zweite Silbe von Mädchen.

8. Auch Neologismen können gebildet werden, z.T. entstehen solche durch Privatorthographie (z.B. "Ruhsfelt" für Roosevelt und "Fankufer" für Vancouver).

Die Zettelbotschaften von Herrn K. bestanden nicht nur in historischen Daten und Gestalten, sondern er verstand es in hervorragender Weise, auch aktuelle Klinikereignisse und Geschehnisse zu persiflieren, zu karikieren, in ihrer Doppelbödigkeit zu entlarven. Manch träfen Spruch habe ich aufbewahrt, und er dient mir als Chronik der Klinikgeschichte. Besonders für hierarchische Veränderungen auf der mittleren und oberen Kaderstufe war Herr K. besonders empfindlich und konnte die wirklichen Machtverhältnisse von denen, die im Organigramm standen, durchaus unterscheiden. Ganz offensichtlich war er der Meinung, dass sich der Hauspsychologe zu wenig zur Geltung brachte in der Klinik. Dies beweist ein Zettel aus den allerletzten Wochen, den ich zum Schluss noch beifügen möchte:

```
        zöllner ergreift
             macht
        785 46 831   785
        42 64 106    26
        37 26 63     811
        38 26 64
```

Schluss
Ich verlor in Herrn K. nicht einen Patienten, sondern einen lieben Menschen, den ich fast ein Vierteljahrhundert begleiten durfte, mit dem ich ungezählte Stunden verbracht habe und der mir erlaubte, in seine reichhaltige und tiefe Gedankenwelt Einblick zu nehmen. Wie bei allen schizophrenen Menschen war auch bei Herrn K. Gesundes neben Krankem in Überfülle vorhanden; wenn man einmal den Weg zu seinem Herzen gefunden hatte, lohnte er es einem mit Zuneigung, Liebe und Humor. Ich werde Herrn

K. nicht vergessen. Wo immer er jetzt auch weilt: Ich bin überzeugt, dass er auch an diesem unbekannten Ort seine Gedanken, Einfälle, Kommentare und Beobachtungen auf kleine Zettelchen schreibt, diese von einem roten, grünen oder gelben Spiralblock abreisst und an seine Umgebung verteilt. Ich kann mir nur wünschen, dass er auch an diesem unbekannten Ort seine liebenswerte Eigenart wahren darf.

Anhang I

"Der Maikäfer-Brief"

(geschrieben vom Jüngling K. mit 15 Jahren, unmittelbar vor Ausbruch der Psychose, aus dem Internat nach Hause)

Der Brief soll nicht interpretiert werden; er spricht für sich selbst und zu jedermanns Herzen.

Nur soviel: er stammt tatsächlich **nicht** vom jungen Franz Kafka.

Sch., den 25.4.194...

Meine Lieben!

Gestern abend bekam ich den Brief vom Papi, in dem er mir mitteilte, dass bald mein Kleiderkoffer komme. Heute morgen kamen dann wirklich der Kleiderkoffer, die Pakete und zwei Briefe. Für alles danke ich Euch herzlich. Besonders für den Füllhalter, mit dem ich diesen Brief schreibe. Die Turnhosen und Turnschuhe kamen gerade zur rechten Zeit an. Denn in der folgenden Stunde hatte ich Turnen. Im Französisch muss ich wahrscheinlich Privatstunden nehmen, da die meisten Schüler schon zwei Jahre Französisch haben Im Deutsch und Latein scheinen die Prüfungen befriedigend ausgefallen zu sein. In den übrigen Fächern habe ich noch keine Prüfung gemacht. Wahrscheinlich muss ich gar keine machen. Mit meinem Zimmerkameraden komme ich im ganzen gut aus; nur schliesst er in der Nacht das Fenster und geht zu spät ins Bett. Gesundheitlich geht es mir bis jetzt gut, nur scheint es mir, dass ich aus dem oben erwähnten Grunde zu wenig Schlaf habe. Eingelebt habe ich mich schon ganz gut. Heute morgen und gestern schien die Sonne. Für die Briefe, den Block und den Tintenlappen danke ich vielmal. Die Sachen zum technischen Zeichnen müsst ihr vorläufig noch nicht schicken. Das Essen ist recht, nur gibt es Kaffee und Schwarztee und zwar merkwürdigerweise sehr viel. Dass ich die Turnsachen gerade noch zur rechten Zeit erhielt, verdanke ich wohl einer guten Tat. Ich rettete nämlich kurz vorher einem Maikäfer das Leben. Tausend andere musste ich jedoch ihrem Schicksal überlassen, und sie wurden rücksichtslos zerstampft. Das Motiv zu meiner Rettungsaktion war folgendes: Ich dachte mich nämlich in die Lage dieses Maikäfers hinein und stellte mich als diesen Maikäfer vor. Wenn nämlich plötzlich grosse Riesen kämen (dachte ich mir) und Tausende von uns zerstampfen würden und die Fliehenden zurückschlagen würden; wie froh wäre ich da, wenn eines dieser Ungetüme mich aus dem Blutbad seiner Genossen retten würde und mich in eine sichere Gegend brächte, in der ein Tisch mit Ananas, Fruchtsalat und Orangen und Kirschen stünde. (Ich setzte ihn nämlich auf einen Kirschbaum in geschützter Lage.) Man muss sich auch die entsetzliche Todesangst dieser armen Geschöpfe vorstellen, die immer, wenn sie verzweifelt fortfliegen wollten, von roher Hand wieder auf die Erde geschmettert wurden und dort noch mit gebrochenen Beinen eine Zeitlang in ihrer Todesqual liegen mussten, bis sie gänzlich zerstampft wurden. Andere aber wurden übersehen, und da sie mit zerbrochenen Flügeln nicht fliehen konnten, noch stundenlang (die Stunden kommen diesen Tieren wahrscheinlich wie Tage vor) in ihrer Qual gelassen. Einige davon werden, um ihre Qual auf den Höhepunkt des Unerträglichen zu steigern, noch halb von einem Rad überfahren worden sein. Ich hoffe nur, dass sie vor Schmerzen bald ohnmächtig werden konnten. Aber leider können Maikäfer nicht ohnmächtig werden. Sie haben das Vergnügen, ihre unerträglichen Qualen bis zum letzten Stündchen voll und ganz auszukosten. Ich dachte mir dabei: vielleicht hat ein schwerverletzter Soldat in Russland genau dieselben Qualen auszustehen. Aber dieser Soldat wird wenigstens in ein Lazarett gebracht, mit Aufopferung gepflegt; hat Hoffnung, gesund zu werden und sein Leben weiter zu geniessen. Diese unschuldigen Geschöpfe aber, die nie jemandem etwas zuleide taten, müssen aber ohne Hilfe elendiglich verenden. Von den Gefallenen im Menschenkrieg werden nach ihrem Tode (was ihnen zwar nichts mehr nützt) Reden gehalten, in denen sie in allen Tonarten verherrlicht werden. Wer aber spricht von den Maikäfern, die noch viel entsetzlichere Leiden ausstehen mussten? Ja, sie werden in ihrer Todesqual noch von gewissen Leuten wohlgefällig und mit Verachtung betrachtet. Sind die Maikäfer wirklich so schädlich, dass sie solche Qualen verdient haben? (Ein Maikäfer leidet in einer solchen Lage viel mehr als Jesus, als er am Kreuz hing. Man sollte das einmal einem gläubigen Christen sagen und schauen, was geschehen würde!) Die Maikäfer haben nie den Menschen auch nur ein Tausendstel des Schadens zugefügt, den diese sich selbst zufügen. Belk bekam lebenslänglich Zuchthaus, was etwa der hundertste Teil der Strafe ist, zu der wir einen solchen Maikäfer verurteilen, der praktisch nichts, aber auch gar nichts der Menschheit geschadet hat. Die Menschen sind an ihrem Elend selbst schuld, die Maikäfer sind völlig unschuldig und wehrlos. Man betrachte einmal einen Maikäferkopf. Die gutmütigen Augen, die einen je nachdem traurig oder voller Witz anschauen! Und man betrachte auch das von Schmerz entstellte Antlitz eines leidenden Maikäfers! Besonders Eindruck hat mir ein halb zerquetschter M.K. gemacht, der seine buschigen Fühler hilflos hin- und herwackeln liess und seine Augen nach allen Richtungen schweifen liess, ob nicht jemand käme, der ihn von seiner Qual erlösen würde. Ich erlöste ihn dann auch davon.

Wenn man sich das alles vergegenwärtigt, wird man sich das herrliche, unbeschreiblich frohe Gefühl des Maikäfers vorstellen können, den ich seinem furchtbaren Schicksal entriss und auf einen Kirschbaum brachte, wo er sich seines kurzen Käferdaseins noch einige Tage erfreuen kann.

Der Tante B. lasse ich vielmal danken und bitte Euch, mir ihre Adresse zu schreiben, dass ich ihr in einem Brief persönlich danken kann. Ich wünsche Euch allen alles Gute und dem T. recht guten Erfolg in der Schule.

Viele Grüsse an alle von P.

Lasst auch den R. von mir grüssen.

Mein Zimmerkamerad hat den Wunsch geäussert, meine Cowboybücher zu lesen. Wenn Ihr es für nötig erachtet, schickt sie. Betrachtet bitte die Zeichnungen genau!

Euer ...

Anhang II

Beispiele für schizophrene Stilistik und Spracheigentümlichkeiten
Die Beispiele verdanke ich alle meinem verehrten Lehrer und väterlichen Berater Leo Navratil; sie sind in seinen zahlreichen Büchern über schizophrene Sprachkunst und Kunstsprache nachzulesen.

1. Allgemeines
Stiluneinheitlichkeit und Stilbrüche.
2. Interpunktion
"Der Elephant geht auf. den Zehen." = willkürchliche Anwendung der Regeln.
3. Gross- und Kleinschreibung
"die Stumme Sandweit" / 2der Schöne Busch" = grossgeschriebene Eigenschaftswörter
"es Lebe die Liebe" / "Die Maske ist Sehr schön" = Funktion der stärkeren Betonung
"nächstenliebe" = Wichtigkeitsminderung durch Kleinschreibung.
4. Überkorrektheit
"Hauhbtmann", "Kohrbohrahl", "Zwergck" = Dehnung von Buchstaben der genauen Aussprache gemäss.
5. Technopägnien
= Figurengedichte (Bilderlyrik, carmina figurata), z.B. Brief in Spiralenform.
6. Buchstabenzauber
- Alliterationen und Assonanzen (Stabreim)
- Leipogrammatik (absichtliche Meidung eines oder mehrerer Buchstaben)
- Buchstabenversetzungen:
  ("Da hohl ich meine Frau und isst sein mal.")
- Buchstabenverstellung: "uEer Alexander"
- Kaimata = neues Wort durch Weglassung eines Buchstabens:
  "eine zarte Hand rauscht - Eine harte Hand raucht."
- Zusammenziehungen und Zerreissungen von Wörtern: "hell es" / "vorsich"
- Paronomasien (annominatio) = Häufung verschiedener Flexionsformen desselben Wortes
- Homonyme (gleichklingende) und Homoionyme (ähnlich klingende) Wiederholung von Worten: "Je wenn es *kälter wird* die rote Sichel rundet sich. Der **Mond**, das **Monat** *ältert sich.*"
- Wortspiele / Doppelsinn durch Gleichklang: "Viehlosophie" / "Dieblomatie" / "Psycholügie".
7. Metaphern (translatio)
= Übertragung: Bildagglutination, physiognomisches Erleben
Metonymie = Umnennung, Vertauschung
Metaphorismus = exzessive Verkettung von Metaphern
"Mähnen" für Pferde;
"ein Hase war ein lieber Kuss" / "der Mund einer Dame am Himmel stand" / "der Traum ist klares Licht".
8. Oxymoron
= Verbindung zweier sich widersprechender Begriffe: "traurigfroh" (Hölderlin)
"glitzert matt" / summend Geheul".

9. Verfremdende Farben
Expressionismus: "übergelbes Weiss" / "die Erde ist blau wie eine Orange".
Beispiele Schizophrener: "Das Leben der Hühner ist rot" / "Blau ist die Sonne" /
"Schwarz ist der Farbe helles Gold" / "Die rote Farbe ist rot" (Tautologie).

10. Dualismus und Antithetik

11. Spaltung

12. Wiederbringung und Abwandlung
- Anapher: Gedichtzeilen beginnen stets mit den gleichen Worten
- Epipher: Zeilen enden mit den gleichen Worten
- Kyklos: Anfangs- und Endwort sind gleich
- Anadiplose: Zeilenende ist identisch mit folgendem Zeilenanfang.

13. Einblendung

14. Wortwahl
Wortneubildung:
- Zusammenzug zweier Wörter ("Rasenrosen" / "augenhölle")
- Kontamination ("Brombär" aus Brombeere" und "Brummbär")
- Worttorsi ("Wei" für "Weihnacht") = Apokopen
- Aneinanderfügung zweier Wortbruchstücke ("Walkuk" aus "Wald und Kuckuck")
- Lautumstellung = Metathese ("Atelar" = "Altar").

15. Wortstellung
Versetztes Adjektiv (Hypallage): "Der Schöne Busch schreibt ein Gedicht" / "Wie sie
schimpfen und auch stehen auf uns untereinander ein" (= "wie sie unter uns stehen und
auch aufeinander einschimpfen").

16. Apokoinu
= Satzverschränkung: die letzten Worte eines Satzes sind gleichzeitig die ersten des
folgenden Satzes: "Die Nase in der Mitte ist. der Mond".

17. Aposiopese
= plötzliches Abbrechen der Rede: "Der Tod ist auch".

18. Einsparung und Erweiterung
Ellipse = Auslassung unwesentlicher Satzbestandteile: "Der Wind saust die Äste".
Einfügungen: "Die Farbe der Ehre ist sonst grau".

19. Anspielung und Parodie

20. Humor und Ironie

21. Direktheit und Periphrase
Periphrase = kunstvolle Umschreibung: "stumme Sandweit" für "Wüste".

22. Pointenstil
Aprosdoketon = unvermutete Schlusswendung: "... grün ist schön. Neben Mist".

23. Objektivismus
Formalismus, Drang nach Sachlichkeit und Präzision, Einsetzen von Mass und
Ordnung:
-"Der Regenbogen hat fünf Farben
- Der Regenbogen ist rund oval
- Der Regenbogen besitzt die Farbe gelb, rot, grün
- Der Regenbogen hat auch blau und violett
- Der Regenbogen dauert fünfundzwanzig Minuten".

24. Bezugnahme auf das eigene Ich

z.B. jedesmal am Schluss der Gedichte eines Patienten: "Ich bin rot im Gesicht".

Zusammenfassung

Der schizophrene Sprachstil zeichnet sich aus durch
- Formalismus
- Deformation
- Metaphorismus (= Symbolismus im schizophrenen Kunststil).

"Die Maske ist Lieb, ach wenn sie mir nur blieb
Die Maske ist rund Die Maske ist Rund, Die Maske ist rot Die Maske ist echt
Die Maske ist Sehr schön. Die Maske dient zum Aufsetzen. Die Maske sie ist
auch dicht
Die Maske dient für einen Ball Die Maske blieb ihm."

Fallgeschichte Nr. 2: Frau M.

Frau M. unterwegs

In den letzten Tagen traf ich Frau M. regelmässig morgens gegen 7.30 Uhr auf der Strasse an, die von unserer grossen Klinik zur Tramhaltestelle führt. In unmittelbarer Nachbarschaft unseres Hauses befinden sich noch andere Kliniken, darunter eine Epilepsie-Klinik, eine Orthopädische Klinik, zwei Privatkliniken und eine Rheumatologische Klinik. Heute morgen nun fasste ich mir ein Herz, Frau M. zu fragen, was sie denn jeweils frühmorgens ausser Haus zu tun habe. Es sei ihr doch sicher auch aufgefallen, dass wir uns immer ungefähr um die gleiche Zeit auf dem Trottoir begegneten, sie von der Klinik weg-, ich zur Klinik hinstrebend. Sie antwortete mir, dass ihr Vater die WC's in der Klinik verstopft habe und sie deshalb im ganzen Haus keinen Ort mehr finde, an dem sie ihren Darm entleeren könne. Aus diesem Grunde ginge sie jeden Morgen in die nahegelegene Orthopädische Klinik zur gefahrlosen Defäkation. Ich erwiderte, dass dies offensichtlich recht umständlich für sie sei. Sie nickte heftig. Ich wisse aber in der Klinik selbst ein Frauen-WC, welches todsicher nicht manipuliert sei, nämlich dasjenige auf meinem Stockwerk, schräg gegenüber von meinem Büro. Sie solle es doch einfach dort einmal versuchen und mir über das Ergebnis wieder berichten. Freudestrahlend und hoffnungsfroh geht sie von dannen. Am nächsten Morgen sucht sie mich in meinem Büro auf, ganz aufgekratzt und hastig stösst sie hervor: "Sie haben recht gehabt. Dieses Klo ist wirklich in Ordnung. Ich habe wunderbar stuhlen können".

Eine Wunderheilung? Keineswegs. Ich konnte der Patientin punktuell helfen, weil sie zu mir Vertrauen hat und weil ich eine Art Schutzpatron für sie im Hause darstelle. Ich mache mir keine Illusionen darüber, dass die WC-Sicherheit in kurzer Zeit wieder verlorengeht oder neue Bedrohungen und Unheimlichkeiten auf Frau M. einstürzen werden. Sie wird sich vielleicht dann wieder an mich wenden. Und vielleicht kann ich ihr wieder auf persuasiv-magische Weise helfen. Manchmal gelingt das bei schizophrenen Menschen. Meistens aber hat eine solche direktive Intervention keinen Erfolg und kann den wahnhaften Argwohn "irgendetwas stimmt nicht" nicht beseitigen.

Das Antlitz von Frau M.

Vier photographische Portraits von Frau M. liegen vor mir auf dem Schreibtisch, eines aus dem Jahr 1972, das zweite aus 1975, das dritte aus 1986 und das vierte und letzte aus 1991. Zwanzig Jahre Lebens- und Leidensgeschichte von Frau M. Wie hat diese Geschichte ihr Gesicht verändert? Erstaunlich wenig, das ist der erste Eindruck, wenn man die vier Photographien synoptisch miteinander vergleicht. Die ersten beiden Bilder unterscheiden sich fast überhaupt nicht. Eine junge hübsche Frau mit fein differenzierten Gesichtszügen blickt vor sich hin. Mittellanges, gewelltes, dichtes Haar umhüllt vollständig das Gesicht. Ein fein geschnittener, geschlossener Mund mit vollen Lippen,

31

die noch keine Bitterkeit oder Resignation zeigen; eine fast griechisch klassische Nase; dunkle Augen mit halbgeschlossenen Lidern; dichte, ebenso dunkle Augenbrauen; eine schöne, glatte Gesichtshaut. Niemand käme auf die Idee, eine schizophrene Patientin vor sich zu haben. Es könnte sich um eine ganz normale junge Frau handeln, vielleicht Coiffeuse von Beruf, mit einem Freund glücklich zusammenlebend, die sich gerne pflegt und schön anzieht, die bei einem Photographen ein Portrait für ihren Freund hat ablichten lassen, um ihn zum Geburtstag damit zu überraschen.

Dann das dritte Photo aus dem Jahre 1986, vierzehn Jahre später als die erste Aufnahme: Die Haare sind immer noch schön, aber wirrer; die Augen sind weit geöffnet; der Mund ist immer noch genau der gleiche; der Blick ist traumverloren, so gut nach innen wie in die Ferne gerichtet. Erstaunlich ist, dass gegenüber den ersten Aufnahmen keinerlei Altersveränderung im Gesicht sichtbar ist. Ich würde sogar behaupten, dass bei allen vier Photographien, die fast den Zeitraum von zwei Dezenien umfassen, niemand das Datum richtig zuordnen könnte, wenn man ihm die Bilder vermischt vorlegte.

Und die letzte Photographie aus dem Jahr 1991? Hier ist der Blick irre; weit aufge-rissene Augen, ein leicht geöffneter Mund, so dass zum ersten Mal die makellosen Zähne sichtbar werden; das Haar wieder länger gewachsen, ungeordnet um das Gesicht wallend, mit Strähnen, die teilweise die Stirn und das rechte Auge ein bisschen ver-decken. Aus dieser letzten Photographie spricht Angst, Misstrauen, Argwohn, Lebens- und Erlebnislast, Leiden und Krankheit. Aber das Gesicht ist immer noch schön, ja hübsch und jung. Es lebt.

Welche Lebensgeschichte verbirgt sich hinter diesem Antlitz? Bevor wir die einzelnen psychiatrischen Stationen von Frau M. durchgehen, werfen wir einen Blick auf den allerersten Krankengeschichten-Eintrag und den neuesten letzten, welche ich beim Schreiben dieser Zeilen vorfinde.

Der erste Krankengeschichten-Eintrag vom Januar 1972
Die damalige Aufnahme-Ärztin hat uns eine ausführliche Reportage über das erste Gespräch mit der Patientin hinterlassen und dokumentiert. Diese Notizen seien hier aus-führlich wiedergegeben:

Die Patientin sagt, man habe sie hierher gebracht, wo es psychiatrische Fälle habe. Sie sei handlungs- und urteilsfähig; die Hausmutter habe nicht das Recht, sie hierher zu bringen. Sie wohne in einem Sektenhaus, in einem Frauenheim an der Sowieso-Strasse. Sie sei dort seit dem August 1971. Warum sei sie dort? Warum, ja weil sie irgendwo schlafen müsse. Die Invalidenversicherung in B. sei dafür verantwortlich, die zahlten für Essen und Trinken, aber sie esse und trinke nicht; sie sei bisher in verschiedenen Kliniken gewesen, daher habe sich ihre Mutter an die Invalidenversicherung gewendet, weil sie nicht für Kleidung und Essen aufkommen könne, deswegen sei sie dort. Sie lacht und beugt sich dabei vornüber. Warum sie lache? Weil sie sich gekitzelt fühle. Sie erlaube sich manchmal einen kleinen Spass. Den Ausdruck habe sie einmal gehört, von einem Mann, der habe ihr zu viel Blut abgesaugt, man könne nicht immer stricken. Man lasse die Mädchen Tee machen, solche, die in England gewesen sind, und die Männer, die sind es nicht gewesen, die Männer gehen nicht nach England. Sie lacht. Sie sage manchmal etwas, wenn sie sich gekitzelt fühle. Sie beugt sich noch mehr vornüber und meint, jetzt müsse sie richtig lachen. Wenn sie dann richtig behandelt worden sei, dann würde sie auch Normen und Formen annehmen. Es sei eine Sache der richtigen Ernährung.

Wie sie sich fühle? Sie glaube, man habe ihr ein bisschen zu viel Blut genommen, vielleicht auch nur einen Tropfen. Vielleicht nehme sie ein wenig Manieren an; alle sagen, sie habe keine Manieren, und sie sei ein Idiot. Sie sei keine Schauspielerin, sie sei ein Idiot. Wie ihre Stimmung sei? Sie sei nicht gleichgültig, es sei der Apparat im Nähzimmer, den könne sie nicht aushalten. Aber diese Leute hier bräuchten solche Musik. Wir wüssten, welche Art von Musik jeder einzelne bräuchte. Warum sie so lachen müsse? Vielleicht, weil man ihre Gedanken lesen könne.

Sie sei schon in verschiedenen Kliniken, in privaten und kantonalen, gewesen. Das erste Mal in Kent in England, an den Namen der Klinik könne sie sich nicht mehr erinnern, 1968, drei Wochen lang. Dann in einer Klinik in T. sieben Wochen lang, dann noch ein halbes Jahr in einer weiteren Klinik in F. Auch einmal in einer Anstalt am Bodensee.

Warum sei sie hierher gekommen? Sie sei gezwungen worden; sie sei 20 Jahre alt gewesen; es sei nicht gestattet, jemanden mit Gewalt in ein Irrenhaus zu sperren. Das sei der Gipfel, sie sei 20 und damit volljährig. Krankheitsgefühl? Nein, nur das Gefühl, sie sei zu Unrecht hier. Die Frauen wollten Gleichberechtigung, nicht das Gegenteil von dem, was jetzt sei. Wie könnten Männer Frauenzeitschriften herausgeben! Nie kenne ein Mann eine Frau. Die Männer kennen keinen Zyklus. Die Männer würden nie ganz eine Frau verstehen. Es gebe ganz grossartige Männer, und es gebe grossartige Frauen.

Die Patientin fängt in der Folge an, berichtet die Aufnahmeärztin, in verschiedenen Zusammenstellungen zwei englische Sätze zu wiederholen, wobei sie sich vornüberbeugt und laut lacht: "I shall never see him again" und "I never said it before".

Die letzten beiden Krankengeschichten-Einträge vom November 1994
Im Kontrast zu obigem finden wir folgende Anmerkungen in der Krankengeschichte, welche die letztbehandelnde Assistenzärztin eingetragen hat: "Die Schwester der Patientin hofft als Fernziel immer noch, dass es einmal möglich sei, dass Patientin in einem Wohnheim lebe. Meine Stellungnahme: Wohnheim als Fernziel ja, allerdings nach sehr langsamen, behutsamen Schritten; noch kein konkreter Termin bestimmbar, da doch noch in recht weiter Ferne. Wir sind froh über den kürzlichen Fortschritt, nämlich die gute Einhaltung der Tagesstruktur, welche noch gar nicht lange besteht. Nach einer längeren Konsilidierungsphase werden wir die nächste Herausforderung, sprich Förderung, initiieren. Die Patientin nimmt mit Erfolg und zuverlässig an ihren Therapien teil. Sie scheint von der Stimmung her ausgeglichen. An Medikamenten hat sie Leponex 200 mg morgens und 300 mg abends sowie ein Dapotum-Depot alle zwei Wochen 25 mg. Ihre Tagesstruktur ist morgens Ergotherapie, nachmittags Arbeitstherapie. Der Verlauf ist erfreulich, allerdings gibt es immer Debatten um die wöchentlich nötige Blutentnahme (Leukozyten-Kontrolle des Leponex), die sie mit allergrösstem Widerstreben mit sich machen lässt. Daneben weiterhin sehr wahnhaft, nimmt jeden neuen Patienten auf der Station in ihren Wahn auf".

Was liegt nun in den zwanzig Jahren zwischen der Erstbeschreibung und diesem letzten Krankengeschichten-Eintrag? Lassen wir die Anamnese der Patientin Revue passieren.

Lebens- und Krankheitsgeschichte von Frau M.

Frau M. war insgesamt viermal bei uns in der Klinik hospitalisiert: das erste Mal 1972, das zweite Mal 1975, das dritte Mal 1986, das vierte Mal 1991, seither ununterbrochen. Der Vater der Patientin ist von Beruf Metzger, wird als intelligent, aber kontaktarm, in sich gekehrt und gelegentlich aufbrausend geschildert. (Solche Väter soll's gewiss viele geben ...) Die Mutter ist Sekretärin. Die Patientin ist erblich durchaus mit Geisteskrankheiten belastet: eine Tante wurde mehrfach wegen Schizophrenie hospitalisiert, eine Nichte leidet an Anorexie. Die Patientin ist das erste von fünf Kindern; ein Bruder und drei Schwestern sind bis heute alle gesund. Die frühkindliche Entwicklung ist unauffällig verlaufen; allerdings habe die Patientin eine nur der Mutter verständliche Kunstsprache gesprochen. (Auch dies kommt in manchen Familien vor ...) Sie galt als scheu, nicht kontaktfreudig und sehr ängstlich. Sie besuchte sechs Jahre die Volksschule an drei verschiedenen Orten, war eine gute Schülerin, hatte wenig Kontakt mit den anderen Schülern. Anschliessend trat sie in die Sekundarschule über, die sie ebenfalls erfolgreich absolvierte. Die Schulleistungen waren überdurchschnittlich gut; sie galt als ehrgeizige Schülerin. Zu Hause musste sie die jüngeren Geschwister beaufsichtigen, hatte keine eigenen Freundinnen. Die Menarche trat mit 15 Jahren auf; damals hatte sie auch vorübergehend anorektische Tendenzen und war auf die in der körperlichen Entwicklung akzelerierte jüngere Schwester eifersüchtig. Zur Mutter hatte sie ein anhängliches Verhältnis, offen und ehrlich; zum Vater war die Beziehung gestört, er soll sie auch geschlagen haben. Nach dem Schulabschluss lebte sie für ein Dreivierteljahr in G. in einem Haushalt, war dort aber unglücklich, zerstreut bei der Arbeit, immer verträumt und wurde schliesslich zurückgeschickt. Sie wohnte dann bei den Eltern, arbeitete bei einer grossen Nahrungsmittelkette, war 1967/68 etwa für ein Jahr in England, hatte auch dort viele Stellenwechsel, allerdings mit sozialem Abstieg: arbeitete gelegentlich als Putzfrau. Anlässlich eines Sommerkurses an der Universität in London fühlte sie sich plötzlich sexuell verfolgt, wähnte ihre Stimme abgehört, wurde hospitalisiert und schliesslich von England aus in die Schweiz in eine private psychiatrische Klinik repatriiert. Dort blieb sie bis Ende 1968. War 1969 erneut für ein halbes Jahr in einer anderen privaten psychiatrischen Klinik mit der Diagnose "paranoide Schizophrenie" hospitalisiert. Danach besuchte sie die Handelsschule in B. mit schlechten Leistungen und auffälligem verwirrtem Verhalten: So glaubte sie zum Beispiel, der Schulleiter wolle sie mit ihrem Vater zusammen in ein Bordell stecken. Es kam zu einer erneuten Hospitalisation in einer kantonalen psychiatrischen Klinik im Herbst 1970 mit der gleichen Diagnose. Seither war sie in ambulanter Behandlung bei einer frei praktizierenden Psychiaterin. Sie arbeitete vorübergehend in einer Fabrik, wurde dann durch Vermittlung des Sozialpsychiatrischen Dienstes bei einer Pflegefamilie untergebracht, drängte dort wieder weg, fand schliesslich eine Stelle in einer Buchhandlung und wohnte in einem Heim. Sie war bei der Arbeit unkonzentriert und unzuverlässig. Ende 1971 reist sie unvermittelt erneut nach London, kehrt abrupt in die Schweiz zurück, weiss nichts mehr vom London-Aufenthalt, macht unsinnige Einkäufe, pflegt sich nicht mehr, isst nur noch unregelmässig, trinkt nur noch Tee, "um sich innerlich zu reinigen", singt laut, stört die anderen Heiminsassen, kommandiert die ganze Umgebung herum, was zu grossen Spannungen führt, und wird schliesslich notfallmässig bei uns hospitalisiert.

Beim Ersteintritt bei uns spricht sie sofort von übernatürlichen Kräften, die sie beeinflussen; man hat nur einen oberflächlichen emotionalen Rapport zu ihr; sie antwortet in affektierter Weise, wiederholt echolalisch nur die gestellten Fragen und entzieht sich so der wirklichen Kommunikation. Sie meint, alle Menschen wüssten alles über sie; sie spüre die "Evolution der Welt". Der Gedankengang ist zerfahren. Sie wechselt von einer Sprache in die andere und hat einen ausgesprochenen Grössenwahn (verkaufe etwa ihr Menstruationsblut der Königin von England für fünf Milliarden). Psychomotorisch ist sie sehr angetrieben, paramimisch, macht Wortspiele nach Klangassoziationen (siehe Briefbeispiele weiter hinten). Sie hält autistisch auch im längeren Gespräch an ihren überwertigen Ideen fest.

Es wird die Diagnose gestellt: "Erregungszustand bei chronisch-paranoider Schizophrenie". Sie erhält das Neuroleptikum Entumine, nachdem sich das Depot-Neuroleptikum Dapotum nicht bewährte. Sie lebt auf der Station einigermassen angepasst, geniesst Ergo- und Gruppentherapie, ist zunächst nicht für die Arbeitstherapie zu gewinnen.

Nach einem Aufenthalt von ca. neun Monaten wird sie im Oktober 1972 wieder entlassen, nachdem sie von der Klinik aus eine Arbeit in einer Bibliothek aufgenommen hatte. Sie trat in ein von ihr selbst gesuchtes Zimmer aus. Die ambulante Nachbetreuung übernahm wiederum ein Psychiater des Sozialpsychiatrischen Dienstes. Austrittsmedikation: Dapotum, Nozinan, Artane und Orap. Nach einem Jahr verliert sie die Wohnung und die Stelle. Die Eltern finden für sie eine Wohnung in einem Vorort von L. Einen Arztwechsel 1974 verkraftet sie sehr schlecht. Im August 1974 ist sie arbeitslos, pflegt sich zunehmend weniger, wirkt gehetzt. Sie lebt von einer Invalidenrente und einer kleinen Unterstützung durch die Wohngemeinde. Wenige Tage vor der Einweisung fühlt sie sich von im gleichen Haus lebenden Kindern gestört und beeinträchtigt, fürchtet sich auch vor dem Alleinsein an Weihnachten, geht um den zweiten Advent herum in suizidaler Absicht in den X.-See und wird, noch schwimmend, von der Seepolizei geborgen und in ein Krankenhaus gebracht, von wo aus sie direkt zu uns kommt, zur zweiten Hospitalisation im Dezember 1975.

Bei dieser Aufnahme ist sie schnippisch, abweisend gegenüber dem Aufnahmearzt und süsslich-infantil gegenüber der sie begleitenden Mutter. Affektiv undurchsichtig, wirkt sie doch latent suizidal. Ihre Verhaltensweisen imponieren als durchgehend maniriert. Es muss auf Halluzinationen geschlossen werden. Sie ist äusserst besorgt, während des Klinikaufenthaltes an Gewicht zuzunehmen. Auf der Station ist sie wechselhaft frostig und erotisierend, auch herablassend. Gegenüber dem Klinikaufenthalt ist sie stark ambivalent. Sie will sich auf kein Rehabilitations- bzw. Anschlussprogramm festlegen lassen, verweigert sowohl die geschützte Werkstatt als auch die Tagesklinik. Die jetzige Diagnose lautet: "Status nach Suizidalität bei chronischer Schizophrenie". Alle therapeutischen Bemühungen zielen darauf ab, die Patientin wenigstens im Rahmen der Klinik zu einer regelmässigen, wenn auch einfachen Arbeit zu bewegen. Es zeichnet sich ab, dass kaum eine andere Möglichkeit bleiben wird, als die Patientin wieder in die alten, wenn auch unbefriedigenden Verhältnisse zu entlassen. Sie wird auch in der Tat bereits nach drei Wochen, noch im gleichen Jahr, wieder entlassen. Sie arbeitet dann bis 1977 an der alten Stelle in der Bibliothek. Im Juli 1976 kommt es zu einem Fenstersturz aus ihrer Wohnung in wahrscheinlich suizidaler Absicht, welcher zu einer Hospitalisation im Universitätsspital B. wegen offener Schädelfraktur und Frontalhirnverletzungen führt. Danach ist sie posttraumatisch in der Merkfähigkeit gestört, wirkt läppisch und hat eine retrograde Amnesie. Die Stelle in der Bibliothek wird ihr wegen zunehmender Verfolgungsideen 1977 gekündigt; seither ist sie ohne Arbeit und lebt von einer 100%-igen Invalidenrente. Es kommt immer wieder zu einschiessenden Suizidimpulsen. Die Wohnung wird ihr 1980 gekündigt, weil ihr Radio zu laut sei. Im Juli 1979 zieht sie sich beim Hantieren am Gasherd oberflächliche Verbrennungen zu. In der ambulanten Behandlung werden verschiedene Neuroleptika ausprobiert: Sordinol, Clopixol, Nozinan. 1984 kommt es erneut zu Verbrennungen zweiten und dritten Grades am Oberschenkel, der Hüfte und am Bauch wegen Herumtanzens um eine brennende Kerze. Diese Verletzungen führen zu einer erneuten Hospitalisation im Universitätsspital.

Über all die Jahre hinweg persistiert hartnäckig ein Verfolgungswahn gegenüber einem Kind aus der Nachbarschaft, welches unanständige Dinge über sie sage. Frau M. ist versponnen, hat Gewichtsprobleme mit Fressanfällen und Abmagerungskuren, wirkt affektiv schwer zugänglich, ist parathym. Sie lebt völlig zurückgezogen in ihrer Wohnung. Jegliche Rehabilitationsversuche, egal durch wen initiiert, scheitern. Das starke, therapieresistente Wahnsystem verhindert jede normale Integration in die Gesellschaft.

Der Anlass für die erneute Hospitalisation im Februar 1985: Sie wandelt nackt auf einer belebten Strasse in B. und wird von der Polizei angehalten. Sie erklärt, sie würde von einem Unbekannten mit einer Maschine belästigt und habe daraufhin auf der Strasse die Kleider ausgezogen und wolle jetzt bei der Polizei eine Anzeige gegen die Unbekannten, die hinter der Maschine stünden, machen. Die Einweisung in die Klinik erfolgt dann durch den Notfallpsychiater. Bei uns erzählt sie, dass sie vor zwei Tagen den Fürsten von Monaco getroffen habe, welcher ihr sagte, sie solle zum Präsidenten Spinola von Portugal gehen, um den Geruch, der von ihr ausgehe, zu beseitigen. Dieses Treffen habe Unbekannten nicht gepasst, weshalb sie seither mit einer Maschine bestrahlt werde. Sie erzählt auch erneut die alte Geschichte der Beeinträchtigung durch den Nachbarsjungen. An Halluzinationen lässt sich feststellen: sie sehe und höre die ominöse Maschine. Sie habe immer gehofft, die Polizei würde sie von dieser Maschine befreien. Frau H. hat eine völlig fehlende Krankheitseinsicht und ein ebenso fehlendes Krankheitsgefühl. Sie wird zunächst mit Fluanxol, dann mit Leponex in steigender Dosierung behandelt. Der wahnhaft-halluzinatorische Zustand bleibt erhalten: Sie lebt völlig in ihrer autistischen Wahnwelt und unterhält sich mit ihren Stimmen. Affektiv ist sie starr, aber freundlich. Sie besucht die Ergotherapie und die Arbeitstherapie. Es wird die Diagnose gestellt: "Exazerbation einer chronisch paranoiden Schizophrenie". Als wichtigstes Therapieziel wird eine Tagesstrukturierung anvisiert, damit die Patientin später in einer geschützten Werkstätte beschäftigt werden kann.

Bereits nach vier Monaten, im Mai 1986, wird sie wieder entlassen, allerdings nicht in die Freiheit, sondern in eine private psychiatrische Klinik. Im Herbst 1986 wird sie dann auch wieder ambulant durch den Sozialpsychiatrischen Dienst betreut. Sie nimmt allerdings die Konsultationstermine nicht regelmässig wahr. 1990 kommt es zu einer kurzfristigen Hospitalisation in einer kantonalen psychiatrischen Klinik in N. Ende 1990 muss das Leponex wegen Granulozytopenie[1] abgesetzt werden, und sie wird mit Fluanxol-Depot behandelt. 1987 besucht sie nur kurzfristig einen Strickkurs in einer Klubschule, anschliessend hilft sie ihrer Mutter in einem Kiosk. 1990 erfolgt ein kurzer Therapieversuch in einer Privatklinik. Sie lebt dann zurückgezogen und allein, ohne Tagesstruktur, in ihrer Einzimmerwohnung in B. Während der ganzen Zeit persistiert das Wahnsystem mit wechselnden Wahnideen. Sie ist autistisch, hat Gewichtsprobleme mit Fressanfällen und Abmagerungskuren, wie früher. Seit Mitte April 1991, anlässlich eines Besuches ihrer Schwester aus Amerika, fühlt sie sich von dieser Schwester mit einer Maschine gequält, äussert Inzestphantasien mit dem Vater, entwickelt Körper- und Geruchshalluzinationen. Sie schliesst sich in ihrer Wohnung ein und zieht sich erneut Brand- und Schürfwunden zu. Vor einem Besuch der betreuenden Pflegerin verbarrikadiert sie sich in ihrer Wohnung und redet von dort befindlichem Kot. Die beigezogene Notfallärztin findet die anorektische Patientin halb nackt auf dem Boden sitzend vor, in Wahnstimmung und paranoid auf die Betreuerin reagierend. Daraufhin erfolgt die Einweisung in unsere Klinik wegen Selbstgefährdung, gegen den Willen der Patientin.

Bei uns verweigert die Patientin mehrmals die Untersuchung. Eine deutliche Wahnstimmung und Wahndynamik ist spürbar; sie erzählt immer wieder von ihrem "Schätzli", einem "Georgy" aus England, der vor der Tür stehe. Mit ihm habe sie vor ein paar Tagen Geschlechtsverkehr gehabt; er sei sehr lieb zu ihr gewesen. Seit er sich einer Herzoperation habe unterziehen müssen, gehe es auch ihr schlechter; sie habe deswegen auch nicht viel gegessen. Sie glaubt, die behandelnde Ärztin sei der Teufel, da diese grün gekleidet war. Es kommt auch zu Geruchshalluzinationen: Sie glaubt, es stinke aus ihrem Po, sie sei jedoch eine absolut anständige Frau. Sprachliche Bizarrerien kommen vor: "Ihr Vater habe sie organisiert". Sie leidet unter Gedankenausbreitung; fühlt sich transparent, aus Glas, alle könnten in sie hineinschauen und ihre Gedanken lesen. Krankheitsgefühl und Krankheitseinsicht fehlen völlig. Sie verweigert auch eine medikamentöse Behandlung; manchmal muss Leponex gegen ihren Willen gespritzt werden. Zu Zeiten verweigert sie die Nahrung und das Trinken. Sie sagt, sie sei dünn, aber sie könne nicht essen, da ihr Schätzli vor kurzem gestorben sei. Der liebe Gott habe ihr gesagt, sie dürfe die Klinik erst dann verlassen, wenn sie 30 kg schwer sei. Sie müsse auf das Essen verzichten wegen eines Knaben, der am Verhungern sei. Sie fühlt sich zudem von der eigenen Schwester auf der Station beeinträchtigt. Diese sei eine reiche "Welthure"; sie habe ihr immer alle Männer weggenommen und jetzt sogar den Georgy, mit dem sie geschlafen habe. In den ersten Tagen der Hospitalisation ist sie zeitweise auch aggressiv, schlägt eine Assistenzärztin, ohrfeigt aus heiterem Himmel eine Schwester. In der Untersuchung mit dem Oberarzt wähnt sie, sie sei eine grosse Persönlichkeit, habe ihre Werte, über sie würden Bücher geschrieben und Lieder komponiert.

Dazumalige Diagnose: "Chronische paranoide Schizophrenie mit anorektischer Symptomatik".
Während der nun andauernden Hospitalisation kommt es trotz mehrfach wechselnder neuroleptischer Medikation zu keiner Besserung der psychotischen Symptomatik. Die Patientin ist zwar weitgehend auf einer offenen Abteilung führbar, eine Tagesstruktur

---

[1] = Blutunverträglichkeit

kann jedoch bis heute nicht befriedigend aufgebaut werden. Die wahnhaften Inhalte von Frau M. sind vor allen Dingen sexuell gefärbt: So fühlt sie sich insbesondere von männlichen Mitpatienten ständig sexuell belästigt, glaubt auch, in der Nacht heimlich von Mitarbeitern der Klinik in ihrem Zimmer vergewaltigt zu werden. Auch zu mir sagt sie vielfach: "Herr Doktor, warum sind Sie letzte Nacht wieder zu mir gekommen und haben mich vergewaltigt?". Die optischen Halluzinationen kreisen auch um sexuelle Dinge: abgeschnittene männliche Glieder zum Beispiel, die an der Wand der Abteilung hängen. Frau M. äussert auch Grössenideen, dass sie auf Geheiss bestimmter wichtiger Persönlichkeiten im politischen Leben entlassen werden könne; sie sei die Geliebte eines sehr wichtigen Mannes, der eine Milliarde Franken wegen ihrer Entlassung hinterlegt hätte. Sie richtet wiederholt schriftliche Entlassungsgesuche an die leitenden Ärzte der Klinik. Einmal sagt sie, ihre Schwester würde ihr nachts Tiere ins Bett setzen, die ihr die Schamhaare abfressen. Aber ihre Schwester würde ebenfalls von den Ärzten der Klinik durch Elektroschocks geplagt. Ein affektiv tragender Rapport ist ihr gegenüber schwer etablierbar; auf konfrontative Gegenüberstellungen reagiert sie verärgert und gereizt. Die Diagnose lautet nun 1992: "Chronisch paranoide Schizophrenie".

In einer gemeinsamen Absprache mit allen Bezugspersonen der Patientin und dem Stationsteam wird im November 1992 festgehalten, dass die Patientin eine schwere schizophrene Psychose hat, dass sie Bereiche der Klinik quasi "psychotisch besetzt", dass sie sich dennoch eine bewundernswerte Selbständigkeit bewahren konnte und im Grunde genommen auch noch Entwicklungsmöglichkeiten in ihr schlummern. Gesundes neben Krankem: das ist Schizophrenie. Das Gesunde ist verschüttet, nicht gänzlich ausgerottet. In finalem Aspekt kann man die psychotischen Anteile der Patientin auch als Versuch verstehen, durchgemachtes Leid kreativ zu verarbeiten. Die Patientin soll entsprechend ihren gesunden Anteilen gefördert werden. Nach Möglichkeit soll sie auf der Abteilung mithelfen können durch feste, strukturierte Tätigkeiten, die eindeutig als Arbeit für die Abteilung resp. für bestimmte Patienten oder bestimmte Pflegekräfte deklariert ist ("Ämtli"). Für die therapeutischen Gespräche werden folgende Maximen festgelegt: regelmässige kurze Kontakte zur Patientin; Umgang mit dem Wahn: "Konsenz über den Dissenz", d.h. mit der Patientin nicht über den Wahn inhaltlich diskutieren, keine Realitätszurechtweisungen vornehmen, sondern die Wahnschilderungen zur Kenntnis nehmen und höchstens deklarieren, dass man als Gegenüber andere Realitäten hat, dass dadurch ihre Realität aber nicht in Frage gestellt wird. Zweitens weiterhin im Gespräch mit der Mutter bleiben, mit dieser die immer wieder vorgebrachten Schuldgefühle besprechen, die sich beharrlich trotz vielfältiger Aufklärungsversuche halten, die Kooperationsbereitschaft der Mutter weiter verstärken. Drittens auf Gefahrensignale achten, vor allem bei Reduktion von Medikamenten: der nötige Schutz vor einem Rückfall müsse gewährleistet bleiben.

Kurze Briefe von und an die Patientin
Einmal schreibt mir Frau M.: "Lieber Herr Zöllner, es tut mir so leid, dass Sie das dritte Mal in Verwesung geraten sind. Hochachtungsvoll!! Ihre Sylvia M." Im gleichen Brief schreibt sie mir auf einem anderen Blatt: "Ihnen kann niemand etwas antun, da Sie Herr Dr. Zöllner eine Gottheit sind". Gottheit mit einem sehr sehr grossen G geschrieben. Man beachte den riesigen Hiatus von der verwesenden Leiche zum obersten Weltenlenker! In einem anderen Brief schreibt sie mir: "Herr Dr. Zöllner, Sie dürfen nichts

Sexuelles, Geschlechtliches mit mir machen. Obwohl Sie sehr gut aussehen. Sie wissen, ich habe Untergewicht und keinen, viel zu wenig Busen. Und diese Maschine... Ich mag Sie. Mit freundlichen Grüssen Hochachtungs-voll Ihre Sylvia M." Und noch ein PS: "Ich bin als eine Heilige hineingekommen und will die Klinik wieder als Heilige verlassen". Und noch ein zweites PS auf einem dritten Blatt: "Es würde mich töten". Ich schreibe ihr im Oktober 1992, als ich diesen Brief bekam, folgende Antwort: "Liebe Frau M., danke für Ihre Briefe von heute. Ich versichere Ihnen, dass ich Sie nie sexuell belästigen werde. Ich trage gerne zur Linderung Ihrer Krankheit bei, so viel ich kann; und ich schätze Sie als einen wertvollen Menschen. Niemals aber würde ich Ihnen in sexueller Absicht zu nahe treten. Überdies ist es den Angestellten einer Klinik von Gesetzes wegen verboten, mit den ihnen anvertrauten Patienten intime Kontakte aufzunehmen. Ich würde mich also strafbar machen, wenn ich mit Ihnen schlafen würde. Ich bin gerne Ihr Gesprächspartner, Ihr Psychologe, Ihr Psychotherapeut, aber nicht mehr. Mit herzlichen Grüssen, Ihr Hans-Martin Zöllner". Solche Klarstellungen helfen Frau M. aber oft nur für einen oder zwei Tage. Alle unsere Hilfe an chronisch Schizophrenen ist punktuell, nicht linear. Wir fangen immer wieder von vorne an. Und darin dürfen wir nicht nachlassen.

Der grosse Brief von Frau Sylvia M.
Am 21. Oktober 1993 erhalte ich einen 21-seitigen Brief von der Patientin, geschrieben auf gelbem Büttenpapier, mit grosser, ausdrucksvoller Schrift. Als Hervorhebungen kommen neben Unterstreichungen in diesem Brief auch Rotschriftteile zur Heraushebung vor. Diesen Brief möchte ich hier völlig unverändert wiedergeben, mit allen orthographischen Eigentümlichkeiten, mit allen Interpunktions-Merkwürdigkeiten, mit allen Neologismen und idiosynkratischen Gliederungen. Die einzige Veränderung besteht in der Abschrift des Briefes in Druckbuchstaben und in der Verfremdung privater Daten.

"Raoul
An halte Task:
Jetzt hat Peter Sellers, dieser Schauspieler (Tele) halt auch noch den gleichen Maschinen-Aparat mit dem Er mich weiter behandeln will.
Und Sie, Raoul, das hygienische Aperätli v. Heidi.
Quite er hot haben jetzt den gleichen Maschinenapparat tadellos gliichlig feurig gebracht.
Wie ich Deinen Vater hasse, Raoul. (Lorenz)
Diese haben gesagt, (die!!) sie behandeln mich nicht, die behandeln andere!
Aber Männer, das ist nicht gerechtfertigt.
Auch nicht fair.
Da nur sensitive, sensible behandelt werden, was ich einfach nicht ertragen kann
Die Frau W. kommt Nachts auf leisen Sohlen...
Sie will jetzt plötzlich mich auch noch geisteskrank machen indem sie mein Hirn drückt.
U. ich ha Schiss mein Herrn Docktor.
Die haben auch mein Blut genommen, mehr als 20 Bottles Flaschen.
und liessen Abwasch-Wasser hinein.
Die Claudia, meine Schwe. hat nur Wasser, kein Blut im Körper.
Bin ich froh, dass Sie auch Anwalt neben Ihrem Arzt-Beruf werden.

Wie soll man sich die Zukunft vorstellen??
Im Jahr 2'000 bin ich 50ig Jahre alt -
Der Herr Dr. B., Tagesarzt hat gesagt, niemand!! hat schöneres Wasser im Körper.
Wie Quellenwasser. Die haben es mir gezeigt, bei der Blutentnahme. Niemand hat
schöneres Blut u. niemand hat solch eine schöne <u>Periode</u>.
als ich die Josephine u. Napoleon in derHölle umsehen.
Aber das wissen Sie ja.
Bestimmt haben Sie schon abegüggelet, wie Ihr das Blut aberinnt, auf den Beinen.
Ich nehme psych. Med. schon seit 24 (25 Jahren ein.
Ich bin in London wegen Hart Elektro-schock in eine psych. Klinik gekommen.
Si wissen ja vieles.
u. Leider, habe ich am meisten Faksen amme gemachet auf der Welt.
Noch mehr als die Staatschefs aller Länder.
Das ist nicht schön.
Man bedenke, dass ich <u>nichts</u> habe weder Geld noch Kleider. (Prinzessin Caroline mit
Ihrem Vater Rainer v. Monacco ...
Hoch Sir es gibt so wieles zum beschreiben.
So vieles!!
u. ich habe gebissen!!
Ich darf von heute 24 Uhr 00 an <u>nichts</u> mehr einnehmen, Auch keine Pillen mit
Wasser!!
Viele, viele Jahr lang den Lehrgang erlebt,
Aber jetzt kommt mir eine Idee.
*   Alles mein Geschriebenes ist gesammelt worden*
*Ich habe auch schon **Märchen** geschrieben, wie die **Mondprinzessin***
Aber jetzt will ich eine Beginn, machen.
Geld sagt Ihnen nichts.
Die ganze Familie M. hat mir das Geld v. der Bank genommen.
Ich habe keinen Cent mehr.
u. Jetzt ist ja Dr. N. auch noch da. Leidet fürchterlich u. ist misshandelt worden.
u. hat mir versprochen,:
Sie gibt mir 5'000.- Fr. u. meine Tante, die mich begleitet 500.- Fr. jeden Monat.
Ich sollte unbedingt Geld haben ...
N. sollte mir aber nur Geld ibs zum Neujahr geben,
*   Da ich dann ja Geld habe*
Wie soll das v. sich gehen
Persönlichkeiten haben gesagt
: Ich müsse nur
*   noch genau 10 Tage*
*   hier in der Klinik*
*   bleiben*
*   und dann kommt mich*
*   die Tante duo holen.*
Sie wissen, ich habe Ihnen die Wahrheit geschrieben,
*   Bin <u>ich doch die Stimme der Arbeiterklasse</u>*
Sir, ich bin wieder gesund.
will aber, wenn ich gehe keine Med. mehr einnehmen.

Weder Tapletten noch Spritzen.
Schicke Ihnen dann eine Damenbinde, wenn Sie wollen.
Die Kredit Bank gibt 2 Milliarden für die nächste Periode.
weil die an denMaschinen Jahrelang <u>*Tomatenblut*</u> *annegemacht haben*
"Gelt, Sir, Sie kennen diesen Staff. Mir ist <u>*alles*</u>*! weggenommen worden,*
Alle Kleider, Alles Geschrieben
Aber jemand hat
alles aufbewahrt
U. es gibt einen
       Neubeginn
Leider müssen Sie sofort mit mir ins Büro <u>*mit mir*</u> *gehen. Schw. D. hat alle Belege*
wegen meinem Weggang verrissen, u. Sie ist leider im Moment nicht da.
Ich will nie mehr Tapletten, auch <u>*keine*</u>*! Schlaftapletten mehr einnehmen.*
d'Schwe. D. hat heute Mittag gesagt, Sie gebe mir die Spritze ein die Sie Ihr befohlen
haben.
Aber ich pfeiffe auf eine Tapotumspritze.
Uebrigens hat sie nur so getan, mit der Spritze.
Es ist nichts eingeflossen v. einer Spritze, u. sie nahm die Nadel einfach wieder hinaus.
Sehen Sie, Sie sind eine persönlichkeit, wie der Minister v. Europa auch schon da wahr,
Sie, die Klinik solle mich entlassen.
u. die gemeinen Nebenwirkungen v. den Tapletten
u. der Staatschef v. Russland hat sich kürzlich hier in der Klinik mit einer Kugel
totgeschissen
Mehrere höhe Persönlichkeiten sind in den letzten Tagen gekommen.Die leben nicht
mehr. Die haben eine Pistole mitgenommen. Auch der Chef v. de Television.
Ich habe kein Geld mehr u. fast keine Kleider mehr;
Denn meine Mutter, die Monika M. ist dermassen eifersüchtig warum denn das
                ??

u. die Vergasungen ...
haben Herr Doktor, auch
nichts genützt.
Es geht die ganze Welt etwas an:
Wenn Sie ein bisschen,
Ich weiss Sie hassen mich nicht!
Ich bleibe also noch genau 10 Tage hier.
U. am Montag in einer Woche gehe ich.
Ich glaube meine Tante Es ist nicht eine 'Tante, sondern 'tatsächlich meine Mutter'.
Sie heisst <u>*Frau Monika M.*</u>
Sie läutet Ihnen heute noch an. Da ich nichts mehr einnehmen will;
Ich auch keine Kraft habe da ich noch
Ich muss Sie leider noch warnen.
Wenn die W. weiter ...
Wenn ich weiter ...
     Rächt sich Gott
      an dieser Bude
Also: jetzt diese 10 Tage,
mein Lippenbekenntnis

Nichts über meinen Jungen.
Es gibt mir auch niemand eine Spritze wegen der Figur wie die R. u. alle auf der Welt
sie wöchentlich einnehmen.
nie Fisamine einnehmen u. mein Blut??
u. wie die mich kneteln heute, wegen den Tapletten
u. ich einfach nie mehr schlafen kann, um den Tag zu beginnen!
Sie müssen halt schon Morgen früh (Freitag) mit mir ins Büreau zu Schwester D.
kommen.
Wenn ich verrecke, verreckt die ganze Welt.
u. ich mag Sie
Ich habe nur den Sudel geschrieben. Aber meine Hände sind kaput: Ich kann nicht
schreiben, nicht stricken; u. muss dann auch noch ins Kantonsspital, Polyklinik ...
(Ich ginge am liebsten nach 4 Tagen ganz dorthin, zu Herrn Dr. E. Chef
Sehen Sie mit dem Geld will ich viel Soziales ...
Auch will ich eine eigene psych. Klinik gründen wo nur Frauen, schöne Frauen
hinkommen die nie! mehr hinaus kommen. Wo alles angenehm ist; Das Essen sehr gut
ist, die einfach wie u. mir Küsse bekommen auf die Wange gut schlafen ....:
Also die einzige Klinik. auf der Welt wo alles positiv also mit rechten Dingen zugeht..
Interessiert Sie das??
Ich will bezahlen
Ich leide, Sir.
u. warte diesen Abend auf meine Mutter (Monika M.,
Die, die immer ...
Die Monika M.
ist nicht meine Mutter
u. der O. ist nicht mein Vater.
Geben Sie diese Blätter ab,
Ich kann nicht mehr.
gab keine Blätter, keine Couverts mehr, u. bekomme auch da meistens das tägliche
10.-Nötli nicht mehr

                                    Grüsse   S.

Uebrigens bin ich diese 10 Tag ohne Med.
ja unter <u>*Kontrolle*</u>
warum ich schtinke u.
furze ...??
weil aller Stuhlgang
dusse sein muss
Auch durch <u>*ilauf*</u>
Ich wollte eigentlich Raoul L. schreiben, aber da ich immer noch auf faulen Eiern sitze
ist was zu liebe tun
d'Heidi hat noch so eine Maschine.
die muss man kaput machen.
Aber ich weiss schon das Sie sie kaput
Gebäude hermetisch abgezogen ist
u. niemand meine Büsi sieht,
während dem ich meine Blutungen
habe, Periode habe"

Analyse des grossen Briefes von Frau Silvia M.
Ich würde mich freuen, wenn sich der Leser wirklich die Mühe nimmt, sich mit diesem Brief auseinanderzusetzen. Er kann sehr vieles über schizophrenes Denken und Erleben lernen, was er sonst kaum aus theoretischen Abhandlungen lernen kann. Die ganze Welt des schizophrenen Menschen mit ihrer unermesslichen Bedrohung, Beeinträchtigung, Verfolgung, Knebelung und "Z'Leidwerkerei" spricht aus diesem Brief. Alles, was passiert, hat eine furchtbare Bedeutung; in der schizophrenen Welt gibt es nichts Harmloses mehr. *Tua res agitur* heisst das Motto dieser Welt: Deine Sache wird verhandelt; die Welt ist ein Tribunal, der Schizophrene darin der Verlachte, Gerichtete, Verurteilte und letztlich Exekutierte. Ein gesunder Mensch kann nur ahnen, manchmal nicht einmal das, wie es um diese schizophrene Patientin bestellt ist, welches Leiden sie in jeder Minute ihres Wachseins durchmacht. Die Lebensgeschichte und das einmalige Briefdokument dieser Patientin enthüllen das Dämonische, Zerstörerische und Teuflische der Krankheit, die wir *Schizophrenie* nennen. Kein Wunder, dass Dämonen und Teufel in der Wahnwelt des Schizophrenen eine so grosse Rolle spielen.

Der Schreib- und Sprechstil schizophrener Patienten zeichnet sich durch eine Reihe formaler und inhaltlicher Eigenarten aus, die durch den Brief von Frau M. sehr schön aufgezeigt werden können. Beginnen wir mit den inhaltlichen Themen, die dieser Brief und die psychotische Erlebniswelt der Patientin enthalten:

- Geheimnisvolle Verbindung zu wichtigen, grossen, prominenten Persönlichkeiten;
- ein Maschinenapparat, der bedrohlich und undurchschaubar ist;
- Aggressionen und erlebte Beeinträchtigungen in bezug auf Verwandte und Angehörige;
- sich kaputt gemacht fühlen durch Klinik-Mitarbeiter;
- Themenkreis der Blutentnahme und ganz generell der Beschaffenheit und der Menge und des Wertes des Blutes im Körper;
- Reichtum und unermessliches Vermögen;
- Widerstand gegen die medikamentöse Therapie;
- Überzeugung, literarisch Wertvolles verfasst zu haben;
- Verarmungs- und Misshandlungsideen;
- Wunsch nach Austritt und Betonung der Gesundheit;
- Widerstand gegen Zwangsbehandlung, Spritzen und Tabletten;
- dramatische Zwischenfälle mit Mitpatienten;
- heimliche und unerlaubte Fernsehaufnahmen in der Klinik;
- Unsicherheit über die wirkliche Identität von Verwandten und Angehörigen;
- Zukunftsvorstellungen mit überstiegenen Helferphantasien;
- Bemerkungen über den Stuhlgang und die Defäkation;
- sexuelle Konnotationen.

Nun zu den formalen Merkmalen (ich gehe den Brief der Reihe nach durch):
Bereits in der zweiten Zeile treffen wir auf das Phänomen einer absolut eigengesetzlichen Orthographie der Patientin. Diese ist nicht durch Unkenntnis in der Rechtschreibung bedingt, sondern stellt eine ganz bewusste Neufassung der orthographischen Regeln dar, eben Autonomie im Sinne von *autos nomos* = sich selber die Gesetze geben. Mit diesem Kunstgriff gelingt es der Patientin, ein ganz besonderes, sprachlich

schwer fassbares inneres Erleben auszudrücken. Die inneren Erlebnisse in der Psychose sind gewissermassen so, dass sie mit unserer normalen Orthographie und Interpunktion nicht richtig eingefangen werden können. "An halte Task": Das Wort 'anhalten' wird getrennt geschrieben, wodurch der Eindruck des Stockens verstärkt wird. Zusätzlich verbindet die Patientin ein englisches Wort mit einem deutschen, was belegt, dass ganz verschiedene Bilder und Vorstellungen zu einer Einheit verschmolzen werden. Das englische Wort 'task' bedeutet ja Aufgabe; man kann nur spekulieren, ob hier ein Zusammenhang dergestalt hergestellt wird, dass eine Aufgabe angehalten, d.h. gestoppt, unterbrochen werden soll.

Wie geht es weiter? Es wird auf einen wirklich existierenden englischen Schauspieler Bezug genommen, der mit dem ominösen Maschinenapparat in Verbindung gebracht wird, von dem sich Frau M. beeinflusst fühlt. Dann tauchen weitere Namen auf, und der Apparat wird als ein hygienischer gekennzeichnet. Der gleiche Apparat, der andernorts gefährlich und bedrohlich ist, dient gleichzeitig auch zur Hygiene, also zu einem positiven Zweck. Hierin drückt sich die schizophrene Vieldeutigkeit und Ambiguität aus. Im Fortlauf des Textes wird dann dieser Apparat mit weiteren Eigenschaften versehen: er ist tadellos, er ist feurig, und er ist "gliichlig", ein schweizerdeutsches Wort für 'gleich'. Dann folgt ein Ausruf, der völlig unvermittelt dem Vorherigen folgt und wie ein erratischer Block für sich alleine dortsteht. Die unvermittelten Abbrüche, Neuanfänge, Reihung von fragmentarischen, pointierten Aussagen sind ebenfalls Stilmerkmale schizophrenen Schreibens und Redens. Es folgt ein Satz, in dem es um die Behandlung geht, also wieder Bezug genommen wird auf die aktuelle Kliniksituation. Und dann finden wir einen Ausspruch, der geradezu jovial und burschikos anmutet: "aber Männer, das ist nicht gerechtfertigt". Die Behandlung ist also nicht gerechtfertigt, und sie ist auch nicht fair; die Patientin selbst ist sensitiv und sensibel, wie es heisst, und kann die Behandlung nicht ertragen.

Paranoides drückt der nächste Satz aus: Die Frau W., eine damals in der Klinik tätige Ärztin, kommt heimlich des nachts zur Behandlung der wehrlosen Patientin und will sie nicht geistesgesund, sondern geisteskrank machen, indem sie ihr Hirn "drückt". Frau M. sagt nicht 'vergiftet', sondern sie sagt 'drückt' und drückt damit tatsächlich ein ganz bestimmtes Körperempfinden, welches die paranoide Idee im Gefolge hat, aus. Und Angst hat sie vor den Ärzten: "Ich hab' Schiss". Man hat ihr Blut abgenommen, 20 Flaschen Blut, auch hier wieder das entfremdende englische Wort für Flasche, nämlich 'bottle'. Und man hat das gute wertvolle Blut mit Abwaschwasser ausgetauscht: Welch ein Gegensatz: der lebenswichtigste Saft und die niedrigste, dreckigste Flüssigkeit gewissermassen. Und die Schwester: Die hat kein Blut im Körper, sondern nur Wasser, die ist also auch minderwertig. Dann folgt wieder ein eingeschobener Satz, der mit dem vorherigen Thema der Behandlung und des Blutes gar nichts zu tun hat und einen Erleichterungsausruf darstellt.

Im Fortlauf taucht das Thema des schönen Blutes wieder auf. Frau M. praktiziert ihre eigenen Charakteristika, Worte hervorzuheben: Zwei Ausrufezeichen stehen hinter 'niemand'; das Wort 'Periode' ist unterstrichen. Auch die Abkürzungen handhabt sie ganz souverän und eigengesetzlich. Das kann man etwa ein paar Zeilen weiter unten sehen, wo es heisst "ich nehme psych. Med.", also psychiatrische Medikamente, was sie wie einen Titel abkürzt, psych.med. wie cand.psych. Im Satz "Bestimmt haben Sie schon abegüggelet, wie Ihr das Blut aberinnt, auf den Beinen" finden wir wieder sehr schön die Vermischung von schweizerdeutschen mit hochdeutschen Worten, gewissermassen auch ein Verfremdungsmittel bzw. ein Stilbruch, der ganz bewusst eingesetzt wird. (Schweizer pflegen manchmal, wenn sie in einem gesprochenen Satz etwas besonders hervorheben wollen, ihre Mundart zugunsten kurzer hochdeutscher Satzbausteine zu unterbrechen.) Und weiter: In London bekam sie "Hart Elektroschocks"; das zusätzliche Adjektiv unterstreicht die invasive Prozedur dieser Therapiemethode. Und es folgt mit dem Satz "Sie wissen ja vieles" wieder so eine deklamatorische Anrede an den Leser, wie sie sich verstreut im ganzen Brief finden.

Im nächsten Passus spricht sie über sich: Sie hat am meisten Faxen gemacht auf der Welt, und zwar noch mehr als die Staatschefs aller Länder. In dieser Kennzeichnung drückt sich das Megalomane ihrer Selbsteinschätzung aus; und gleich angeschlossen heisst es dann, dass man bedenken soll, dass sie nichts habe, weder Geld noch Kleider. Der Absturz ist gewaltig vom Staatsoberhaupt zum Habenichts. Viele Verbindungen zu hochgestellten Persönlichkeiten werden gezogen: zu Prinzessin Caroline und zum Fürsten Rainer von Monacco, und der Adressat des Briefes wird sogleich mit "Hoch Sir" tituliert. Auch er wird als eine hochgestellte, mächtige Persönlichkeit gesehen. Es folgt wieder ein eingeschobener Stückwerksatz: "Ich habe gebissen". Es entzieht sich meiner Kenntnis, ob die Patientin tatsächlich je gebissen hat.

Ein erneutes Thema schiebt sich ein, welches mit literarischer Produktion zu tun hat: Märchen, die sie geschrieben hat. Aber sogleich wird auch dieses Thema wieder verlassen, und es taucht zum ersten Mal explizit das Thema des Geldes auf. Die chronische Geldnot ist eine Realität bei chronischen Patienten in der Psychiatrie; kein Wunder, dass dieses Thema auch in den Wahnvorstellungen auftaucht. Und dass ein armer Patient sich im Wahn den Wunsch nach Reichtum erfüllt, wer könnte ihm das verdenken?. Etwas weiter unten folgt dann ein ganz frappant gesunder und klarer Passus: Von "Persönlichkeiten haben gesagt ..." bis "... die Tante duo holen". Hier referiert Frau M., wie man annehmen muss, exakt eine Bedingung oder eine Aussicht, die ihr Klinik-Mitarbeiter genannt haben.

Es folgen Affirmationen, dass sie die Wahrheit sagt, dass sie für die Armen spricht (die Stimme der Arbeiterklasse), dass sie gesund ist. Und weil sie gesund ist, muss sie auch keine Medikamente einnehmen, weder Tabletten, die sie mit 'p' schreibt, noch Spritzen. Dann folgt der frappante Satz: "Ich schicke Ihnen eine Damenbinde, wenn Sie wollen"; damit will sie auch irgendetwas rechtfertigen oder beweisen und quasi ein Belegobjekt für ihre Behauptungen mitliefern. Ich nehme an, sie möchte handfest aufzeigen, weshalb ihr Blut so wertvoll ist, dass es von der Bank mit 2 Milliarden entgolten wird. Und die Maschinen, die produzieren falsches Blut, nämlich Tomatenblut. Jetzt können wir ahnen, worum es bei diesen Maschinen geht: sie verändern oder vergiften oder kontaminieren ihr gutes, teures, wertvolles Blut zu schlechtem, billigem, gepanschtem Blut.

Etwas weiter unten geht es um die reale Auseinandersetzung mit der Medikamenten-abgabe, bei vielen chronisch Schizophrenen tatsächlich ein permanenter Kampf, der von seiten des Personals und der Ärzte viel Feinfühligkeit, Beharrungsvermögen und Liebe zum Patienten erfordert.

Auch das Dapotum wird quasi verhärtet zum Tapotum, so wie die Tabletten zu den Tapletten werden. Ich könnte mir vorstellen, dass mit dieser Konsonantenverhärtung auch das Gefährliche dieser Stoffe symbolisiert werden soll. Dann wird in einem Zwischensatz wieder der Adressat des Briefes, also ich, angesprochen und in einer idealisierten Überhöhung als Persönlichkeit tituliert und mit dem Minister von Europa in Verbindung gebracht.

Das schöne Wortspiel, dass sich der Staatschef von Russland mit einer Kugel nicht totgeschossen, sondern totgeschissen hat, ist ganz sicher auch nicht zufällig, sondern gewollt. Manchmal gelingen schizophrenen Patienten ganz erstaunliche Sprachspiele, Wortspiele, Wortwitz und Sprachkunst, welche literarisches Niveau erreichen können.

Im Fortlauf des Textes erleben wir wieder die Dialektik der enormen Erhöhung von grossen Persönlichkeiten, die sie besucht haben und über die im Fernsehen berichtet wurde, und gleich unvermittelt die absolute Erniedrigung: ohne Geld und ohne Kleider steht sie da. Über das paranoide Thema der Vergasung, welches nicht weiter ausgeführt wird, schreit sie ihr Leid heraus, dass es die ganze Welt etwas angehen soll. Anschliessend drückt Frau M. in einem apodiktischen kurzen Satz aus, wie lange sie noch hospitalisiert bleiben will.

Dann kommt ein kurzer Einschub von Identitätsdiffusion nächster Blutsverwandter. Identitätsdiffusion in bezug auf sich selbst und in bezug auf andere Menschen ist eines der Hauptsymptome der Schizophrenie. Auch Drohungen werden im Gefolge ausgestossen; wenn man sie weiter gegen ihren Willen mediziert, wird der ganzen Klinik etwas Schlimmes passieren. Und wenn sie verreckt, verreckt die ganze Welt, also im Untergangswahn gleichzeitig ein Grandiositätswahn. Und dann wieder eine interkurrente Liebeserklärung an den Adressaten: "Ich mag Sie". Das viele Geld, welches sie erwartet und welches ihr zusteht, will sie nicht für sich verwenden, sondern sie will eine eigene psychiatrische Klinik gründen, nur für Frauen, mit gutem Essen, wo man lieb behandelt wird - sie entwirft ein rührendes Bild einer menschenfreundlichen und liebevollen Psychiatrie. Mit Recht fragt sie: "Interessiert Sie mein Projekt?" Sie will auch dafür bezahlen. Und sie verdient diese Zukunftspsychiatrie, weil sie leidet. Und die, die sie besuchen und sich für ihre Mutter und ihren Vater ausgeben, sind nicht ihre Mutter und ihr Vater.

Und am Schluss des Briefes ein langes PS, ohne dass es als solches gekennzeichnet ist. Auch darin finden sich wieder viele orthographische Eigenheiten der Patientin: Abkürzungen, Unterstreichungen, orthographische Lautmalerei (Beispiel: ich schtinke), Vermischung von hochdeutschen und schweizerdeutschen Ausdrücken, Eigenheiten der Gross- und Kleinschreibung, paralogische Begründungen ("ich wollte eigentlich Raoul schreiben, aber da ich immer noch auf faulen Eiern sitze"), neologistische Tendenzen (ein hermetisch abgezogenes Gebäude), distanzlose sexuelle Anmerkungen (meine Büsi = Schweizer Ausdruck für Vulva), unvollständige Sätze und eigenbestimmte Interpunktion.

Anhang I

Psychopathologische Grundbegriffe aus dem Text
Formale Denkstörungen
Zerfahrenheit: Eine Zerstörung der Einheitlichkeit und Flüssigkeit des Gedankenganges in dem Sinne, dass statt Assoziationen Dissoziationen stattfinden, welche die Rede in Bruchstücke zerlegen, die verbindungslos = inkohärent nebeneinander stehen. Das Sprechen des Patienten wird dadurch uneinfühlbar und nicht nachvollziehbar. Im Gegensatz zu Ideenflucht = Gedankenandrängen (vom Hundertsten ins Tausendste geraten): hier können wir die Verknüpfung der Sätze nachvollziehen und mitempfinden.
Klangassoziationen: Die Denkverknüpfungen vollziehen sich aufgrund äusserer Klangähnlichkeiten von Worten, nicht aufgrund inhaltlicher Sinnverbindungen. Der Sprachfluss wird dadurch gelockert, beschleunigt und gerät ins zügellose Ausufern.

Inhaltliche Denkstörungen
Wahn gegenüber überwertiger Idee: Bei einer überwertigen Idee wird eine prinzipiell mögliche Anschauung grotesk übersteigert, zum Beispiel übertriebener Vegetarismus. Bei einem Wahn kommt zusätzlich die Absurdität des Inhalts hinzu, zum Beispiel der Messiaswahn.

Sprachstörungen
Echolalie: exaktes Wiederholen von vorgesprochenen Worten oder Sätzen als Kommunikationsverweigerung.
Neologismen: Wortneubildungen, Wortneuschöpfungen, entweder durch Zusammensetzung von bekannten Wörtern, wie z.B. "Niedergangsgewachsenheit" oder durch Erfindung ganz neuer Wörter bis hin zu einer Privatsprache.

Gefühlsstörungen
Läppisch: Ein albernes, kindliches Verhalten, welches nicht zur Heiterkeit bei denen führt, die es beobachten.
Parathym: Erlebnisinhalt und Ausdrucksweise stimmen nicht überein, z.B. erzählt der Patient mit lächelndem Gesicht, dass er jede Nacht der Länge nach zersägt werde.

Motorische Stöung
Paramimie: Verziehen der Gesichtszüge, unpassend zum Kontext.

Gedächtnisstörung
Retrograde Amnesie: Eine zeitlich begrenzte Gedächtnislücke, die den Zeitraum vor einem seelischen oder zerebralen Trauma umfasst.

Verhaltensstörung
Autistisch: Eingesponnen und verpuppt in idiosynkratische Ideen, ohne von der Umwelt Notiz zu nehmen.

Beispiel für manische Ideenflucht (assoziatives Denken/Klangassoziationen)[1]

Auf die Frage nach seinen Erblichkeitsverhältnissen antwortet ein Maniker:
"Erbtanten habe ich nicht, Inzucht liegt bei mir auch nicht vor, nicht einmal Unzucht, dafür stamme ich aber von Karl dem Grossen, folglich auch von Karl Martell, dem "Hammer". Im Hammerverlag sind seinerzeit sehr bedeutende politische Schriften erschienen. Der "Hexenhammer" allerdings nicht, der ist mindestens 500 Jahre älter. Meine Alte fällt auch drunter, die hätte man damals glatt verbrannt. Heirate oder heirate nicht, bereuen wirst du beides, sagt Kierkegaard. Die Axt im Haus erspart den Scheidungsrichter, sage ich! Ich bin aber nicht gemeingefährlich, ich bin nur den Gemeinen gefährlich! Ach, da kommt ja schon wieder die Strassenbahn mit ihrem saudummen Geklingel! Kennen Sie Max Klingler? Haben Sie schon sein Beethoven-Standbild gesehen? Oder besser gesagt: Sitzbild? Ich möchte heute übrigens wieder ein Sitzbad haben für meinen wunden Südpol, den bisher weder Amundsen noch Scott entdeckt haben. Schreiben Sie das doch nicht hin, Sie frisch laxierter Staatshämorrhoidarius! Nun lacht er auf allen vier Backen!"

Gegenbeispiel für schizophrene Zerfahrenheit (dissoziatives Denken/inkohärent)[2]

"Sie, studierter Herr Chefarzt, dürfte ich mit Ihnen ohne Brille unter vier Augen reden? Eine Schachtel Zigaretten kostet jetzt im Kriege 20 Pfennig. Ich würde lachen. In Finsterbergen haben wir einen Tunnel, Herr Chefarzt, geben Sie das zu unter vier Augen? Mit dem Spiegel und dem Wasser. Bier trinken kann ein jeder. Punktieren und dergleichen hängt mit dem Weltuntergang und der Wanduhr zusammen. Meine eigene Unterschrift kann ich Ihnen geben ohne Brot und Wasser. Sie müssen denken, wo die Sonne aufgeht im Osten. Das ist ein Tonfilm, keine Kleiderkarte. Man raucht Zigaretten und Operetten, und ich bin kein Student ohne Regulator. Ich muss alle beschützen. Darum sind wir Ochsen. Ungeküsst soll man nicht schlafen gehen. Das ist Mummenschanz, das geht über Leichen. Arbeit adelt, sage ich. Die Seelschaft des Posidioms ist das Herzblut der Niedergangsgewachsenheit. Ob Sie Hindenburg sind, interessiert mich nicht. Sie können doch keine Katze aus mir machen, weil Sie entstört sind. Ich heisse Erich und habe 12 Buchstaben in meinem Namen. Ich bin der 1000-jährige Kaiser und lege morgen in Weimar die Boxerprüfung ab."

---

[1]Quelle: Gerhard Kloos, Grundriss der Psychiatrie und Neurologie. Verlag Rudolph Müller & Steinecke, München 1972, S. 145-147
[2]Quelle: Gerhard Kloos, Grundriss der Psychiatrie und Neurologie. Verlag Rudolpf Müller & Steinecke, München 1972, S. 145-147

Anhang II

Äusserungen eines chronisch schizophrenen Patienten

Die folgenden Äusserungen eines chronisch schizophrenen Patienten, der schon lange verstorben ist, habe ich gesammelt. Es lohnt sich, sie genau zu lesen - nicht nur, um deskriptive Psychopathologie zu lernen, sondern auch, um Einblick in die schizophrene Erlebniswelt mit ihrer Überbedeutungshaftigkeit und ihrem Subjektzentrismus und ihrer mangelnden Harmlosigkeit zu nehmen.

Die Fürsorge hat geschrieben: Seine Gefühle sind abgeflacht und versandet. Das stimmt nicht, denn Sandwich ist Schinkenbrot.

Ich bin ein Behandlungsvernachlässigtheitspatient, ein Existenzbestritenheitspatient. Dem Krankenkassenarzt geht der Pneu ab.

Geschlechtsteil C ist der Heilige Geist. Das sind Schusswaffen, geschärfte Messer, geschärfte Spritzen. Harn ist ein Panzer. Urin-, Fleisch-, Blutsverbands-Namenfaden ist verbunden mit Geschlechtsverbandskleidern. Der Doktor muss sich an etwas halten, wenn er verbindet.

Knochenfrassbazillen fressen die Seele aus dem Knochenmark. Es gibt keine Bakterien, aber einen Backofen.

Kantonale Heilanstalt ist KH. Kantonal ist Vollmetall und fängt mit drei an. Eins plus zwei geht nicht, es muss das eidgenössische Dreieck sein. Eine Milliarde mal eine Milliarde gleich Militär, die haben sowieso die grössten Noten. Erster Mai ist Militärbrotpflanzpflichtweltfeiertag.

Ich kann meinen Durst nicht mehr löschen. Ich habe einen geistigen Durst. Sonja Henniez[1] hat die Pflicht, mich von Henniez zu erlösen. Vorwasservorrecht für Vorwortvorrecht.

Es gibt kein Hobby wegen Hiob, Hebräer. Ich habe im Feld meine Augen aufgelesen, wie Hiob, der Hirtenknabe. Ich habe das Gemüse im Masse des geistigen Gesetzes gepflanzt, im Geistesmass.

Der Messias ist der Eidgenosse, der Hauptkörper, der Name über allen Namen. Die Regierung hinter dem Vorhang ist der Erzeuger der Heiligen Drei Könige. Der Namenvater regiert. Papst Pius und Paul, das ist der Bruder Saul.

Wahrsagespruch: zwischen drei und vier ändert sich die Zahl. Das ist Spiritismus. Die Seele ist Alkohol. Der Alkohol rettet die Abstinenzlerseele.

Der Pfarrer ist nicht gerecht, er verbricht das Bot, statt es zu brechen. Gewalt bricht Eisen und ist die Hand der Verteidigung. Das ist die schmetternde Hand, das ist wie ein

---

[1] Henniez = ein bekanntes Schweizer Mineralwasser

Blitz. Epilepsie ist, wenn einer umfällt. Das kann der doppelte Heilige Geist machen, der Herr der Herrlichkeit, das keusch bleibende C.

Die Mutter muss ein keusches Küchenmeidli sein. Der Geist, der oben ist, muss mir mit einem keuschen Meidli Ruh vergönnen. Man ist der Herrgott und muss schuften wie ein Handlanger. Der kranke Messias muss die richtige Arbeit machen können. Ich müsste die Victoria Regia pflanzen, winterhart, perennierend.

Die Schwarzhändler sind abhängig vom Erstgeburtsrecht des Herrn. Schnittertanz ist Schnittlauch mit Petersilie. Barfüsser, Vierfüsser, Kutskuts, Kibitz, Kiki heisst die welsche Pflaume, und Russenzöpfli, das ist Militärbrotdessert.

Ich kann ewig leben, aber mit Vaterlandsverweisung.

Fallgeschichte Nr. 3: Frau Cornelia W.

Verhaltensbeobachtung einer Psychologie-Praktikantin vom Februar 1971
Werfen wir den ersten Blick auf die gerade 17 Jahre alt gewordene Patientin durch die
Augen einer Psychologie-Praktikantin, die sich anlässlich einer Testuntersuchung mit
Cornelia befasst, ihre Eindrücke in einem ausführlichen Verhaltensbeobachtungsbe-
richt geschildert und uns hinterlassen hat.

*Die Patientin liegt auf der Bank im Wachsaal der Akutstation, hält die Augen weit
geöffnet und bewegt den Kopf mit dem Oberkörper rhythmisch nach rechts und nach
links. Sie blickt einen nicht sofort an, wenn sie angeredet wird, sondern rollt sich
zusammen und schüttelt verneinend den ganzen Körper. Sie schimpft laut, als sie sich
erheben soll. Sie sagt, sie sei jetzt müde von den Schlafmitteln, sie wolle jetzt nichts
hören, sie wolle schlafen, sie wolle überhaupt lieber in der Nacht wach sein und am
Tag schlafen.*

*Unvermittelt springt sie dann auf und schreit: "Ich kann es nicht aushalten, alle
schnaufen so laut!" Sie steckt sich die Zeigefingerspitzen in die Ohren, obwohl diese
bereits mit Oropax verstopft sind. Sie tritt schimpfend gegen die Türe, kommt dann
wieder zurück, steht still. Sie greift nach dem Namensschild und fragt mit einem
unvertrauten, sowohl teilnahmslosen wie neugierigen Blick, was ich von ihr wolle und
ob ich auch einen "Piepser" hätte.*

*Wir gehen dann ins Untersuchungszimmer, welches gleichzeitig Isolierzimmer ist.
Cornelia verschränkt die Arme und tänzelt und kichert, als die Türe von aussen
geschlossen wird. Die Matratze am Boden gefällt ihr ausnehmend gut, und sie ist
hocherfreut, ein WC mit Wasserspülung im Zimmer vorzufinden. Sie sagt, sie hätte in
ihrem Zimmer einen "grusigen Nachttopf". Sie wiederholt mehrmals hintereinander,
dass wir nun nicht mehr hinaus könnten und findet dies vorerst ausserordentlich lustig,
zeigt sich aber bald aufgeregt darüber. Als ich ihr meinen Schlüssel zeige, ist sie zuerst enttäuscht. Dann findet sie plötzlich, dass der Schlüssel "lustig" sei. Daraufhin
interessiert sie sich für die Stoppuhr. Sie will genau wissen, wie man sie handhabt und
wie man sie abliest, quietscht vor Vergnügen und schüttelt sich so, als ob sie heftig
gekitzelt würde.*

*Nach der Testaufnahme will sie unbedingt wissen, ob ich noch bei ihr bleibe. Da geht
sie unvermittelt vom Tisch weg, zieht in der Mitte des Zimmers ganz ungeniert Slip und
Strumpfhose aus und begibt sich zur Toilette in der Zimmerecke. Während sie auf dem
WC sitzt, verstummt sie völlig, nachdem sie vorher eigentlich fast pausenlos geredet
hat und gibt sich völlig ihrem Geschäft hin. Nach ausgiebiger Prüfung ihres Produktes*

und offensichtlicher Zufriedenheit bittet sie mich, die Wasserspülung, die sie unbegreiflicherweise nicht in Gang bringen kann, zu betätigen. Erneut beklagt sie sich über ihren "grusigen Nachttopf" und kichert und lacht.

Als ich mich von der Patientin verabschiede und verspreche, morgen mit Testklötzchen wieder zu ihr zu kommen, zappelt sie vor Freude und verschränkt ihre Arme. Sie kommt noch einmal ganz nahe auf mich zu, Gesicht nahe an Gesicht und erklärt mir mit Verschwörermine, dass sie einen "grusigen Nachttopf" habe.

Am nächsten Tag arbeitet sie zunächst im Intelligenztest gut mit. Plötzlich krampft sie sich aber zusammen, zieht die Beine auf die Bank und schaukelt mit dem ganzen Körper heftig vor und zurück. Sie ruft aufgeregt und in Hochdeutsch: "Nein, nein, das tut in meinen Ohren so weh!" Sie meint damit das Geschimpfe, das eine Mitpatientin im Vorraum losgelassen hat. Sie springt auf, packt mich an den Schultern und will mit mir in ihr Zimmer fliehen, weg aus dem Untersuchungszimmer. Weil ich darauf nicht eingehe, stösst sie mich weg, eilt nach hinten und verkriecht sich in einer Türnische. Dort klagt sie laut und weinerlich, in der Tonstärke an- und abschwellend: "Ich kann es nicht ertragen, ich kann es nicht ertragen, es tut meinen Ohren so weh!" So gebärdet sie sich noch, als der Lärm draussen bereits lange verklungen ist.

Am Abend besuche ich die Patientin, zusammen mit Dr. W. Dieser fragt sie, wie sie sich heute an ihrem Geburtstag mit 17 Jahren fühle; sie antwortet nichts. Als Dr. W. sie ermuntert und aufgeräumt meint, sie sei ja nun bald eine junge Frau, schaut sie ratlos drein, und plötzlich singt sie hastig und misstönig und kleinkindlich: "Mit 17 hat man noch Träume, da wachsen ja alle Bäume in den Himmel hinein". Sie schaut um sich und schimpft los, dass wieder das dumme deutsche Fernsehprogramm laufe. Sie erhebt sich protestierend und geht in Richtung Fernsehapparat. In dessen Nähe setzt sie sich auf eine Bank, wird ruhig, versinkt in sich, der Blick ist verschleiert.

Am nächsten Tag fragt mich Cornelia, warum ich denn so oft zu ihr komme. Sie hätte mich gern. Sie gibt zu, dass sie am Morgen dieses Tages die Schlafende gespielt hätte. Sie sagt, sie möchte sich das Kopfschlingern abgewöhnen. Sie legt sich auf eine Bank, bewegt den Kopf rhythmisch nach rechts und nach links, um mir zu zeigen, was sie meint. Sie hört dann abrupt auf und erklärt, diese Kopfbewegung gehe ihr seit drei Wochen auf die Nerven; es töne dabei so eigenartig und unangenehm in ihrem Kopf. Sie fragt mich, ob sie sich das wirklich abgewöhnen soll. Sie habe nämlich auch den Eindruck, dass ihre Haare darunter litten und ausfallen würden. Sie rutscht in Hockstellung auf der Bank zu mir und beteuert: "Ich gewöhne es mir ab, meinem Zimmerkamerädli und mir zuliebe" (sie meint einen Kameraden aus dem früheren Kinderheim). Sie erzählt mir auch, dass sie sich vor zwei Jahren sehnlichst ein Einzelzimmer gewünscht habe und dass sie mit Geschrei und Lärm erzwingen konnte, im Gang schlafen zu dürfen, damit sie die anderen nicht störte. Sie lacht glucksend ob der Vorstellung, dass sie eigentlich auch hier in der Klinik gerne im Aufenthaltsraum schlafen würde und so für sich genügend Platz hätte. Sie sagt, dass sie gestern eine Federdecke bekommen habe, die viel praktischer als schwere Wolldecken sei.

Sie schaut um sich, sieht die vielen Mitpatientinnen und fragt mich, ob wir jetzt alleine seien. Auf meinen Vorschlag, dass wir uns dies vorstellen wollten, schaut sie mir tief in die Augen und ruft plötzlich aus: "Wir sind allein, wir sind allein, juhu, juhu". Zweimal noch wiederholt sich diese Szene, und anschliessend bittet sie mich, ihr zuliebe unbedingt einen Schlüssel für ihr Zimmer zu besorgen. Ich könne dann mit ihr dort hineingehen, und wir seien dann nicht allein, sondern sogar isoliert. Sie steht auf und heisst mich herrisch, sofort einen solchen Schlüssel für morgen zu bestellen.

Diese sehr eindrücklichen Verhaltensbeobachtungen unserer Psychologie-Praktikantin fasst sie selbst am Schluss ihres Berichtes wie folgt zusammen:

Cornelia ist distanzlos und doch affektarm. **Sie** stellt die Beziehung her, bricht sie aber auch selbst wieder ab. Manchmal fühlt sie sich durch Versuche einer Kontaktaufnahme mit ihr belästigt. Ein persönlicher Kontakt ist nur möglich, wenn man in ihre Welt eintritt. Dann zeigt sie sich anhänglich, freigiebig und fügsam, aber nur, wenn man sich auf sie einstellt. Ihre Reaktionen erscheinen auf den ersten Blick unberechenbar und unangepasst, bei längerer Beobachtung erweisen sie sich aber als stereotyp. Stereotype Bewegungsmuster sind: das heftige Armeschütteln und Tänzeln, wenn sie sich freut; das starke, krampfartige Vor- und Rückwärtsschlagen des Körpers in Hockstellung, wenn sie unzufrieden ist. Auffallend ist ferner das unvermittelte Einschiessen von fixen Ideen: Hochdeutsch geäusserte Klagen, die unerträglich laut empfundene Geräusche betreffen; das immerwährende Thema des grusigen Nachttopfes; die immer wieder gestellte Frage, ob niemand in ihr Zimmer gegangen sei. Bemerkenswert sind die rasche Auffassungsgabe und das schlaue, zielgerichtete Verhalten: Cornelia begreift sofort die Aufgaben, die man ihr stellt, und die Dinge, die man ihr erklärt. Ihre Beobachtungen verwertet sie kritisch. Wenn sie etwas wünscht, was sie nicht offen zu sagen wagt, bringt sie ihren Wunsch auf Umwegen an.

Der Lebenslauf von Cornelia W.
Bei uns in der Klinik ist es üblich, auch heute noch, dass jeder Patient bei oder kurz nach Eintritt einen handschriftlichen Lebenslauf verfasst. (Selbstverständlich können die Patienten das auch verweigern, was häufig vorkommt.) Der Lebenslauf dient nicht der graphologischen (allenfalls der psychopathologischen) Auswertung, sondern der anamnestischen Darstellung aus der Sicht des Patienten selbst. Cornelia W. verfasst 1974 den folgenden Lebenslauf mit grossen, in Schülerschrift geschriebenen Buchstaben:
"Bei Mutter auf die Welt gekommen. Und aufgewachsen und Zwei Jahre in Kindergarten gegangen. In B. in die Schule gegangen. Und nach A. gereist und in die Schule. Und nach B. ins Kinderheim F. zur Schule. Und nach B. zur Schule. Und wieder nach A. ein Monat nach Hause. Und nach S. in F. in die Schule Zwei Jahre. Und nach M. in die H. 9 Monate. Am Zweiten Dezember nach Hause. 27 Dezember eine Woche in H. Im Januar in den Kantonsspital. Am 8. Januar nach U. ins Kinderheim R. Am 23. März. Ins V. Am 4.Mai 1971 in die S. 11. Juli. Eine Woche nach A. Und wieder Ins V. Am 5. März ins Töchterheim R. in W. 5 November ins Burghölzli. Ich war in E1. Und

es geht mir gut. Ich gehe in Atelier[1] ich arbeite gehe gerne. In Restaurant gehe ich
Essen. E1 ist eine schöne Abteilung. "

Lebens- und Hospitalisationsgeschichte

Cornelia W. ist bei uns in der Klinik insgesamt dreimal aufgenommen worden, das erste Mal 1970, das zweite Mal 1971, das dritte Mal 1973; seit dieser Zeit ist sie ununterbrochen bei uns gewesen, bis sie im Sommer 1993 in ein Pflegeheim verlegt wurde.

Cornelia W. wurde als erstes von zwei Kindern eines Bauschlossers in einem Vorort von B. geboren, stammt aus unerfreulichen Familienverhältnissen: Der Vater soll ein jähzorniger, die Kinder oft brutal schlagender Mann gewesen sein, die Mutter eine nervöse, gefühlsarme Frau, immer berufstätig. Cornelia kam normal auf die Welt, vierzehn Tage vor dem Termin, normales Geburtsgewicht, kein Icterus. Sie hatte eine verzögerte frühkindliche Entwicklung: konnte bis zum 6. Lebensjahr nicht richtig gehen, lernte erst mit 4 Jahren sprechen. Wegen der Sprachstörung wurde sie 4-jährig im Kinderspital B. abgeklärt; dort diagnostizierte man einen Entwicklungsrückstand und Debilität. Weitere neurologische und endokrinologische Spezialuntersuchungen blieben ohne Befund.

Siebenjährig wurde sie eingeschult, kam nach 9 Monaten in eine Spezialschule, von dort 1964 vorübergehend in ein Erziehungsheim, von wo man sie wegen ihrer Unangepasstheit und ihrer Kontaktstörungen in die Kinderpsychiatrische Poliklinik schickte. Vorübergehend wurde sie dann auch in der Anstalt für Epileptische in T. plaziert, war dann wieder 1965 bis 1967 in der Spezialschule in A.; anschliessend in einem Mädchenheim für debile Kinder. 1967, mit Beginn der Pubertät, traten Erregungszustände auf, welche zu nicht harmlosen Tätlichkeiten führten. Während einer ambulanten psychiatrischen Behandlung hatte man damals den Verdacht auf Schizophrenie, da die Patientin Selbstgespräche führte und deshalb den Eindruck erweckte, Stimmen zu hören. Sie war erstmals im Jahr 1969 in einer privaten psychiatrischen Klinik hospitalisiert; dann ein Entlassungsversuch nach Hause, der sofort wegen Spannungen mit der Mutter scheiterte. Anschliessend wieder in der gleichen Privatklinik hospitalisiert, kurzfristig über den Jahreswechsel 1969/70. Eine vorgesehene kieferchirurgische Operation (Cornelia leidet an einer ausgesprochenen und sie stark entstellenden Prognathie[2]), die sie zwar beim Essen überhaupt nicht und beim Artikulieren nur wenig behindert) wurde der charakterlichen Schwierigkeiten der Patientin wegen nicht durchgeführt. Erneut Plazierung in einem Heim für debile Kinder, sie verhielt sich dort ein paar Tage ordentlich, wurde dann zunehmend schwieriger und unangepasst, störte den Schulbetrieb, stellte immer bizarrere Ansprüche, wollte zum Beispiel in einem kalten Raum am Boden schlafen, verlangte ständig Bibellesungen. Ausserdem äusserte sie merkwürdige paranoide Ideen, fühlte sich von Medikamenten in der Konfitüre insgeheim verändert, meinte auch, zuckerkrank zu sein, ass nicht mehr recht. Sie wurde dann schliesslich raptusartig[3] tätlich, sehr aggressiv gegen Mitschüler, immer reizbarer und empfindlicher, wälzte sich am Boden, tobte und schrie, deshalb Einweisung zu uns.

---

[1] "Atelier" = geschlossene Arbeitstherapie
[2] Prognathie = vorstehender Oberkiefer mit bleckender Zahnreihe
[3] Raptus = Bewegungssturm, Tobsuchtsanfall

Im April 1970 trat sie also zum ersten Mal in unsere Klinik ein, machte bei der Aufnahme einen ungeschickten, vertrotzten, innerlich gespannten Eindruck. Ihr dysplastischer Habitus fällt sofort ins Auge. Im Kontakt ist sie zwar äusserst anklammerungsbedürftig, dabei aber doch stumpf und wortkarg; ein eingehendes Gespräch mit ihr ist kaum möglich. Auf der Abteilung ist sie bei Beschäftigungen unstet, fahrig, ins Abteilungsleben nur schwer oder gar nicht integrierbar, plötzlich verstimmbar, dann auch wieder tätlich, schlägt mehrmals mit dem Kopf auf die Tischplatte, liegt stundenlang im Bett oder auf dem Boden, häufige Jactatio capitis[1], lässt sich nicht bewegen aufzustehen und mitzumachen, will die Zeit abschaffen, da es ihr langweilig sei. Unter Neuroleptika wird sie etwas ruhiger, wirkt aber nun sehr stark gedämpft, noch stumpfer, apathischer und wortkarg. Körperlich liegen ausser der ausgeprägten Prognathie keine Befunde von Belang vor.

Die damals gestellte Diagnose lautet: Erregungszustände bei Debilität, Verdacht auf Pfropfschizophrenie (Pfropfschizophrenie = auf den Boden einer Minderbegabung aufgepfropfte, dazukommende Schizophrenie). Prognostisch findet sich zu dieser Zeit folgende Aussage: Die Patientin sei vorderhand hospitalisationsbedürftig; sollte sie unter geeignetem Milieu und Beschäftigungstherapie sowie neuroleptischer Behandlung etwas ausgeglichener werden, käme evtl. wieder ein Plazierungsversuch in einem Heim für debile Mädchen in Frage.

Im Mai 1971 wird sie tatsächlich in ein Kinderheim verlegt, aus betrieblichen Gründen mit der Abmachung, dass die Eltern sie jeweils übers Wochenende heimnehmen. Dies überforderte jedoch die Eltern massiv und wurde auch von der Patientin selbst abgelehnt. Sowohl im Heim als auch zu Hause zeigte sie weiterhin ihre raptusartigen Störungen, zerriss Kleider, lachte unmotiviert, verweigerte zeitweise die Nahrung, konnte tätlich werden, äusserte fahrige Gedankengänge, wurde zeitweise vom Vater geschlagen, der ihre Störungen als Unarten empfand. Auch die Verlegung in ein anderes Kinderheim brachte nichts, weil die Patientin dort die ausschliesslich schwachsinnigen Kinder mit ihrem Fehlverhalten geradezu ansteckte; deshalb wurde sie von dort zu uns zurück in die Klinik geschickt.

Der psychopathologische Status ist unverändert gegenüber dem ersten Aufenthalt: Auffällig sind die zeitweise schweren Wackelbewegungen, in denen die Patientin wie eine Idiotin, also eine schwer Schwachsinnige, wirkt und die manchmal Koitusbewegungen ähneln, ohne dass die Patientin dabei deutlich onaniert. Oft verweigert sie das Essen. Zeitweise schlägt sie wegen Kleinigkeiten drein; öfters tendiert sie aber dazu, sich in einem Isolierzimmer allein auf den Boden zu legen. Sie leidet immer noch an ihrer eigentümlichen Geräuschüberempfindlichkeit. Wahnideen sind zur Zeit in keiner Weise nachweisbar. Sie schreibt einen sehr ordentlichen Lebenslauf. Ihre Gedankenwelt ist besetzt von infantilen Kot-, Urin- und Abortphantasien.

---

[1] Ruckartiges, stereotypes Hin- und Herwerfen des Kopfes im Liegen

Nun bekommt sie die Diagnose: "Schwerster erethischer[1] Psychoinfantilismus bei formal relativ guter Intelligenz: in den progressiven Matrizen von Raven[2] mit einem IQ von 90; die globale Intelligenzleistung entspricht jedoch einer Imbezillität". Therapie-Procedere: Versuch einer Gruppentherapie in einer durch das Pflegepersonal geleiteten sog. Intensivgruppe. Versuch, die Patientin für eine musikalische Beschäftigung zu gewinnen, weil sie darauf früher einmal ansprechbar war. Wenn nötig, psychopharmakologische Sedierung mit Melleril oder Taractan. Die Rückverlegung nach Beruhigung in das Kinderheim soll ins Auge gefasst werden, aber mit der Neuerung, dass keine Beurlaubungen übers Wochenende zur Familie mehr stattfinden.

Ein Krankengeschichten-Eintrag vom November 1971 schildert anschaulich, wie ungeheuer schwierig die Patientin im Umgang und Verhalten war und welcher enorme Betreuungsaufwand in dieser Zeit geleistet werden musste: In der Intensiv-Gruppentherapie wie auch in der ergotherapeutischen Musiktherapie war Cornelia wegen ihres Erethismus nicht zu halten. Auch die pharmakologische Dämpfung blieb immer schwierig und unbefriedigend, selbst in Form einer Dämmerkur und bei hohen Haloperidol-Gaben. Cornelia zerreisst immer wieder Kleider und Wäsche. Sie möchte sich selber isolieren. Sie leidet an ihrer Geräuschüberempfindlichkeit. Schwerster Jactatio capitis, zeitweise begleitet von stereotypen klagenden Ausrufen, kommt immer wieder vor. Manchmal kann sie Kinderlieder rein und rhythmisch genau singen. Massive infantile Kot- und Urinphantasien werden geäussert. Sie ist zu keiner regelmässigen Arbeit zu bewegen. Jegliches Interesse erlahmt nach wenigen Minuten; schnell wird Cornelia verbal und brachial aggressiv. Empfehlung: Fortsetzung der täglichen Besuche der Ergotherapeutin, aber kein forciertes Durchhalten einer bestimmten Zeitdauer. Das gleiche gilt für Rhythmik- und Turnversuche mit dem Personal auf der Abteilung.

Im März 1973 wurde sie in ein Töchterheim nach W. entlassen. Dort war sie anfänglich tragbar, hatte aber von Anfang an den Wunsch, wieder in unsere Klinik zurückzukehren. Tätlichkeiten kamen nach wie vor vor; sie schien manchmal eigenartig befriedigt zu sein, wenn der Angegriffene zurückschlug. Im ganzen war sie krankhaft beziehungslos, sonderte sich gerne räumlich ab, lag viel auf dem Boden herum, machte, höchstens für sich selbst, einfachste Handarbeiten. Auffälliger Widerstand, wenn sie für jemand anderen etwas verrichten oder mit jemand anderem etwas teilen sollte. Anlässlich einer Verschlimmerung ihres Zustandes aufgrund eines Besuches der Mutter wurde sie wieder zu uns eingewiesen, und zwar im November 1973.

Beim Eintritt in die Klinik fällt sie allen ihr begegnenden Personen um den Hals, tastet in verzückter Freude alle Gegenstände im Aufnahmezimmer ab. Lebt sich rasch wieder in ihre starren Rituale ein, gerät in verzweifelte Erregungszustände mit wildem Bewegungssturm, wenn sie frustriert ist. Sie ist auf einer offenen Station tragbar, isst im Patienten-Restaurant ohne Probleme, arbeitet regelmässig in der Ergo- und in der

---

[1] Erethismus vs. Torpidität: bei Oligophrenie gebräuchliche Begriffe zur Kennzeichnung des erregten bzw. stumpfen Ausprägungstyps

[2] Raven-Test: eindimensionaler Intelligenztest zur Messung des logisch-kombinatorischen-deduktiven-abstrahierenden Denkens

Arbeitstherapie. Sie betont im Gespräch immer wieder, wie gerne sie hier sei, lehnt ihre Mutter extrem ab. Sie möchte unsere Klinik nicht mehr verlassen. Im Gespräch mit ihr herrscht eine eigentümliche Beziehungslosigkeit vor: sie bringt ihre Klagen unbeirrbar mit immer gleichen Worten vor, blickt den Gesprächspartner kaum je an, ist durch irgendwelche zufällige Geräusche sehr stark ablenkbar. Wieder fällt ihre gute Orthographie im Lebenslauf auf, die ganz sicher nicht zu einer klassischen Debilität passt. Die jetzige Diagnose lautet: Schwerer Psychoinfantilismus mit autistischen Zügen. Es ist bemerkenswert, dass die Debilitätsdiagnose jetzt erstmalig nicht mehr gestellt wird. Therapie: Sedierende Medikation mit Leponex, niedrig dosiert, was sich günstig auswirkt. Fortsetzung der bewährten Arbeits- und Ergotherapie. Zurückhaltung mit Elternbesuchen. Musiktherapie beim Musiktherapeuten. Replazierung in ein Heim ist anzustreben.

Aus dem Jahre 1979, die Patientin ist nun also nahezu 10 Jahre bei uns, finden wir einen instruktiven und detailreichen Zwischenbericht, aus welchem ich wiedergebe:

Eine nachträgliche Intelligenz-Testung ergab einen IQ von 87 Punkten im ZÜWIE (schweizerisches Pendant zum HAWIE)[1) so dass allerhöchstens von leichter Debilität gesprochen werden kann. Seit Mai 1974 ist die Patientin bevormundet.

In den vergangenen Jahren ergab sich ein recht wechselhafter Verlauf. Zeiten, in denen Cornelia sich sehr anpassen konnte, lieb und freundlich war, wechselten mit anderen, in denen sie schwerst aggressiv war, die Mitarbeiter schlug und sogar biss. Meistens, aber nicht immer, sind die Erregungszustände von Cornelia reaktiv verständlich als Wutanfälle im Gefolge von kleinen und kleinsten Frustrationen, Vereitelungen, Erwartungsenttäuschungen; die Intensität sprengt jedoch jedes Mass. In Zeiten, in denen es ihr schlecht geht, reagiert sie mit höchster Empfindlichkeit auf unangenehme Geräusche (Pfeifen, Schnaufen, Schmatzen und ähnliches) und geht dann auf die Verursacher dieser Geräusche oder unbeteiligte Personen in deren Nähe wie ein Berserker los.

Cornelia hat mit einigen Betreuern und Dozenten einen guten und teilweise sogar warmherzigen Kontakt. Die Eltern haben sich sehr stark zurückgezogen. Gut ist auch die Beziehung zu einer freiwilligen Helferin, die regelmässig extern zu ihr kommt.

Wegen der schweren Aggressivität und der einschiessenden Verstimmungszustände wurden mehrmals verhaltenstherapeutische Konzepte und Programme entwickelt, denen jedoch kein grosser Erfolg beschieden war. Einerseits lag es daran, dass es wenig bis gar keine positive Verstärkermöglichkeiten gab, andererseits reagierte die Patientin auf negative Sanktionen praktisch überhaupt nicht mehr.

Die Musiktherapie läuft seit Jahren recht gut, ebenso die Arbeitstherapie und auch die Ergotherapie: dort hat sie zur Zeit Einzelbetreuung, und zusätzlich ist sie in der Kochgruppe. Eine Plazierung mit Hilfe der Familienpflege ist ins Auge gefasst; die in Aus-

---

[1) HAWIE = Hamburg-Wechsler-Intelligenztest für Erwachsene (einer der gebräuchlichsten mehrdimensionalen Intelligenztests)
  Zur Einteilung der Schwachsinnsgrade siehe auch Anhang zu Fallgeschichte Nr. 9!

sicht genommene Pflegefamilie wie auch die Patientin reagierten nach einigem Zögern positiv. Eine Plazierung kann jedoch nicht sofort stattfinden.

Zu dieser Zeit sind die Gereiztheit und Aggressivität von Cornelia das grösste Problem: Sie hat kürzlich eine Mitpatientin gebissen, versuchte auch, eine Mitarbeiterin der Putzequipe zu beissen. Die Mitpatienten haben deshalb Angst vor Cornelia; von einer Schwester wurde in der Verzweiflung und Hilflosigkeit schon vorgeschlagen, man solle der Patientin die Zähne ziehen! Die Nozinan-Medikation muss in solchen Zeiten schwerer Aggressivität immer erhöht werden.

Im Verlauf des Jahres 1979 stellt sich heraus, dass die in Aussicht genommene Plazierung von Cornelia im Rahmen der Familienpflege auf grosse Schwierigkeiten stösst. Das an sich als tragfähig angesehene Heim, das seit langem die Übernahme der Patientin in Aussicht gestellt und immer wieder verschoben hatte, hat jetzt endgültig abgesagt. Andererseits sind doch deutliche Besserungen in der Klinikbetreuung festzustellen: In der Ergotherapie-Gruppe, die vier Stunden wöchentlich stattfindet, macht sie ausserordentliche Fortschritte hinsichtlich Anpassungsfähigkeit, Beziehungsfähigkeit und adäquater Verbalisation. Auch die Frustrationstoleranz hat deutlich zugenommen, so dass es in den letzten Monaten wesentlich seltener zu aggressiven Ausbrüchen kam. Gebissen hat Cornelia in den letzten Monaten praktisch überhaupt nicht mehr, nur noch gelegentlich geschlagen. Auch die Arbeit im Atelier (Arbeitstherapie) verläuft zu dieser Zeit ohne Schwierigkeiten. Trotz dieser Besserungen findet die Familienpflege keine geeignete Unterbringung für die Patientin. Es wird erwogen, durch ein Zeitungsinserat eine Familie, eine Betreuungsperson oder ein Heim zu suchen. Ferner wird ins Auge gefasst, dass Cornelia in einer externen geschützten Werkstätte als nächsten Schritt nach der Arbeitstherapie bei uns arbeiten könnte. Die derzeitige Medikation ist: 140 Tropfen Haldol täglich, abends 200 mg Melleril, Akineton nach Bedarf. Geplant ist eine Depot-Medikation mit Dapotum oder Fluanxol.

Cornelia wird nun in der Folgezeit mit grosser Geduld auf einen versuchsweisen Austritt zu einer Familie mit Bauernhaus in einer ländlichen Voralpengegend vorbereitet. Speziell eine seit Jahren bestehende Einzelbetreuung durch eine Ergotherapeutin diente diesem Zweck. Seit 1980 war sie dann zuerst halbtags, später ganztags in einer extramuralen geschützten Werkstätte tätig, was für sie selbst und für alle Beteiligten einen ausserordentlichen Fortschritt bedeutete. In der Klinik kam es immer seltener zu Erregungszuständen, wenngleich Cornelia mit einer bestimmten anderen Patientin (Imbezille, die sie durch Pfeifen zu plagen versuchte) immer wieder aneinandergeriet.

Im Februar 1982 konnte Cornelia vereinbarungsgemäss zu einem Probeurlaub in die erwähnte Familie gehen; es war auch für eine ambulante ärztliche Nachbetreuung und eine regelmässige Arbeit in einer Fabrik gesorgt. An der Arbeitsstelle ging es dann erstaunlich gut; hingegen traten in der Familie P. schnell grosse Schwierigkeiten auf, weil Cornelia sich nicht an ein familiäres Zusammenleben gewöhnen konnte: Sie nahm bei der Badezimmerbenützung keine Rücksicht, ass bzw. schlang das Essen am Tisch unästhetisch in sich hinein, verhielt sich im ganzen unangepasst, unartig und autistisch.

Bereits nach einer Woche drängte die Patientin selbst auf eine Rückkehr in die Klinik, die nach elf Tagen, trotz enormen Einsatzes der Familie, auch vorgenommen werden musste.

Hier bei uns fand sich Cornelia rasch wieder gut zurecht, nahm ihren alten Rhythmus wieder auf. Allerdings kam es in der geschützten Werkstatt gehäuft wieder zu Gereiztheit und verbaler und brachialer Aggressivität, weswegen sie oft während der Arbeitszeit auf die Station zurückgeschickt werden musste. Es entstand zunehmend deutlich der Eindruck, dass Cornelia die Fortschritte, die sie in ihrer Frustrationstoleranz und Kommunikationsfähigkeit im Laufe der Jahre gemacht hatte, wieder zu verlieren drohte, wobei besonders die Tatsache ins Gewicht fiel, dass ihre langjährige Ergotherapeutin die Klinik verlassen hatte.

In einer gemeinsamen Besprechung mit Vertretern der geschützten Werkstätte wird deutlich, dass die Betreuer dort an der Grenze ihrer Möglichkeiten angelangt sind: Cornelia habe einmal eine Gruppenleiterin mit der Faust geschlagen und habe auch Schwierigkeiten, mit den anderen Mitarbeitern zu essen, weil sie die Essgeräusche nicht ertragen könne.

Allgemein besteht in bezug auf das weitere Procedere eine Ratlosigkeit grossen Ausmasses. Kaum wird sich wieder eine bessere Plazierungsmöglichkeit finden lassen als bei Familie P. Man geht also davon aus, dass Cornelia vorläufig in der Klinik bleibt. Es soll alles daran gesetzt werden, dass der bisher erreichte Status wenigstens gehalten werden kann. Eine gute Koordination zwischen der Abteilung und der geschützten Werkstätte ist nötig; andererseits soll für sie auch wieder eine langjährige Einzelbetreuung eingerichtet werden. Wenn diese nicht durch eine konstante Bezugsperson zu leisten ist, müssen wir uns halt nach der Decke strecken und Praktikanten-Betreuer, die viertel- oder halbjährlich wechseln, ins Auge fassen (heisst es in einem Krankengeschichteneintrag). Vermehrt soll an dem Ziel gearbeitet werden, die Gruppentoleranz von Cornelia zu verbessern. An der Pharmakotherapie wird vorläufig nichts geändert.

Im März 1983 kommt es erneut zu schwerwiegenden Aggressivitäten: Sie schlägt einem Mitpatienten massiv auf den Kopf, dieser war in der Folge für eine Woche arbeitsunfähig. Einzelne Psychologie-Praktikanten beisst sie in den Arm. Sie zerrupft ihre Kleider, streut sie im Zimmer umher oder stopft sie irgendwo hin. Eine Plazierung ausserhalb der Klinik wird allgemein zur Zeit als nicht möglich angesehen. Andererseits wird betont, dass Cornelia, die nach wie vor sehr schwierig in der Behandlung ist, doch im Laufe der Jahre ganz erstaunliche Fortschritte gemacht hat. Es bestehe zur Resignation kein Anlass, wenngleich immer nur kleine Verbesserungsschritte zu erwarten sind. Am Ende einer Gemeinsamen Besprechung wird die Patientin dazu geholt; sie konnte ohne aggressiven Zwischenfall längere Zeit vor der Türe warten, bis es soweit war. Sie betont dann ausdrücklich, wie leid ihr der schwere Zwischenfall mit dem Mitpatienten tue und dass es nicht passiert wäre, wenn man eben auf ihre kranken Ohren mehr Rücksicht nehmen würde. Auch der folgende Brief nimmt auf ein fremdaggressives Ereignis Bezug:

Ein Brief eines Oberarztes an einen Angehörigen
Zürich, den 26. Februar 1985
Sehr geehrter Herr Z.
Nachträglich habe ich erfahren, dass Sie anlässlich unseres Fasnachtsfestes von einer Patientin in den Arm gebissen worden sind. Unser Pfleger G., der Ihre Verletzung behandelt hat, hat mir davon berichtet. Es tut mir sehr leid, dass dieser unangenehme Zwischenfall passiert ist. Die Patientin ist seit Jahren nicht in einer vergleichbaren Weise aggressiv gewesen. Im Gegenteil, sie hat an allen unseren Anlässen und Festen regelmässig teilgenommen, ohne dass die geringste Schwierigkeit entstanden wäre. Offensichtlich hat der für uns alle normale Festtrubel sie aber diesmal aus der Fassung gebracht. Ich bedaure den Unfall umso mehr, als es uns alle immer freut, wenn Angehörige unserer Patienten an unseren Klinikanlässen teilnehmen. Ich hoffe, dass die Verletzung inzwischen abgeheilt ist. Sollten Sie in irgendeiner Weise auf das Vorgefallene zurückzukommen wünschen, so stehe ich Ihnen jederzeit gerne zur Verfügung.
Mit den besten Wünschen und freundlichen Grüssen, Ihr ...

Das Rorschach-Protokoll von Cornelia W.
Der Rorschach-Test wurde mit Cornelia von einem Psychologie-Praktikanten während einer Therapiestunde durchgeführt. Er war weder in Auftrag gegeben, noch hatte er einen bestimmten diagnostischen Zweck. Seine Durchführung diente vielmehr als ein Mittel zum Training der Konzentrationsfähigkeit der Patientin. Cornelia brachte gerade so viel Interesse auf, dass das Testprotokoll aufgenommen werden konnte. Darüber hinaus wollte sie keine Anstrengung mehr unternehmen, so dass keine Nachbefragung mehr stattfinden konnte.

Hier sei nun das Protokoll zunächst einmal wiedergegeben:
Tafel 1: eine Frau ohne Kopf mit einem Rock.
Tafel 2: zwei Nikoläuse.
Tafel 3: zwei Frauen mit einem Korb in der Hand.
Tafel 4: erstens ein Adler, zweitens eine Baumnuss.
Tafel 5: ein Adler.
Tafel 6: ein Adler.
Tafel 7: zwei Hündchen.
Tafel 8: zwei Mäuse, ein Adler und ein Schmetterling.
Tafel 9: zwei Nikoläuse, zwei Bären und ein Schmetterling.
Tafel 10: ein Eiffelturm und zwei Spinnen.

Sukzessionsanalyse: Die Antwort zu Tafel 1 stellt eine formadäquate Menschendeutung mit einem mittleren Präzisionsgrad dar. Zu Tafel 2 erfolgt die sogenannte Vulgärantwort[1] (die von über 30% der Menschen gegeben wird). Tafel 3 erbringt eine Menschendeutung, die ebenfalls hier als V-Antwort gilt, mit einer zusätzlichen Präzisierung und einem kooperativen Bezug. Zu Tafel 4 erfolgt eine nicht ganz geglückte und formadäquate Tierantwort sowie eine vage Objektantwort. Tafel 5 erbringt, zwar

---

[1] "Vulgärantwort" = unglückliche Bezeichnung für durchschnittliche, übliche, häufige, normale Deutung im Rorschach-Test

in Form einer Perseveration, die Vulgärantwort, welche als gut gilt; Tafel 6 setzt die Perseveration fort und erbringt eine verunglückte Tierantwort, die so nicht nachvollziehbar ist. Zu Tafel 7 liefert Cornelia eine gute und formpräzise Tierantwort. Tafel 8 generiert 3 Tierantworten, die alle 3 als adäquat und nachvollziehbar taxiert werden können. Zu Tafel 9 deutet Cornelia wiederum 2 Nikoläuse, die als formpräzis gelten, während die beiden folgenden Tierantworten eher vage und nicht gut gesehen sind. Und schliesslich zu Tafel 10: Eine auch häufig vorkommende Architekturantwort und eine adäquate Tierantwort.

Gesamturteil: Wir haben es zwar mit einem inhaltlich eingeschränkten Protokoll zu tun (Tiere, Menschen, eine Frucht und ein Bauwerk), aber längst ist die inhaltliche Variabilitätseinschränkung nicht von einem solchen Ausmass, wie man sie bei klassischen Debilitäts- oder sogar Imbezillitäts-Protokollen findet. In der Regel kann Cornelia formadäquat sehen, was die Mehrzahl der Menschen sieht. Was in ihrem Protokoll allerdings völlig fehlt, sind schön komponierte und sukzessiv oder simultan aufgebaute Antworten. Dafür hat sie andererseits auch keine Konfabulationen (= nicht nachvollziehbarer Aufbau einer Antwort, Phantasie galoppiert dem rationalen Überblick davon), wie man sie auch häufig in typischen Oligophrenie-Protokollen findet. Die Erlebniswelt von Cornelia ist einfach, aber nicht schwachsinnig. Die unmittelbar konkreten Alltagsdinge und Erfahrungen sind ihre Welt; Abstraktes, Hochgeistiges und Phantastisches betreffen sie nicht.

Das Verhaltensprogramm (eines von vielen)
In der zweiten Hälfte der Achtziger Jahre erstellte ein Psychologie-Praktikant mit viel Umsicht, viel Einsatz und viel theoretischem Wissen ein Verstärkerprogramm für Cornelia W. Ich kann gleich vorwegnehmen: Es wurde nicht lange praktiziert, da es sich nicht als sehr wirkungsvoll und konsistent erwies. Wie es sich gehört, formulierte der Praktikant zunächst einmal Verhaltensziele, die angestrebt werden sollten; ich nenne aus dieser Liste die folgenden wichtigen:

- Aus einer Tätigkeit heraus umstellen können und etwas anderes tun,
- fremde Menschen aushalten,
- Menschenansammlungen aushalten,
- wütende Menschen ertragen,
- Missfallen erregt haben ertragen,
- Kritik ertragen,
- Alleinsein aushalten,
- Fehler machen ertragen,
- trübes Wetter ertragen,
- neue Situationen ertragen,
- Pfeifen aushalten,
- neue Anforderungen ertragen.

An Verstärkern wollte der Praktikant folgende Dinge einsetzen:
a)   verbale Verstärker: Lob, Anerkennung, Unterhaltung, Verständnis zeigen;
b)   passive Verstärker: Musik hören, Lesen, Radio hören;
c)   orale Verstärker: Süssigkeiten, ins Restaurant essen gehen, Früchte (Bananen);

d) soziale Verstärker: historische Gebäude besichtigen, ins Museum gehen, Ausflüge und Autofahrten machen, Einkaufen gehen, Menschen beobachten, Kleidung kaufen gehen, Tanzen gehen, Besuch haben;

e) Hobby: Bücher sammeln;

f) aktionsunbestimmte Verstärker: frei haben, längere Ferien, bedient werden, im Mittelpunkt sein.

Procedere und Methodik: Der Praktikant schlug vor, dass bei kleineren Anforderungen eine orale Belohnung in Form einer Banane eingesetzt würde, die aber nicht zu häufig appliziert werden dürfe. Das Hauptgewicht des Verstärkungsprogramms lag für ihn auf einer Strichliste. Je nach Grösse der Anforderung an Cornelia sollten ein Strich oder mehrere Striche, maximal 3, in Aussicht gestellt werden. Wird die Anforderung erfüllt, macht die jeweils vorhandene Bezugsperson eine Notiz. Einmal pro Woche wird die Strichmenge durch den Praktikanten festgestellt, und die Menge der Striche ist für die Art der Belohnung entscheidend. Die Belohnung besteht vor allen Dingen in Freitagen oder halben Freitagen bei voller Entlöhnung. 10 Striche sollten einen halben Freitag erwirken; später war eine Steigerung auf 15 Striche vorgesehen. Verstärkt werden sollten vor allen Dingen die obengenannten Situationen und Ziele.

Effizienz des Programms: Es ergab sich aus den verschiedensten Gründen, dass das Programm so nicht durchgeführt und eingehalten werden konnte: Der Ermessensspielraum der einzelnen Bezugspersonen hinsichtlich der Leichtigkeit oder Schwierigkeit der Anforderung war zu gross; nicht alle Bezugspersonen führten die Strichliste ordentlich und regelmässig; die Attraktion des Freitages war doch für Cornelia wesentlich kleiner als angenommen wurde; der orale Verstärker erwies sich bald einmal als wirkungslos und war auch nicht sehr praktikabel einzusetzen; der gesamte Enthusiasmus für dieses Programm fiel in sich zusammen, als der Praktikant die Klinik verlies.

So geht es sehr oft mit Verhaltenstherapie-Programmen in der psychiatrischen Klinik: Wir finden selten attraktive Verstärker; und wenn wir sie finden, können wir sie aus medizinischen oder psychologischen Gründen nicht einsetzen. Es erfordert einen ungeheuren Einsatz und eine beinahe übermenschliche Koordination aller Beteiligten, ein Programm nicht nur aufzustellen, sondern auch über längere Zeit durchzuhalten.[1]

Ein kluger und warmer Therapiebericht einer Psychologie-Praktikantin aus dem Jahr 1990

Frau Veronika S. betreute Cornelia W. ein halbes Jahr lang. Am Ende ihres Praktikums schrieb sie über Cornelia einen Bericht wie alle anderen Betreuer auch. Ihr Bericht zeichnet sich durch besonderes Einfühlungsvermögen und besondere Geistesschärfe in der Einschätzung der Person von Cornelia und ihrer Prognose aus. Ich möchte aus diesem Bericht verschiedene Dinge erwähnen.

Zunächst diskutiert Frau S. die Therapieziele, die sich im Laufe der Betreuungsjahre ergaben. Erstens Besprechen von Problemen und Konflikten, die sich im sozialen Kontakt stellen und Versuch der Erhöhung der Frustrationstoleranz. Frau S. weist

---

[1] Siehe dazu auch Fallgeschichte Nr. 10!

anhand vieler Beispiele nach, dass es gelungen ist, Cornelia W. diesem Ziele näherzu-bringen. Sie kann im Gespräch besser auf andere Menschen eingehen und ansatzweise auch einen Dialog führen. Sie kann nicht nur nehmen, sondern auch geben, zum Bei-spiel Bücher. Nachdem Frau S. Cornelia einmal über die durchschnittliche Höhe eines Studentinnen-Einkommens informiert hatte, verzichtete Cornelia am nächsten Tag dar-auf, von ihr zum Kaffee eingeladen zu werden, mit den Worten: "Sie müssen doch auch aufs Geld schauen". Das Pfeifen anderer Menschen erregt Cornelia immer noch sehr; aber sie muss nicht mehr beissen, sondern sie kann sich durch Beschleunigung der Schritte aus dem Gefahrenfeld entfernen. Sie kann besser warten, wenn sie zu früh zur Therapiestunde kommt. Einmal musste sie im Büro 10 Minuten lang warten, weil Frau S. noch etwas zu Ende zu schreiben hatte. Cornelia sass volle 10 Minuten lang auf ihrem Stuhl, ohne auch nur ein Geräusch von sich zu geben.

Zweites Ziel: Förderung einer differenzierten und themenzentrierten Kommunikations-fähigkeit. Frau S. besprach mit Cornelia über mehrere Wochen die Themen: Sexualität, Menstruationszyklus, Kindergebären und -aufziehen, Vor- und Nachteile des BH-Tra-gens, Hygiene etc. Cornelia genoss es ausserordentlich, als Frau ernstgenommen zu werden und war auch ausserordentlich interessiert zu erfahren, wie Frau S. sich in diesen Dingen verhielt und welche Meinung sie darüber hatte. Andere Themen waren schwer in ihrem Interessenshorizont zu halten. Sobald Cornelia etwas zu nahe ging, wich sie in die wohlbekannten stereotypen Redens- und Verhaltensweisen aus.

Drittes Therapieziel: Stellen von Anforderungen und Bewältigen neuer Aufgaben. Frau S. verzichtete von Anfang an darauf, Cornelia zu unterhalten und überliess ihr die Gestaltung der Stunden selbst. Sie wartete auch dann, wenn es lange dauerte, bis Cornelia selbst die Initiative ergriff. Mit der Zeit kam Cornelia selber mit Vorschlägen für Aktivitäten oder akzeptierte andererseits, dass es nicht immer nur spannend zu- und herging. Erstmalig in dieser Zeit erklärte sich Cornelia auch bereit, bei einer Vorlesung mitzuwirken. Einmal meldete sie sich selbst mit grosser Freude telefonisch in der geschützten Werkstätte ab. Alle Versuche, sie in ihrer freien Zeit für sich alleine zu beschäftigen, scheiterten allerdings kläglich. Beschäftigungen sind ihr, wenn über-haupt, nur unter Beisein eines anderen Menschen möglich, der sie gewissermassen ständig bei der Stange hält.

Weitere Besonderheiten:
Das "Rock-Hosen-Thema": Cornelia hat die Eigenart, Frauen in Hosen zu perhorres-zieren und Frauen beim Erstkontakt sehr oft körperlich abzutasten. Dies weist wohl auf eine geschlechtsspezifische Identitätsdiffusion hin, wie Frau S. richtig schreibt. Sie fährt fort: "Cornelia weiss sehr wohl , dass sie eine Frau ist, und sie weiss es auch von anderen Frauen, aber sie kann ihrem Wissen nicht so recht glauben und muss dieses wieder und wieder bestätigen, so als gehe die Sicherheit permanent verloren. Die Tatsache, dass Cornelia selbst Hosen trägt, ändert gar nichts daran, dass sie dieses Modeverhalten bei anderen Frauen störend findet. Sie kann für diesen Widerspruch auch keine Erklärung abgeben. Im Verlauf des Praktikums lernte sie es, auf das Rock-Hosen-Thema gar nicht mehr gross einzugehen und es mit einem schalkhaften Lachen abzutun oder mit einem kurzen Blick auf die Hosen von mir". Frau S. fügt hinzu: "Den

spitzbübischen Charme von Cornelia, ihren Humor und ihre Art, sich selbst hochzunehmen, mochte ich sehr gerne".

Tod ihres Vaters: 1989 verstarb Cornelias Vater an Herzversagen. Zuerst war sie sehr betrübt und weinte auch. Sie empfand Mitleid mit ihrer Mutter, die jetzt ganz alleine in ihrer Wohnung sei und niemanden mehr zum Reden habe. Eines Tages, als Frau S. sie fragte, ob sie immer noch wegen des Vaters traurig sei, sagte sie: "Das ist vorbei, ich bin nicht mehr traurig". Nur noch ganz selten erwähnte sie später dieses Thema.

Umzug auf eine renovierte offene Station im Herbst 1989: Cornelia freute sich riesig aufs "Zügeln", sie konnte es kaum erwarten. Frau S. zog am Umzugstag mit ihr um. Cornelia hatte schon gut eine Woche vorher fertig gepackt; man besorgte sich ein Wägelchen, und es konnte losgehen. Cornelia zählte buchstäblich die Schritte, die Augen besorgt himmelwärts gerichtet, dass ja kein Regen den Umzug erschweren möge. Ungeduld und Gereiztheit schwollen sichtlich an; Cornelia begann zu zittern und zu schreien, als eine Tasche vom Wagen fiel, liess sich aber schnell wieder beruhigen. Als endlich ihre Sachen im neuen Zimmer untergebracht waren, war sie überglücklich. Bei einem "Z'vieri" feierten Praktikantin und Patientin den Umzug. Noch viele Wochen später war Cornelia stolz darauf, wie gut sie alles vorbereitet hatte und wie glatt alles abgelaufen sei.

Gewichtsproblem: Cornelia ist sich ihres Übergewichts wohl bewusst, aber: sie täte halt so gern essen und trinken. Frau S. stellte einmal zusammen, was sie um 13.30 Uhr an einem bestimmten Tag bereits alles zu sich genommen hatte: 2 Scheiben Brot mit Butter und Konfitüre zum Frühstück; einen Teller Cornflakes mit Milch und Zucker und 2 Tassen Milchkaffee; zum "Z'nüni" ein Schinken-Sandwich, eine Schale Schokoladencrème und eine Tasse Milchkaffee mit Zucker; zum Mittag ein Stück Fleisch, einen Teller Spaghetti und ein Birchermüsli, Henniez und gezuckerten Milchkaffee und just vor dem Kommen um 13.30 Uhr eine warme Ovomaltine. Beide mussten ob dieser Liste lachen. Frau S. konstatiert richtig, dass es wohl ein ewiges Desiderandum bleiben werde, dass Cornelia abnimmt. In diesem Punkt muss man Lebensqualität und medizinische Notwendigkeit miteinander ins Lot bringen. Ich habe noch nie erlebt, dass in einer psychiatrischen Klinik ein Patient abgenommen oder zu rauchen aufgehört hätte ...

Am Schluss des Berichtes spricht sich Frau S., meine Praktikantin, mit vehementen und eindringlichen Worten für eine kontinuierliche Langzeitbetreuung im Rahmen einer Einzelpsychotherapie durch eine konstante Bezugsperson aus. Diese dezidierte Mahnung führte bei mir zu Gewissensbissen und dazu, dass ich selbst Cornelia W. im Frühling 1990 in Einzelpsychotherapie übernahm. Frau S. schliesst ihren Praktikumsbericht mit folgenden Worten, die ich unverändert wiedergeben möchte: "Abschliessend möchte ich noch etwas sagen zu der vielbeschriebenen mangelnden Flexibilität und Unfähigkeit, Neues zu bewältigen. Immerhin schafft es doch Frau W. seit bald 8 Jahren, sich alle 3 Monate auf neue Praktikantinnen einzustellen und wird dies weiterhin alle 6 Monate tun, wenn sich Herr Zöllner nicht entschliesst, sie selbst zu übernehmen. Das heisst, alle paar Monate einen neuen Menschen kennenlernen und sich auf ihn einstellen. Das heisst auch, sich jedesmal neuen Gangarten anzupassen, denn wir alle versuchen uns doch in pädagogisch-therapeutischen Fähigkeiten, haben unsere Eigenheiten, verschiedene Grenzen und dergleichen mehr. Ich weiss nicht genau, was alles dazu gehört, dass Frau W. das kann; ich weiss nur, dass ich es kaum könnte".

Meine Begegnung mit Cornelia W.

Seit April 1990 kommt Cornelia jeden Morgen um ca. 7.30 Uhr für 20 bis 30 Minuten zu mir in mein Büro. Sie ist die erste Patientin, die ich morgens sehe, mit der mein Tag in der psychiatrischen Klinik beginnt - und ich muss im Rückblick sagen, dass mir dieser Tageseinstieg mit Cornelia, obwohl nicht immer leicht, gut getan hat. Das Setting der Begegnung ist sehr ritualisiert: Es sind Diskussionen über Körperbeschwerden, das Wetter, Vor- und Nachteile, eine Frau oder ein Mann zu sein, über Vor- und Nachteile, Brillenträger (ich) oder Rollstuhlfahrer (ein Mitpatient) zu sein, Abreissen und Vorlesen des Kalenderspruches, Herausfinden und Rekognoszieren, ob neue Bücher in der Bücherkiste sind (Bücherkiste = eine Einrichtung, bei der Mitarbeiter ausgelesene Bücher bringen und unbekannte nehmen können), Diskussion über Kleidung, Diskussion über Medikamente. Der affektive Rapport zu Cornelia ist ausgezeichnet, auch Körperkontakt ist möglich: Ich kann sie herzlich in den Arm nehmen oder ihr über das Haar streichen. Zurückweisungen kann sie ganz ordentlich ertragen, wenn ich sie zum Beispiel vor dem Büro warten lassen muss, weil ich noch etwas zu erledigen habe. Manchmal kommt sie völlig "ausgerastet" zu mir, heulend, schreiend und schimpfend; dann weiss ich, dass irgendjemand von der Putzequipe, wie es südländische Art ist, fröhlich vor sich hingepfiffen hat und dies Cornelia in den Ohren sehr weh getan hat.

Einmal schauen wir zusammen ihr Zimmer an. Ich bin beeindruckt von der exorbitanten Ordnung: Bücher, Halsketten und Armreife sind ausgerichtet wie Zinnsoldaten, auch im Schrank herrscht strengste Ordnung, auch bei den Handtaschen.

Ein andermal stelle ich Cornelia im Gruppenunterricht für Psychologie-Studenten vor: Das war ein durchschlagender Erfolg. Cornelia tastete sämtliche nackten Unterarme der Studenten ab, mischte sich wie eine Marketenderin unter das Volk, beantwortete bereitwillig jede Frage, es herrschte eine Bombenstimmung.

Sie nimmt kleinste Veränderungen in meinem Büro wahr, fragt nach allem ganz genau: "Wo haben Sie den kleinen grünen Kugelschreiber hingetan?"

Im Juli 1990 finde ich unter meinen Notizen folgenden Satz: "Ich habe mich so an Cornelia gewöhnt, dass ich es vermissen würde, wenn sie nicht mehr käme".

Ein besonderes Zeichen der Gunst und des Geliebtwerdens ist ihre Angewohnheit, mir die nackte Armbeuge zu küssen und mit den Lippen zu liebkosen, wobei sie fasziniert "schön" und gleich darauf abgestossen "grusig" ruft. Sie muss diese Mischung aus Attraktion und Abgestossenheit als einen wahren körperlichen Kitzel erleben.

Ich ermuntere sie, auf eigene Faust kleine Fahrten mit dem Tram in unserer Stadt zu unternehmen. Sie macht das und berichtet mir jeweils montags freudestrahlend von ihren Ausflügen am Wochenende: "Ich bin mit dem 14er bis zur Endstation gefahren!"

Oft besprechen wir diverse medizinische Eingriffe im voraus: Zahnarzt, Gynäkologe, Abklärung in der Kieferorthopädie. Ich habe vor, sie zu einer kieferorthopädischen Operation zu motivieren, damit sie, weniger entstellt, mehr Chancen hat, einen Freund zu finden. Ihre Prognathie verstärkt ja den fälschlichen Oligophrenie-Eindruck. Im Oktober 1990 gehe ich mit Cornelia zum ersten Mal zu einer kieferchirurgischen Untersuchung und überhaupt das erste Mal mit ihr in die Stadt. Dabei fällt mir Verschiedenes auf: Durch ihre Korpulenz ist sie im Laufen stark behindert: sie braucht zum Aussteigen aus dem Tram so viel Zeit wie eine alte Frau. In der Öffentlichkeit erregt sie Aufsehen nicht durch das, was sie redet, sondern wie sie redet: laut, infantil, unmoduliert. Den Stress der kieferorthopädischen Untersuchungen meistert sie sehr gut, schwer auszuhalten ist für sie die reine Wartezeit, wo nichts geschieht und sie stillsitzen muss. In Aufregung gerät sie, wenn sie kein WC in der Nähe weiss, weil sie oft ganz plötzlich sehr starken Harndrang bekommt (Leponex-bedingt). Ich muss ihr haarklein vorrechnen, wo es überall auf der Tramstrecke öffentliche WC's gibt ....

Ende November 1990 sitzen wir einmal im vorweihnachtlichen Dunkel meines Zimmers ganz still wie zwei Vertraute zusammen, und ich frage Cornelia, ob sie bei uns in der Klinik glücklich sei. Sie sagt: "Ja". Ob sie sich vorstellen könne, in einem Zimmer oder in einer Wohnung draussen zu leben? "Nein, ich würde Dummheiten machen".

Einmal wurde Cornelia nachts um 0.30 Uhr durch das WC-Spülgeräusch ihres Zimmernachbarn wach. Diese nächtliche Ruhestörung versetzte sie derart in Wut, dass sie ihre Armbanduhr, welche ihr die "Unzeit" anzeigte, zerbiss und zur Sicherheit auch noch aus dem Fenster warf. So möchte sie die Zeit strafen, die "böse" Zeit, die es ihr so schwer macht, geduldig auszuharren, bis der Morgen kommt. Wer von uns hat nicht auch schon die Zeit strafen mögen, sei es, weil sie zu schnell oder weil sie zu langsam verstrich?

Im Januar 1991 kommt sie mit den Worten ins Büro: "Ich bin defekt". Starkes Kopfzittern, von dem man nicht genau weiss, ob es neurologisch, ein Medikamenten-entzugssymptom oder psychologisch-aufmerksamkeitserheischend ist, unterstreicht ihre markante Aussage. Der Kopf zittert, die Nase läuft und der Po juckt (letzteres wird mir sogleich auch lokal vorgeführt): Das sind alles schreckliche körperliche Plagen, die bei Cornelia zu lautem Klagen führen. In solchen Momenten ist sie dann ein einziges Jammertal, und ich brauche meine ganze Kraft, um standhafte Klagemauer zu sein und sie zu trösten. Einmal fahren wir als Trost und zur Ablenkung mit dem Lift Karussell: auf und ab, auf und ab. Ich habe Cornelia noch nie so lachen sehen; sie kriegt sich förmlich nicht wieder ein, dass man einen Lift so zweckentfremden kann.

Im Gefolge eines Besuches bei einem Paraplegiker in einem Pflegeheim, einem ehe-maligen Mitpatienten, haben wir ein ausserordentlich gutes Gespräch über die Symptome und Folgen der Paraplegie. Cornelia präsentiert erstaunlich exakte Kenntnisse über Katheter, Wundliegen, Darmausräumung und anderes mehr. - Wieder ein anderes Mal sprechen wir über Sexualität. Cornelia betrachtet ihre Armbeuge und sagt: "Gruusig, gruusig". Ich frage sie direkt, ob sie der Schlitz der Armbeuge an eine weibliche Scheide erinnert. Sie bejaht. Dann frage ich sie, ob sie denn generell Genitalien "gruusig" findet. Sie bejaht und meint, besonders der Penis eines Mannes sei fürchterlich. Sie würde sich nie nackt vor einem Mann zeigen und wolle auch keinen Mann nackt sehen. Dann frage ich sie, ob sie denn schon einmal in ihrem Leben Geschlechtsverkehr gehabt habe - sie verneint, auch mit ihrem langjährigen Freund (einem 20 Jahre älteren Mitpatienten) nicht. Ob sie denn überhaupt keine sexuellen Bedürfnisse habe? Darauf bleibt sie mir die Antwort schuldig.

Ein anderes Mal kommt sie und schlägt sich mit den Fäusten trommelnd auf ihre Brüste: sie hasse ihren BH, und sie hasse ihre grossen Brüste, die solle man wegoperieren, die bräuchte sie nicht, sie wolle ja kein Kind. Wir reden lange darüber, weshalb man seinen Körper nicht wie ein Ersatzteillager beliebig austauschen kann. Dennoch bleibt sie bei ihrer Überzeugung, einen "Okkasionskörper" zu besitzen. Manchmal muss sie ihren Okkasionskörper am Morgen auf mein Liegebett legen, so schlecht geht es ihr vor lauter Kopfweh, Kopfzittern, Übelkeit etc.

Im Sommer 1991 besuche ich sie im Ferienlager der Abteilung: Sie freut sich riesig, zeigt mir ihr Zimmer und alles andere. Sie hat eine grosse Freude, dass meine Ferien nun schon vorbei sind und die ihren noch nicht: endlich mal wieder etwas, was sie mir voraus hat.

Ab Herbst 1991 haben wir es uns auch angewöhnt, manchmal einen grösseren Morgenspaziergang rund ums Areal zu machen. Es kommt dann zu sehr interessanten Begegnungen mit Mitarbeitern, die mich manchmal schüchtern, manchmal forsch fragen, was für eine Therapie ich eigentlich mit dieser Patientin mache. (eben eine "ambulante", das sieht man doch ...).

Grosse Aufregung im Oktober 1991: Die böse Mitpatientin Frau S. hat gepfiffen. Cornelia meint, sie solle sterben. Vor Aufregung konnte sie im Restaurant nicht richtig frühstücken, die Bissen blieben ihr im Hals stecken, deshalb schlug sie sich mit der Faust aufs Brustbein, dass man nun rote Striemen sieht. Sie sagt, der Schmerz beim Pfeifen sei wie ein Zahnschmerz in den Backenzähnen. Sie habe das seit 1973, wisse aber nicht mehr genau, wie es entstanden sei. Aber etwas sei inzwischen besser: Sie müsse keine Kinder mehr beissen deswegen, sondern es genüge, wenn sie auf Essen beisse, wenn jemand pfeift.

Im Januar 1992 gibt Cornelia folgenden denkwürdigen Spruch von sich: "Ich sollte einmal alle meine Bücher, die ich im Zimmer habe, lesen. Aber, wissen Sie, es kauft sich halt schneller, als dass es sich liest". Apropos Büchersammeln: Cornelia hortet Bücher in ihrem Zimmer, vorzugsweise dicke, nicht abgegriffene, mit schönem farbigem Umschlag. Alle haben ein Lesezeichen in Form einer eingelegten Ansichtskarte. Cornelia liest die Bücher nicht, sie sammelt sie nur. Manchmal liest sie die ersten Sätze der ersten Seite und legt das Buch kopfschüttelnd und missbilligend weg. Man muss nicht begnadeter Psychodynamiker sein, um zu erkennen, welcher Zweck hinter diesem Verhalten steckt: der Besitz vieler Bücher signalisiert der Umwelt, man habe es mit einem Respekt erheischenden Intellektuellen zu tun. Man munkelt, Cornelias Marotte sei auch unter Gesunden häufig anzutreffen....

Ich war eine Woche lang an Grippe erkrankt. Man berichtete mir, dass Cornelia am ersten Morgen heulend am Tisch vor meinem Büro gesessen sei. Sie habe den Zettel an der Türe gesehen "Zöllner krank" und dann schluchzend ausgerufen: "Wie kann denn der krank werden, ich habe ihn doch so gern!"

Im März, als sie wieder darüber klagt, sie habe zu grosse Brüste, lege ich ihr einmal ein Heftchen vor, in dem Frauen mit wirklich grossen Brüsten abgebildet sind. Sie kann sich kaum sattsehen, will es schier nicht glauben, ist nachher hoch beglückt über ihren eigenen Busen, der eigentlich ja gar nicht so gross sei. Sie interessiert sich überhaupt sehr für Darstellungen von nackten Frauen und Männern, hat ein grosses Nachholbedürfnis an Information über und Konfrontation mit Sexuellem.

Im Mai 1992 erlebe ich zum ersten Mal live mit, wie Cornelia mit ihrer Mutter telefoniert. Es geht um Sandalen, die sie für den Sommer braucht. Nach anfänglichem Lachen und *small talk* ist das Telefonat ganz plötzlich abrupt zu Ende, als die Mutter nach dem Verbleib von älteren Sandalen fragt, die Cornelia weggeworfen hat. Cornelia knallt den Hörer hin, weint und schreit: "Die blöde Mutter, die soll doch sterben".

Inzwischen kann sie es auch akzeptieren, wenn ich sie einmal wieder wegschicken muss, weil ich "Schreibtischarbeit" habe. Es genügt dann, wenn sie sich versichern kann, dass wirklich sehr viele Akten und Dossiers auf dem Schreibtisch liegen; dann trollt sie sich, etwas brummend, von dannen, aber doch im Grunde ihres Herzens verständnisvoll.

Cornelia kommt heulend und wehklagend: Der Himmel sei defekt, seit 3 Monaten regne es, überhaupt sei es Nacht in einer Zeit, wo es Tag sein müsse, alles sei ganz schrecklich. Die dunkle Jahreszeit ist für sie kaum zu ertragen.

Im Februar 1993 hat sie ihren 39.Geburtstag. Ich drücke ihr zwei dicke Schmatzer auf ihre Backen, sie quietscht vor Vergnügen. Am Kiosk kaufe ich ihr ein Taschenbuch (natürlich muss es ein dickes sein, mit kleiner Schrift, und eine Ansichtskarte als Lesezeichen dazu). Da sie wieder einmal von Kopfweh geplagt ist, streiche ich ihr auf der Abteilung etwas Kampfersalbe auf die Stirne - das hilft, wobei es wohl weniger die Wirkung der Salbe als der Ritus des Einstreichens ist ...

Die Diskussionen über Tetra- und Paraplegie sind nach wie vor *en vogue*. Cornelia will alles ganz genau wissen, auch die Begriffe, deren Erklärung wir aufgeschrieben haben. Immer wieder fragt sie stereotyp: "Warum ist bei mir alles gesund?" Sie als "psychisch Defekte" braucht gewissermassen den Antagonismus des schwer körperlich Kranken, um sich ihrer eigenen körperlichen Gesundheit zu erfreuen.

Allmählich taucht im Sommer 1993 die Idee auf, man könne sie in ein gutes Pflegeheim, etwa 20 km von B. entfernt, versetzen. Ich beginne mit ihr langsam diese Idee zu besprechen und sie ihr schmackhaft zu machen. Tatsächlich tritt sie am 16. Juli 1993 in dieses Pflegeheim ein. Nach ziemlich genau 20 Jahren, in denen so viel in ihrem Leben passiert ist, dass es in einem 200-seitigen Fallbericht nicht beschrieben werden könnte, schafft es Cornelia, einen neuen Lebensabschnitt in neuer Umgebung zu beginnen. Zu einem richtigen Abschied kommt es nicht: Cornelia ist viel zu aufgeregt, ideenflüchtig, fahrig, logorrhoisch. Ich glaube, sie will sich einem richtigen Abschiednehmen von mir auch gar nicht stellen. So verabschiede ich mich, wie wenn wir uns morgen wiedersehen würden ...

Und in der Tat sehen wir uns auch wieder. Zwar nicht in der Klinik, aber doch in Form von regelmässigen, etwa vierteljährlichen Besuchen, die ich seit dieser Zeit bis heute bei ihr im Pflegeheim mache (... und auch noch mache, während Sie jetzt diese Zeilen lesen).

Besuch bei Cornelia W. im Pflegeheim
Cornelia erwartet mich schon sehnsüchtig und läuft mir von weitem, wild gestikulierend wie immer, entgegen. Wir trinken zusammen einen Kaffee in der schönen Cafeteria; auch ein anderer ehemaliger Patient der Klinik, Herr G., Rollstuhlfahrer, gesellt sich zu uns. Mein erster Eindruck ist, dass es Cornelia gut geht. Sie ist ganz die alte; äusserlich auffällig ist lediglich, dass ihre Haare länger und auch fettiger sind als früher. Sie meint, sie habe ab und zu ein wenig Heimweh nach der Klinik, ansonsten gefalle es ihr aber gut. Sie freut sich riesig über ein Buch, welches ich ihr aus der Bücherkiste mitbringe. Wir schauen dann zusammen ihr Zimmer an: Sie wohnt in einem alten Trakt unter dem Dach mit einer älteren dementen Patientin zusammen in einem Zweierzimmer, welches sehr schön eingerichtet ist, richtig heimelig und "anmächelig". Das Zimmer ist gross; auf dem gleichen Stock befindet sich ein schön renoviertes Bad mit WC. Alle ihre Bücher sind, wie in ihrem Zimmer bei uns in der Klinik, fein säuberlich in einem Gestell aufgereiht. Das Zimmer ist hell, hat zwei Fenster, liegt zur Strasse hin. Cornelia meint, dass sie sich mit der älteren Dame gut verstehe; man müsse nur ganz laut mit ihr reden, weil sie schwerhörig sei. Sie zeigt mir dann noch ihren Arbeitsplatz in der Werkstatt, sie geht morgens und nachmittags dorthin arbeiten; die Arbeit gefalle ihr bis auf die Tatsache, dass man dabei schmutzige Hände bekomme. Die Entschädigung und auch das Taschengeld seien gleich wie bei uns. Die Medikamente, sagt sie, hätten sich etwas geändert; sie kann aber nicht genau angeben, wie. Das Essen sei gut wie bei uns, auch hier im Pflegeheim bekomme sie Diät. Im nahegelegenen Städtchen war sie noch nicht, sie hat das Areal kaum verlassen. Besuch sei auch noch keiner gekommen, ich sei der erste. Sie habe einmal mit der Mutter telefoniert, das sei jedoch kein langes Gespräch gewesen. Als ich mich verabschiede, winkt sie mir lange nach - eine rührende Szene, die mir ans Herz greift. Ich habe das Gefühl, dass sich Cornelia recht ordentlich eingelebt hat und wohl auch langfristig in diesem Pflegeheim bleiben kann. Der Heimleiter hat ihr versprochen, dass sie in ungefähr einem Jahr in den dann fertiggestellten Neubau auf der gegenüberliegenden Strassenseite ziehen kann, um dort ein geräumiges Einzelzimmer zu bewohnen.

Mein (beim Schreiben dieser Zeilen) letzter Besuch bei Cornelia im Pflegeheim fand im Dezember 1994 statt. Diesmal treffe ich Cornelia in einem sehr schlechten Zustand an: Das Gesicht ist zerkratzt, die Tränensäcke vom vielen Weinen geschwollen, die Haare strähnig, der Blick traurig. Cornelia klagt während der ganzen Zeit unseres Zusammenseins über heftige Ohrenschmerzen wegen Pfeifens von Mitbewohnern. Zu allem Unglück hat sie auch noch eine Zimmernachbarin bekommen, die sehr laut schnarcht und im Schlaf Schmatzgeräusche macht, so dass Cornelia schier aus der Haut fährt. Man hat sie auch noch nicht in den Neubau versetzt; sie muss noch bis zum Frühling warten, bis sie dort ein Einzelzimmer bekommen kann. Die Zeit verstreiche schrecklich langsam für sie; wie bei uns leidet sie auch unter der Düsternis jetzt im dunkelsten Monat des Jahres und hat auch wieder, wie bei uns, ihre Uhr zerbissen und im WC hinuntergespült, weil sie die Zeit nicht schneller vorbeigehen lässt.

Sogar während des Kaffeetrinkens und Kuchenessens bricht sie in lautes Weinen aus und klagt über ihre Ohrenschmerzen, die durch nichts zu beheben seien, egal, was sie sich auch immer in die Ohren stecke. Ich erkläre ihr nochmals, wie früher, ganz geduldig, was es mit dieser Störung auf sich habe. Sie hat Heimweh nach der Klinik, möchte am liebsten gerade wieder mit mir mitkommen: "Gell, Herr Dr. Zöllner, Sie nehmen mich doch ganz bestimmt nachher wieder mit in die Klinik. Ich will nicht hierbleiben". Sie erkundigt sich, nachdem sie sich ein wenig beruhigt hat, wie bei den letzten Besuchen nach allen möglichen Leuten in der Klinik, nach den baulichen Veränderungen, wer gestorben ist, nach dem Team auf ihrer alten Station. Sie habe auch wieder an Gewicht zugenommen, wiege jetzt 80 kg, die Diät nütze nichts (ihr niedrigstes Gewicht, seit ich sie kenne, war 76 kg). Die Arbeitstherapie gefalle ihr nicht so gut wie bei uns, da es weniger Pausen gebe und es engere räumliche Verhältnisse seien als bei uns. Als ich sie vorsichtig danach befrage, stellt sich heraus, dass sie wenig oder gar nicht unter ihren Mitpatienten leidet, die ja reine Pflegefälle, Demenzen und betagte Verwirrte darstellen. Beim Verabschieden schlage ich ihr vor, dass sie uns im Frühling einmal in der Klinik besucht, sobald unser neues Patienten-Café eröffnet ist. Dann könne sie auch einmal an einem Samstag oder Sonntag kommen. Diesmal winkt sie mir nicht nach, sondern geht in gebückter Haltung, resigniert und im Stich gelassen in das Haus zurück.

Heute nun sah ich ganz die alte Cornelia, wie ich sie von schlechten Zeiten in der Klinik her kannte. Noch hoffe ich, dass sie sich auch jetzt wieder auffangen wird, dass der heutige schlechte Zustand nichts damit zu tun hat, dass sie sich insgesamt nicht mehr wohlfühlt im Pflegeheim, sondern eine aktuelle Exazerbation der Krankheit aufgrund verschiedener kleiner Faktoren, die sich addiert haben, ist. Aber so ganz sicher bin ich mir doch nicht. Auch habe ich ein bisschen ein schlechtes Gewissen, weil ich die Plazierung von Cornelia ins Pflegeheim unterstützt habe. Ich weiss nämlich, dass die Lebensqualität für viele Langzeit-Patienten in einer psychiatrischen Klinik wegen des hohen Reizangebotes und der guten medizinisch-psychologischen Versorgung am besten ist. Dennoch muss auch die andere Seite gesehen werden, dass eine psychiatrische Klinik in erster Linie zur Krisenintervention für akut psychiatrische Erkrankungen da ist und für Patienten ohne produktive psychotische Symptomatik ein anderer Unterbringungsort gesucht werden muss. Dennoch fühle ich mich - selber "Chroniker" in der Klinik - manchmal als Schutzpatron meiner chronischen Patienten, der sie vor einer allzu eiligen Heimplazierung bewahren will.

Meine Beziehung zu Cornelia

Cornelia ist ziemlich genau 10 Jahre jünger als ich. Meine Beziehung zu ihr ist, trotz dieser Tatsache, eine Mischung aus väterlichen, geschwisterlichen, freundschaftlichen, kollegialen, therapeutischen Gefühlen. Cornelia hat mich gelehrt, dass auch eine Grenzdebilität und ein sogenannter Psychoinfantilismus nicht heisst, dass der so titulierte Mensch nicht über feine und feinste Gefühlsregungen verfüge, das Leben nicht mit wachen Augen und wachem Sinn verfolge, lache und leide wie wir. Cornelia hat mich auch gelehrt, dass es Jahre, manchmal Jahrzehnte braucht, bis kleinste Fortschritte hinsichtlich Frustrationstoleranz und Aggressionseindämmung erzielt werden können. Im Unterschied zu vielen schizophrenen Patienten ist es mir bei Cornelia gelungen, in ihr Herz vorzudringen und als ein Mensch akzeptiert zu werden, dem sie voll vertrauen kann und den sie liebgewonnen hat. Diese in der Tat kindliche Zutraulichkeit und Anhänglichkeit, die sie mir gegenüber zeigte und zeigt, hat es mir leicht gemacht, viel mit ihr zusammen zu sein und auch die schweren Stunden zu ertragen. Ich bin sicher, dass ich Cornelia bis zu meinem Lebensende nicht aus den Augen verlieren werde. Ob sie noch einmal in die Klinik zurückkehren wird, sei es im Sinne einer Kriseninterventfion oder sei es im Sinne einer endgültigen Rehospitalisierung, muss offen bleiben. Mein Herz sagt, sie möge wieder zurückkehren. Mein Verstand sagt, sie muss dort bleiben, wo sie jetzt ist.

Anhang I

Intelligenz und IQ

Der Intelligenzquotient ist eine Masszahl für die Testintelligenz. Sie drückt aus, an welcher Position innerhalb eines Kontinuums oder einer Normalverteilung ein bestimmter Proband zu liegen kommt. Die Testintelligenz ist nicht gleichzusetzen mit der Intelligenz allgemein, wie wir sie umgangssprachlich fassen; sie hat ganz sicher damit zu tun, aber in die "wahre Intelligenz" oder in das "wirklich intelligente Verhalten" fliessen noch ganz andere Faktoren ein als die Testintelligenz (z.B. Gemüt, Humor, Feinsinn, Herzenswärme). Es wäre auch falsch, Intelligenz mit Bildung gleichzusetzen; man hat gerade den Vorwurf der Bildungsabhängigkeit häufig an Intelligenztests gerichtet und sich aus diesem Grunde bemüht, sogenannte bildungs- und kulturfreie Intelligenzprüfungs-Aufgaben zu schaffen, was nur zum Teil gelungen ist.

Die IQ-Bestimmung in einer psychiatrischen Klinik ist deshalb wichtig, weil sich manchmal das klinische Bild und die anamnestischen Angaben widersprechen. Dann kann es nützlich sein, einen Intelligenztest durchzuführen, um Klarheit über das intellektuelle Niveau eines Patienten zu bekommen. Auch kann der Intelligenzquotient bzw. ein Intelligenzprofil dabei helfen, ein geeignetes berufliches Rehabilitationsprogramm zu installieren. Es ist in der psychiatrischen Klinik in der Regel nicht erforderlich, eine haargenaue Bestimmung der Intelligenz vorzunehmen - diese ist sowieso immer nur vorgetäuscht; in Wirklichkeit können wir z.B. nicht zwischen einem IQ von 113 und 119 unterscheiden. Es genügt in aller Regel, durch einen Intelligenztest festzustellen, ob ein Patient durchschnittlich, unterdurchschnittlich oder überdurchschnittlich intelligent ist. Im Bereich der Unterdurchschnittlichkeit, also ab IQ 90 Punkte abwärts, kann es dann sinnvoll sein, noch weitere Differenzierungen anzustellen, welche die Einteilung in die bekannten Oligophreniegrade Debilität, Imbezillität und Idiotie ermöglichen. Bei der Bestimmung des Schwachsinnsausmasses ist es aber sehr wichtig, über die IQ-Bestimmung hinaus noch andere Verhaltens-, Leistungs- und Kommunikationsparameter zu bestimmen.

Es gibt so viele verschiedenartige IQ's, wie es Intelligenztests gibt. Daher ist es immer wichtig, bei einer Angabe eines Zahlenwertes auch zu sagen, durch welchen Intelligenztest dieser IQ gewonnen wurde. Es gibt sehr einfach strukturierte Kurzintelligenztests und sehr komplizierte, mehrdimensionale, ein Leistungsprofil ergebende Intelligenztests, die eigentlich aus vielen kleinen Intelligenz-Untertests zusammengesetzt sind, deren jeder einen anderen Bereich der geistigen Leistungsfähigkeit erfasst. Bei Intelligenztestungen in der Psychiatrie muss zudem beachtet werden, dass die Testleistung durch Medikamente und durch besonders hohe Testangst wie auch negative Einstellung zur Untersuchung ausserordentlich getrübt sein kann, was dann zu falschen Werten führt. Der erfahrene klinische Psychologe muss diese Artefakte in Rechnung stellen.

Aus gesellschaftskritischer Sicht werden Intelligenztests und der Begriff der Testintelligenz pauschal abgelehnt. Diese Haltung ist zu extremistisch. Wir können sehr wohl aus einem Leistungsprofil eines Intelligenztests über Stärken und Schwächen eines

Menschen etwas aussagen, und diese Aussagen helfen uns tatsächlich, ihn richtig zu beraten. Natürlich ist es auch klar, dass der Intelligenztest nicht den wahren Wert eines Menschen erfassen kann, sondern eben nur einen sehr eingeschränkten Teilbereich seiner Persönlichkeit. Einen Test zur Erhebung des EQ = Ethik-Quotienten gibt es (leider und zum Glück) nicht und wird es nie geben. Dass die Leistungsfähigkeit eines Menschen je nach Aufnahmezeitpunkt und gemäss den äusseren situativen Gegebenheiten sehr stark schwankt und von daher nie ein immer gleicher Wert herauskommen kann, ist zwar richtig; aber diese Abhängigkeit von äusseren Randbedingungen wird häufig auch überschätzt. Wichtig ist natürlich in jedem Falle bei einer psychologischen Testung, egal um welche Fragestellung und um welche eingesetzten Methoden es sich handelt, dass eine gute menschliche Beziehung zwischen Psychologe und Proband besteht, die zulässt, dass der Beurteilte und Begutachtete all sein Leistungspotential verwirklicht.

Anhang II

Der Rorschach-Test

Der Rorschach-Test, bestehend aus 10 symmetrischen Kleckstafeln, teilweise farbig, teilweise schwarz-weiss, ist vielerorts verpönt, da er kein Test im naturwissenschaftlichen Sinne der Psychologie ist: Er liefert keine objektiven Masszahlen, die nach irgendwelchen objektiv erstellten Normentafeln interpretiert werden können. Die individuelle Deutungskunst des klinischen Psychologen und seine Erfahrung mit diesem Test spielen die grösste Rolle bei der Interpretation und deren Treffsicherheit für den Patienten oder Probanden. Der Rorschach-Test kann, sofern kundig und behutsam angewendet, wichtige Hinweise zur Diagnose liefern, auch wenn er sie nicht selbst stellen kann - das muss klar gesagt sein. Er kann zum Beispiel sehr schön aufzeigen, ob psychotisches Erleben bei einem Patienten vorliegt, was unter Umständen in der reinen Gesprächssituation nicht zum Vorschein käme. Er kann aber nicht ohne Zuhilfenahme anderer Daten ätiologisch entscheiden, ob dieses gefundene psychotische Erleben zu einer Schizophrenie gehört, zu einer protrahierten Halluzinogen-Psychose, zu einem Involutionsdepressions-Wahn. Auch hinsichtlich der Differential-Diagnosen diffuse Hirnschädigung, Depression, Oligophrenie, Persönlichkeitsstörung kann der Rorschach-Test wertvolle Hinweise liefern, am besten noch zusammen mit anderen projektiven Tests, wie etwa dem TGT-S[1]) oder dem Baumzeichnen. Ich persönlich benutze den Rorschach-Test immer zusammen mit der Baumzeichnung und erhalte dann durch diese beiden Verfahren gegenseitig Korrekturen der Interpretation.

Über die klinische Diagnosenhilfe hinaus liefert uns der Rorschach-Test aber auch Auskünfte über die spezifischen Konfliktthemen eines Menschen, über seine Verarbeitungsfähigkeit, über seine Triebstruktur, über seine gesamte Persönlichkeitsverfassung und Psychodynamik, ja sogar auch über die Intelligenz und Kreativität. Im Laufe der Zeit wurden ausgeklügelte Signierungsmethoden ersonnen und hochgradig komplizierte Verrechnungsschemata, welche dem Rorschach-Test äusserlich doch das Gepräge eines objektiven metrischen Tests geben sollten. Der erfahrene Rorschach-Diagnostiker wird sich mit zunehmender Kompetenz von diesen Interpretationshilfen und -krücken freimachen und zu einem eigenen Schema der Deutung kommen, wobei besonders die genaue Analyse des Wortlautes der Deutungen des Patienten eine grosse Rolle spielt. Ein Rorschach-Protokoll ist dann wie ein literarischer Text, der hermeneutisch-exegetisch ausgelegt wird, eine (Teil-)Offenlegung der Seele desjenigen, der sich durch die Bildtafeln in seinen Phantasien hat inspirieren lassen. Auf dem Prozess der Projektion beruht ja der ganze Rorschach-Test: Dass er den Probanden dazu animiere, Innerseelisches nach aussen zu werfen und preiszugeben, erwünschtermassen ohne Zensur. Natürlich kann ein Proband eine Deutung auch verfälschen, verzerren; es liegt wieder an der Güte der Beziehung zwischen dem klinischen Psychologen und dem Probanden, inwieweit der Proband den Test ernstnimmt und die Situation

---

[1]) TGT-S = Thematischer Gestaltungs-Test Salzburg = revidierte Form des altbekannten TAT

nicht in Richtung einer Simulation[1], Aggravation[2] oder Dissimulation[3] umdeutet. Sehr wichtig und dankbar in der psychiatrischen Untersuchungs-Situation ist die Nachbesprechung des Rorschach-Protokolles mit dem Patienten: Der Patient hat dort die Möglichkeit, zu den Interpretationen des Psychologen Stellung zu nehmen; man kann auch Therapieziele aus der Interpretation herauslesen und so nahtlos von einer psychodiagnostischen Beurteilung zu einer psychotherapeutischen Behandlung über-leiten.

Wenn ich zwei Stunden Zeit hätte, um einen Menschen zu beurteilen, und es hinge sehr viel von diesem Urteil ab, würde ich eine halbe Stunde mit ihm in der *rush hour* in der Stadt autofahren; mich eine halbe Stunde in seiner Wohnung umsehen und in der letzten Stunde mit ihm einen Rorschach-Test aufnehmen und einen Baum zeichnen lassen.

---

[1] Simulation = Vorspiegelung nicht vorhandener Störungen
[2] Aggravation = Übertreibung vorhandener Störungen
[3] Dissimulation = Verbergen vorhandener Störungen

Fallgeschichte Nr. 4: Herr A.

Den Patienten, dessen Lebens- und Leidensgeschichte ich jetzt erzählen möchte, habe ich sehr gern; und ich weiss, dass auch er mich sehr gern hat. Wir kennen uns nun schon seit über 12 Jahren; wir sehen uns 6 mal im Jahr, alle zwei Monate einmal. Ich besuche ihn im Altersheim, wo er jetzt lebt. Er hat den gleichen Jahrgang wie mein eigener Vater, und ich habe den gleichen Jahrgang wie eines seiner sechs Kinder. Manchmal, wenn wir uns voneinander verabschieden, haben wir beide Tränen in den Augen, weil wir nicht wissen, ob wir uns das nächste Mal wiedersehen. Die Geschichte dieses Mannes, den ich liebgewonnen habe, ist die Geschichte eines Menschen, der in eine Höllendepression geriet, aus der er sich nie wieder ganz befreien konnte. Es gab für ihn kein Licht am Ende des Tunnels; die Fahrt führte nicht wieder aus dem Stollen heraus. Seine Krankheitsgeschichte zeigt, dass es völlig verfehlt ist, die Depression in ihrer endogenen Ausprägung für eine harmlose Krankheit zu halten. Da die meisten Gesunden leichtere depressive Verstimmungen vom eigenen Leib her kennen, neigen sie dazu, auch schwer depressiv Kranke in diesem milden Lichte der Selbsterfahrung zu sehen. Man kann kaum einen grösseren Fehler machen als diesen. Die endogene Depression oder, wie in diesem Falle, die Involutionsdepression oder, wie man neuerdings auch sagt, die *major depression*, ist eine der schrecklichsten psychischen Krankheiten, die einen Menschen treffen kann. Eine Aussöhnung mit ihr gibt es nicht. Herr A., von dem hier die Rede ist, hat Wildwasserfahrten hinter sich; nun ist er in ruhigeren Gewässern gelandet; aber von einem Sieg über die Krankheit oder ihrer Befriedung kann nicht die Rede sein.

Die Anamnese des Herrn A.

Herr A. wurde 1914 geboren. Sein Vater war, wie später er, Bäcker. Er trank, war brutal und jähzornig, starb in einer psychiatrischen Klinik. Herr A. ist das zweitälteste von acht Geschwistern. Er erlebte eine unglückliche Kindheit und denkt noch heute mit Ingrimm daran zurück, dass er seine jüngeren Geschwister hüten musste. Er absolvierte 6 Jahre Primarschule und anschliessend noch 3 Jahre Sekundarschule mit recht guten Leistungen. Auch den Militärdienst brachte er ohne Probleme hinter sich. Während 3½ Jahren lernte er Bäcker und schloss die Lehre mit Bravour ab. Anschliessend wurde er vom Vater zum Auszug aus dem elterlichen Haus gedrängt, fühlte sich hinausgeworfen, während die Geschwister bleiben durften. Er arbeitete dann in verschiedenen Städten in der Schweiz. Mitte der Dreissiger Jahre lernte er seine Ehefrau kennen, eine gelernte Näherin, eine energische, exakte und sehr religiös eingestellte Frau. Herr A. heiratete, und die Hochzeit fand in Abwesenheit des Vaters statt. In der Folge hatte Herr A. weiterhin verschiedene unselbständige Stellen inne. Nach dem Krieg wurde er Angestellter in einer Grossbäckerei eines Lebensmittelkonzerns; an dieser Stelle war er bis zu seiner Pensionierung. Er galt als exakter, lieber Mitarbeiter, der sich nicht recht durchsetzen konnte. Auch in der Ehe war er ängstlich, liess sich bemuttern, neigte zu Schwermut, zeigte kein Standvermögen, äusserte oft hypochondrische Befürchtungen. In Diskussionen sagte er selten seine Meinung, hatte Mühe, sich zu wehren, gestand nur sehr vorsichtig eigene Wünsche und Ansprüche ein, schämte sich, in der Öffentlichkeit von der Ehefrau geküsst zu werden, billigte nur anderen Menschen Gefühle, Wert und Erfolg zu. Seine Frau heiratete er, "weil sie ihn gern hatte". Er selbst hielt es gar nicht für möglich, seine Frau lieben zu können. Beide Ehepartner pflegten ein Schonklima, welches jegliche Ansprüche, Bedürfnisäusserung und Selbstdurchsetzung von vornherein erstickte. Eine zusätzliche Belastung für Herrn A. war, dass seine Ehefrau an einer chronischen Angina pectoris litt. Seine Skrupulosität, seine Sorgen, seine Melancholie nahmen zu, als Ende der Sechziger Jahre das letzte Kind die Familie verliess. Alle Kinder haben einen ordentlichen Beruf erlernt; drei von ihnen sind Lehrer geworden. Herr A. hatte Angst vor der Pensionierung. Erstmalig 1977 setzte er sich seiner Frau gegenüber durch und pachtete einen Schrebergarten. Sie sagte ihm, er nehme ihr mit dem Garten das Leben. Es kam zu einem Hin und Her, Herr A. gab jedoch den Garten nicht auf. Es begannen sich chronische Schuldgefühle zu entwickeln, die noch durch eine platonische Beziehung zu einer ehemaligen Mitarbeiterin am Arbeitsplatz verstärkt wurden. Ein neuer Mitarbeiter mit modernen Ideen und Schwung, der die Stelle von Herrn A. nach seiner Pensionierung übernehmen sollte, trat auf und verstärkte die Insuffizienzgefühle. Anlässlich eines Urlaubs mit der Ehefrau im Tessin traten zum ersten Mal somatische Komplikationen auf, nämlich Herzschmerzen, Zittern, Schweissausbrüche und Schlafstörungen. Die Sexualität, die ohnehin nie unter einem günstigen Stern gestanden war, versiegte nun ganz. Herr A. "möchte seine Frau körperlich schonen". Nun entwickelten sich aber erstmalig aggressive Impulse und Gedanken gegenüber der Ehefrau. Herr A. suchte psychiatrische Hilfe auf, spürte einen zunehmenden Druck auf der Brust. Die Entwicklung spitzte sich zu: Im August 1978 äusserte er erstmals Tötungsideen in bezug auf die Ehefrau, gleichzeitig zusammen mit Selbstmordvorstellungen. Die Mord- und Selbstmordgedanken wichen nicht von ihm; Konzentrationsstörungen, Verarmungsideen und Schlaflosigkeit verschlimmerten das Bild, so dass es schliesslich mit einem Zeugnis der Psychiatrischen Poliklinik zu einer Einweisung in unsere Klinik kam.

Status bei der Aufnahme und weiterer Verlauf

Der bewusstseinsklare, besonnene und orientierte Herr A. ist in tief hoffnungsloser, verzweifelter und pessimistischer Stimmung. "Alles ist zusammengebrochen". Er ist gequält von Schuldgefühlen und Selbstvorwürfen; er wolle lieber sterben als weiterhin leiden. Er befürchtet eine Kopf-, Magen- und Herzerkrankung. Er hat Schlaf- und Appetitstörungen, Kopfschmerzen und zittert am ganzen Körper. Er erlebt sich als freudlos, voller Ängste und hat ein deutliches Morgentief. Das eheliche Verhältnis ist stark ambivalent besetzt: Er schildert einerseits seine Frau als Engel und schiebt sich selbst jegliche Schuld zu; andererseits beneidet er seine Frau, die es leichter habe als er. Massiv gequält ist er von dem Gedanken, seine Frau umbringen zu müssen. Als er in Gegenwart seiner Frau weinen kann und sich akzeptiert fühlt, ist er etwas erleichtert. Im Verlauf drängt er einerseits aus der Klinik heraus, um den Pflegenden nicht zur Last zu fallen, fragt andererseits aber ängstlich, wie lange er noch in der Klinik bleiben dürfe.

Die schwierige Ehesituation wird vom damaligen Oberarzt paardynamisch wie folgt gedeutet: "In einer rigiden Ehekonstellation mit Betonung moralisch religiöser Zielsetzungen wird durch Vermeidung jeglicher Anspruchshaltung und Aggressionen ein Schonklima mit einer friedlichen Scheinwelt geschaffen, in welchem jeder Gedanke an einen Ausbruch bestraft wird, u.a. mit Krankheitssymptomatik eines Partners". Die damalige Diagnose lautet: "Neurotische Depression mit endogener Färbung in einer chronischen Ehekrise". Der damalige Beurteiler hat also den Schweregrad der Depression bereits richtig erkannt und andererseits noch nicht mit völliger Klarheit eine endogene Depression diagnostizieren können, da er ja das depressive Zustandsbild aus einer persistierenden neurotischen Konfliktkonstellation klar ableiten konnte. An Therapien wird verordnet: stützende Psychotherapie; Verbalisierung und verständnisvolle Akzeptierung der Gefühle des Patienten im Sinne der nicht-direktiven Gesprächspsychotherapie nach Rogers und Tausch; Eruierung von Möglichkeiten in Gesprächen, wie der Patient Positives für seine Angehörigen leisten und sich damit wieder als nützlich erleben und gleichzeitig eine Art Wiedergutmachung vollziehen kann; eigene Schuldgefühle nicht wegdiskutieren und wegargumentieren; medikamentöse Behandlung mit einem Antidepressivum sowie Arbeits- und Ergotherapie; während der Hospitalisation bereits Gespräche mit Ehefrau und Kindern im Sinne der Angehörigenberatung.

Nach genau zwei Monaten konnte Herr A. nach Hause entlassen werden, da die depressive Verstimmung und auch die somatischen Beschwerden fast vollständig verschwunden waren. Auch die Schuldgefühle und Versündigungsideen gegenüber der Ehefrau liessen sich weitgehend beseitigen. Herr A. konnte die Arbeit als Angestellter in der Backstube wieder aufnehmen. Er wurde durch einen niedergelassenen Psychiater nachbetreut und erhielt das Antidepressivum Laroxyl.

Zweite Hospitalisation bei uns
Zu dieser kommt es im November 1980, also zwei Jahre später. Während dieser Zeit hatte Herr A. ständig psychiatrische Behandlung und auch verschiedene medikamentöse Therapien, wobei sich Neuroleptika und Tranquillizer nicht bewährten. Depressionen traten wellenförmig auf. In der letzten Zeit wurde Herr A. vermehrt inaktiv, ängstlich und entschlusslos (abulisch). Er wusste nicht, ob seine Gedanken und Handlungen richtig waren und blieb mitten in ihnen stecken, wurde von widersprüchlichen Gefühlen, Urteilen und Bewertungen hin- und hergerissen (= Ambivalenz und Ambitendenz). Auch seine Empfindlichkeit und Kränkbarkeit nahmen zu. Er vernachlässigte sich körperlich, bekam Angst vor einer Dauerhospitalisation. Auch die Vitalsymptome traten wieder auf, wie Stechen in der Brust und Druckgefühle im Kopf. Ebenfalls meldeten sich wieder die aggressiven Impulse der Ehefrau gegenüber. Wegen Selbst- und Fremdgefährdung musste er erneut bei uns eintreten.

Bei der Aufnahme zeigte er nahezu das gleiche Bild wie vor zwei Jahren: depressiv, ratlos, verzweifelt, gespannt, antriebsarm, sprach mit leiser, monotoner Stimme, hatte das Gefühl, das Leben nicht mehr zu bewältigen, alles sei sinnlos. Es herrschte ein unablässiger Leidensdruck. Er war dankbar für jede Zuwendung im Gespräch. Inhaltlich war das Denken auf massive Schuldgefühle eingeengt, die streckenweise ein wahnhaftes Ausmass annahmen: weil er in Gedanken die Ehefrau eine Hure nannte, wähnte er, nun auf ewig verdammt und dem Teufel anheimgegeben zu sein.

Nun wurde die Diagnose "Involutionsdepression" gestellt. Man behandelte Herrn A. mit Saroten, welches man mit Taractan (heute Truxal) kombinierte. Man versuchte, ihn halbtags mit einer leichten Beschäftigung zu aktivieren und fasste eine baldige Rückverlegung zur Ehefrau ins Auge.

Im Verlauf verharrte er in seiner depressiven Grundverfassung; meinte, er werde von der Justiz ins Gefängnis abgeholt, auch die ganze Familie käme seinetwegen ins Gefängnis. Die ungünstige Ehekonstellation perpetuiert. Einer seiner Söhne macht bereits den Vorschlag, den Vater vorübergehend zu sich zu nehmen.

Im Dezember 1980 kam es zu einer interkurrenten medizinischen Behandlung: Der Patient entwickelte eine rechtsseitige Gesichtsphlegmone im Anschluss an eine Lidrandentzündung, wurde stationär antibiotisch behandelt und konnte nach einer Woche zu uns zurückkehren. Die Hospitalisation in der Medizinischen Klinik verstärkte allerdings die ausgeprägte psychomotorische Unruhe, die Wahnvorstellungen und die Schuldgefühle und führte sogar zu einer deutlichen Suizidalität. Das angeschlagene Selbstwertgefühl von Herrn A. verkraftete die zusätzliche somatische Behinderung überhaupt nicht mehr.

Viele therapeutische Versuche scheiterten. Herr A. blieb gegenüber einer Anafranil-Infusion völlig resistent; das gequälte Zustandsbild änderte sich überhaupt nicht. Auch während der antidepressiven Infusion kreiste sein ganzes Denken um den schuldhaften Komplex, seine Frau nie geliebt zu haben, ihr etwas anzutun, sie tot zu sehen, in die Hölle zu kommen, nie wieder aus der Klinik austreten zu können. Auch eine Schlafentzugs-Therapie (siehe Anhang III am Schluss dieses Kapitels) brachte keinen Erfolg, obwohl diese Kur *lege artis* durchgeführt wurde und in der Regel auch bei schweren Depressionen gut anschlägt.

In den Krankengeschichtenblättern ist nun immer wieder von einem chronisch depressiven, therapieresistenten Zustand die Rede. Wahnhafte Elemente der Krankheit meisseln sich immer mehr heraus: Er werde auf ewig verdammt, weil er seine Frau nicht mehr liebe. Monothematisch ist er im Gedankengang auf die Vorstellung eingeengt, seine Frau zu ermorden. Die Schonhaltung der Ehefrau und Kinder dem Patienten gegenüber bei Besuchen verschlimmert die Situation eher noch, als dass sie sie verbessert. Es wird sogar deswegen ein vorübergehendes Besuchsverbot verhängt Auch in der Ergo- und Arbeitstherapie ist der Patient konzentrations- und freudlos, kann einfachste Arbeiten nur rein mechanisch verrichten. Auf Einzelzuwendung in Gesprächen reagiert Herr A. inzwischen auch ungünstig, indem er regrediert und seine depressiven Klagen ins Zentrum stellt. Auf der Abteilung ist er völlig kontaktlos, zeigt nie etwas Spontanes, keine Eigeninitiative. Körperlich ist er nach der interkurrenten Erkrankung und der Behandlung im Universitätsspital insgesamt noch gebrechlicher geworden, wirkt wie abgebaut. Im März 1981 geht er plötzlich im Speisesaal auf einen Patienten los, greift nach seinem Hals. Später sagt er über diesen Vorfall, dass er eigentlich seine Frau so hätte würgen mögen. Er möchte gar nicht mehr nach Hause gehen, da er dann seine Frau wirklich erdrosseln würde. Die Blumen im Gang erinnern ihn an das Begräbnis seiner Frau; was sei er für ein schrecklicher, schlechter Mensch, dass er solche

Gedanken habe. Die rote Farbe überall in der Klinik ertrage er nicht, weil sie ihn an Bluttaten erinnere.

Ebenfalls im Frühling 1981 kommt es zu einer Besprechung mit allen Angehörigen: Alle Beteiligten sind hilflos. Eines der Kinder von Herrn A. wirft die Frage auf, ob Elektroschock-Therapie helfen könne. Ärztlicherseits wird erklärt, dass man zuerst noch einmal ein anderes Medikament ausprobieren wolle. Die Angehörigen werden genau über die Indikation und mögliche Komplikationen der Elektrokrampf-Therapie aufgeklärt (siehe Anhang II). Alle Angehörigen sind äusserst bemüht, Herrn A. zu helfen, erleben dabei Ohnmacht, Hilflosigkeit, hintergründigen Zorn und auch selber Schuld. Alle Kinder wären auch bereit, ihren Vater für einige Zeit bei sich aufzunehmen. Der verantwortliche Oberarzt erklärt zu Recht, dass dies keine Lösung sei, weil der Patient ja dann erneut Schuldgefühle gegenüber seiner Frau empfinden würde, da er nicht zu ihr zurückgekehrt sei. Auch die Versetzung beider Eheleute zusammen in ein Altersheim wird bereits jetzt ins Auge gefasst und diskutiert.

Elektrokrampf-Therapie
Am 5.4.1981 unterschreibt eine Tochter von Herrn A. folgende Erklärung:
Die Unterzeichnende wünscht, dass bei Herrn A. eine Elektroschock-Kur durchgeführt wird. Sie ist darüber aufgeklärt worden, dass solche Kuren, wie jede eingreifende Behandlung, in einer kleinen Zahl von Fällen zu Komplikationen führen können; dass aber die Gefahren dieser Komplikationen viel geringer eingeschätzt werden als die Gefahren, die der unbehandelten Krankheit innewohnen.

Diese Erklärung, die im vorliegenden Falle die Angehörigen unterzeichnen mussten, da der Patient wegen seiner schweren Depression nicht völlig urteilsfähig war, sagt auch heute noch Gültiges über die zu Unrecht verpönte, zwar invasive, aber nie quälende und oft hilfreiche, weil aufhellende Therapiemethode aus.

Es kam dann doch nicht zur Anwendung einer Elektroschock-Kur, da Herr A. auf eine dreimalige neuerliche Schlafentzugsbehandlung doch mit einer gewissen Besserung ansprach, so dass er im April 1981 zu einem seiner Söhne beurlaubt und dann recht schnell aus dem Urlaub heraus entlassen werden konnte. Er wurde wieder beim vorbehandelnden Psychiater psychotherapeutisch und pharmakologisch mit einer mittelhohen Leponexbehandlung betreut.

Jedoch bereits zwei Monate später kam es zu einem erneuten Eintritt in eine psychiatrische Klinik, diesmal in eine Privatklinik. Dort war Herr A. über zwei Jahre hospitalisiert, bis er im Oktober 1983 aus finanziellen Gründen wieder zurück zu uns kam, also die vierte Hospitalisation bei uns und die fünfte insgesamt. Auch in der privaten psychiatrischen Klinik erwies sich das chronifizierte depressive Zustandsbild mit Wahnvorstellungen und ausgeprägten Zwangsgedanken trotz vielfältiger Behandlungsversuche als weitgehend therapierefraktär. Herr A. hatte auch dort intensive antidepressive und neuroleptische Therapie, Gespräche, Bewegungstherapie, Beschäftigung im Garten, Aggressionsabbau durch sportliche Betätigung, Einbezug der Familie in die therapeutischen Gespräche. Dennoch litt er ständig unter dem Gedanken, er müsse Familienangehörigen, Mitpatienten oder Angestellten etwas antun; daneben fühlte er sich vom Satan beeinflusst, war von sexuellen Phantasien geplagt und glaubte, sein ganzes Leben sei vertan. Psychodynamisch rekapitulierte man eine unauflösbare Pattsituation, indem Herr A. im Falle einer Besserung wieder zur Ehefrau zurückkehren müsse, dies aber aus unbewussten Gründen nicht könne und seine Besserung darum selber boykottieren müsse.

Er erhält nun bei uns die Diagnose: "Chronische Involutionsdepression mit Wahn- und Zwangsgedanken".

Psychotherapie bei mir
Im Januar 1984 beginne ich eine intensive Psychotherapie (2 Std. pro Woche) mit folgenden Zielen:

1. Bessere Kontrolle der Zwangsimpulse (Erwürgungsphantasien);
2. Reduktion des utopischen Anspruchsniveaus bezüglich der eigenen Leistungsfähigkeit und Milderung des extremen ethischen Rigorismus; bessere Akzeptation des lebenslangen Krankseins;
3. Versuch der Klärung der ambivalenten Beziehung zur Ehefrau.

Wenn ich heute nach 12 Jahren Bilanz ziehe, muss ich die Erreichung der Ziele wie folgt kommentieren:
Zu 1.: Von selber verschwunden.
Zu 2.: Nicht erreicht, da in der prämorbiden Persönlichkeit des Depressiven verankert.
Zu 3.: Nicht erreicht. Die Geschichte der Psychotherapie in der stationären Psychiatrie ist leider oft eher eine Geschichte der Niederlagen als der Erfolge. Dennoch sind die psychotherapeutischen Bemühungen nicht umsonst; wenn der Leser Geduld hat, mir weiter zu folgen, wird er mir zustimmen.

Im Therapieplan listete ich folgende Interventionsmethoden auf: kognitive Umstrukturierung nach Beck und weitere verhaltenstherapeutische Techniken; gefühlsverbalisierende Gesprächspsychotherapie; logotherapeutisch ausgerichtete Aussprachen; keine analytische Durcharbeitung unbewusster Konfliktinhalte. Wenn ich dies heute so lese, dann denke ich, dass das hehre Worte und sublime Bezeichnungen für ganz einfache Gesprächstechniken und Umgangsweisen sind. In der Psychotherapie schwerer psychiatrischer Zustandsbilder kommt in der Regel eine eklektizistische Methode zum Zuge, die man manchmal euphemisch als integrativ bezeichnet. Der Psychotherapeut von chronisch Schizophrenen und Depressiven muss flexibel sein in der Methodenwahl und sein Interventionsarsenal jeweils spezifisch auf die Situation des Patienten und dessen aktuelle Probleme und Konflikte einstellen. Je mehr Methoden er beherrscht, umso besser. Die Gefahr einer Polypragmasie im Sinne eines vielgeschäftigen Registerziehens ist dabei nicht aus den Augen zu verlieren. Von daher ist es gut, wenn auch der Psychotherapeut dieser Patientengruppe weltanschaulich und methodisch auf dem Boden einer bestimmten anerkannten Psychotherapierichtung fusst. Dass bei Herrn A. verhaltenstherapeutische Techniken, Techniken aus der Gesprächspsychotherapie und eine logotherapeutische[1] Grundhaltung zur Anwendung kamen, lässt sich aus seiner Grunderkrankung und seinem individuell geprägten Zustandsbild ableiten. Dass man in der depressiven Krankheitsphase überhaupt nicht und im gesunden Intervall nur zurückhaltend aufdeckende tiefenpsychologische Therapie durchführen soll, sagen alle, die etwas davon verstehen.

Helles und Dunkles aus der Psychotherapie mit Herrn A.
Meinen Notizen vom Erstgespräch vom 19.1.1984 entnehme ich folgendes: Typisches Bild des endogen Depressiven mit Zwangsdenken, massiven Schuldgefühlen wegen mangelnder Leistungsfähigkeit und mangelnder Liebe gegenüber der Frau, Verlust der Sympathiegefühle gegenüber den Enkelkindern. Zwangsimpulse, Mitpatienten und Personal zu erwürgen. Deutliche Artikulationsschwierigkeiten und Hyperkinesien. Leidet darunter, Sätze und Worte nur stockend aussprechen zu können, so dass der Gesprächspartner in Versuchung gerät, ihm häufig ins Wort zu fallen. Glaubt, nie wieder aus der Klinik entlassen zu werden. Rigide Moralvorstellungen und Zwiespalt gegenüber Sexualität und Treue: empfindet Freude über eine hübsche Schwester bereits als Treuebruch.

Einmal werde ich auf die Station gerufen: Herr A. ist in einem akuten Verzweiflungszustand. Er habe Angst, geisteskrank zu werden, das Gefühl, völlig unnütz zu sein, Angst, von Gewaltimpulsen überwältigt zu werden; er werfe sich vor, dass er nicht heimgehen wolle und habe gleichzeitig Angst, immer hierbleiben zu müssen. Ich veranlasse, dass er halbstundenweise mit einer einfachen Serienarbeit beschäftigt wird und dass er bei sehr starken Erwürgungsimpulsen für ein paar Minuten den Raum verlassen und auf dem Gang hin- und hergehen kann.

In der Anfangszeit stand eher die verhaltenstherapeutisch-pragmatische Behandlung der Angriffsimpulse gegenüber der Frau von Herrn A. im Vordergrund. Ich arbeitete persuasiv mit ihm, indem ich ihm einen einfachen Merksatz gab, der als magisches Antidot bei drohenden Impulsen half; wir fanden heraus, dass die Angriffsängste geringer waren, wenn er Körperkontakt mit der Frau suchte und hatte, so dass wir abmachten, dass er ihre Hand nimmt während ihrer Besuche bei ihm.

Etwa nach einem halben Jahr gewann die Psychotherapie an Tiefendimension, indem Sexualität, Religion, Lebensversäumnisse, Tod zum Mittelpunkt der Gespräche wurden. So fürchtete er etwa, wenn sein Blick an einem Kiosk zufällig auf ein Titelbild einer Illustrierten mit einer leichtbekleideten Frau fiel, von Gott für diese Verfehlung mit ewigem Fegefeuer bestraft zu werden. Gott war für ihn immer ein Überwachergott. Es gelang mir nie, seine negative Bewertung von Sexualität und Gott durch eine lebensbejahende, Optimismus, Zuversicht und Unbefangenheit gewährende zu ersetzen.

Ich versuchte herauszuarbeiten, dass alle Gedanken und Gefühle von Herrn A. seine eigenen Produktionen sind und damit zunächst nicht moralisch verwerfbar, dass er

---

[1] Logotherapie: von V. v. Frankl entwickelte Methode der Gesprächspsychotherapie, in welcher der Versuch der Sinngebung und Wertegestaltung im Mittelpunkt steht.

aber durch seine spezifische Lebensgeschichte gelernt habe, seine Gefühle und Gedanken zu verurteilen und negativ zu bewerten.

Die Ehedynamik bleibt Dauerbrenner unserer Gespräche: Herr A. fühlte sich stets seiner Frau unterlegen und war durch sie auch nicht sexuell befriedigt. Negative Gefühle ihr gegenüber wurden nie ausgesprochen oder zugelassen. Sein Wunsch, sie heute 200%ig zu lieben, musste als Wiedergutmachung gedeutet werden für angebliche Versäumnisse gegenüber seiner Frau. Auch die Angriffsimpulse ihr gegenüber deutete ich ihm und mir nun als Ausbruch verdrängter Hassgefühle. Die paardynamisch orientierten Stunden setzten ihm zum Teil recht zu, waren aber zu dieser Zeit durchaus angebracht, da das endogen depressive Geschehen durch die Ehedynamik unterhalten und genährt wurde. Hier erfuhr also die Regel, dass psychodynamische Analysen nicht während der depressiven Phase vorgenommen werden sollten, eine Ausnahme.

Häufig traf ich mich auch mit seinen Kindern und besprach mit ihnen den Besuch des Vaters bei ihnen zu Hause. Es ging dabei um ganz konkrete Beratung hinsichtlich des Umganges mit einem depressiven Angehörigen (siehe dazu Verhaltensempfehlungen am Ende des Kapitels im Anhang I).

Herr A. geriet immer dann in einen schlechten Zustand, wenn ihn seine Frau im unklaren liess, ob sie ihn wirklich wieder bei sich zu Hause haben wolle. Er fühlte sich dann zurückgestossen und argwöhnte, er müsse für immer in der Psychiatrie bleiben. Die widersprüchlichen Botschaften von Frau A. sind das Resultat von zwei antagonistischen Strebungen: Einerseits fühlt sie sich moralisch verpflichtet, ihren Mann zu sich zu nehmen; andererseits weiss sie sich durch seine Pflege überfordert.

Mit der Zeit kristallisiert sich eine Lösung für die Entlassung heraus, indem Herr A. zu einer seiner Töchter ziehen kann. Vor der definitiven Entlassung wird er durch den hauseigenen Internisten noch einmal von Kopf bis Fuss untersucht. Man findet folgende somatische Auffälligkeiten und Beschwerden, die zum Teil schon jahrelang bestanden: deutliche Skoliose; deutliche Schwerhörigkeit; deutlich erhöhter Blutdruck; massive Obstipation.

Es vergeht dann doch noch einige Zeit, bis Herr A. entlassen werden kann, weil immer wieder getroffene Dispositionen umgestürzt werden und sich die Familie nicht einig ist, wohin Herr A. nun gehen soll. Die Ehefrau verharrt in ihrer Ambivalenz zwischen Heimnahme und Hergabe an eines der Kinder; die sechs Kinder sind unterschiedlicher Auffassung: eigentlich kommen hinsichtlich der Wohnsituation nur zwei von ihnen in Frage, den Vater zu sich zu nehmen, die dann regelrecht miteinander wetteifern; alle Angehörigen schauen sich gleichzeitig und unabhängig voneinander nach möglichen Altersheimplätzen um. Obwohl sie alle dauernd miteinander reden, offenbaren sie sich ihre geheimen Befürchtungen und Insuffizienzen nicht. Wer von uns will den ersten Stein werfen?

Im Juni 1985 wird von mir für die Entlassung ein Ablaufplan erstellt, der von allen Familienmitgliedern gutgeheissen und unterschrieben wird. Er enthält folgende Punkte:

Die Entlassung aus der Klinik soll spätestens in einem Vierteljahr erfolgen, weil eine weitere Verzögerung die Gefahr einer Verschlechterung seines Zustandes mit sich bringen würde. Herr A. ist jetzt entlassungsfähig. Von einer Plazierung bei einem der Kinder wird Abstand genommen, da Herr A. sich jetzt ganz klar dafür entschieden hat, bei seiner Frau zu leben. Für die Eheleute muss eine grössere Wohnung gefunden werden, damit Herr A. für seine Heimarbeit einen Arbeitsraum hat und nicht allein durch räumliche Enge eheliche Konflikte reaktualisiert werden. Wenn sich innerhalb von zwei Monaten keine Zweizimmer-Wohnung finden lässt, beginnt die Suche nach einem Altersheimplatz für die Eheleute. Ausgeschlossen wird, dass Herr A. allein ins Altersheim geht. Falls weder eine Wohnung noch ein doppelter Altersheimplatz gefunden werden kann, wird erneut eine Plazierung bei den zwei in Frage kommenden Kindern diskutiert. Dieser klare und dezidierte Zeitplan führte dann tatsächlich zur Entlassung von Herrn A. im Oktober 1985, d.h., der letzte Aufenthalt bei uns hat ziemlich genau zwei Jahre gedauert.

Die stationäre Psychotherapie setzte ich ambulant fort. Die Medikation bei Austritt ist: 75 mg Ludiomil, Seresta forte 2 Tabl. pro Tag, gegen den Bluthochdruck 1 Tabl. Moduretic und diverse Mittel gegen die Verstopfung. Diese Medikation hat Herr A. bis heute; zusätzlich dazugekommen ist lediglich noch eine 25 mg-Gabe Nozinan für die Nacht. Er ist also medikamentös mit einem Antidepressivum, einem Anxiolytikum (die Gefahr der Abhängigkeit und Suchtentwicklung kann man bei einem so alten Menschen vernachlässigen) und einem Neuroleptikum als Schlafmittel gut eingestellt.

In all den kommenden Jahren verharrt Herr A. rigid im gleichen depressiven Affekt - einem depressiven Habitualzustand gewissermassen. Es kommt zu keinen Affektschwankungen - bis auf die verständlich starke emotionale Reaktion auf schwere Schicksalsschläge. Es ist, wie wenn die Krankheit das Gefühls- und Gemütsleben Herrn A.'s in einen Schraubstock gezwängt hätte und nur ein schmales Band depressiver Grundstimmung erlaube.

Immer wiederkehrende Themen in den Gesprächen
• Angst vor dem Tod. Herr A. hat einerseits Angst vor dem Akt des Sterbens selber, dieser könne schmerzvoll sein, er könne sich gehenlassen; andererseits fürchtet er die Rache Gottes wegen seiner Kleingläubigkeit; seine Frau könne viel zuversichtlicher glauben als er. Ich benütze die Gelegenheit, um ihm wieder einmal den Zusammenhang zwischen Depression und Glaubensunsicherheit aufzuzeigen.

• Sorgen wegen seines zweitältesten Sohnes, der im Geschäftsleben und in der Ehe nicht so reüssiert, wie es sich Herr A. wünscht. Die Vorstellungen und Ansprüche von Herrn A. sind allerdings sehr hoch, bisweilen nahezu unrealistisch, stammen auch aus einer Zeit, in der man auf äussere Geordnetheit des Lebens mehr Wert legte als auf Selbstverwirklichung.

• Selbstvorwürfe wegen Betrachtung nackter Frauen in harmlosen Illustrierten, Heftchen oder auf Plakaten beim Aushang am Kiosk. Herr A. verbietet sich jegliche sexuelle Regung, auch dann, wenn sie niemandem schadet und in keiner Weise zum Treuebruch führt. Wir diskutieren immer wieder über diesen seinen moralischen Rigorismus, der ihm viel Leid verursacht. Mit einem grossen Über-Ich möchte er heftige Triebe bekämpfen; beide Giganten reiben sich in einem nicht mehr enden wollenden Kampfe auf.

Wir sprechen auch darüber, ob er wegen seiner religiösen Befürchtungen einmal einen Pfarrer konsultieren möchte. Er lehnt dies ab und will lieber mit einem religiös ungebundenen Psychologen über diese Dinge diskutieren. Depressive Menschen scheuen oft den Kontakt zum Spitalpfarrer, weil sie durch ihre Krankheit gänzlich schwankend geworden sind in ihrem Glaubensfundament und manchmal sogar noch denken, sie könnten ihre Glaubenszweifel einem Pfarrer nicht zumuten. Religiöse Gefühle schwinden (wie Selbst- und Fremdwertgefühle) in der tiefen Depression gänzlich. Vertrauen in Gott, Hoffnung auf Erlösung und Gnade, der unverbrüchliche Beistand durch Gott: das alles gibt es nicht mehr (in verschiedenen Schweregraden, versteht sich). Depression ist tiefe Hoffnungslosigkeit, und dazu gehört auch der Verlust der tröstenden Transzendenz. Ein Patient von mir sagte einmal: "Ich kann mich nicht umbringen, das wäre eine viel zu einfache Erlösung. Wenn ich mich umbringe, werde ich zum Weiterleiden wieder auferweckt von Gott. Und das milliardenmal".

Immer wieder steht die Angst, rehospitalisiert zu werden, im Mittelpunkt. Ich muss Herrn A. jedesmal beim Verabschieden zusichern, dass ich - quasi als sein Schutzpatron - dafür Sorge tragen werde, dass er nicht wieder in die Klinik zurückkommen muss. Ich nenne ihm die Bedingungen, unter denen dies alleine notwendig wäre (Suizidversuch). Ich sichere ihm auch zu, dass selbst der Tod seiner Ehefrau, den er wegen deren chronischer Herzkrankheit fürchtet, nicht zu einer erneuten Aufnahme in die psychiatrische Klinik führen werde. Dies wird sich später bewahrheiten.

Inzwischen sind die Eheleute ins Altersheim gekommen. Dies ist gar keine günstige Umgebung für Herrn A., weil er stündlich, täglich und monatlich Altersgebrechen, hilflose und kranke betagte Menschen, Sterbende und sog. "Pflegefälle" vor Augen hat. Es gehört nun zu unserem Gesprächsablauf, dass mir Herr A. am Anfang immer erzählt, wer alles im Altersheim gestorben ist, was es für Veränderungen im Essaal gegeben hat, wer gebrechlicher und hinfälliger geworden ist. Er "lechzt" nach jungen, schönen Menschen und verbietet sich gleich wieder deren Anblick.

Stehen Familienfeste bevor, wie zum Beispiel sein Geburtstag, macht ihm das grosse Angst: Wie kann er im Kreise seiner Familie als depressiver Mensch fröhlich sein? Und wie kann er sich selbst als depressiv Kranker seiner Familie zumuten? Und wie kann er aber andererseits auch einfach fehlen, ohne die anderen zu verärgern? Aus dieser Zwickmühle gibt es tatsächlich kein Entrinnen.

Herrn A. plagt die Angst, wegen Erziehungsfehlern im irdischen Leben Schuld auf sich geladen zu haben und nun im jenseitigen Leben für diese Schuld bestraft zu werden. Den beruflichen Misserfolg und den ehelichen Zwist seines zweitältesten Sohnes schiebt er ganz seinen eigenen Erziehungsfehlern zu und macht sich dafür voll verantwortlich. Die Angst vor Fegefeuer und Höllenstrafe sitzt ihm buchstäblich und sichtbar in den Knochen.

Beide Eheleute hadern viel miteinander, werfen sich vergangene Verfehlungen vor, machen sich Vorhaltungen wegen falscher Entscheidungen, die nicht mehr rückgängig gemacht werden können. Das geht so weit, dass sie sich gegenseitig vorrechnen, wer wohl aus seiner Familie die besseren Anlagen mitgebracht habe. In vielen Stunden besprechen wir, wie Herr A. sich seiner Frau gegenüber verhalten soll, was er ganz konkret sagen und nicht sagen soll, wie er es vermeiden kann, solche unnötigen, leidvollen und unfruchtbaren Bilanzdiskussionen zu führen. In einem Protokoll vom Juni 1988 lese ich: "Es ist tragisch, wie sich die Eheleute A. unnötig ihren Lebensabend verdriessen". So wirft ihm seine Frau beispielsweise vor, er "schweissele", obwohl er vor wenigen Stunden sorgfältig geduscht hat. Wir machen ab, dass er folgendes sagen soll: "Ich weiss, dass Du eine besonders empfindliche Nase hast; deswegen dusche ich oft, damit ich nicht schlecht rieche. Ich habe heute um .... Uhr geduscht". Wer findet die rechte Mitte zwischen Rücksichtnahme und Selbstdurchsetzung?

Auch fühlt sich Herr A. von seinen Kindern vernachlässigt und zu wenig besucht, obwohl die Besuchsfrequenz, gemessen an heutigen mitteleuropäischen Normen, eher überdurchschnittlich hoch ist. Er leidet an der vermeintlichen Undankbarkeit seiner Kinder und versucht gleichzeitig, sie zu entschuldigen. Ein Stück weit leidet er auch an dem, woran alle alten Menschen aller Zeiten leiden: dass sich die Jugend mehr Freiheiten herausnimmt, als sie selbst es in ihrer Jugendzeit haben tun dürfen oder gewagt hätten.

In jeder Stunde muss ich ihn dazu anhalten, seinen täglichen Spaziergang zu machen, sich nicht ins Zimmer oder gar ins Bett zurückzuziehen, auf Körperpflege und regelmässiges Essen und Trinken zu achten - also alle notwendigen psycho- und physiohygienischen Gebote einzuhalten.

Es fällt ihm auch durchaus schwer, sich zur Konsultation in die Klinik zu begeben, einerseits, weil er den relativ langen Weg körperlich scheut, andererseits, weil er mit der Klinik ungute Erinnerungen und die Furcht vor einer Rehospitalisierung verbindet. Dennoch bestehe ich in diesem Zeitpunkt der Therapie immer noch darauf, dass er *mich* aufsucht und nicht ich zu *ihm* gehe. Allerdings besuche ich ihn in gewissen Zeitabschnitten auch im Altersheim, um so einen ganz menschlichen, "unmedizinischen" Kontakt herzustellen. Körperlich wird er im Laufe der Jahre allmählich immer fragiler (besonders im Laufen durch einen Schlaganfall in Form eines "Streifers" behindert); kognitiv nimmt er nicht ab; affektiv verharrt er in der residualdepressiven Verfassung.

Als ich im August 1993 aus den Sommerferien zurückkomme, ist ungeheuer viel passiert - Dinge, die sich zwar angekündigt hatten, aber in der Brisanz der Beschleunigung so nie hätten vorausgesehen werden können. Sein zweitältester Sohn hatte sich wegen Verschuldung suizidiert. Eine seiner Töchter liess sich scheiden. Ein Umzug in ein anderes, näher bei der zweiten Tochter liegenden Altersheim steht unmittelbar bevor. Der Tod seines zweitältesten Sohnes kam für alle Familienangehörigen völlig unerwartet; dieser war offenbar viel mehr in die Enge getrieben als äusserlich sichtbar. Bei Herrn A. herrscht Trauer über den Verlust des Sohnes vor und gottseidank nicht Zorn über die der Familie zugefügte Schmach, was ich eigentlich erwartet hatte. Die Scheidung der Tochter kann er schlecht akzeptieren, empfindet sie als Tintenfleck im Familienbuch. Vor dem Umzug in ein anderes Altersheim hat er als depressiv Kranker nur Bedenken und Ängste. Es ist für mich überhaupt ein Wunder, dass er diese drei Schicksalsschläge ohne Zusammenbruch überstanden hat, und seine Ehefrau dabei nicht an einer Herzkrise gestorben ist. Unsere Beziehung ist jetzt noch mehr gefestigt, weil ich ihn auch durch diese Schläge begleite und sein wichtigster Vertrauenspartner bleibe.

Nach dem Umzug ins Altersheim ändern wir das Setting so, dass in monatlichem Abstand einmal Herr A. zu mir in die Klinik kommt und das andere Mal ich ihn im Heim, welches etwa 15 km ausserhalb meiner Klinik liegt, besuche.

Eine Notiz vom 22.12.1994: Ein herzliches und schönes Wiedersehen - wir haben beide Tränen in den Augen. Körperlich geht es wie eh und je; er kommt bewusst auch immer noch hierher in die Klinik, um sich zu stählen, die Strecke zu schaffen, obwohl es ihm physisch so schwer fällt, als hätte er eine Tageswanderung vor sich. Zu viel Missgeschick, Unglück, Fehlverhalten muss er angstvoll antizipieren. Mit Stock läuft er leidlich - im Altersheim bewegt er sich ohne Stock. Das Siechtum von Mitinsassen, welches er beobachtet, setzt ihm nach wie vor am meisten zu. Er muss Bemerkungen seiner Frau hinnehmen wie zum Beispiel: "Du läufst am schlechtesten von allen Altersheimbewohnern". Die Scheidung von Tochter V. und den Suizid von Sohn M. hat er nicht verkraftet - wie könnte er das auch; er muss es als Schicksalsschläge hinnehmen, die er nie verstehen kann. An den eigenen Tod denkt er viel, aber er sagt: "Es hat keinen Sinn, darüber zu grübeln." Seiner Frau geht es kardial wieder etwas besser; dennoch fürchtet und antizipiert Herr A. dauernd ihr Ableben.

Er leidet sehr darunter, dass ihn seine Frau bei vielen Gelegenheiten diskredidiert, so als würde sie sich seines Alters schämen. Sie will nicht mit ihm zum Essen gehen und in der Kirche nicht neben ihm sitzen. Zwischen den Eheleuten gibt es keinerlei Austausch von Zärtlichkeiten, keinen Körperkontakt, kein liebes Wort, keinen Kuss. Wir besprechen, dass er zweierlei tun soll: in der Regel dieses Verhalten ignorieren; schmerze es ihn besonders, soll er seine Frau ansprechen: "Warum machst Du das?" Bei einer günstigen Gelegenheit solle er sie einmal fragen, ob sie sich und weshalb sie sich seiner in Gesellschaft schäme. Er duscht ihr zuliebe zweimal pro Tag. Erneut protokolliere ich: "Es ist erschütternd zu sehen, wie die zwei alten Leutchen, die noch ein paar Jahre miteinander haben, sich das Leben schwermachen".

In den letzten Jahren hatte ich es mir zur Angewohnheit gemacht, eine junge Patientin aus der Klinik, die ich auch psychotherapeutisch betreue, zum Besuch ins Altersheim mitzunehmen. So konnte ich zwei Fliegen mit einer Klappe schlagen, denn die junge Patientin genoss das Zusammensein mit mir, und Herr A. genoss das junge hübsche Gesicht, welches sich nun auf einmal unter lauter alten Gesichtern befand wie der erste Krokus auf einer schneebefleckten Frühlingswiese. Warum pferchen wir alte Menschen in Heimen zusammen? Und wo sind die jungen Menschen, die willens wären, mit ihnen zusammenzuleben?

Bis auf das Nachlassen des Hörvermögens und Artikulationsschwierigkeiten als Folge des leichten Schlaganfalles ist Herr A. angesichts seines Alters körperlich noch recht robust, allerdings in der Beweglichkeit und motorischen Agilität doch deutlich eingeschränkt; die körperliche Kontrolle sowie die Abgabe der Medikamente (Ludiomil, Nozinan, Seresta und ein Antihypertensivum) hat ein ortsansässiger Hausarzt übernommen, mit dem ich in regelmässigen Abständen telefoniere.

Noch ein weiterer Schicksalsschlag bleibt Herrn A. nicht erspart, auch ein Sohn lässt sich scheiden. Als er mir dies erzählt, bricht er in Tränen aus, und ich bin zum ersten Mal so erschüttert über die Massierung der Schicksalsschläge im Leben dieses Menschen, dass ich keine Worte finde. Man hatte ihm die Zerrüttung dieser Ehe jahrelang verschwiegen, deshalb trifft ihn dieser Schlag nun besonders gewaltig. Am meisten leidet er wieder unter der sozialen Ächtung, die nun über die Familie gekommen ist. Wir finden gemeinsam keine Erklärung dafür, weshalb es ihn im hohen Alter so viele Male so schwer treffen musste, obwohl er durch seine Krankheit selber schon genug gestraft war. Sein Schicksal ist demjenigen des alttestamentlichen Hiobs durchaus vergleichbar. So wenig, wie es für die göttlichen Prüfungen Hiobs eine vernünftige Erklärung gibt (selbst wenn Theologen eine solche anbieten), so wenig gibt es für das Leben von Herrn A. eine nachträgliche Erklärung oder eine Rechtfertigung oder eine Sinngebung. Und man komme mir ja nicht mit dem scheinheiligen "Leid adelt" ...

Unsere Gespräche sind zum Glück auch erfüllt von Diskussionen aus der Vergangenheit über gute Stunden und Tage. Das ist durchaus auch beim alten depressiven Menschen möglich, dass er von guten Zeiten von früher berichten kann, und dies ist mit der gleichen Wehmut und Verklärung verbunden wie bei einem gesunden Betagten.

Die Ehefrau wird nun von Monat zu Monat schwächer. Ein jüngerer Sohn von Herrn A. sucht mich auf, um mit mir zu besprechen, was bei einem allfälligen Todesfall der Mutter zu tun sei, ob man Herrn A. im Heim allein zurücklassen könne oder ob er ihn zu sich nehmen solle. Zu diesem jüngeren Sohn finde ich nun in mehreren Gesprächen ein sehr schönes Verhältnis. Ich höre von ihm zum ersten Mal aus ganz anderer Sicht, wie die Familiendynamik in der Familie A. eigentlich gewesen ist. Der Sohn selbst hat weder zum Vater noch zur Mutter je ein ehrliches, tiefes und offenes Wort sprechen können. Der Vater weiche aus, wenn er heikle Themen berühre. Der Sohn wünscht sich, dass sich er und seine Mutter in einem endlich offenen Gespräch, ausgelöst durch die existentielle Krise des nahenden Todes, finden und begegnen würden. Das ist nicht der Fall. Ich ermutige den Sohn, nicht auf eine Gesprächseröffnung seitens der Mutter zu warten, sondern er solle anfangen ihr mitzuteilen, was ihm wichtig sei; und zwar ohne Rücksichtnahme auf ihren moribunden Zustand. Gerade jetzt, solange sie noch am Leben sei, müsse er diese Chance wahrnehmen.

Im Frühling 1994 gibt Herr A. stark ab. Er redet sehr langsam, läuft gebückt, die Schwerhörigkeit hat stark zugenommen. Er perseveriert die Gesprächsthemen auf die Schicksalsschläge mit seinen drei Kindern, fühlt sich nach wie vor schuldig hinsichtlich der verfehlten Lebenswege seiner Kinder und sieht sie als Folge einer falschen Erziehung an. Als er mich zum Auto begleitet, lese ich in seinen Augen, dass er nicht damit rechnet, mich wiederzusehen. Er kann nun aus eigener Kraft, ohne dass die Verantwortung dafür zu gross wäre, nicht mehr allein zur Konsultation in die Klinik kommen, so dass ich beschliesse, ab sofort das *Setting* dahingehend zu ändern, ihn ausschliesslich im Altersheim zu besuchen.

Im Altersheim spielt es sich so ein, dass ich zuerst mit ihm allein im Zimmer rede, währenddessen seine Frau schon hinunter in die Cafeteria geht, um uns dann nach einer Weile dort zu empfangen. So habe ich die Möglichkeit, mit ihm unter vier Augen zu sprechen und wahre gleichzeitig auch die Etikette, beiden (dem Ehepaar) einen Besuch abzustatten. Meine Gefühle gegenüber Frau A. sind, dessen habe ich mich oft und redlich geprüft, nicht von Ressentiments und Vorwürfen geprägt; sie bestehen aus Mitleid und einem Stück Fassungslosigkeit darüber, wie, trotz bestem Wissen, Wollen und Meinen, sich eine Beziehung so entwickeln kann, dass sich die betroffenen Partner, die miteinander alt wurden und beieinander blieben, im Alter plagen, anstatt sich zu lieben.

Am 31. August 1994 kommt der Telefonanruf, den ich schon lange befürchtet hatte. Herr A. selber ruft mich an, um mir zu sagen, dass seine Frau im Altersheim gestorben sei. Er war in der Todesstunde bei ihr, schrecklicherweise ist sie im letzten Moment, im Todeskampf, auch noch aus dem Bett gefallen, was ihn zutiefst schockiert hat. Herr A. ist völlig aufgelöst, weint, kann sich nicht beruhigen und fassen. Da ich aus dienstlichen Obliegenheiten nicht sofort zu ihm fahren kann, schreibe ich ihm einen ausführlichen Kondulationsbrief und organisiere wenigstens äusserlich die Betreuung durch seine Kinder. Vierzehn Tage später sehe ich ihn, da ihn die jüngste Tochter zu mir in die Klinik bringt. Tief gebückt kommt er zu mir, weint viel, ist vom Geschehenen noch völlig gefangen. Andererseits ist es für mich ganz erstaunlich zu sehen, wie er sich doch wieder aufgerafft hat, sich nicht depressiv im Bett verkriecht, versucht, den Alltag zu bewältigen. Der starre Ausdruck seiner Frau in ihrer Todesminute gehe ihm sehr nach, er könne es nicht vergessen. Er leidet auch darunter, dass seine Frau noch zu ihm gesagt hat, man werde sich im Paradies wiedersehen und er das nicht glauben kann. Er sagt zu mir: "Ich werde das nie verarbeiten können, dass meine Frau gestorben ist." Ich sage zu ihm: "Herr A., das verlangt auch niemand von Ihnen, nicht einmal Gott".

Bei der nächsten Konsultation im Oktober 1994 treffe ich im Altersheim einen gebrochenen alten Mann an. Der Tod der Ehefrau liegt jetzt 6 Wochen zurück. Herr A. ist um Jahre gealtert. Sobald ich auf seine Frau zu sprechen komme, fängt er an zu weinen. Er hat es bis jetzt nicht über sich gebracht, ihr Grab zu besuchen. Er lebt ganz einsam in seinem kleinen Zimmer (das ursprüngliche Doppelzimmer wurde auf ein Einzelzimmer verkleinert). Wie immer steht er beim Wegfahren vor der Tür und winkt mir zu. Ich muss damit rechnen, dass er bald seiner Frau in den Tod nachfolgen wird. Andererseits ist es aber auch möglich, dass er, wenn er die erste schwierige Zeit überwindet, wieder zu sich findet, da die Ehe alles andere als erfreulich war und der Verlust seiner Frau paradoxerweise auch eine Entlastung und Befreiung bedeuten kann. Das ist in der Tat auch ein empirischer Erfahrungswert bei vielen Witwen und Witwern aus langjähriger Monogamie.

Einmal ruft er mich in panischer Angst in der Klinik an: Es ginge ihm ganz schlecht, er sei zu einer Geburtstagsfeier seiner Tochter eingeladen und fühle sich absolut ausserstande, dorthin zu gehen. Er könne dies seiner Tochter aber nicht sagen, weil er sie nicht kränken möchte. Ich vereinbare mit ihm, dass ich die Sache für ihn regle. So komme ich in ein längeres Gespräch mit der Tochter, was ihr und mir wohltut, in welchem ich erneut darauf hinweisen kann, dass für einen depressiven Menschen die Teilnahme an Familienfesten nicht depressionslindernd, sondern depressionsfördernd ist. Man kann einen depressiven Menschen, so wie Herr A. einer ist, nicht aufheitern. Schon der Versuch der Aufheiterung nimmt ihm die Würde als Mensch.

Rückbesinnung

Ich bewundere Herrn A. Diesem Menschen war in seinem Leben nicht viel Glück vergönnt. Er stand nicht auf der Sonnenseite. Von der Natur nicht mit einem unbefangenen Gemüt versehen, in einengendem Milieu aufgewachsen, sich aus kleinsten Verhältnissen hocharbeitend in eine einigermassen gesicherte bürgerliche Existenz, in einer kollisionsreichen Beziehung lebend von Anfang an bis zum Tod der Ehefrau, einen Sohn durch Suizid verloren, zwei Töchter, gleichsam symbolisch, durch Scheidung verloren, mit einem strengen und rigorosen Über-Ich ringend sein Leben lang, mit einer schweren depressiven Krankheit über nun bald zwei Jahrzehnte geschlagen. Einzig seine körperliche Robustheit kann man auf der Habenseite verbuchen. Herr A. ist im Moment, als ich diese Zeilen schreibe, 83 Jahre alt. Ich kann nicht sagen, wieviele Jahre er noch leben wird, aber ich kann sagen, dass ich ihn diese kurze oder lange Wegstrecke weiter begleiten werde, sofern mir selbst nichts zustösst. Ich habe durch Herrn A. gelernt, dass ein Mensch seinem Schicksal trotzen kann, und sich trotz einer demütigenden, schmachvollen und zermürbenden Krankheit nicht aufgeben muss. Niemals hat oder hätte Herr A. einen Suizidversuch verübt, dies verbot ihm sein rigoroses Gewissen. Ich selbst habe das unverdiente Glück, in meinem Leben bis jetzt nicht mit schweren Schicksalsschlägen konfrontiert worden zu sein und in einer sicheren, erfolgreichen und schönen Existenz leben zu dürfen. Ich weiss nicht, wie ich mich verhalten hätte, hätte ich das Leben von Herrn A. leben müssen. Noch einmal: Ich verehre und bewundere ihn.

Anhang I

Verhaltensempfehlungen bei Depressionen (für Angehörige und Therapeuten)

• Die negativen Empfindungen des Depressiven (z.B. Klagen über Unlust, körperliche Beschwerden, Schlaflosigkeit) nicht bagatellisieren, wegdeuten oder ausreden. Kein platter Trost oder triviale Aufmunterungen. Keine Aufheiterungsmanöver. Wahnideen, die bei schweren Depressionen vorkommen können, nicht auszureden versuchen.

• Betonen, dass Depression ein Zustand ist, der in der Regel vorübergeht (auch wenn der Zeitpunkt der Aufhellung ungewiss ist) und dass die momentane Hoffnungslosigkeit selbst ein Symptom des depressiven Zustandes ist.

• Nicht an den Willen appellieren. Nicht sagen, der Depressive solle sich zusammennehmen; er könne schon, wenn er nur wolle. Ihn hingegen wissen lassen, dass er nichts für seinen Zustand kann, dass er kein Versager ist, dass er keine Schuld an seiner gegenwärtigen Befindlichkeit hat.

• Nicht an Tugenden wie Glaube oder Hoffnung appellieren.

• Dem Depressiven Entscheidungen abnehmen, wenn sie ihm qualvoll sind. Ruhige, bestimmte, sichere Führung.

• Keinesfalls lebenswichtige Entscheidungen während der depressiven Phase treffen lassen, wie z. B. Berufswechsel, Scheidung, Kinder bekommen etc.

• Gemeinsam mit dem Depressiven einfache, klare Tagesprogramme aufstellen. In den Arbeits- und Freizeitbereich Tätigkeiten einbauen, die dem depressiven Zustand angepasst sind und ohne Zeitdruck durchgeführt werden können. Verbieten von Tätigkeiten, bei denen der Depresive voraussichtlich erfolglos sein wird, sich sehr unangenehm fühlt oder die sich zeitlich nicht klar begrenzen lassen. (Oft gehören Lesen, Fernsehen und Musik hören dazu.)

• Nur relative Entlastung im Beziehungs- und Berufsbereich. Keine einschneidende Veränderung der bisherigen Lebensgewohnheiten. Bei deutlich ausgeprägter Depression nicht in die Ferien gehen.

• Den Depressiven zur Mitarbeit heranziehen ("Ämtli"), um ihm das Gefühl zu geben, dass er gebraucht wird.

• Einfühlendes Verständnis zeigen, wenn der Depressive Schwierigkeiten hat, etwas zu tun und zu leisten; jedoch darauf bestehen, dass er realistisch angesetzte und wohldosierte Forderungen durchführt (bezieht sich zum Beispiel auch auf das Aufstehen am Morgen). Den Depressiven auf alles, was ihm gelungen ist, aufmerksam machen - aber ohne triumphierenden Ton.

• Auf eine regelmässige, rhythmische Gliederung des Tagesablaufs achten (aufstehen, arbeiten, essen, zu Bett gehen), die auch an Fest- und Feiertagen beibehalten werden sollte.

• Darauf achten, dass der Depressive am Morgen nicht im Bett liegen bleibt, sich am Abend nicht zu früh ins Bett zurückzieht und sich während des Tages nicht hineinlegt.

• Bei leichten und mittelschweren Depressionen darauf achten, dass soziale Kontakte nicht drastisch reduziert werden.

• Verständnis dafür zeigen, dass sexuelle, Liebes- und Sympathiegefühle während der Depression schwinden oder verlorengehen.

• Selbständige Körperpflege verlangen und unterstützen.

- Stets die Selbstmordgefahr im Auge behalten - besonders auch dann, wenn nach schwerer Depression eine Besserung spürbar wird. (Die meisten Depressiven bringen sich in der Aufhellungsphase um, wenn sich die seelisch-motorische Erstarrung lockert.)
- Sich im Umgang mit Depressiven nicht entmutigen lassen, zum Beispiel wenn man spürt, dass der Depressive auf alles nur negativ reagiert und alles abwertet. Beziehung nicht verdünnen oder gar abbrechen, wenn die verbale Verständigung stockt.
- Vorgespielte Fröhlichkeit, Umtriebigkeit, dralle Aktivität im Zusammensein mit dem Depressiven meiden.
- Äusserungen vermeiden, die den Depressiven lächerlich machen könnten, die bei ihm Schuldgefühle wecken oder die ihn blossstellen. Keine Vorwürfe oder Vorhaltungen. Daran denken, dass er sehr empfindlich und verletzbar ist und leicht heraushört, er sei nichtswürdig und unwert.
- Vorsicht mit Ironie, Sarkasmus und sog. harmlosen Scherzen. Der Sinn für Humor und Selbstrelativierung geht in der Depression oft verloren.
- Nicht auf das Grübeln über vergangene Ereignisse eingehen. Während der depressiven Phase nicht nach Anlässen und Gründen für die Verstimmung forschen. Keine Warum-Fragen. Möglichst in der Gegenwart, beim aktuellen Empfinden bleiben.
- Wenn der Depressive weinen kann (was viele Depressive nicht können), fördern, dass er sich ausweint. Die Tendenz, dass er immer Selbstbeherrschung von sich verlangt, nicht unterstützen.
- Erst in der beginnenden Remissionsphase sollten die nahen Bezugspersonen Probleme in der Beziehung besprechen und entstandene Konflikte aufarbeiten. Das aktive Angehen von Beziehungsschwierigkeiten hat auch eine wichtige prophylaktische Bedeutung.
- Bei allen Depressionen die Atmung anregen (Atemtherapie, Schwimmen, Leibtherapie). Evtl. spezifische Massage, z.B. Nacken, Bauch.
- Kreativen Selbstausdruck (Malen, Musik, Tanz) erst dann und nur dann fördern, wenn der Depressive selbst danach verlangt.

Anhang II

Zur Elektrokrampf-Therapie

Die Elektrokrampf-Behandlung verharrt in den deutschsprachigen Ländern in einem ihr nicht angemessenen Zustand der Fragwürdigkeit. Sie war in den Sechziger und Siebziger Jahren als Misshandlung psychiatrischer Patienten verkannt und verschrien. Als die Methode 1938 durch Bini und Cerletti in Rom entdeckt wurde, kannte man als Therapien für Psychosen lediglich die Schlafkur, die Insulinkur, den Kardiazolkrampf und die präfrontale Lobotomie. In diesem Kontext verbreitete sich die Elektrokrampf-Behandlung schnell als wirksame und sogar schonende Behandlung schwerer Depressionen. Dennoch wurde sie von einem Teil der Patienten sehr gefürchtet, weil qualvolle abortive Krämpfe, Verletzungen und anhaltende Gedächtnisstörungen auftraten. Sie wurde in den frühen Jahren auch kritiklos angewendet bei Neurosen, Persönlichkeitsstörungen und sogar als Disziplinierungsmittel missbraucht. Dies war ein eigentlicher medizinischer Skandal. Der berühmte Film vom "Kuckucksnest" 1962 hat das negative Bild der Elektrokrampf-Behandlung weiter und weltweit verbreitet.

Als in den Sechziger Jahren die trizyklischen Antidepressiva zur wirksamen Behandlung schwerer Depressionen aufkamen, geriet die Elektrokrampf-Therapie in Vergessenheit, da man ja ein weniger invasives Therapeutikum gefunden hatte. Dennoch hielt sich in den angelsächsischen und skandinavischen Ländern die modifizierte Elektrokrampf-Behandlung weiter; modifiziert heisst: mit Narkose, Muskelrelaxation, Sauerstoffbeatmung, abgeleitetem EEG und unilateraler Plazierung der Elektroden. In den genannten Ländern wurde auch mit kontrollierten Studien geforscht und die Indikationen genau abgegrenzt.

Die Hauptindikationen zur Elektrokrampf-Behandlung sind:

1. Akute, lebensbedrohliche Zustände bei endogenen Depressionen und schizophrener Katatonie in Form von schwerer Suizidalität, Nahrungsverweigerung und körperlicher Erschöpfung (= perniziöser Stupor).
2. Beim malignen neuroleptischen Syndrom.
3. Bei schweren quälenden Depressionen, die sich nach kunstgerechter Behandlung hinsichtlich Dosierung und Dauer mit mindestens zwei Antidepressiva, auch in Kombination mit Neuroleptika und Schlafentzug, als therapieresistent erwiesen haben.

Andere Indikationen gibt es nicht. Absolute Kontraindikation ist, man kann es einfach zusammenfassen, ein nicht optimaler Somatostatus hinsichtlich Herz, Hirn, Lunge und Blutdruck.

Die Elektrokrampf-Therapie verursacht keine Hirnschädigungen; sie führt nicht zum Untergang von Zellen. Bei genauer testologischer prospektiver Testuntersuchung[1] ergibt sich, dass die mnestischen Störungen reversibel sind. Dies gilt allerdings nur für kunstgerechte Anwendung (siehe oben) der Elektrokrampf-Therapie.

---

[1] = kognitive Testung <u>vor</u> und <u>nach</u> Applikation des ES

94

Ausschlaggebend für die Wirkung ist, nach übereinstimmender Meinung der Forscher, der peripher krampflose, intrazerebral ausgelöste, künstliche Krampf.

Eine schriftliche Zustimmung zur Therapie des urteilsfähigen Patienten wird von den meisten Ländern verlangt. Bei Urteilsunfähigkeit braucht es die schriftliche Zustimmung der nächsten Angehörigen. Klare gesetzliche Regelungen bestehen jedoch nicht überall.

Für therapieresistente, hartnäckige, quälende Depressionen, die medikamentös nicht erfolgreich behandelt werden können, und auch für körperlich gefährliche Katatonien im Rahmen von chronischen Schizophrenien bedeutet die Elektrokrampf-Therapie eine effiziente und unter Umständen lebensrettende Therapie. Die Indikation zur Elektrokrampf-Behandlung muss abgewogen werden gegen die Schwere und die Lebensgefährlichkeit des zu behandelnden Leidens. Eine summarische Ablehnung beruht auf emotionalisierter Ideologie und nicht auf Kenntnis der Forschungsliteratur. Im Interesse der geringen Zahl von Patienten, für die die Elektrokrampf-Behandlung hilfreich sein kann, ist die Aufklärung der Öffentlichkeit und auch der Fachleute selbst über die neue Forschung und Anwendungstechnik der Elektrokrampf-Therapie unmittelbar notwendig. Die Elektrokrampf-Therapie ist sogar im Vergleich zur Pharmakotherapie ungefährlicher und nebenwirkungsärmer; sie hinterlässt keine dauernde Vergesslichkeit und wirkt bei bestimmten Indikationen zuverlässig und rasch. Sie gibt nicht in höherem Mass Anlass zu besonderen gesetzlichen Massnahmen als andere invasive medizinische Therapien. Unkundige und tendenziöse Information durch die Massenmedien muss strikt zurückgewiesen werden; die Elektrokrampf-Behandlung darf nicht zum Symbol einer repressiven Psychiatrie gemacht werden. Umfragen in allen psychiatrischen Kliniken in der Schweiz ergaben keine Hinweise auf Missbräuche, sondern im Gegenteil den Befund, dass auch bei richtigen Indikationen die Elektrokrampf-Behandlung wegen der Verurteilung durch die Öffentlichkeit nicht angewendet wird. Sie steht nach wie vor in einem schlechten und schiefen Licht; Klinikchefs wagen es nicht, sie zu praktizieren, um sich nicht der Kritik der Öffentlichkeit auszusetzen. In Tagungen und Symposien müssten Indikationen und Grenzen dieser Behandlung ideologiefrei diskutiert werden können. Notfalls muss eine in ihren Grenzen sehr erfolgreiche Methode auch gegen die Uninformiertheit der Öffentlichkeit unbeirrt und korrekt durchgesetzt werden. Wir dürfen Patienten Behandlungen nicht vorenthalten, nur weil die nicht- oder halb-informierte Öffentlichkeit sie für verabscheuungswürdig hält und unsere Patienten deswegen leiden müssen. Das ist in Wahrheit unmenschlich.[1]

---

[1] Siehe dazu auch: Ernst C., Grünholz, R. & Woggon, B. (1994). Elektrokrampfbehandlung. In: Schweiz. Ärztezeitung 75, 1119-1125

Anhang III

Schlafentzug

Neben der antidepressiven Pharmakotherapie, dem Elektroschock bei besonderen Indikationen, dem wohltuenden Umgang mit dem Patienten, der sinnvollen Beschäftigung, der hier nicht besprochenen Lichttherapie für saisonale Depressionen, gibt es noch eine ganz wichtige Therapiemethode für endogen depressive Patienten, nämlich den Schlafentzug.

Der Schlafentzug kann total oder partiell vorgenommen werden; total bedeutet die absichtliche Entziehung des Schlafes während einer ganzen Nacht, partiell bedeutet Entzug während der zweiten Nachthälfte. Der Patient muss aktiv mitarbeiten; dazu muss er vororientiert und motiviert sein.

Der therapeutische Effekt des partiellen Schlafentzugs erwies sich als ebenso günstig wie der des totalen Schlafentzugs. Da er leichter durchführbar ist, wird er hauptsächlich angewendet. Die Wirkung des Schlafentzugs besteht in einer Besserung der depressiven Kernsymptomatik, nämlich der depressiven Grundstimmung, der psychomotorischen Hemmung, der Agitiertheit und der Angst.

Der Wirkungseintritt erfolgt meist in den frühen Morgenstunden der durchwachten Nacht, evtl. erst am zweiten Tag nach Schlafentzug. Die Wirkungsdauer beträgt ein bis zwei Tage, sie kann evtl. durch wiederholten Schlafentzug verlängert werden. Oft stösst der Schlafentzug eine Remission an, die man dann durch antidepressive Medikation aufrechterhalten kann.

Was wirkt eigentlich beim Schlafentzug? Hier werden vier Faktoren diskutiert:

a)   Resynchronisation der gestörten zirkardianen Tagesrhythmik,
b)   Beeinflussung des Hirnstoffwechsels,
c)   therapeutischer Effekt durch REM-Phasenreduktion bzw. -entzug,
d)   unspezifische Stresswirkung.

Indikation: bei allen kollaborationsfähigen, hirngesunden, schwer Depressiven.

Die besten Ergebnisse finden sich bei Depressionen mit ausgeprägter Vitalsymptomatik und Tagesschwankungen. Kontraindikation wie beim Elektroschock: hirnorganische zusätzliche Komplikationen und körperliche Hinfälligkeit.

Wie wird der Schlafentzug praktisch durchgeführt? Bei uns in der Klinik folgendermassen: Ab 1.30 Uhr darf der Patient nicht mehr schlafen, auch nicht einnicken. Er kann jeder beliebigen Beschäftigung nachgehen - Lesen, Fernsehen, Essen, Umhergehen usw. Eine Nachtschwester leitet ihn in diesen Aktivitäten an. Auch an dem (das ist sehr wichtig) auf den Schlafentzug folgenden Tag muss der Patient bis abends wach bleiben. Der Schlafentzug kann beim gleichen Patienten mehrmals wiederholt werden, wenn man dazwischen ein bis zwei gewöhnliche Nächte einschaltet. Bewährt haben sich bei uns Dreierserien von partiellen Schlafentzügen innerhalb von sechs Tagen, d.h. alternierend eine Schlafentzugsnacht mit einer Schlafnacht. Der partielle Schlafentzug wird von den meisten Patienten vorgezogen: Der Patient findet abends den gewünschten Schlaf; die zweite Hälfte der Nacht zu wachen ist für den Depressiven insofern leicht, als er meist ohnehin sehr früh erwacht und nicht wieder einschläft; am folgenden Tag fühlt sich der Patient weniger beeinträchtigt; Schlafentzug für eine halbe Nacht kann öfters wiederholt werden.

Das wichtigste bei der ganzen Sache ist: Es muss wirklich kontrolliert und überwacht werden, dass der Patient während des Schlafentzugs nicht einschläft.

Wenn Sie, lieber Leser, an diese Methode nicht glauben wollen, dann empfehle ich Ihnen, bei eigener, durch depressive Verstimmungen ausgelöster Schlaflosigkeit einmal einen partiellen Schlafentzug zu Hause durchzuprobieren: Sie werden vom Ergebnis mehr als überrascht sein.

Fallgeschichte Nr. 5: Herr Z.

Vorwarnung

Diese Fallgeschichte ist nichts für zartbesaitete Leser. Sie handelt von den Südpolar-regionen des Menschen, von Ausscheidungen, von Sexualität, von Kot und Urin. Dass auch diese Regionen einen nicht unerheblichen Teil des Menschen darstellen, hat schon das alte römische Sprichwort nahegelegt: *Inter faeces et urinam nascimur*. Das, was im folgenden geschildert werden wird, ist in grossen Teilen wenig appetitlich und wird (zum Glück und gottseidank) wenigstens manchmal gemildert durchs Groteske. In der Psychiatrie ist es eben bisweilen so, dass bizarrste, abstruseste und skurrilste Verhaltensweisen dadurch erträglich werden und manchmal sogar zum Schmunzeln oder gar Lachen anregen, weil sie ins Burleske gehoben sind. So auch bei Herrn Z. Ich werde den Leser an meinen merkwürdigen Begegnungen mit Herrn Z. teilnehmen lassen, indem ich aus meinen Therapiestunden-Protokollen verschiedene Stichproben ziehe und ungeschminkt und unzensuriert vorlege. Sollte dabei der Eindruck des Itera-tiven und Stereotypen und des endlos Ermüdenden, sich Wiederholenden entstehen, so ist dies durchaus beabsichtigt: Die Krankheit von Herrn Z. besteht aus Iteration, Ste-reotypie, Monotonie. Das macht ihre ganze Schrecklichkeit und Unerbittlichkeit aus.

Chronologie der Begegnungen mit Herrn Z.
30.5.1989 (Erstgespräch)

Ich habe mit Herrn Z. ein 1½-stündiges Gespräch. Das Thema ist ausschliesslich sein Hauptproblem, nämlich die Vermischung von Miktion, Ejakulation und Defäkation. Eine seiner bizarren Ideen lautet: Er habe in eine Morgenerektion hinein, die durch Blasendruck begründet gewesen sei, onaniert; seither hinderten Urintropfen das Sperma am Austreten. Ich höre Herrn Z. geduldig zu, versuche zu korrigieren, wenn es allzu absurd wird. Ich pflege teilweise auch stark persuasives Gesprächsverhalten, z.B. die apodiktische Versicherung, dass sexuelle Enthaltsamkeit dem Körper nicht schade. Der ganze Sexualbereich von Herrn Z. steht unter massivem Leistungsdruck und ubiquitärer Versagensangst und ist dermassen neurotisiert, dass er sich durch keine Manipulation mehr Befriedigung, Entspannung oder Genuss verschaffen kann. Wir einigen uns am Schluss, dass er einmal für eine Weile die ganze Sexualität ruhen lassen soll.

9.6.1989

Herr Z. fragt von sich aus, ob er nicht seine Körperprobleme übertreibe. Ich stelle klar, dass ich ihn nicht für einen Simulanten halte, dass er aber aus dem Teufelskreis der Fixierung auf Körperliches herausfinden müsse. Wir gehen zusammen sämtliche inne-ren Organe durch, die gesund sind (es ist eine erkleckliche Anzahl): das beruhigt ihn.

13.6.1989
Ich bespreche mit Herrn Z. ein Blasentraining; wir bereiten eine Agenda vor, welche die stufenweise Erhöhung des Miktionsintervalls bis auf zwei Stunden, von einer Stunde ausgehend, vorsieht. Herr Z. macht bereitwillig mit. Wiederum rede ich sehr persuasiv, beinahe magisch mit ihm; das kommt gut an.

15.6.1989
Wir kommen gemeinsam zur zentralen Einsicht, dass Herr Z. seinen Körper nicht gern hat, seinen Penis malträtiert, als wäre dieser sein ärgster Feind. Er berichtet Details, die mich erschauern lassen, z.B. Onanieren bis zum Bluten. Ich zeige ihm konkret auf, wie er sanft mit seinem Penis umgehen kann. Wir besprechen seine falsche Ansicht, Sexualität sei Leistung erbringen, sei Schnelligkeit produzieren, sei Rekorde brechen. Er kann heute mehrmals lauthals lachen, als ich ihm drastisch vor Augen führe, wie er sein Geschlechtsorgan gleich einem Holzprügel traktiert. Der affektive Rapport zwischen uns ist sehr gut.

21.6.1989
Das Konzept der Gespräche ist immer noch gleich: Geduldiges Eingehen auf alle seine überwertigen und kruden Ideen; direktive Beratung und Empfehlung; persuasives Vorgehen.

23.6.1989
Herr Z. sagt zu mir: "Ich bin selbstzerstörerisch, ich will meinen Körper ruinieren". Wir stellen erneut fest, dass er seine gesamten Körperfunktionen missbraucht, dass er überhaupt einen sehr gesunden Körper haben muss, der das alles bis jetzt ohne grossen Schaden ausgehalten hat. Ich sage: "Sie haben einen Körper aus Krupp-Kanonenstahl".

27.6.1989
Als ich verschmitzt zu Herrn Z. sage, wenn er noch eine Idee zum Onanieren suche, solle er doch mal seinen Penis in einen Schraubstock zwängen und mit einer Feile bearbeiten, muss er laut lachen und sagt: "Ich bin ja bescheuert, wie ich mich selbst kaputtmache".

29.6.1989
Herr Z. entwickelt die Idee, dass er durch das exzessive Essen von Unmengen von Schokolade absichtlich eine Verstopfung herbeiführen will, damit er nicht unwillkürlich in die Hose mache, was er sehr fürchtet. Ich exploriere ein traumatisches Ereignis von früher: Er hat einmal nach einer Gewalttortour in Form einer Ess- und Fressorgie in die Hose gemacht.

7.7.1989
Herr Z. und ich machen im Büro ein Kräftemessen mit Fingerhakeln und Armwrestling: das Resultat ist unentschieden. Herr Z. freut sich riesig, dass ich nicht stärker bin als er. Er sagt: "Himmel nochmal, mein Körper ist doch ganz in Ordnung". Er erklärt und demonstriert mir seine diversen Narben und Verletzungen auf Hand, Arm, Hals, die von einem Expanderunfall herrühren: er hat einmal versucht, einen Expander mit

beiden Armen nach aussen hin zu überdehnen und hat sich dabei schwere Verletzungen zugefügt, als dieser zurückschnappte.

12.9.1989
Wir kommen zum Schluss, dass er seinem Körper dauernd widersprüchliche Befehle erteilt und dass er selber die Zustände herbeiführt, die er fürchtet. Zum Beispiel isst Herr Z. 20 Bonbons hintereinander, um Verstopfung zu erzeugen, damit er nicht in die Hose macht. Dann trinkt er 10 Tassen Kaffee hintereinander, um die Verstopfung zu lösen. Er kontrolliert auch mit uneingefettetem Finger rektal den Stuhl und setzt sich so (mit schmutzigen und langen Fingernägeln) einer objektiven Verletzungsgefahr an der Darmschleimhaut aus. Wir kaufen am Kiosk gemeinsam Vaselinsalbe.

19.9.1989
Heute bin ich einmal dabei, wie Herr Z. uriniert. Er steht vor der WC-Schüssel, sichtlich unter Leistungsdruck, urinieren zu müssen. Eine Minute lang kommt nichts. Ich induziere ihm Entspannung durch Suggestion eines harmlosen ablenkenden Bildes (ein Bergbach bzw. ein Wasserfall): Sofort kann er Wasser lösen in einem langdauernden kräftigen Strahl. Das Experiment verblüfft ihn selbst; er meint: "Ich bin kein Fall für den Chirurgen".

10.10.1989
Herr Z. hat sich wieder am Hals autoaggressiv eine Wunde zugefügt: Er wollte ein "Luftloch" zum Atmen schaffen, weil er aufgrund einer Raucherbronchitis Erstikkungsängste hatte Herr Z. verlangt imperativ einen chirurgischen Eingriff. Er will unablässig, dass ich seinen Kehlkopf untersuche und befühle. Er ist für ein geordnetes, beruhigendes Gespräch nicht zugänglich. Später erhält er eine Valiumspritze zur Sedierung. Der behandelnde Arzt denkt auch an eine Anafranil-Infusionsbehandlung. Zur Zeit sind psychologische Interventionsmassnahmen erfolglos.

24.10.1989
Ich frage Herrn Z.: "Warum haben Sie sich eigentlich bis jetzt noch nicht umgebracht?" Seine Antwort, wie aus der Pistole geschossen: "Weil ich Hoffnung habe, dass es einmal besser wird."

31.10.1989
Herr Z. ist aus der Klinik entwichen. Er kommt nachher in mein Büro, völlig aufgelöst. Er war im Kantonsspital, wo man ihm bestätigt hat, nur eine harmlose Rachenentzündung zu haben. Anschliessend lief er zur Mutter. Er will unbedingt nach Hause, die Mutter ist für drei Wochen in Paris; er meint, er könne während dieser Zeit zu Hause bleiben. Ich kann ihm das ausreden. Es stellt sich heraus, dass er gestern sein Leponex nicht genommen hat (deshalb die grosse Verwirrung). Wir gehen zusammen auf die Station, sein Gewicht zu kontrollieren: Er wiegt mit Kleidern 54 kg.

5.12.1989
Er ist erstaunlich gut dran: hat zwei Tage nicht geraucht, 4 kg zugenommen, letzte Nacht acht Stunden geschlafen, muss nicht dauernd Wasser lösen. Thematisch ist er im Gespräch flexibel und auch für andere Themen als Körperprobleme offen. Zum ersten

Mal erzählt er von zwei Verführungssituationen (12-jährig durch Friseur, der angeblich sexuelle Manipulationen an ihm vornahm; 18-jährig durch einen Lehrer, der angeblich Fellatio bei ihm durchführte). Er hört beim Lesen oder Fernsehen Stimmen, welche ihn an diese Erlebnisse erinnern. Er sieht das selbst als durch ihn erzeugte Halluzinationen an, fragt mich ängstlich: "Gell, das ist nur Neurose?" Er drängt imperativ auf Absetzen des Leponex, welches für ihn Anfang und Ende allen Übels ist. Er ist für Argumente hinsichtlich der Wichtigkeit der Medikamenteneinnahme nicht offen.

16.1.1990
Herr Z. verlangt von mir, ich solle ihm ein Bein stellen, damit er aufs Gesicht falle und sich schwer verletze und so ins Universitätsspital komme.

6.2.1990
Herr Z. ist in einem erbarmungswürdigen Zustand. Ich muss ihn nach wenigen Minuten wieder auf die Station zurückbringen, da er auf dem Gang zusammenbricht. Er habe vor drei Tagen onaniert, daraufhin eine Dauererektion bekommen; heute habe er 41 Zigaretten geraucht, weil er sich durch die gefässverengende Wirkung des Nikotins umbringen wolle. Er raucht auch bei mir eine Zigarette nach der anderen, läuft ziellos voraus. Andererseits wirkt er merkwürdig abgespalten, wieder zugänglich, grinst, lacht über eine pointierte Bemerkung von mir ("wenn Sie sich mit Zigaretten umbringen wollen, dann müssen Sie schon einen ganzen Lastwagen voll rauchen"). Auch das Zusammenbrechen auf dem Gang hat eine hysteriforme Komponente.

27.2.1990
Ein gutes Zustandsbild: Herr Z. ist affektiv synthym und aufgeschlossen, lacht herzlich über Witze. Kognitiv flexibel, nicht mehr eingeengt. Körperlich alle Funktionen in Ordnung. Arbeitet in der Arbeitstherapie, war am Wochenende mit Übernachten zu Hause bei der Mutter. Der Sextrieb ist jetzt durch Melleril gedämpft, was ihm allerdings auch Sorgen wegen Impotenz bereitet. Er kann selbständig in der Stadt einkaufen. Der Schlusssatz dieses Kurzprotokolls lautet: "Es gibt doch noch psychiatrische Wunder ..."

17.4.1990
Herr Z. hat sich wieder mal in eine Patientin auf der Station verliebt - er hat ganz kindliche Vorstellungen über Ablauf und Art der Avancen. Wir besprechen in aller Ruhe, wie "strategisch" vorzugehen sei, wie Frauen normalerweise auf verschiedene Ansinnen von Männern reagieren. Es ist sein Schicksal, dass ihn immer wieder Frauen abweisen werden, da seine psychischen Störungen evident sind.

15.5.1990
Herr Z. leidet unter permanenter sexueller Überreizung. Er hat zum Beispiel bei einem schönen Frauengesicht in einem illustrierten Heftchen die Vorstellung, die Frau wolle Fellatio mit ihm machen. Er bittet mich, vier Sexheftchen bei mir zu deponieren, damit er sie los sei - wir legen sie bei mir in den Schrank. Wir reden die ganze Stunde nur über Sexualität und Onanieren; er hat in der Tat schier unglaubliche Vorstellungen hinsichtlich der physiologischen Abläufe. Zum Beispiel glaubt er, dass man onanieren müsse, weil die Hoden gross sind. Er glaubt, dass man zuerst Urintröpfchen aus der

Harnröhre mit roher Gewalt herauspressen müsse, damit Platz für die Ejakulation geschaffen werde; er glaubt, die Qualität des Orgasmus hänge von der Menge des Ejakulates ab; er glaubt, bei Fellatio einer Frau zwangshaft in den Mund urinieren zu müssen, weil er das Zurückhalten des Urins nicht beherrschen könne. Er ist überdies unsicher, ob er nicht homosexuell ist. Er fragt mich allen Ernstes, ob er nicht als Strichjunge gehen soll, um sich etwas zu verdienen. Dann kommt er auf die Idee, für ältere einsame Damen als Callboy zu inserieren. Es herrscht ein völliges Chaos in der Sexualität bei totaler psychologischer und physiologischer Überreizung. Nur totale Reizabschirmung könnte helfen. Auf Alkohol muss vermehrt geachtet werden: Er hat bereits die abstrusesten Ideen über die nützliche (entweder sexhemmende oder andererseits sexfördende) Wirkung von Alkohol entwickelt. Er reagiert stark auf Zurückweisung durch Mitpatientinnen auf der Station, denen er in unverblümter Weise sexuelle Anträge macht. Für ihn ist die geschlechter-gemischte Abteilung Gift, die ansonsten einen Fortschritt in der klinischen Psychiatrie darstellt.

27.6.1990
Herr Z. hat sich die Brusthaare abrasiert, um einen besseren Bewuchs zu bekommen, damit er auf Frauen männlicher wirke. Er ist auf der ganzen Brust rot und wund und braucht fachmännische Pflege.

4.7.1990
Herr Z. hat sich durch 90 Liegestütze "auf der Faust" seine bereits stark havarierte linke Hand massiv muskulär verletzt. Er will zu Spezialisten in der Stadt gehen und fasst drastische chirurgische Eingriffe ins Auge.

9.7.1990
Er kommt gerade aus der Vorlesung zu mir. Er spricht zum ersten Mal ausführlich über Stimmen, die auf die Verführungsereignisse aus der Jugendzeit Bezug nehmen. Er weiss, dass er der Produzent seiner Stimmen ist.

5.9.1990
Die Strategie für mich ist weiterhin: geduldig auf alles eingehen, auch wenn es iterativ ist, und immer wieder die physiologischen Zusammenhänge klarstellen. Das Grundproblem von Herrn Z. ist, dass er das Urvertrauen zu seinem Körper verloren hat und nicht daran glauben kann, dass die Körperfunktionen intakt ablaufen, wenn man sie nur in Ruhe lässt. Die Gefahr manipulativer Verletzungen an Glans und Harnröhre beim Onanieren ist auch deshalb gross, weil Herr Z. beschnitten ist und ihm die schützende Vorhaut fehlt. Bei der Selbstbefriedigung vollbringt er jedesmal einen regelrechten Leistungsparcour und malträtiert sich nach Kräften. Es ist ein Bild des Jammers ...

12.9.1990
Die ganze Stunde verläuft mit Besprechen der Onanie - mit dem Ziel, Herrn Z. aufzuzeigen, dass er auf seinen Körper hören muss und nur onanieren sollte, wenn er wirklich sexuelle Lust verspürt. Erektion heisst nämlich für ihn: Ich muss jetzt und sofort onanieren. Er geht dann jeweils unter die Dusche und putscht sich mit heiss-kalten

Wechselbädern genital auf. Die Vorstellung, dass eine Erektion auch von selbst wieder verschwinden kann und gar nichts mit sexueller Lust zu tun haben muss, ist ihm fremd.

26.9.1990
Wir machen eine Entspannungsübung im Büro: Herr Z. kann anschliessend sofort stuhlen - er glaubt an ein Wunder. Das Problem ist nicht, dass er nicht zur Entspannung zu bringen ist, sondern dass das Entspannungserlebnis über die jeweilige Therapiestunde hinaus nicht andauert.

3.10.1990
Herr Z. leidet unter dem triebdämpfenden Nebeneffekt der neuroleptischen Behandlung, welchen er als Potenzstörung kennzeichnet. Ich glaube nicht, dass wir ihm wirklich helfen, wenn wir die Neuroleptika absetzen, weil er sich dann selber in eine heillose sexuelle Verwirrung manövriert. Herr Z. kann seine Sexualität aus psychischen Gründen nicht geniessen; kommt er in eine Hypersexualität auf Grund des Wegfalls der pharmakologischen Dämpfung, wird seine Hektik und sein Forcieren im gleichen Masse zunehmen, wie seine Befriedigung abnimmt. Seine sexuelle Monomanie ist nicht heilbar, weil er aus gemachten Erfahrungen nicht für die Zukunft lernen kann.

10.10.1990
Anhand eines Sexheftchens erklärt mir Herr Z., wie er zwanghaft onanieren müsse, indem er auf jedes einzelne Bild anspreche und die jeweilig dargestellte Frau mit seinem Sperma zudecken müsse. Wir diskutieren des längeren darüber, ob es eine andere Möglichkeit gibt, Sexheftchen anzuschauen und ob man diese auch anschauen könne, ohne dass sich dabei sofort sexuelle Erregung melde. Es ist immer das gleiche: In der Stunde kann ich ihn zur Einsicht und zum Über-sich-selber-lachen bringen - ist er wieder allein, ist alles zunichte.

7.11.1990
So wie Herr Z. im Bereich des Sexuellen messen und wägen muss, turniermässig Leistungssport betreibt, ist es auch beim Defäzieren: Er erzählt mir heute, dass er den Stuhl in der WC-Schüssel betasten und abmessen muss und ganz bestimmte Vorstellungen hat, wieviel und wie lange er sein muss. Meine Aufgabe ist, ihm immer wieder zu sagen, dass es im Bereich der Körperfunktionen keine Gesetze, keine Vorschriften, keine Regeln gibt, wie häufig, wie schwer, wie lange etwas sein muss.

13.11.1990
Herr Z. bietet ein jammervolles Bild: Er hat sich zum Kettenraucher entwickelt (60 bis 80 Zigaretten im Tag); er kann kaum fünf Minuten stillsitzen. Er fischt sich unappetitliche Stummel aus den Aschenbechern auf der Station und in der Cafeteria heraus und versucht sie zu Ende zu rauchen. Wie können wir den Zigarettenkonsum kontrollieren? Ein unlösbares, nie gelöstes Problem in der psychiatrischen Klinik ...

28.11.1990
In diesen Tagen jeweils mehrere Piepser-Anrufe täglich im Sinne von Hilferufen. Ich erlaube Herrn Z., dass er mich jederzeit anrufen darf, da ihm eine kurze Intervention

oder Empfehlung von mir in der Regel auch genügt und er sich nicht in längere Gespräche verwickelt.

12.12.1990
Am Schluss der Stunde sage ich zu Herrn Z.: "Herr Z., ich habe Sie gern, aber ich bin völlig ratlos, wie ich Ihnen helfen könnte". Da schaut er mich an wie ein um Wurst bettelnder Dackel.

27.12.1990
Herr Z. ist ganz fixiert auf Darmgeschwüre und innere Hämorrhoiden. Er hat immer wieder selbstdestruktive Eigenuntersuchungen gemacht, fühlt dann jeweils "Restkot", den er meint herauspressen zu müssen, damit er sich nicht schädigt. (Man findet bei Schizophrenen oft die Vorstellung, dass im Körper verbleibender Kot oder Urin dem Organismus im Sinne eines Giftes schaden könnte.) Ich erkläre ihm erneut und geduldig die Zusammenhänge im Darm, rate ihm von der Verwendung von Zäpfchen ohne genaue Diagnosenstellung ab. Ich vermute, dass er sich bei den rabiaten Eigenuntersuchungen rektal verletzt hat, da er auch immer sehr lange und schmutzige Fingernägel hat. Ich erläutere ihm, wie er, wenn er schon unbedingt muss, Eigenuntersuchungen vornehmen sollte.

4.1.1991
Herr Z. gesteht mir, dass er eine Darmuntersuchung mit dem Holzstiel einer Kelle vorgenommen hat! Er isst zur Zeit nichts, da er befürchtet, dass der Stuhl wegen einer "Darmstenose" nicht auf natürlichem Wege den Körper verlassen kann (so wenig wie der Mageninhalt wegen einer "Pförtnerverengung" in den Darm passieren kann).

9.1.1991
Auf dem WC presst Herr Z. minutenlang bis nahe an eine Ohnmacht heran bei einem vergeblichen Defäzierversuch.

23.1.1991
Herr Z. und ich zählen einmal zusammen, was er täglich so alles konsumiert und an schädigenden Verhaltensweisen praktiziert: Er raucht alle zehn Minuten eine Zigarette, das ergibt 60 Stück pro Tag; er trinkt stündlich einen starken Kaffee, der aus drei gehäuften Teelöffeln Pulverkaffee besteht, das macht 12 Tassen; er fasst sich ungefähr alle zehn Sekunden an die Sehne des linken Handgelenkes, welche er beim Expanderunfall verletzt hat, das macht ca. 4000 mal pro Tag.

13.2.1991
Wie autistisch und weltfremd Herr Z. ist, zeigt die Tatsache, dass er über ein völlig zerrissenes Rasierapparatsieb verfügt, welches ihm die Haut beim Rasieren zerschneidet. Er ist noch niemals auf die Idee gekommen, es auszuwechseln. Ich gebe im Stationszimmer Bescheid.

27.2.1991
Herr Z. hat eine Mitpatientin kennengelernt, mit welcher er schlafen will. Wir besprechen ganz sachlich, was vorzukehren ist: Kondom wegen Aids und Schwangerschafts-

schutz, wo und wie mit der Patientin zu schlafen sei. Ich versuche, ihn zur Einsicht zu führen, dass ihm derzeit in der Klinik Sex mit einer Frau nicht viel bringen und er sich, genau wie beim Onanieren, nur unter Stress setzen wird. (Später entwickelt sich die Angelegenheit - wie oft in Liebesdingen bei Herrn Z. - so, dass die Angebetete ob seines Ungestüms und forschen Drängens nach Koitus erschrocken abwehrt und sich zurückzieht.)

15.3.1991
Herr Z. hat eine Erkältung. Interessant ist, wie er auch die normalen, harmlosen Symptome der Influenza hypochondrisch wahnhaft und ängstlich wahrnimmt: Die Nasenschleimhautschwellung müsse operiert werden; der Husten stelle eine chronische Bronchitis dar; die Schlaflosigkeit führe zur totalen körperlichen Auszehrung etc. etc.

21.3.1991
Heute machen wir (zu meiner eigenen Psychohygiene) einmal etwas Handfestes: Ich schneide ihm die Fingernägel kurz, die wie Grabschaufeln aussehen, mit denen er sich immer wieder bei Rektaluntersuchungen verletzt und die nicht dazu angetan sind, Entzücken bei potentiellen Freundinnen hervorzurufen.

26.3.1991
Herr Z. berichtet mir, dass er sich zur Erzielung einer Erektion in 45 Grad heisses Badewasser gelegt und dann onaniert habe.

3.4.1991
Herr Z. kommt ins Büro und meint, er könne nie wieder Wasser lösen. Es stellt sich heraus, dass er jeweils Minuten lang die Glans reibt, in der Absicht, einige Tropfen Urin "herauszumelken", was auch gelingt - mit dem Preis einer stundenlang anhaltenden priapischen Verkrampfung der Harnröhre. Dahinter steht die absurde Idee, in der Harnblase dürfe keinerlei Harn verbleiben, weil dieser dem Körper schade, bzw. es dürfe gar kein Harn vorhanden sein, damit man im Falle eines Koitus der Frau nicht in die Scheide uriniere. Es ist im Prinzip bei ihm immer dasselbe: Zuunterst steht eine absurde, bizarre Vorstellung über eine Körperfunktion und/oder Körperanatomie, die mehr als neurotisch-hypochondrisches, nämlich wahnhaftes Ausmass hat; aus dieser fixen Idee ergibt sich dann "folgerichtig" eine automalträtierende oder sogar automutilierende Handlung.

9.4.1991
Das Karussell Kaffee - Zigaretten - Onanie - Darm-/Blasenentleerung - Selbstuntersuchung - Verstopfung dreht sich weiter. Herr Z. befindet sich eigentlich in einer unablässigen Erschöpfungs-Gehetztheit oder Hetzerschöpfung.

30.4.1991
Heute haben wir ansatzweise ein Gespräch über die Psychogenese seiner Hypersexualisierung. Herr Z. meint, alles habe mit dem Friseur-Erlebnis angefangen: Der Friseur habe zu ihm gesagt, er habe onaniert, man sehe es an der Erektion in der Hose. Seitdem bemühe er sich krampfhaft, Erektionen zum Verschwinden zu bringen und onaniere zwanghaft. Auch sei die Atmosphäre im Elternhaus extrem sexfeindlich ge-

wesen - da habe er als Gegenreaktion mit viel Sex dagegen halten und onanieren müssen (ich bin mir nicht sicher, ob er diese psychodynamische Hypothese in früheren Psychotherapien gelernt hat). In der Lehrlingszeit habe er von einer kleinen Erbschaft 60 Superacht-Pornofilme in B. gekauft, dazu einen Projektor für insgesamt 6000 Franken und habe eine Woche lang unaufhörlich Pornofilme angeschaut. Dort habe er auch gelernt, dass man "kraftvoll" mit Frauen umgehen müsse - Frauen wollten starke Männer. Ich sage zu Herrn Z.: "Sex ist doch kein Kraftsport". Da muss er schallend lachen.

3.5.1991
Ich sage zu Herrn Z.: "Sie müssten einen Schalter im Kopf haben mit Aus-Stellung". Da muss er lachen.

14.5.1991
Ich deute heute Herrn Z. seine ganze Körpermalträtier-Problematik auch als Ausdruck seiner Schizophrenie und erkläre ihm den Unterschied zum "nur normalen Hypochonder". (Nämlich: Dieser lebe nur im **Argwohn** und im **Verdacht** gestörter Körperfunktionen und liesse sich doch auf einige Dauer von der Unberechtigtheit seiner Annahmen überzeugen.)

17.5.1991
Herr Z. hat Angst vor der Handuntersuchung, die in einer orthopädischen Klinik bevorsteht. Er meint, wenn man ihn nicht operieren wolle, würde er sich umbringen. Wie? Er ginge in ein Hochhaus und stürze sich von oben herab. Ich mache ihn darauf aufmerksam, dass dies keine todsichere Methode sei, da ich wüsste, dass einmal ein Suizidant auf diese Weise auf einen Passanten gefallen sei; dieser sei tot gewesen, der Selbstmörder quicklebendig[1] Darob muss er so heftig lachen, dass er sich verschluckt.

28.5.1991
Ich fasse zusammen: Herrn Z.'s Dilemma ist, dass permanenter Sexdruck besteht, ausgeübter Sex aber nicht Entspannung, sondern erhöhte Anspannung bringt ("Restspannung", wie er es selbst nennt).

31.5.1991
Des langen und breiten erörtern wir, ob es nötig sei, ein Sexheftchen zu kaufen oder nicht. Mit einer Reizvorlage ist es bei ihm meistens so, dass er mehrfach hintereinander onaniert und entsprechend nachher in einem völlig chaotischen Zustand ist. Ausserdem pflegt er meist noch die Heftchen an den Kiosks zu klauen - es ist ein Wunder, dass er noch niemals erwischt worden ist; dies beweist, dass er auch über gesunde Hirnzellen und manuelle wie soziale Geschicklichkeit verfügt.

4.6.1991
Im heutigen Gespräch geht es mir vor allem darum, die Hypersexualität, die wahrscheinlich vor allem psychogenetische Ursachen hat, von der Primär- und Sekundärsymptomatik der Schizophrenie mit Körperfühlstörungen und Stimmenhören zu trennen. Die Hypersexualisierung ist bei ihm wahrscheinlich auch langsam gewachsene

---

[1] Diese Anekdote wird tatsächlich von Billroth überliefert!

Folge seiner autistisch-ipsistischen[1] Einkapselung, die wiederum Bedingung und Folge der Schizophrenie ist. Nach wie vor ist die Frage völlig ungelöst, wie man ihn zur Entsexualisierung seines Lebens führen kann und andererseits zu genussvollerem Umgang mit der Sexualität. Psychotherapie führt jeweils nur zur punktuellen Einsicht in der Stunde selbst, die nachher nicht durchgehalten werden kann. Für eine medikamentöse Dämpfung der Sexualität, die über die neuroleptische hinausgeht, besteht hinwiederum keine Indikation, da er mit der Hypersexualität ja niemandem anderen schadet ausser sich selbst.

14.6.1991

Wir kommen heute zum gemeinsamen Schluss, dass Herr Z. in einer Glaskugel lebt, im Gefängnis seines Körpers, und das wirkliche Leben aussen an ihm vorbeizieht. Er meint spontan: "Ja, das ist meine wirkliche Krankheit". Er fragt mich: "Ist das die Schizophrenie?" - "Ja, das ist Autismus, ein Teil der Schizophrenie", sage ich ihm.

18.6.1991

Herr Z. nimmt Unmengen von Feigensirup und anderen Abführmitteln zu sich. Er hat die fixe Idee, er habe einen Darmverschluss und deswegen käme der Kot aus dem Mund wieder heraus. Er sagt: "Ich muss am Ende noch Kot kotzen".[2]

25.6.1991

Herr Z. zeigt desolates Clochard-Verhalten: Er geht in der Cafeteria von Aschenbecher zu Aschenbecher, nimmt die Stummel heraus und raucht sie fertig. Stereotyp bittet er mich, ihm Zigaretten zu kaufen, was ich ebenso stereotyp verweigere. Jeden Passanten, ob Patient, Besucher oder Angestellter, haut er wegen Zigaretten an. Ein Gespräch zu führen ist nicht möglich. Ich bin recht "ungnädig" mit ihm, sage ihm, dass er eine Art langsame Selbstzerstörung betreibe. Seine Fingerspitzen sind braun-gelb vom Nikotin.

9.7.1991

Herr Z. übt bei mir standhaft Anschauen von alten Sexheftchen, ohne dabei eine Erektion zu bekommen. Es klappt, und er wundert sich, dass das normal ist.

12.7.1991

Herr Z. hat ein Völlegefühl im Magen vom sog. "Luftpumpen" (hyperventilierendes Einziehen von Luft). Er meint dann, das Rülpsen sei Ausdruck dafür, dass er sich übergeben müsse. Deshalb steckt er sich den Finger in den Hals, um Brechreiz zu erzielen. Wieder ein schönes Beispiel, wie seine absurden Vorstellungen über physiologische Abläufe durch seine Handlungen eine scheinbare Bestätigung erfahren, die ihn dann ihrerseits in panische Angst treibt.

30.8.1991

Herr Z. isst in der Cafeteria mit grossem Appetit ein Schinkenbrot, welches ich ihm spendiere - ich versuche immer auch, dabei langsames und genussvolles Essen und Trinken zu trainieren.

---

[1] = in sich selbst verpuppt und eingesponnen, nur auf sich selbst und innere Vorgänge ausgerichtet
[2] Genau die gleiche entsetzliche Vorstellung fand ich einmal bei einer 75-jährigen Patientin mit Involutionsdepression: "Ich bin mit Kot bis zum Hals angefüllt".

13.9.1991

Herr Z. hat jetzt völlig die Meinung internalisiert, dass Abstinenz hinsichtlich Onanieren ihm gut tue; er hat diese Woche auch durchgehalten. Ich stelle immer wieder klar, dass wir ihm nicht aus moralischen, sondern aus medizinischen Gründen Masturbationsenthaltsamkeit und Masturbationspausen empfehlen.

17.9.1991

Wir kommen erneut auf die grundlegenden bizarr-absurden Körpervorstellungen von ihm zurück, die ich ausdrücklich als schizophren klassifiziere: Er stellt sich vor, dass jede dem Körper zugeführte Nahrung sofort wieder ausgeschieden werden müsse, ansonsten sie dem Körper schade. Also: Essen muss sofort wieder defäziert werden; Tranksame muss sofort wieder uriniert werden; sexuelle Reize, z.B. in Form von Pornographie, müssen sofort wieder ejakuliert werden. Letztlich ist das ein absurd-hypochondrisch wahnhaft begründetes Denksystem über homöostatische Vorgänge im Körper: eine "Stoffwechsel-Schizophrenie".

24.9.1991

Herr Z. meint, seine Hoden seien so dick gewesen, dass er einfach Sperma habe herausonanieren müssen. Als ich ihm sage, dass, wenn seine Theorie stimmen würde, asketische Mönche Hoden so dick wie Kartoffeln haben müssten, muss er lauthals und anhaltend lachen.

8.10.1991

Sexualanamnese: Herr Z. hat in früher Jugend einige Demütigungserlebnisse durch Frauen gehabt; seitdem hat er die Angewohnheit, lächelnde Frauen in Sexheftchen als Herausforderung zum "Fertigmachen" zu empfinden und sie mit onaniertem Sperma quasi zu überschütten und auszulöschen[1]. In der letzten Zeit haben wir viele ausführliche Gespräche über Genese und Pathoplastik seiner Hypersexualität; wir stellen auch einige Schlüsselerlebnisse (homosexuelle Verführungen, erste Onanie mit Erwischtwerden) und ungünstige familiäre Klimata (sexualfeindlich) heraus; er sieht heute vieles vernünftiger als früher, weiss im Grunde genau, was ihm schadet, was er tun und lassen sollte. Er müsste es nur auch wirklich tun und lassen.

29.10.1991

Herr Z. fordert imperativ das Absetzen des Lithiums: Er führt alle Beschwerden auf dieses Medikament zurück. Das gleiche Verhalten hatten wir früher bei Melleril, Leponex, Seresta, Clopixol etc. Andererseits kann wirklich gefragt werden, ob er nicht besser monotherapeutisch mit einem einzigen Neuroleptikum langfristig behandelt wird.

5.11.1991

Herr Z. ruft mich an und sagt, er könne den Besprechungstermin um 10.30 Uhr nicht wahrnehmen, weil er wegen einer Gastroskopie zum Arzt müsse. Offenbar hat er tatsächlich wieder jemanden gefunden, der ihn invasiv diagnostisch untersucht. Es spricht entweder für die mangelnde psychiatrische Erfahrung bestimmter Urologen und

---

[1] Diese Phantasie bezieht er wohl auch aus angeschauten Pornofilmen.

Internisten oder für deren pekuniäres Interesse, dass er immer wieder Ärzte findet, die in eine Untersuchung einwilligen. Oder sie können ihn schlicht nicht abwimmeln ...

8.11.1991
Herr Z. trinkt literweise Mineralwasser (bis zu 5 Ltr. am halben Tag!), um so eine Miktion herbeizuführen - mit dem Resultat, dass er einen Blähbauch bekommt, permanentes Aufstossen und dann - sekundär aus Angst - eine hart gespannte Bauchdecke mit - erst recht - Harnverhaltung. Oben einfüllen - unten ablassen: so einfach stellt er sich den Wasserhaushalt des Menschen vor.

6.12.1991
Herr Z. ist in desolatem Zustand: Er erbricht stündlich; er hat um 15.30 Uhr an diesem Tag bereits 60 Zigaretten geraucht, in der letzten dreiviertel Stunde 20. Ich frage ihn unverblümt, ob er sich durch Rauchen suizidieren will, was er bejaht. In der Cafeteria erbricht er das soeben genossene Sinalco. Zurück auf der Station zeigt er mir, wie er sich Kaffee braut - auch da gesteht er mir, dass er sich durch Kaffeetrinken umbringen will. Ich sage ihm: "Herr Z., wenn Sie sich wirklich umbringen wollen, wird es Ihnen weder durch Kaffeetrinken, Rauchen oder Onanieren gelingen. Aber wenn Sie leben wollen, müssen Sie mit allen drei aufhören, damit das Leben lebenswert wird".

7.1.1992
Herr Z. sagt folgenden bedenkenswerten und einsichtigen Satz: "Immer, wenn ich onaniert habe, bin ich so traurig, dass ich keine Frau zur Sexualität habe, dass ich mich nachher selbst zerstöre und alles mache, was mir schadet: Rauchen, Kaffeetrinken und wieder onanieren".

10.1.1992
Herr Z. sieht selber immer mehr, wie ihm das Rauchen schadet und wie jede vermeintliche Selbstheilungsmassnahme einen neuen Teufelskreis in Gang setzt. Er gibt für das exzessive Mineralwasser-Trinken neben Miktionsverbesserung als Grund an, dass die Kohlensäure den Halsschleim, der aus einer Halswunde permanent sezerniert, "neutralisiere" - ein weiteres Beispiel für seine bizarren Körperfunktionsvorstellungen, die eindeutig in Richtung hypochondrischen Wahns gehen.

21.1.1992
Herr Z. macht heute eine richtige Erkenntnis: "Wenn ich mir irgendwie geschadet habe, dann mache ich gerade noch extra alles verkehrt, weil ich mir sage, jetzt kommt es nicht mehr darauf an".

28.1.1992
Ca. 1-stündiges, sehr ernstes Gespräch in seinem Zimmer, Herr Z. liegt im Bett. Es stellt sich heraus, dass er sich langsam passiv ("in Raten") umbringen will: durch Fasten, nichts mehr trinken, durch starkes Rauchen etc. Ich sage ihm ungeschminkt, dass dieser Weg nicht zum Erfolg führe, dass er sich nur selbst elend mache, aber so nicht zur Erlösung komme. Nur aktives Sich-umbringen "nütze": davor habe er aber

doch Angst - einerseits religiös begründete (Suizid wird von Gott bestraft); andererseits reale Angst, als Krüppel zu überleben. Letztere Angst bestärke ich sehr ...

14.2.1992
Ich mache Herrn Z. heute darauf aufmerksam, dass er seit Wochen nicht mehr über seine Handschmerzen gesprochen habe. Er meint, er habe zwar noch Schmerzen, aber er habe sich damit abgefunden. Bemerkenswert ist, dass ein Symptom, welches monatelang im Mittelpunkt seiner Beschwerden und unserer Behandlungsversuche gestanden ist, einfach so mir-nichts-dir-nichts verschwindet und durch ein anderes (wie jetzt das Erbrechen) ersetzt wird. Dass das so anlasslos und beiläufig passiert, ohne plausiblen Bezug zu Umweltereignissen, weist schon darauf hin, dass bei Herrn Z. eine klare schizophrene Grunderkrankung vorliegt - bei allen psychogen-neurotischen Überlagerungen und trotz aller Hospitalismusartefakte.

28.2.1992
Herr Z. gesteht mir, dass er unlängst versucht habe, sich in der Badewanne zu ertränken: ausser Husten habe er aber nichts erreicht. Ich erkläre ihm, es sei sein Lebensprogramm, dass es ihm offensichtlich nicht gelingen solle, sich selber zu töten. Da schaut er mich mit grossen Augen an.

3.3.1992
Suizidversuch am Sonntagmorgen: Herr Z. hat sich vor ein Auto geworfen. Er hat unwahrscheinliches Glück (aus unserer Sicht - aus seiner: Unglück) gehabt: nichts ausser Prellungen, Verstauchungen und Blutergüssen. Ich argumentiere wieder ganz in die alte Richtung, dass es offenbar in seinem Lebensprogramm nicht vorgesehen sei, sich erfolgreich umzubringen - von daher sollte er es besser bleiben lassen. Sein Körper sei so robust, dass er sogar das Duell gegen ein Auto gewinne. Da muss Herr Z. lachen. Er berichtet ferner, dass er im Moment, als er realisierte, noch zu leben, nicht enttäuscht, sondern froh gewesen sei.

5.3.1992
Gemeinsames Urinieren geht gut; er meint: "Komisch, wenn Sie mitkommen aufs WC, kann ich trotz Harnverhaltung immer pinkeln". Ich: "Sehen Sie, Herr Z., es ist nur eine Frage der Entspannung, sonst nichts".

13.3.1992
Herr Z. ist psychomotorisch derart unruhig, dass ein geordnetes Gespräch nicht möglich ist: Er wälzt sich im Bett, wimmert dabei, versucht sich herausfallen zu lassen, will aufs WC, sinkt dort auf der Brille zusammen, will rauchen, macht sofort wieder die Zigarette aus, will wieder ins Bett, verliert dauernd die Hose, schickt mich abwechslungsweise weg und bittet mich zu bleiben. Alles, was er macht, dient zwei Zwecken: Erstens sollen seine Gesprächspartner darauf hingewiesen werden, dass es ihm so schlecht geht, dass er am Sterben ist (alle Knochen gebrochen, seit acht Tagen kein Stuhlgang, seit vier Wochen kein Nachtschlaf etc.); zweitens will er sich durch autoaggressive Handlungen quasi portionsweise umbringen. Insgesamt müssen wir mit

grosser Geduld wieder viel aufbauen, bis er seinen Habitualzustand erreichen wird. Er bietet ein Bild des Jammers, wenn man ihn anschaut: wie ein gefolterter politischer Häftling.

20.3.1992
Auf dem Retourweg vom Restaurant bricht Herr Z. zusammen; mit Hilfe eines Patienten schleppe ich ihn noch ein paar Meter weiter; dann bringt eine Hausangestellte einen Rollstuhl, und wir fahren zurück auf die Station. Er meint, er könne diesen Rollstuhl gerade behalten, er könne nie wieder im Leben einen Schritt laufen. - Die Episode zeigt deutlich seine Aggravation; andererseits ist es wichtig, ihm seine Malaisen als echt abzunehmen, damit er sich nicht im Eskalationszugzwang fühlt. Es ist zu beachten, dass bei Herrn Z. kein einfacher Fall einer neurotischen Aggravation im Sinne einer Querulanten- oder Rentenneurose vorliegt, sondern dass er wirkliche psychotische und damit für ihn selbst absolut reale Ängste hat, schwer körperlich krank zu sein und sterben zu müssen.

27.3.1992
Sobald im Gespräch psychische Ursachen für körperliche Beschwerden Herrn Z.'s verantwortlich gemacht werden, weckt das seinen Widerstand, entsprechend auch Klarstellungen, die er als Verharmlosungen empfindet. Er quittiert das dann mit ostentativem Auf-die-Seite-drehen und der Ankündigung, dass er jetzt schlafen wolle.

7.4.1992
Wir messen uns gegenseitig den Blutdruck; er erzielt einen Wert von 110/80, ich einen astronomischen von 180/120 (zum Glück partieller Messfehler): darob muss er schallend lachen; später wandelt sich das Amüsement dann in Besorgnis um meine Gesundheit. Da ich tatsächlich unter Hypertension leide, werde ich ihm noch oft den Gefallen tun können, sich in diesem Punkt gesünder als ich zu erleben.

14.4.1992
Herr Z. sagt, er habe festgestellt, dass es gar nicht so leicht ist, sich umzubringen; z.B. habe er versucht, sich im Kissen zu ersticken. Ich sage ihm, er werde es einfach nicht schaffen, sich "ordentlich" umzubringen und werde sich bei allen Suizidversuchen nur körperliche und seelische Unbill zuziehen. Dies sage ich durchaus mit missbilligendem Unterton ...

5.5.1992
Ob er Stimmen habe, frage ich ihn. Nein, sie seien verschwunden - nur gerade jetzt, da ich danach frage, kämen sie wieder.

27.5.1992
Herr Z. ist ganz verzweifelt wegen seiner Mutter: Sie habe ihn verstossen; sie habe zu ihm gesagt, Body Building sei Sünde wider den Herrn; ausserdem könne sie sich nicht mehr um ihn kümmern, weil sie eine sterbende Tante betreuen müsse; bei dieser strahle ein verklärtes Licht im Auge, was sie bei ihm, Herrn Z., vermisse.

29.5.1992

Es läuft nach dem bewährten Muster: Irgendeine vermeintliche Fehlfunktion des Körpers wird dingfest gemacht; dieser vermeintlichen Fehlfunktion wird eine vermeintliche Verhaltensursache zugeordnet; dieser Scheinkausalität wird eine Scheinselbsttherapie appliziert, welche an sich wieder beschwerdegenerierend ist. (Harnverhaltung →"Grund": Onanie nach einer durch Miktionsdruck verursachten Erektion →Wasserlösen vor Onanie →Erektion verschwindet →forciertes Onanieren →Harnverhaltung.)

2.6.1992

Wir sprechen zum x-ten Mal über ein sanftes Onanieren. Herr Z. hat die Vorstellung, er müsse nach der Ejakulation das Ejakulat vollständig aus dem Penis hinausdrücken, weil es sonst in der Harnröhre verkruste und den Urinabfluss verstopfe.

16.6.1992

Herr Z. isst in der Cafeteria ein Joghurt, trinkt einen Tee dazu. Es setzt sich eine Mitpatientin von einer offenen Station zu uns; Herr Z. redet ganz ungeniert vom Onanieren, realisiert nicht deren entgeistertes Gesicht. Sie bietet ihm eine Camel an, er nimmt sie und meint: "Die ist so stark, nachher muss ich bestimmt kotzen". Auf dem Weg zu meinem Büro übergibt er sich in der Tat auf den Boden. Diese Episode zeigt deutlich, wie sein Geist, der krank ist, seinen Körper steuert: Seine Überzeugung hinsichtlich physiologischer Zusammenhänge induziert die entsprechenden Verhaltensweisen, welche dann wieder seine Überzeugung verstärken. Es ist unmöglich, diesen Teufelskreis auf Dauer zu durchbrechen, da alles Diskutierte und Erarbeitete wieder erlischt, sobald Herr Z. aus meinem Gesichtskreis entfleucht. Das ist das eigentlich Geisteskranke bei ihm und anderen Schizophrenen: Er kann aus wiederholten Erfahrungen nicht die richtigen Schlüsse ziehen.

26.6.1992

Ich führe Herrn Z. psychodramatisch vor Augen, wie seine Körpervorgängefixierung ihm jegliche normale Kommunikation und das Finden einer Freundin verunmöglicht, indem ich ihm drastisch seine eigene Redeweise vordemonstriere. Erneutes Aufzeigen der Tatsache, dass er aus zeitlichen Koinzidenzen kausale Zusammenhänge herstellt, z.B. ziehe er aus dem zufälligen zeitlichen Zusammenfallen von Rauchen und Obstipation den Schluss, Rauchen verursache Verstopfung.

10.7.1992

Ich sage zu Herrn Z.: "Wir werden Sie jetzt für das Guinessbuch der Rekorde anmelden und eine Karikatur beilegen: Herr Z., in der linken Hand eine Zigarette, die rechte Hand beim Onanieren, um den Hals eine Vorrichtung mit einer Kaffeetasse, aus der er trinkt". Da muss er so schrecklich lachen, dass ich auch mitlachen muss. In der Tat ist dies ein Fortschritt in den letzten Monaten: dass er beim Lachen ganz von sich wegtreten und sich von einer exzentrischen Position aus in seiner ganzen Bizarrerie und Skurrilität kritisch anschauen kann.

14.8.1992

Ich war inzwischen in den Ferien, Herr Z. war zwischenzeitlich eine Woche lang in einem Heim. Natürlich ging das nicht gut. Erwartungsgemäss ist es, als sei die Zeit stehengeblieben: Seine Symptomatik hinsichtlich Onanie, Rauchen, Wasserlösen und Magen-Darmproblematik hat sich überhaupt nicht verändert. Zur Zeit ist er durch eine Antibiotikum-Kur wegen eines Furunkels noch zusätzlich gastrointestinal belastet.

15.9.1992
Das Thema ist ausschliesslich die richtige Funktion des Singultus. Herr Z. hat wieder ausgiebig Gelegenheit, seine bizarren Vorstellungen über Harnblase, Magen, Aufstossen und Erbrechen darzulegen. **Im Dienste seiner Vorstellungen über Gesundheit ruiniert er diese.** - Das ist sein Schicksal, und das ist offenbar auch unveränderlich ...

9.10.1992
Herr Z. erklärt eine Knöchelverletzung an der rechten Hand folgendermassen: "Ich wollte mir den Finger in den Hals stecken, damit ich brechen kann. Beim Herausziehen der Hand bin ich an den Zähnen hängen geblieben und habe mich verletzt". Als ich darob lachen muss, muss er ebenfalls lachen. Ich sage: "Aber bis in den Magen haben Sie die Hand nicht gekriegt". Da muss er schallend lachen. Das wirkt wirklich geisteskrank auf dem Hintergrund des momentanen, fast marasmischen Zustandsbildes (43 kg).

13.10.1992
Ich sehe zum ersten Mal leibhaftig, wie sich Herr Z. seinen Kaffee braut: Drei gehäufte Teelöffel voll, zwei Teelöffel Zucker. Er trinkt die Tasse noch im Gehen leer, um sich eine zweite zu brauen.

16.10.1992
Herr Z. hat in der 'Offenbarung' gelesen und wünscht sich nun, lebendigen Leibes entrückt zu werden. Ich sage ihm, dass ich diesen Wunsch verstehen könnte, dass ihn viele hier in der Klinik hätten, dass es aber wohl sowohl bei diesen als auch bei ihm ein frommer Wunsch bleiben werde.

20.10.1992
Herr Z. isst mit grossem Appetit (er sagt, er könne 6 Portionen auf einmal vertilgen, so grossen Hunger habe er) den ganzen Teller leer (Piccata, Safranreis und Erbsen). Er isst auch nicht hastig und kaut normal. Anschliessend muss er aufstossen (hat noch Cola dazu getrunken) und meint, das sei der Hinweis, dass er nun brechen müsse. Er geht ins WC und versucht zu brechen. Es kommt zuerst nichts. Dann lehnt er sich mit dem ganzen Oberkörper über die WC-Schüssel und würgt und würgt, bis schliesslich die komplette Mahlzeit draussen ist. Es ist sehr schwer, dieses selbstinduzierte Erbrechen zu durchbrechen.

3.11.1992
Herr Z. habe an der Stationstüre ein Wunder erlebt: Er habe gebetet, da habe sie sich aufgetan, und er sei zu mir ins Büro gekommen. Er erklärt dies so, dass Jesus ihm die Türe für den Weg zum Suizid öffnen wolle. Ich setze dagegen, dass Jesus ihm die Türe

zur Freiheit öffnen wolle. Wir probieren nachher an der Abteilungstüre erneut, auch mit Gebeten - es tut sich nichts. Herr Z. glaubt immer noch, dass er entrückt werde, um endlich für seine *vita minima* entschädigt zu werden.

13.11.1992
Ich bin absolut hilflos, wie der Teufelskreis durchbrochen werden kann. Am Montag hat Herr Z. Geburtstag; das alles interessiert ihn nicht. Bereits angekommene Gratulationskarten liegen kaffebefleckt in der Nachttischschublade.

22.12.1992
Wiederum das Ritual der gemeinsamen Blutdruckmessung; es stellt ihn etwas auf, dass meiner viel höher ist als seiner ...

5.1.1993
Wir spielen zusammen Mühle und Schach. Es ist das erste Mal, dass wir überhaupt zusammen spielen; er kann sich einigermassen konzentrieren. Ich hebe das deutlich als positiv hervor; er spürt auch meine Freude, einmal etwas anderes miteinander zu machen, als Miktionsprobleme zu besprechen.

10.1.1993
Im Bad setzt er in meiner Gegenwart eine Rasierwasserflasche an den Mund, um sie "zur Abtötung von Keimen im Darm" auszutrinken. Mit einem Blick in den Augen, der ausdrückt: "Herr Z., muss das jetzt auch noch sein ..." nehme ich ihm die Flasche weg.

15.1.1993
Ich sage zu Herrn Z.: "Herr Z., Ihre Geisteskrankheit besteht nicht darin, dass Sie nicht zu den richtigen Einsichten kommen in den Gesprächen mit mir, sondern dass Sie drei Sekunden, nachdem ich weg bin, schon wieder alles vergessen haben". Da muss er schrecklich lachen. Ich nicht.

19.1.1993
Ich besuche Herrn Z. am Abend. Er liegt im Bett, ein Nervenbündel, kann nicht einmal so lange ruhig bleiben, wie es braucht, um den Puls zu messen. Er hechelt wie ein verdurstender Hund, hat Angst zu ersticken - keinerlei verbale Beruhigung möglich. Da ich nichts ausrichten kann, will ich wieder gehen - er bittet mich flehentlich zu bleiben. Ich setze mich auf den Bettrand; er kann nicht lange im Bett bleiben, steht auf, geht ins WC, versucht zu brechen. Da gehe ich.

5.2.1993
Gestern versuchte Herr Z. sich dadurch umzubringen, dass er von einem Tisch mit dem Gesicht voran auf den Boden sprang. Er trug eine Schürfverletzung auf der Stirn davon. Ich benütze die Gelegenheit, ihm erneut klarzumachen, dass aus einem mir nicht erfindlichen Grund in seinem Schicksalsplan vorgesehen sei, dass er sich nicht erfolgreich umbringen könne. Er sagt, er habe das nur gemacht, um hier herauszukommen.

12.2.1993
Wir halten Rückschau, seit wann wir uns kennen, und ich zeige ihm einen Eintrag meiner Notizen von der ersten Stunde 1989. Er ist - wie ich - verblüfft, wie alles noch gleich ist ...

2.3.1993
Herr Z. nimmt plötzlich meine Hände, legt sie sich um den Hals und sagt: "Drücken Sie zu!" Im WC sinkt er in der Ecke zu Boden; als ich sage: "Jetzt haben Sie mir gezeigt, wie Sie zusammenbrechen können", steht er klaglos wieder auf.

23.3.1993
Herr Z. ist erpicht darauf, dass ihm die Brusthaare nach deren erneuter Rasur lang wachsen. Er vergleicht sie immer wieder mit meiner Brustbehaarung. Ich erkläre ihm, dass der Geschmack der Frauen unterschiedlich sei: die einen hätten gerne behaarte, die anderen gerne glatte Männeroberkörper. Der Körpervergleich mit mir ist Herrn Z. immer wichtig, auch hinsichtlich Gewicht, Körperbau, Muskelkraft etc. Er misst sich gerne mit anderen und freut sich (wie jeder Gesunde auch), wenn er besser abschneidet. Es berührt mich, wenn er, wie heute, spontan zu mir sagt: "Herr Doktor Zöllner, ich mag Sie sehr, hoffentlich stösst Ihnen nie etwas zu, dass wir immer zusammen sein können". Er freut sich sehr, wenn ich lange Zeit für ihn habe - er fragt jedesmal, wenn ich komme, zuerst, wie lange ich heute Zeit hätte. Wenn ich sage: "Eine Stunde", dann strahlt er.

26.3.1993
Mir ist inzwischen klar geworden, dass nur mit grosser Geduld und ohne Zeitdruck eine punktuelle Beruhigung von Herrn Z. erreicht werden kann. Meistens benötige ich dazu die Grössenordnung einer ganzen Stunde; eine halbe Stunde und eigene innere Gehetztheit können die Beruhigung nicht erzielen. Er merkt genau, wenn ich nicht wirklich mit dem Herzen bei ihm bin.

2.4.1993
Es ist wieder ein Haufen Zeug passiert: Herr Z. ist entwichen, zur Mutter gelaufen, hat dort mit dem Blech einer Thunfischbüchse versucht, sich die Pulsadern aufzuschneiden, kam daraufhin ins Spital N. und bekam einen Gips verpasst; diesen riss er sich bei uns ab, weil er sich mit dem begipsten Arm nicht den Hintern abwischen konnte, wie er sagte. Auch heute ist er noch deutlich suizidal: er bittet mich, ihm eine Rasierklinge und ein Messer zu besorgen, meint, er werde nie mehr gesund, das Leben habe für ihn keinen Sinn mehr.

6.4.1993
Nach Onanie-Marathon und anschliessender Harnverhaltung hat Herr Z. zwei Flaschen Rasierwasser ausgetrunken, Rasierschaum gegessen und sich die Haare angezündet. Als ich ihn mit geschorener Schläfe sehe, muss ich, obwohl die Situation tragisch ist, lachen - er fällt schallend ein. Er haut mir jovial auf die Schultern, als wollte er sagen: "Habe ich nicht eine grandiose Leistung vollbracht, einen *hat-trick* gewissermassen?"

13.4.1993

Die Mutter hat Herrn Z. über Ostern zweimal besucht, ich erzähle ihm auch von ihrem Besuch bei mir. Er sagt spontan:"Die Mutter will mich mit Beten heilen, das geht nicht. Sie ist gegen Rauchen und Onanieren, darum kann ich nicht für immer bei ihr wohnen". Dem ist nichts hinzuzufügen.

23.4.1993

Eine Wunderheilung! (Wie lange?): Herr Z. hat in der Beschäftigungstherapie ein wunderschönes Papageienbild gemalt, ging zum Arbeiten in die Arbeitstherapie, rauchte in einer Stunde nur zwei Zigaretten, trank seinen Kaffee langsam und klagte nicht über Körperbeschwerden. Ich habe aufgehört, nach Ursachen für Besserungen oder Verschlechterungen in seinem Befinden zu fahnden; alles, was wir meinen, verantwortlich machen zu können, sind Mythologeme. *Ignoramus et ignorabimus ...*

25.6.1993

Herr Z. entwischt mir bei der Pforte, um in die Urologie zu flüchten, obwohl er mir zugesichert hatte, er würde mir auf dem Weg zur Cafeteria nicht davonlaufen. Es kam zu einem längeren Handgemenge, er entwickelte trotz grosser Ladung Valium erhebliche Kräfte. Ein Patient von der offenen Station half mir schliesslich, ihn zurück auf die geschlossene Station zu bringen, während mehrere Klinikmitarbeiter gleichgültig an unserem Handgemenge vorbeiliefen. Ich zeige meinen Verdruss über ihn unverblümt; sein Vertrauensbruch hat mich wirklich sehr ärgerlich gemacht.

29.6.1993

Heute ist er wieder weitgehend der Alte; wir besprechen die Rauferei und söhnen uns aus; mit einem gewissen Stolz konstatiert Herr Z., dass ich seiner nicht Herr geworden bin; er kann auch akzeptieren, dass ich so handeln musste, weil er unfall- und suizidgefährdet war.

16.7.1993

Herr Z. macht sich Gedanken und Sorgen, er könne an Schlaflosigkeit sterben. Sein letzter Satz, bevor ich gehe: "Wenn ich jetzt die ganze Zeit, in der Sie in den Ferien sind, schlaflos bin, kann ich dann sterben?" Er dehnt die letzte Stunde vor meinen Ferien aus, so lange er kann - ich merke deutlich, wie gern ich ihn habe und dass ich ihn ungern für längere Zeit zurücklasse. Bei seinen permanenten Suizidversuchen könnte es versehentlich ja auch einmal ein letzter Abschied sein ...

24.8.1993

Am meisten beeindruckt mich heute, wie meine lange Ferienabwesenheit völlig unkommentiert von Herrn Z. bleibt. - Er konferiert sogleich mit mir, als wäre ich erst gestern das letzte Mal bei ihm gewesen, und, ich muss gestehen, nach wenigen Minuten geht es mir selbst nicht anders ...

14.9.1993

Wir stellen wieder einmal die diversen Teufelskreise zusammen, die sich ergeben, wenn er ein vermeintliches Übel mit einem richtigen anderen bekämpft. Das ist das eigentlich Schizophrene bei ihm, was weit über neurotische Hypochondrie hinausgeht:

In der Wahl seiner Selbstheilungsmittel schreckt er vor körperlich erheblich Invasivem und Autoaggressivem bis zur Selbstverstümmelung nicht zurück.[1]

9.11.1993
Das ist bei Herrn Z. die Crux: Wenn irgendetwas Körperliches behoben ist, tritt sofort etwas Neues an dessen Stelle, und die Gesamtsumme körperlicher Fixierungen bleibt, da körperhalluzinatorisch-schizophren determiniert, immer gleich.

23.11.1993
Herr Z. wollte seine Handmuskelatrophie kurieren und legte den Arm zwei Stunden auf den Heizkörper: Verbrennungen ersten Grades.

3.12.1993
Heute geht es ausgezeichnet. Es ist immer wieder interessant, wie Herr Z. mit Mitpatienten verkehrt. Ein psychotischer Kollege massiert ihm den linken Arm mit Zahnpasta ein "gegen die Schmerzen". Herr Z. lässt es geschehen, um mir nachher grinsend zu sagen, der spinne ja wirklich. Er isst mit Appetit, stösst nicht auf, raucht schonend. Ich perseveriere: "Sehen Sie, Herr Z., alles läuft bei Ihnen über die seelische Entspannung: wenn Ihre Seele im Lot ist, ist es Ihr Körper auch".

7.1.1994
Die Medikamentensituation muss generell neu überdacht werden. Dass er so viele verschiedene Präparate hat (6 Medikamente, darunter ein sicher überflüssiges Antidepressivum), ist wohl eher Ausdruck unserer therapeutischen Hilflosigkeit als gezielte Therapieplanung.

4.2.1994
Erfreulich: Ich kann Herrn Z. in der Arbeitstherapie abholen, wo er fleissig Ärztemuster abpackt. Mit dem heute verdienten Lohn geht er allein in ein auswärtiges Café, nachdem wir vorher noch den Blutdruck bestimmt und diesen als gut befunden haben.

4.3.1994
Wegen einer dringenden Sitzung muss ich Herrn Z. heute versetzen. Weil ich ein schlechtes Gewissen habe, kaufe ich mich mit einem 5-Frankenstück frei - Herr Z. nimmt dieses hocherfreut und eilt von dannen zum Kiosk. Ich mache mir keine Illusionen: Ein Grossteil der Anhänglichkeit von Herrn Z. zu mir hängt damit zusammen, dass ich ihn jedesmal zum Essen einlade. Bei vielen chronischen Patienten ist das nicht anders als bei Katzen: Auch wenn sie ihre Bezugsperson kennen und schätzen, hängen sie doch mehr am regelmässigen äusseren Setting und am Ausgehalten-Werden ...

25.3.1994
Herr Z. ernährt sich von Coca-Cola und Vitamin-Brausetabletten. Er will von mir ganz genau wissen, wie lange man so überleben kann. Er hat sich mit einer Cola-Flasche auf den Kopf gehauen und anschliessend am Handgelenk herumgeschnippelt. Der Grund:

---

[1] Lediglich beim sog. Münchhausen-Syndrom, welches zur Hysterie zählt, kommen auch bösartige Selbstverletzungen vor

Nach halbstündigem Onanieren sei nur ganz wenig Ejakulat gekommen; das habe ihn davon überzeugt, impotent zu sein - deshalb habe er sich umbringen wollen.

26.4.1994
Er übergibt sich zweimal während der Gesprächsstunde, da er innerhalb von zwanzig Minuten 1½ Ltr. Coca-Cola trinkt. Es fällt mir schwer zu gehen; er ruft mir nach: "Können Sie nicht noch ein Weilchen bei mir bleiben?" Er braucht meine Nähe und meinen Schutz wie ein hilfloser Säugling.

10.5.1994
Wir haben heute wieder einmal ein Bilanzgespräch, in welchem wir gemeinsam fest-stellen, dass Herr Z. zur Zeit keinerlei Lebensqualität und Freuden hat: Nicht einmal die einfache animalische Freude am Essen und guten Nachtschlaf, die fast jeder Patient bei uns hat, ist ihm vergönnt. "Da verstehen Sie doch, warum ich mich vors Auto werfe?" - "Ja, aber Ihr Unglück ist, dass Ihnen nicht einmal das gelingt".

13.5.1994
Herr Z. hat zum ersten Mal seit Menschengedenken ohne negative Folgeerscheinungen onaniert. Ich mag mich nicht erinnern, dass ich das je erlebt hätte. Er weiss auch keine Erklärung. Ich sage zu ihm: "Der Körper macht mit Ihnen, was er will, auch im Guten". Da lacht er.

7.6.1994
Wie verwundert fragt er mich heute zum vielleicht 500sten Male: "Kann man tatsäch-lich weiteressen, auch wenn man nicht hat stuhlen können?"

16.6.1994
Er zeigt mir seinen Penis, den er verletzt wähnt - bei der Demonstration der Urethra reisst er diese so weit auseinander, dass ich Angst bekomme, jetzt könne er sich wirk-lich verletzen.

21.6.1994
Ich frage ihn: "Herr Z., was ist das eigentlich, dass Sie immer wider besseres Wissen das tun, was Ihnen schadet, obwohl Sie genau wissen, dass es Ihnen schadet?" - Er schaut mich prüfend an und sagt: "Vielleicht will ich mich umbringen". Ich sage: "Sie meinen: Selbstmord in Raten?" - "Ja, genau".

1.7.1994
Am Schluss der Stunde sagt Herr Z.: "Gell, Ihnen geht es auch gut, wenn es mir gut geht". Allerdings ...

8.7.1994
Er hat sich einen Radiorecorder mit allen Schikanen gekauft - erklärt ihn mir aus-giebig. Bezeichnenderweise interessiert ihn am meisten die Leistungsstärke; er dreht mehrmals ohrenbetäubend laut auf.

26.8.1994

Sehr gutes, langes, ruhiges Gespräch über seine Suizidversuche. Ich frage ihn, weshalb ihm keiner gelinge. Ob es Zufall oder Fügung sei? Er meint, weder noch, sondern es sei ein Rest Selbsterhaltungswille. Dem stimme ich zu. Dann verlangt er von mir aktive Sterbehilfe: "Bringen Sie mir einen Revolver!" Ich sage ihm, dass ich das mit meiner Ethik nicht vereinbaren könne. Andererseits wäre ich aber froh, er würde wirklich einmal erlöst werden durch einen gelungenen Suizid. Dann gehen wir konkret durch, was passieren könnte, wenn er sich etwa vor den Zug würfe. Er kommt schliesslich selbst darauf, dass er nur wieder mit schwersten Verletzungen überleben würde. Auch der "Selbstmord auf Raten" durch wochenlanges Fasten führt nicht zum Erfolg. So bleibt nichts anderes, als das unwerte Leben auszuhalten ... Zu diesem Schluss kommen wir.

16.9.1994

Herrn Z.'s Idee ist, dass er sich übergeben muss, weil es "unten" nicht mehr weitergeht. Die grundlegende bizarre Vorstellung ist einerseits, dass nicht ausgeschiedener Kot und Urin dem Körper schade und andererseits, dass immer genau so viel ausgeschieden werden muss, wie aufgenommen wurde. Beide Vorstellungen sind schizophren.

25.10.1994

Herr Z. ist auf 47 kg abgemagert. Er begründet sein Fasten so: "Da mein Pförtner verengt ist, kommt keine Nahrung mehr in den Darm, sondern verbleibt im Magen. Deswegen muss ich die nicht weiter passierende Nahrung herauskotzen". Er verlangt imperativ nach operativer Dilatation des Pförtners.

13.12.1994

Sorgen macht sich Herr Z. einzig noch wegen des "trockenen Orgasmus": Dieser könne ihn kardial geschädigt haben. Ich erkläre ihm die Normalität des Pulsansteigens beim Orgasmus. Er hatte sogar Suizidgedanken wegen der angeblichen Schädlichkeit des trockenen Orgasmus. - Diese auf bizarre Ideen zurückgehende Suizidalität ist typisch für ihn, deshalb kommen dann die Suizidversuche für uns quasi aus heiterem Himmel.

23.12.1994

Wieder ist ein typischer Z.-Zwischenfall passiert: Gestern besuchte ihn die Mutter; er zeigte ihr eine Onaniervorlage, worauf sie ihn abrupt verliess und aus der Station stürmte. "Onanie macht schwermütig", rief sie ihm noch nach. Darauf verübte er einen Suizidversuch, indem er sich das Tischbein des schweren Zimmertisches auf den Kehlkopf drückte und den Penis zwischen Bein und zweitem Tischbein einklemmte. Er trug Prellungen und Blutergüsse davon. Jetzt ist er mit Valium stark gedämpft, kann kaum artikulieren. Ausserdem hat er Rauchverbot. Frohe Weihnachten!

28.2.1995

Herr Z. macht sich Sorgen um seine Mutter, welche an Osteoporose leidet. Wir antizipieren, was wäre, wenn sie stürbe. Er meint, dann wäre er hoch suizidgefährdet. Im Grunde genommen hat er seine Mutter gern und grollt ihr nicht (auch nicht wegen ihrer repressiven Sexualerziehung). - Das ist typisch für viele Schizophrene (und untypisch für Neurosen und Persönlichkeitsstörungen).

Beenden wir hier ganz willkürlich unsere Protokoll-Stichproben.

Beurteilung
Die Krankheit von Herrn Z. ist stärker als alles, was wir ihr entgegensetzen können. Im Zeitalter eines ausgesprochenen therapeutischen Optimismus ist es bitter nötig, an einzelnen unheilbaren Fällen aufzuzeigen, mit welcher zerstörerischen Kraft, Dämonie und Obstruktion wir es bei manchen Formen der Schizophrenie zu tun haben. Ich vergegenwärtige mir die ursprünglichen Therapieziele, die ich im Juni 1989 aufstellte und frage mich, was ich erreicht habe:

•Erstes Ziel:
Lockerung der monomanen Fixierung auf körperliche Krankheiten und Störungen.
Ergebnis: null und nichts erreicht.

•Zweites Ziel:
Gewinnung eines angstfreien Verhältnisses zur Sexualität.
Ergebnis: dito.

•Drittes Ziel:
Akzeptation des psychischen Krankseins und Leben können mit der Dauerinvalidisierung.
Ergebnis: An diesem Ziel werden wir arbeiten, solange wir miteinander zu tun haben, Herr Z. und ich.

•Viertes Ziel:
Hilfe bei Logis- und Beschäftigungssuche sowie Freizeitgestaltung.
Ergebnis: nichts erreicht, da die Krankheit nicht so weit eingedämmt werden konnte, dass überhaupt an Wohnungs- und Arbeitssuche sowie Freizeitgestaltung gedacht werden konnte.

•Fünftes Ziel:
Förderung der Autonomie gegenüber der Mutter.
Ergebnis: Dieses Ziel würde ich heute gar nicht mehr aufstellen, da die Mutter-Sohn-Problematik für die Pathoplastik des Krankheitsbildes von Herrn Z. nicht mehr massgebend ist.

Also: Wir sind alle in die Knie gegangen vor dieser ausserordentlich bösartigen Schizophrenie des Herrn Z. Die Geschichte meiner Therapie mit ihm ist die Geschichte von Niederlagen, erzählt von einem *Loser*. Dass er mich gern hat und ich ihn gern habe, macht diese Geschichte nicht besser, sondern schlimmer.

Wie wird es weitergehen? Wenn nicht ein psychiatrisches Wunder passiert (und die sind, es sei geklagt, selten), kann der Leser, damit er den neuesten Zustandsbericht des Herrn Z. erfahre, mit der Lektüre am Anfang der Fallgeschichte wieder beginnen.

Anamnese
Diesmal wollen wir es kurz halten, was die Reportage der Lebensgeschichte von Herrn Z. anbelangt.

Herr Z. ist das jüngste Kind einer kinderreichen Buchhändler-Familie. Er galt von jeher als zurückgezogen und sonderlingshaft. Er machte im zweiten Anlauf den Lehrabschluss als Feinmechaniker. Seit Ende der Siebziger Jahre ging er keiner geregelten Arbeit mehr nach. Er zog sich mehr und mehr zurück, wobei er all die Jahre von der fürsorglich an ihm hängenden Mutter sozial durchgetragen wurde. Eine erste psychiatrische Hospitalisation geschah 1980, wobei dort seine multiplen funktionellen somatischen Beschwerden, das durch ihn provozierte Erbrechen und die latente Suizidalität mit immer wieder aufflackernden Suizidversuchen im Mittelpunkt standen. Es war unmöglich, Herrn Z. in eine Tagesstruktur zu integrieren. Produktiv psychotische Symptome konnte man damals freilich nicht feststellen. Herr Z. kehrte dann in eine eigene Wohnung zurück, bezog eine Invalidenrente und lebte während einigen Jahren mit multiplen somatischen Ängsten, die zu vielen Arztbesuchen Anlass gaben. Zwischen 1981 und 1985 kam es zu sechs meist kurzen Hospitalisationen in der gleichen Klinik. 1984 zog er nach B., lebte in einem Heim, verschuldete sich wegen Spielsucht. Schliesslich entwickelte er zunehmend Wahnideen, fühlte sich verfolgt, wies sich selber in eine psychiatrische Klinik ein, kam dann über eine weitere psychiatrische Klinik schliesslich zu uns und lebt nun seit über zehn Jahren als Dauerpatient in unserer Klinik. - Wirklich nichts ausserordentlich Pathogenes in der Familiendynamik? Nein, wirklich nicht.

Die Diagnosen-Odysee von Herrn Z.
- Erste Diagnose von 1980:
  Neurotische Fehlentwicklung mit hypochondrischen sowie hysterischen Zügen; gastroskopisch verifizierte minime Gastritis; Morbus Münchhausen incipiens.
- Zweite Diagnose von 1988:
  Chronische Schizophrenie mit jetzt vorwiegend coenästhetisch[1])-hypochondrischer Symptomatik.
- Dritte Diagnose von 1987:
  Wahnhaft-hypochondrisches Syndrom mit auffallend affektiver Nivellierung bei schizoaffektiver Psychose.
- Vierte Diagnose von 1988:
  Chronische Mischpsychose.
- Fünfte Diagnose, auch aus dem Jahr 1990:
  Chronische Mischpsychose mit vorwiegend wahnhaft hypochondrischen Zügen.

---

[1]) coenästhetisch = Leibmissempfindungen und Körperhalluzinationen

122

• Sechste Diagnose von 1989:
  Schwere Persönlichkeitsstörung mit vorwiegend wahnhaft hypochondrischer
  Symptomatik bei anamnestisch chronischer Mischpsychose.
• Siebte Diagnose aus dem gleichen Jahr:
  Chronische schizoaffektive Psychose mit wahnhaft hypochondrischen Zügen und
  massiven Somatisierungstendenzen.

Liste der Medikamente, die Herr Z. im Laufe seines Lebens bekommen hat:
1. Neuroleptika: Dapotum, Entumine, Fluanxol-Depot, Haldol, Leponex, Melleril, Orap forte, Trilafon, Nozinan
2. Antidepressiva: Gamonil, Lithiofor, Ludiomil, Tolvon, Anafranil.
3. Tranquillizer: Dalmadorm, Mogadon, Rohypnol, Seresta, Temesta, Valium.

Anhang

Maximen zur Einzelpsychotherapie mit chronisch Schizophrenen

Die folgenden 20 Merkpunkte haben sich mir im Verlauf eines Vierteljahrhunderts Erfahrung mit chronisch schizophrenen Patienten herausgestellt. Ich möchte sie dem Leser weitergeben. Vielleicht kann es ihm in seiner eigenen Arbeit mit schizophrenen Langzeit-Patienten nützen.

1. Sei unerschütterlich geduldig. Gib den Kampf gegen die Aufgabe nie auf. Resignieren darf nur der Patient, Du nicht.

2. Bleibe wachsam für kleinste Fortschritte.

3. Bedenke, dass alle Fortschritte punktuell, nicht linear sind. Alles kann wieder in der Hand zerrinnen.

4. Halte Dir stets vor Augen: Schizophrene Verläufe haben eine Eigengesetzlichkeit, die Du wenig (gar nicht?) verändern kannst.

5. Überschätze nicht den Stellenwert der Psychotherapie im gesamten Behandlungsplan. Von Gesprächen allein ist noch kein Schizophrener gesund geworden.

6. Gehe multimethodal = flexibel vor. Meist bist Du aber nur eklektisch, nicht integrativ.

7. Scheue Dich nicht vor auch unorthodoxen Interventionen.

8. Beachte die Regelmässigkeit auch kleinster Details des äusseren Settings.

9. Pflege den Kontakt mit den Angehörigen und hüte Dich vor (auch nur gedachter) Schuldzuweisung.

10. Sorge für eine emotional niedrig geladene Atmosphäre, indem Du z.B. Lerntrainings und praktische kognitive Übungen einsetzt.

11. Halte erarbeitete Einsichten, Erkenntnisse und Argumente (z.B. über das Wesen von Halluzinationen) merkblattartig für den Patienten fest.

12. Befleissige Dich einer klaren, einfachen, konkreten, durchschaubaren und dezidierten Sprache.

13. Sei Dir nicht zu gut für lebenskundliche Beratung, Besprechung von Alltagsproblemen, Planung der Freizeitgestaltung. Habe Mut zum Direktiv-sein.

14. Erzähle auch von Dir selbst. Nimm die Vorbildaufgabe des Psychotherapeuten an und ernst. Werde als wertender Mensch für den Schizophrenen deutlich.

15. Bleibe stets Lernender, immer Begleitender. Hüte Dich vor dem Heilungswahn.

16. Setze weder den Patienten noch Dich selbst unter Veränderungs- oder Rehabilitationsdruck. Wenn es der Patient schafft, schafft er es im Prinzip auch ohne Dich; schafft er es mit Dir ein bisschen eher: umso besser; er sollte es nur nicht trotz Deiner schaffen müssen.

17. Bleibe berechenbar für den Patienten, d.h. immer derselbe.

18. Reizabschirmung ist immer gut.

19. Hüte Dich davor, dass Deine Anteilnahme am Schizophrenen nicht eine Mischung aus Neugier und Wichtigtuerei werde.

20. Alles, was dem Gesunden gut tut, tut auch dem Schizophrenen gut; alles, was dem Gesunden schadet, schadet auch dem Schizophrenen (sensu Bleuler).

Fallgeschichte Nr. 6: Herr B.

Das Leben von Herrn B. umfasste 27 Jahre. Es ist grösstenteils niedergelegt in einer vierteiligen Krankengeschichte mit insgesamt weit über 500 Seiten. Herr B. starb (ich bin versucht zu sagen: starb mir weg), als ich in den Ferien war. Was ist da geschehen? In meinem Büro hängt noch eine Uhr von ihm an der Wand: eine in unserer Metallgruppe sorgfältig und mit künstlerischem Blick gefertigte Uhr aus Kupfer, die er eigens für mich herstellte, aber auch dringend das Geld dafür benötigte. An der gegenüberliegenden Wand hängt noch ein Bild von ihm: Flächenfüllend ist in grellen Farben eine Wolkenkratzerflucht dargestellt, in deren tiefem Spalt sich eine Strasse zum Horizont hin verliert. Im Vordergrund des Bildes züngeln spitze Wellen wie Flammen empor, die die Strasse zu überfluten drohen; der Hintergrund besteht aus stereotyp angeordneten ornamentalen Mustern wie bei einer Pepitabluse; zuoberst links gleisst eine helle Sonne mit spitzen Koronastacheln, die von drei schwarzen, unheimlich wirkenden Wolken wie bei einer beginnenden Sonnenfinsternis zu einem Viertel bedeckt ist. Das Bild ist unbehaglich, strahlt Bedrohung, Einengung, Ausweglosigkeit, Untergang aus.

Die Anamnese von Herrn B.
Herr B. ist in L. als einziger Sohn junger, damals 20-jähriger Eltern, die sich nach einem Jahr scheiden liessen, geboren. Sein Start ins Leben stand unter einem ungünstigen Stern: Er erlebte nichts als unstabile und ständig wechselnde Verhältnisse. Er sah die Eltern nach der Scheidung vorerst kaum, die Grosseltern mütterlicherseits kümmerten sich um eine Plazierung; er war einige Jahre bei Pflegeeltern in E., dann wegen dortiger Vernachlässigung bei neuen Pflegeeltern in G. Im Alter von 5 Jahren kam er für zwei Jahre in eine kinderpsychiatrische Beobachtungsstation, wo er auch den Kindergarten besuchte. In der Folge wohnte er bis zum Alter von 18 Jahren mit der Mutter und wechselnden Vaterersatzfiguren - wie man sagen muss - zusammen. Er erinnert sich an häufige Streitereien zwischen Mutter und deren Freund, mit einjähriger Verspätung wird er eingeschult. Er hat intensive Verfolgungsträume im Schlaf und wirft sich im Bett hin und her. Einmal lief die Mutter nach unbekannt davon und liess ihren Sohn nach einer Woche nachkommen. Inzwischen hatte sie wieder einen neuen Freund. Am neuen Wohnort absolviert Herr B. die vierte bis sechste Primarschulklasse. In der Schule kommt es zu disziplinarischen Problemen (Unterschriftenfälschung). Erneutes Umziehen der Mutter und wieder ein neuer Freund, aus welcher Beziehung eine Halbschwester stammt. Herr B. absolviert dann noch zwei Anschluss-Schulklassen. Wegen der häufigen Wohnortswechsel konnte er nie feste Freundschaften schliessen. 1983, 18-jährig, beginnt er eine Kochlehre; auf Grund massiver Streitereien mit Mutter und Stiefvater und Lehrmeister läuft er ein Jahr später aus der Lehre davon, ist monatelang arbeitslos, versucht sich an einer Tankwartstelle, nimmt sich ein eigenes Zimmer. Der anfänglich kollegiale Chef nähert sich ihm homosexuell; beide trennen sich im Streit. Sein leiblicher Vater, Musikalienhändler, hatte sein Be-

suchsrecht über Jahre hinweg konstant wahrgenommen; er ist nun die wichtigste und regelmässigste Bezugsperson für Herrn B. 1984 ziehen beide in eine 2½-Zimmerwohnung und pflegen ein kumpelhaftes und kollegiales Verhältnis. Der Kontakt zur Mutter, inzwischen wieder mit neuem Partner, ist nur sporadisch und selten. Herr B. hat einige kurze intime Mädchenbeziehungen in dieser Zeit. Eine durch den Vater vermittelte Stelle an einem Kiosk scheitert schnell: Herr B. fühlt sich von ihm überlegenen "Gymi-Schülern" hochgenommen und gedemütigt und läuft davon. Weil er dem Vater gegenüber ein schlechtes Gewissen hat, kehrt er nicht in die gemeinsame Wohnung zurück, sondern findet bei einem Haschisch-Dealer Unterschlupf. Er fängt nun auch an, mit Drogen zu handeln, um seinen Lebensunterhalt zu bestreiten und Schulden zu tilgen. Innerhalb kurzer Zeit raucht er dann 15 bis 20 Joints pro Tag, hat Angst vor der Polizei, fühlt sich dauernd im Druck und verzweifelt, entwickelt Verfolgungsängste, isst nichts mehr, redet kaum noch, kommt in eine völlige Blockade, sieht keinen Ausweg mehr. In suizidaler Absicht schluckt er ca. 60 Tabletten Rohypnol und wird über den Umweg eines somatischen Spitales nach psychiatrischem Konsilium im September 1984 zu uns eingewiesen.

Bei uns erholt er sich schnell; es fanden sich damals keine Hinweise auf Halluzinationen oder Wahnideen. Häufige Besuche des Vaters führen zu einer raschen Stimmungsaufhellung. Herr B. ist froh, sich mit Fachpersonen in der Klinik aussprechen zu können und auch froh, dass er wieder zum Vater zurückkehren kann. Der Horror der letzten zwei Monate fällt von ihm ab. Er möchte sich ändern, neue Bekannte kennenlernen, wieder arbeiten, seine Kochlehre wieder aufnehmen und schmiedet optimistische Pläne für die Zukunft.

Seine Diagnose damals bei uns: "Depressive Adoleszentenkrise mit Suizidversuch bei milieugeschädigter Persönlichkeit".

Er wird bereits nach ungefähr einem Monat wieder zum Vater nach Hause entlassen, nachdem er eine Hilfsstelle in einem Restaurant gefunden hat und dort im Frühjahr 1985 eine Kochlehre beginnen kann. Durch das Ambulatorium des Sozialpsychiatrischen Dienstes wird er nachbehandelt.

Es kommt dann aber doch nicht zur Aufnahme der Arbeit im Restaurant und der Fortführung der Kochlehre, sondern Herr B. arbeitet im Musikaliengeschäft des Vaters. Das Jointrauchen fängt wieder an. Kokain kommt dazu. Haschisch dealen bleibt nicht aus. Er setzt pro Woche 1 kg Haschisch um, was einem Wert von 14.000 Franken entspricht. Er wird von Dealer-Kollegen beraubt. Im Januar 1985 verübt er nach Alkohol- und Cannabiskonsum 6 bewaffnete Raubüberfälle auf Passanten, indem er den Opfern Handtaschen entreisst. Es kommt auch zu brachialen Angriffen gegen die Opfer. Bei einem dieser Raubüberfälle wird er von der Polizei verhaftet und in Untersuchungshaft verbracht. In der Untersuchungshaft beschäftigt er sich mit Parapsychologie, dem "Siebten Buch Moses" und interessiert sich sehr für Satanskult. Der Verteidiger erreicht eine Entlassung; Herr B. kehrt zum Vater zurück, hat in dieser Zeit eine gravierende Liebesenttäuschung mit einer Freundin. In die gleiche Zeit fällt ein einmaliges hypnagoges Erlebnis in Form einer Geistererscheinung kurz vor dem Einschlafen; dieses Geistererlebnis wird eine grosse Bedeutung im Sinne des Empfangens lebenswichtiger Botschaften seitens eines weisen Beraters, aber auch im Sinne unverständlicher, angstmachender Handlungsaufforderungen für ihn gewinnen, und er wird zeit seines Lebens von dessen Wirklichkeit und Wahrhaftigkeit überzeugt bleiben. Ab und zu sucht er in der darauf folgenden Zeit das Ambulatorium auf, äussert dort psychotische Erlebnisse wie Gedankenentzug und auch Phobien wie Platzangst bei Menschenansammlungen. Er beginnt erneut eine Kochlehre, erscheint jedoch bald nicht mehr am Arbeitsplatz, ebensowenig wie im Ambulatorium des Sozialpsychiatrischen Dienstes. Herr B. beginnt wieder zu trinken, Haschisch zu rauchen und zu dealen und prostituiert sich gelegentlich. Weil er die militärische Rekrutierung verschläft, handelt er sich ein militärstrafgerichtliches Verfahren ein. Ab und zu taucht er beim Vater auf. Freunde hat er keine, ist oft deprimiert, hat starke Insuffizienzgefühle, leidet ständig unter Angst, von Leuten beobachtet und kritisiert zu werden. Sein Schlaf ist nie regelmässig und ruhig, Suizidgedanken stellen sich immer wieder ein. Dazu kommen Blockierungen im Denken; er entwickelt das (diagnostisch immer bedeutsame) Gefühl, etwas sei mit ihm nicht in Ordnung. Man fasst den Aufenthalt in einer Psychotherapiestation oder in einer Nachtklinik ins Auge. Der Patient erhält erstmalig ein mildes Neuroleptikum. Im Juli 1985 begeht er einen erneuten Suizidversuch, der nach Einnahme eines reichhaltigen Pharmaka-Cocktails zum Koma führt. Wieder kommt er via somatisches Spital zu uns in die Klinik.

Nun ist das Zustandsbild anders als bei der ersten Aufnahme: Er äussert allgemeines Misstrauen, fühlt sich beobachtet, unglücklich und tief depressiv. Er bereut den misslungenen Suizidversuch, wäre lieber nicht am Leben, hat das Gefühl, sein Hirn funktioniere nicht richtig. Er habe seine Gesprächspartner nicht mehr verstanden, nichts damit anfangen können, was sie gesagt hätten, und habe zunehmend Angst gehabt, man würde über ihn sprechen. Er könne sich über nichts mehr freuen, seine Gefühle seien abgestorben, er habe keinen Mut mehr zu sozialen Kontakten. Seine Gedanken würden sich nur um seine Vergangenheit und seine Straftaten drehen; er habe Angst vor der ungewissen Zukunft, vor massiver Verschuldung. Er berichtet von diffusen parapsychologischen Erlebnissen, die aber nicht wahnhaft wirken.

Das Bild wechselt bereits nach zwei Tagen ins Gegenteil: Herr B. wird psychomotorisch angetrieben und betriebsam, zusätzlich distanzlos, euphorisch und enthemmt.

Die jetzige Diagnose lautet: "Status nach Suizidversuch mit Psychopharmaka bei bipolarer Affektpsychose und längerem kombiniertem Drogenmissbrauch (Cannabis, Opiate, Kokain, LSD, Alkohol)". Nun hat also die Diagnose, die ursprünglich "lediglich" ein psychoreaktives Geschehen umfasste, an Ernst und damit an prognostischer Malignität zugenommen, indem eine endogene Erkrankung gesehen wird.

Ein Zwischenfall im Ferienlager 1985
Herr B. fiel dort durch eine vorlaute Art und Imponiergehabe gegenüber seiner Freundin, einer Mitpatientin, auf. An einem Abend kam es zu einem Wutausbruch, nachdem er durch diese Freundin gekränkt worden war; dabei ging ein Teller in die Brüche. Er joggte dann mit einem Kollegen ins nahe Dorf, wo beide in einem Restaurant erhebliche Mengen Alkohol tranken. Dabei schienen sie von den anwesenden Bauern gehänselt worden zu sein. Als diese dann das Versprechen, sie zurückzufahren, nicht ein-

lösten, verliessen beide aufgebracht das Restaurant und machten sich auf den Rückweg. Unterwegs trafen sie auf ein Auto, bei dem der Zündschlüssel steckte, welches sie prompt zum Gebrauch entwendeten. Herr B. steuerte den Wagen die enge Bergstrasse hinauf, wobei er wiederholt mit beiden Seiten des Wagens den Zaun touchierte und so ausgedehnte Lackschäden verursachte. Später sagte er aus, dass er schon bald nach dem Alkoholkonsum eine Stimme gehört habe, die ihn während der Fahrt den Berg hinauf verfolgt habe; auch habe er Lichter im Rückspiegel gesehen und sei deshalb sehr schnell gefahren. Wenige Meter vor dem Ferienheim liessen die beiden den Wagen stehen und rannten den Rest des Weges bis zum Haus. Dabei fiel Herr B. hin und zog sich eine Rissquetschwunde am Augenlid zu. Gegen 1.15 Uhr trafen die beiden im Haus wieder ein. Dort wirkte Herr B. auf die Betreuer psychotisch: Er meinte, es sei alles "so heilig" hier; er war sehr erregt und konnte nur mit grösster Mühe beruhigt werden. Ein pathologischer Rauschzustand wurde vermutet. Die Polizei kam nach Avisierung gegen 3.00 Uhr zur Einvernahme von Herrn B. ins Haus. Am darauffolgenden Tag war Herr B. sehr reumütig und akzeptierte die Strafe, vorzeitig in die Klinik zurückkehren zu müssen. Für seinen Spezi setzte er sich noch ein, so dass dieser im Lager bleiben durfte.

Dieser Ferienlagervorfall ist bewusst so detailliert geschildert, weil er in seinem Ablauf sehr typisch für Herrn B. ist: Gedankenloses Hineinschlittern in delinquente Situationen.

In der Arbeitserziehungsanstalt
Nach ungefähr einem Vierteljahr wird er im Oktober 1985 bei uns entlassen und zwar in eine Arbeitserziehungsanstalt. Im Austrittsbericht heisst es, dass der Patient häufig durch sein recht unreifes und verwahrlostes Verhalten aufgefallen sei, dass er mehrere Ausgänge zu unerlaubtem Alkoholkonsum benutzt habe, unter dessen Wirkung es auch mehrfach zu pathologischen Räuschen[1] gekommen sei. Gelegentlich verhielt er sich überaus aggressiv (verbal und brachial) gegenüber dem Klinikpersonal. Der Übertritt in die Arbeitserziehungsanstalt erfolgt nach fürsorgerischem Freiheitsentzug durch die Vormundschaftsbehörde.

Ungefähr ein Jahr später, im November 1986, kommt es zur dritten Hospitalisation bei uns. Der ursprünglich vorgesehene Abschluss der Kochlehre in der Arbeitserziehungsanstalt konnte nicht durchgeführt werden. Herr B. fiel durch sehr wechselhafte Stimmungen und geringe Frustrationstoleranz auf. Kleine Enttäuschungen führten bereits zu unkontrollierten affektiven Ausbrüchen mit ausgesprochener Selbstgefährdungstendenz. In der Küche zerschlug er nach Frustrationen und in innerer Spannung Geschirr. Er trank oft Alkohol, was ihn noch reizbarer machte. Anlässlich eines Wochenendurlaubes bei seiner Freundin fiel er in stark alkoholisiertem Zustand über das Balkongeländer vom 4. Stock auf eine harte Unterlage und zog sich eine Femurfraktur zu. Zwei Tage vor Eintritt bei uns spritzte er sich in suizidaler Absicht Luft in die Vene. Nach einem erneuten alkoholischen Exzess schlug er Mobiliar zusammen und wollte

---

[1] komplexe Fehlhandlungen als Folge exzessiven Alkoholgenusses mit nachfolgender Amnesie (z.B. Irrfahrten, impulsive Aggression)

sich daraufhin in Schuldgefühlen wieder umbringen. Nun wurde er definitiv wieder zu uns eingewiesen.

Bei uns ist er depressiv-verzweifelt, ohne Hoffnung, klagt über Sinnlosigkeit im Leben, über Leeregefühle und Anhedonie. Auf der Abteilung ist er ruhig und kooperativ; aber bereits eine kleine Irritation kann ihn in eine dysphorisch-gereizte Stimmung versetzen. So macht er z.B. mit seiner Freundin Schluss, weil sie ihn am Wochenende nicht besuchen konnte. Er sieht durchaus ein, dass das Zusammenleben und Zusammenarbeiten mit ihm wegen seiner raschen Erregbarkeit für die Umwelt nicht einfach ist. Hinsichtlich der Notwendigkeit einer völligen Alkoholabstinenz zeigt Herr B. wenig Einsicht; er weiss zwar, dass er unter Alkohol rasch erregt und aggressiv ist, meint aber, dass solche Erregungszustände auch in nüchternem Zustand einträten und dass schliesslich der Alkohol das einzige sei, das ihm seine düsteren Gedanken nehmen könne. Unter Alkohol erlebe er sich wieder wie früher, er könne mit Leichtigkeit reden und erzählen, auch in der Gruppe, was sonst nicht mehr der Fall sei, da er wegen seiner inneren Leere nichts mehr zu erzählen habe.

Nun lautet die Diagnose: "Depression mit latenter Suizidalität bei bipolarer Affektpsychose und leicht erregbarer Persönlichkeit; anamnestisch kombinierter Drogenmissbrauch".
Pharmakologisch wird er stimmungsstabilisierend und antiaggressiv mit Lithium und Tegretol sowie antidepressiv mit Gamonil behandelt.

Bereits nach knapp zwei Monaten, im Januar 1987, wird er erneut in die gleiche Arbeitserziehungsanstalt entlassen, nachdem er in den therapeutischen Gesprächen sehr zugänglich geworden war und offen über alle seine Probleme, insbesondere seine schwierige Kindheit und sein gefühlsmässiges Zukurzkommen, gesprochen hatte. Sein Gefühl der Gefühllosigkeit nötigte ihn immer wieder, zum Alkohol zu greifen, damit er sich emotional wieder besser spüren konnte und sozial aufgeschlossener wurde. Durch den Alkoholkonsum verschoben sich aber auch seine autoaggressiven Impulse zu fremdaggressiven Handlungen. Bei dieser dritten Hospitalisation kam es zweimal zu unerlaubtem Entweichen , wobei Herr B. betrunken zurückkam. Andererseits übte er erfolgreich eine halbtägige Tätigkeit als Hilfspfleger auf der Geriatrie aus, betätigte sich auch gerne in der Abteilungs-Ergotherapie, wo er besonders durch zeichnerisches Geschick auffiel, und spielte sehr gerne und talentiert Schach.

Recht einfühlsam und wahrheitsgemäss heisst es am Schluss des Austrittsberichtes: "Es bleibt dem Patienten zu wünschen, dass er in der Erziehungsanstalt seine Lehre abschliessen wird. Ob ihm dies gelingen wird, hängt unseres Erachtens im wesentlichen davon ab, dass er sich in einer stabilen Beziehung getragen und verstanden fühlt".

Bereits nach sechs Wochen kommt es im Februar 1987 zur vierten Hospitalisation bei uns. Herr B. hatte in der Arbeitserziehungsanstalt eine intensive ärztliche wie auch psychotherapeutische Betreuung durch den Anstaltspsychologen. Es fanden sich einige Insassen der Anstalt in einer parapsychologisch-spiritistischen Interessen-Gruppe zusammen, was seine Stimmungslage und Zugänglichkeit zunächst besserte. Es kam aber dann in der Folge doch zu grossen Problemen mit diesen Kollegen, weil er sich ihnen intellektuell unterlegen fühlte. Impulsive Aggressionsgefühle richteten sich in dieser verzweifelten Situation gegen ihn selbst, er fühlte eine innere Stimme, die ihn bedrängte, sich umzubringen. Kurz vor der vierten Einweisung fügte er sich mit Rasierklingen Schnittwunden am Vorderarm zu, so dass er wegen suizidaler Gefährdung in unsere Klinik eingewiesen wurde. Zunächst schien er froh zu sein, sich wieder in der Klinik zu befinden, wirkte aber bald wieder in der Stimmung subdepressiv und freudlos, äusserte Gefühle der inneren Leere und hatte Schlafstörungen. Seine Stimmung hellte sich aber bereits nach wenigen Tagen auf, er fand, wie früher, guten Kontakt zu Mitpatienten und Pflegeteam, arbeitete auch wieder, wie früher, in der Geriatrie. Den Ausgang missbrauchte er zu Wirtshausbesuchen und Bierkonsum. Auf Sanktionen reagierte Herr B. in kindlich-regressiver Art, bagatellisierte sein Verhalten, drohte in erpresserischer Art, sich erneut etwas anzutun. Hinsichtlich seiner Zukunft war er völlig ratlos. Die Leitung der Arbeitserziehungsanstalt war nicht mehr bereit, ihn ein weiteres Mal aufzunehmen.

Das damalige Regime bei Herrn B.

•Punkt 1: Nach dem Konsum von Alkohol, Heroin oder Kokain in irgendeiner Form wird der freie Ausgang für zwei Wochen gesperrt. Herr B. darf an vom Pflegepersonal begleiteten Spaziergängen teilnehmen. Er darf mit dem Vater ins Hauscafé gehen. Herr B. geht regelmässig in die Therapie.

•Punkt 2: Nach zweiwöchigem gutem Verhalten bekommt Herr B. 2 mal ½ Std. täglich Arealausgang, darf auch an den vom Pflegepersonal begleiteten Spaziergängen teilnehmen. Regelmässiges Besuchen der Therapie ist selbstverständlich.

•Punkt 3: Nach weiteren zwei Wochen tadellosen Verhaltens gibt es zweimal eine Stunde Arealausgang täglich. Die anderen Vergünstigungen und Verpflichtungen bleiben wie bei Punkt 2.

•Punkt 4: Bei einem Rückfall (Konsum von Alkohol, Heroin oder Kokain) Neubeginn bei Punkt 1.

•Punkt 5: Herr B. zeigt gegenüber dem ganzen Personal ein anständiges Verhalten. Er ist sich bewusst, dass er für seine "Abstürze" selbst verantwortlich ist und die Folgen davon auch selbst tragen muss.

Die obengenannte Regelung wurde mit Herrn B. am Soundsovielten besprochen und von allen Beteiligten unterschrieben.

Meine Begegnung mit Herrn B.

Ich stieg im Sommer 1987 in eine langfristig angelegte und sorgfältig geplante Psychotherapie mit Herrn B. ein. Therapieziele waren folgende:

1. Der Aufbau einer konstanten Vertrauensbeziehung.
2. Angstbesetzte parapsychologische Erlebnisse rational beurteilen lernen und Einsicht bekommen in den negativen (= psychosereaktualisierenden) Einfluss der schwarzen Magie.
3. Einen besseren Umgang lernen mit nach innen und aussen gerichteten Aggressionen.

4. Selbstvertrauen aufbauen lernen, Pseudoselbstsicherheit und Fassadenhaftigkeit langsam ablegen, weniger verletzlich gegenüber andern sein.
5. Lernen, sich andern gegenüber auf konstruktive Weise durchzusetzen.

Unsere allererste Stunde im August 1987 gestaltet sich äusserst lebhaft: Herr B. redet fast unaufhörlich. Hauptproblem zu dieser Zeit war nach seiner Darstellung, dass man ihm nicht vertraue und ihm von Seiten der Klinik nicht durch freien Ausgang die Möglichkeit gebe zu beweisen, dass er trocken bleiben kann. Er sehe allerdings auch ein, dass er sich den Vertrauensbonus durch brachiale Zwischenfälle verscherzt habe. Mit einer ebenfalls hospitalisierten Patientin will er zusammenziehen; da er ihr als einzigem Menschen vertraue. Schwierigkeiten habe er, mit dem Psychiatriemakel draussen fertig zu werden. Eine Stelle und Arbeit zu bekommen, sei seiner Ansicht nach kein Problem. Am Schluss der ersten Stunde gebe ich ihm meinen Therapieplan zum Lesen; er heisst alle Ziele gut. Wir machen ab, dass er einmal pro Woche für eine Stunde zu mir kommt.

Die nächsten Stunden gestalten sich ähnlich: Herr B. redet fast ununterbrochen; ich komme buchstäblich nur durch Unterbrechen zu Wort. Seine parapsychologischen Fähigkeiten stehen bald im Zentrum der Gespräche: Er fühlt sich zur Präkognition befähigt und zu besonderem Herausspüren der Einstellung von anderen ihm gegenüber. Zu diesem Zeitpunkt der Therapie akzeptiere ich alle seine aussergewöhnlichen Fähigkeiten ohne Wertung und Missbilligung.

Plötzlich ist Schluss mit der Freundin. Alles ist aus, Herr B. will auch Schluss machen. Nachdem er sich ausgeweint hat, kommt es in der Stunde zu einem aggressiven Ausbruch, wie ich ihn bei ihm noch nie erlebt habe. Er stellt mir sein ganzes Leben ostentativ-vorwurfsvoll dar: "Siehe, was meine Eltern aus mir gemacht haben; kein Wunder, dass ich so bin, wie ich bin - ich bin doch nicht krank, sondern nur milieugeschädigt". Nachher beruhigt er sich; er kann sagen, dass die Freundin mit ihm gebrochen hat, weil sie ihn als zu wenig stark und männlich erlebt hat. Er kann einsehen, dass es besser ist, vorderhand keine neue Freundin zu suchen, da ihm eine Beziehung zu einer Frau zu nahe auf die Haut geht. Anklagen gegen die Klinik schliessen sich an. Ich versichere ihn meiner Unterstützung hinsichtlich der Stellenfindung, des Beginns einer Ausbildung und der Suche nach einem Logis. Ich schärfe ihm ein, dass alles jederzeit wieder gefährdet ist, wenn er aggressive Durchbrüche hat.

Einmal kommt er auf ein merkwürdiges Erlebnis zu sprechen: Er habe immer schreckliche Angst, wenn er allein in einem Zimmer sei, dass die andern von ihm denken, er habe etwas gestohlen. Er müsse dann wie angewurzelt stehen bleiben und wirke wie ein wirklich Überführter und führe so das Gefürchtete recht eigentlich selbst herbei.

Übers Wochenende kommt es zu einem schweren Zusammenstoss mit einer Schwester auf der Station wegen Besuchsverweigerung einer Mitpatientin einer anderen Abteilung. Herr B. zertrümmert ein Bild und fügt sich auf dem WC eine tiefe Schnittwunde am Hals zu. Wir besprechen in der darauffolgenden Therapiestunde ausführlich den Umschlag der Aggression nach aussen in Aggression gegen sich selbst. Während der Durchführung des Suizidversuchs sei er in einer Art geistiger Umnachtung gewesen:

völlig gleichgültige Stimmung und Analgesie. Nachher stellte sich Erleichterung und Entspannung ein. In der gleichen Stunde erzählt er mir drei Träume, die er ganz genau referieren kann und die uns erstmalig zu den Themen der schwarzen Magie, des Geistes, der ihm erscheint, und der Wiedergeburt führen. Mein Konzept ist immer noch, ihm die parapsychologischen Phänomene nicht auszureden, ihn jedoch davor zu warnen, durch aktive Imaginationen Geistererscheinungen herbeizuführen und ihn darauf aufmerksam zu machen, die andere reale Welt nicht zu vernachlässigen. Ich sage ihm klipp und klar, dass das Besessensein von Geistern auch ein schizophrenes Symptom sein kann und dass er damit rechnen muss, in der Psychiatrie als Schizophrener qualifiziert zu werden, wenn er über solche Dinge berichtet.

Einmal zeigt er mir auf der Station seine gemalten Bilder und ein magisches Quadrat mit 150 Zahlen Seitenlänge und einer 5-stelligen Kolonnen- und Zeilensumme, welches er für das Guiness-Buch der Rekorde anmelden will. Tatsächlich kann er mir auch in einer späteren Stunde plausibel eine Regel bzw. ein Konstruktionssystem erläutern, nach welchem er solche riesige magische Quadrate herstellt. Diese Konstruktionsregel bewahre ich seither als sein Vermächtnis bei mir auf.

Im Dezember 1987 stellen sich psychotische Erlebnisse in Form von Levitations- und Emanationsgefühlen[1] ein, die von starker Angst begleitet sind. Anstatt mit ihm über die theoretische Einordnung dieser Erlebnisse zu streiten (psychotisch, parapsychologisch, theologisch), versuchen wir gemeinsam zu überlegen, wie man solche angstmachenden und autonomiegefährdenden Erlebnisse verhindern kann.

Einmal erzählt er mir, dass er in der Runde mit andern nicht aushalten kann, wenn geschwiegen wird. Er stehe immer unter dem Druck, das Gespräch in Gang halten und die andern unterhalten zu müssen. Ich nenne dieses Gefühl "Entertainerdruck". Wir kommen auf das allgemeine Problem des übersetzten Anspruchsniveaus an sich selber zu sprechen. Er kann nie mit sich zufrieden sein, findet sich nicht attraktiv, auch äusserlich nicht, obwohl er, objektiv gesehen, ein bildhübscher junger Mann ist.

Inzwischen ist mir klar geworden, wie die immer wieder auftretenden Rapti psychodynamisch zu erklären sind: Zuerst geschieht irgendeine zufällige Frustration. Es genügen dazu völlig harmlose und belanglose Ereignisse, z.B., dass er telefonisch eine bestimmte Person nicht erreicht. Dann lässt er sich aus Kummer und Verzweiflung in einem Restaurant vollaufen. Dann kommt er in die Klinik zurück und begeht eine massive aggressive Handlung. Der Fortschritt gegenüber früher besteht darin, dass sie nicht mehr gegen Menschen, sondern nur noch gegen Sachen gerichtet ist. Dann kehrt sich die Aggression von aussen nach innen, und er begeht eine Selbstverletzung, die aber keinen suizidalen Hintergrund hat - er will gleichsam die Beschädigung in der Aussenwelt durch eine ebensolche an sich selbst wieder gutmachen. Während der Ausführung der Autoaggression verspürt er keine Schmerzen, hat auch noch soweit eine Kontrolle über sich, dass er sich nicht ernsthaft verletzt. Wir in der Klinik, die ihn betreuen, müssen darauf achten, dass sich dieser Teufelskreis nicht dauernd selber

---

[1] Levitationsgefühl = sich vom Erdboden abgehoben, schwebend erleben
Emanationsgefühl = Erlebnis, die Seele verlasse den Körper

erhält: repressives Einschliessen →Abhauen mit Vollaufenlassen →Aggression und Autoaggression →erneutes Einschliessen.

Eine neue Freundin von ihm (ich weiss nicht, die wievielte während der diversen Klinikaufenthalte) ist in eine Drogenentzugsstation verlegt worden. Herr B. leidet sehr unter der Trennung, er ist über beide Ohren verliebt in sie, ihr fast hörig. Die Gefahr, dass er durch sie zum Heroin kommt, ist sehr gross. Wir reden sehr ernsthaft über diese Gefährdung. Ich versuche, ihm keine Moralpredigt zu halten, mache ihm aber deutlich klar, was Heroinkonsum bei ihm für Konsequenzen bedeuten und wie er sich ein lebenslanges Problem zusätzlich zu seinen anderen aufhalsen würde. Ich schätzte die Gefahr, dass er durch diese drogensüchtige Freundin selber zum Fixer wird, damals als sehr hoch ein. Der Fortlauf seiner Lebensgeschichte hat mir Recht gegeben.

Einmal, im März 1988, kommt er nicht zur vereinbarten Stunde. Ich weiss, dass irgendetwas Gravierendes vorgefallen sein muss, weil er ansonsten sehr zuverlässig ist. Auf der Station heisst es, dass er am Wochenende von der Polizei in der Drogenszene aufgegriffen worden und zu uns zurückgebracht worden war: Er hatte Heroin gefixt. Die befürchtete Entwicklung ist eingetreten. Ich nehme ihn dann mit ins Büro, und wir besprechen, wie er das "Reissen" am Wochenende in den Griff bekommen kann. Er soll eine Bezugsperson im Team bestimmen, welche halbstündig nach ihm sieht und eine Aktivität mit ihm vornimmt, wenn das Reissen auftritt, z.B. Joggen. Er vertraut mir an, dass er sich mit der Heroinspritze umbringen wollte; er nahm extra eine schmutzige von AIDS-Kranken. Ein AIDS-Test ist vorgesehen. Ich sage ihm unge-schminkt, dass die letzte Bastion, die er jetzt noch halten kann, die ist, nicht delinquent zu werden.

Wenig später kommt es zu einem erneuten Fixer-Rückfall, welcher zu geschlossenem Regime führt. Er fühlt sich nun von allen im Hause im Stich gelassen und unver-standen. Er versteht nicht, weshalb man ihn nicht einfach hinauswirft. Ich rede ihm dringlich zu, drei Dinge nicht zu tun: sich nicht zu verletzen, nur um uns zu strafen; nicht andere zu schlagen; nicht erneut zu fixen. Wenn er ein wenig *goodwill* dem Hause gegenüber zeige, könne er die Krise überwinden, und man werde erneut etwas mit ihm aufbauen. Dass ihn der Arzt jetzt nicht entlasse, geschehe aus der Überlegung, dass er es im Moment draussen nicht schaffen könne und bald wieder hier landen würde. Ein offizieller Rekurs stehe ihm, dessen ungeachtet, offen.

Im Mai 1988 ist das Schreckliche offenkundig: Herr B. hat AIDS. Wir reden eine Stunde in Ruhe miteinander. Er ist depressiv, wie könnte es anders sein, entwickelt aber in der Stunde allmählich die Haltung, das Leben jetzt erst recht noch zu geniess-en. Aufgestellt geht er von dannen. Ich sage ihm noch in der Tür, dass er damit rechnen muss, dass in den kommenden Wochen jederzeit Suizidgedanken wegen der AIDS-Infektion auftreten könnten und dass er noch lange nicht über den Berg sei. Interessanterweise bewahrheitete sich meine Prophezeiung nicht. Die AIDS-Infektion löste keine weiteren Depressionen aus.

In einer Therapiestunde brauchte er eine Dreiviertelstunde, bis er die Fassade von vorgespielter Fröhlichkeit mit Logorrhoe ablegen konnte und plötzlich sagte: "Ich bin innerlich so leer".

Im Juni 1988 frage ich ihn einmal, welche Diagnose er sich selber geben würde. Seine Antwort: "Milieuschaden und Depression, keine Manie, und Schizophrenie nur im Denken".

In einer Stunde im August 1988 resümieren und bilanzieren wir alle seine "Frauengeschichten"; wir kommen zum Schluss, dass ihn insgesamt alle seine Frauen mehr verwirrt und verstört hätten als ihm genützt.

In dieser Zeit sind besonders viele Standortbesprechungen mit allen beteiligten Behandelnden notwendig: Es ist wichtig, seine *compliance* zu erhalten, das Regime nicht zu streng zu gestalten, weil wir ihn sonst geradezu in den Absturz treiben. Ich persönlich bin auch der Meinung, dass das Ziel der absoluten Trockenheit in seinem Falle zu hoch gesteckt ist: Wir müssen tolerieren, dass Herr B. ab und zu Alkohol trinkt, wenn er nur nicht brachial aggressiv wird. Seine Dissozialität und Verwahrlosungstendenz ist letztlich durch restriktive Regimes nicht zu beseitigen.

Heute hat er Geburtstag. Das ist eher ein schwarzer Tag für ihn, da er seinen Geburtstag zum 5. Mal hintereinander in einer Institution verbringt. Jeweils am Vorabend ist immer irgendein Unglück passiert ... Seine Vorahnung trog ihn auch heute nicht: angetrunken von einem bewilligten Ausgang zurückgekehrt, fängt er wegen einer Bagatelle einen Raufhandel mit dem Nachtpfleger an und kommt für eine Nacht ins Isolierzimmer.

Im Oktober 1988 übersteht er gut ein Rock-Konzert ohne sozio- und klaustrophobische Ängste. Sein Grossvater ist gestorben, bevor er ihn noch einmal gesehen hatte; Herr B. möchte nicht auf dessen Beerdigung gehen. Es kommt zu einem erneuten alkoholischen Absturz mit darauffolgender Regimeverschärfung. Er reisst eine lautstarke Streiterei mit seiner behandelnden Ärztin vom Zaun. Ich bespreche mich mit dieser: Sie übernimmt die Rolle des Strukturüberwachers und Kontrolleurs, obwohl sie dadurch zur "Bösen" mutieren muss. Herr B. beginnt wieder mit einer früheren Freundin anzubändeln: Beide haben noch Gefühle füreinander. Er will sexuell nichts von ihr, sie von ihm schon. Ihm kommt diesbezüglich Aids entgegen, weil die Infektion gleichsam seine sexuelle Reserviertheit exkulpiert. Alte Beziehungsprobleme kündigen sich wieder an.

Im November 1988 scheitert ein Arbeitsversuch in einer geschützten Holzwerkstätte, weil ihm die Arbeit mit dem Holz einerseits zu dreckig und andererseits zu unterfordernd war.

Im Dezember 1988 geht es ihm körperlich gar nicht gut: Er hat dauernd Durchfall, erlebt bei Stadtausgängen Darmkoliken und Herzattacken mit Todesangst. Aus dieser körperlichen Erschütterung heraus beginnt er mit dem Rauchen aufzuhören.

In einer Klagestunde moniert er (aus seiner Sicht zu Recht), dass ärztlicherseits nie anerkannt werde, was er doch in den letzten Monaten auch geleistet habe: keinen Drogenabsturz mehr, keine schweren brachialen Zwischenfälle mehr, mässigen Alkoholkonsum ohne Randalieren. Es werde, wie er sagt, immer nur das Negative vermerkt; dass er sich anstrenge, gelte nichts. Nach dieser Stunde vermerke ich in meinen Protokollen zuhanden der Krankengeschichte und der behandelnden Ärztin:

"Meines Erachtens müssen wir nach wie vor die Politik der "langen Leine" vertreten: Anders verscherzen wir uns jegliche Compliance des Patienten. Grosse pädagogische Sprünge sind mit ihm nicht zu machen ..."

Ich denke wieder einmal daran, was allzu schnell in psychiatrischen Kliniken vergessen wird: wir haben Kranke zu behandeln und nicht Störrische zu erziehen.

Herr B. war bei einer testpsychologischen Untersuchung der Invalidenversicherung. Er hat gute Leistungen erbracht, besonders im Intelligenztest und in der Merkfähigkeit. Schlecht ist er im bildungsabhängigen Deutsch. Auch bei mir absolviert er gerne und bravourös Intelligenztests, die logisch-abstrahierendes Denken erfassen, und erreicht einen IQ von etwa 120.

Wieder eine neue Freundin im Hause kennengelernt: Gabi. Gegenseitige lodernde Liebe auf den ersten Blick. Sein Problem: Wann, wie und ob überhaupt soll die Mitteilung über AIDS erfolgen? Wir besprechen das ausführlich - ich biete ihm auch ein Gespräch zu dritt an, falls Gabi ungewöhnlich oder überstark auf die Mitteilung reagiert. Es ergibt sich später, dass Gabi - zumindest vordergründig - ganz *cool* auf die Infektionsbeichte reagiert, so als habe sie dies schon erwartet oder vermutet. Für Herrn B. selbst war die Art der Reaktion auf die Diagnosemitteilung heilsam - befürchtete er doch, zusammengestaucht zu werden.

Im Mai 1989 kann ich vermerken: Herr B. hat tatsächlich seit bald drei Wochen nicht mehr geraucht. *Chapeau bas!* Er trainiert Velofahren und Joggen. Vom Universitätsspital kommt der Bericht über den HIV-Test: keine Verschlechterung im Allgemeinzustand, die Leberwerte nach wie vor nicht gut. Die Arbeit in der geschützten Werkstatt läuft ordentlich, er hatte heute aber einen aufgeregten Disput wegen fehlerhafter Lohnabrechnung. Eine attraktive Gruppenleiterin erregt seine Aufmerksamkeit: Er muss aufpassen, wie er sagt, sich nicht zu verlieben. Eine verlässliche platonische Beziehung besteht zu einer uralten Exfreundin extramural. Ich packe die Gelegenheit beim Schopf und spreche wieder einmal generell seine Beziehung zu Frauen an: Das Problem Herrn B.'s ist es, dass ihm wegen seiner Attraktivität viele Frauen den Hof machen und er dann beziehungsmässig überfordert ist. Sexuell wünscht er sich nach wie vor keine Kontakte.

Einmal kommt er ganz aufgestellt von der Arbeit zurück: Er durfte das erste Mal in der geschützten Werkstatt Hubstapler fahren. Er erklärt mir genau alle Funktionen, freut sich darüber, dass ich keine Ahnung habe. Er freut sich auch über die Verantwortung, die ihm übertragen wird. In der geschützten Werkstatt soll er für eine Lehre vorbereitet werden. Er will sich jetzt auch ohne die Hilfe eines Sozialarbeiters um einen Platz in einer Wohngemeinschaft kümmern. Da meine Ferien nahen, überlegen wir uns meine Stellvertretung: Wir kommen überein, dass er einmal versucht, ohne mich auszukommen und dass lediglich seine behandelnde Ärztin etwas mehr nach ihm sieht. Die Entwöhnung von mir soll er gewissermassen als Test für seine Autonomie und Selbständigkeit sehen.

Nach meiner Rückkehr aus den Ferien kann ich erfreut vermerken, dass Herr B. mit Freude, Verantwortungsbewusstsein und Belastungsfähigkeit in der geschützten Werkstatt arbeitet. Er betreut das Lager ganz selbständig, wird von allen gelobt. Sein Selbstwertgefühl ist durch die anspruchsvolle Beschäftigung und Anerkennung wesentlich gekräftigt.

Anlässlich eines Besuches seines Vaters reden wir wieder einmal ausführlich über sein Verhältnis zu diesem. Der Vater hat eine Freundin, die halb so alt ist wie er selbst; Herr B. kann sie nicht schätzen, da sie sogar noch jünger als er (Herr B.) ist. Dies ist in der Tat eine ungewöhnliche und seltene Familienkonstellation, dass die Stiefmutter gewissermassen die jüngere Schwester des Sohnes ist.

Auch über seine leibliche Mutter und seine Halbschwester redet er gerne. Er schwankt, ob er beide wiedersehen möchte. Er erzählt mir ausführlich von vergangenen Zeiten: von der kurzen Ehe der Mutter mit seinem leiblichen Vater, seiner Betreuung der Halbschwester, bis diese ins Heim gegeben wurde.

Einmal hat er die Mutter wiedergesehen; das war ein angenehmes Erlebnis: Sie konnten gut, wie Freunde, miteinander reden. Sie lebt mit einem pensionierten Mann zusammen, führt ihm den Haushalt, macht kunsthandwerkliche Arbeiten.

Im November 1989 geht es Herrn B. gar nicht gut: Er hat Depressionen, Aggressionsimpulse und in der Nacht wiederum "parapsychologische Erlebnisse" mit seinem Dämon "Amostra", welcher ihn zu Exkorporationen zwang: Er verschob Betten, hiess seine Seele aus dem Körper austreten und durch die Lüfte fliegen, so dass sich Herr B. plötzlich mitten im Zimmer seiner Mutter befand. Alle Erlebnisse sind hoch angstbesetzt - Herr B. ist sichtlich geschockt. Er überlegt, ob er einen Exorzisten aufsuchen solle; ich rate ihm eindringlich ab (für einmal ergreife ich ganz dezidiert Partei). Wir besprechen ausführlich, wie man solche Erlebnisse verschieden einordnen kann: psychiatrisch, parapsychologisch, metaphysisch, religiös, magisch etc. Nach wie vor dränge ich ihm eine psychiatrische Erklärung nicht auf.

Wenige Tage später hat Herr B. ein Erweckungserlebnis in einer Freikirche. Er ist ganz erfüllt davon, dass er jetzt zu Jesus gefunden habe und wie in einer Schutzkugel die dämonischen Mächte in sich bannen kann. Ich mache ihn darauf aufmerksam, dass er trotz des überirdischen Schutzes einen klaren Kopf behalten und aufpassen soll, dass er nicht in Abhängigkeit und Hörigkeit gerät. Andererseits scheint er tatsächlich von diesem Erlebnis profitiert zu haben. (Es zeigt sich hier die Schwierigkeit, eine konstruktive Balance zu halten zwischen Nicht-Eingreifen und direktivem Raten in religiösen Problemen und Erlebnissen.)

Im Dezember 1989 kommt er in unsere hausinterne WG; neben zwei Mitpatientinnen und zwei Betreuerinnen sowie einer Ärztin ist er der einzige männliche Insasse. Es stellen sich Anfangsschwierigkeiten ein, sich an die Regeln, insbesondere an die Wochenendstruktur zu halten; im Prinzip fühlt er sich aber wohl. Er verliebt sich schnell in eine der beiden Mitpatientinnen; die andere ist bereits liiert. Er muss sich jetzt strikte ans Alkoholverbot halten, da er sonst aus der WG rausfliegt. Eine Miet-wohnung der geschützten Werkstatt ist ihm sicher auf nächsten Frühling zugesagt worden. Leicht paranoide Ängste sind immer noch vorhanden: Wenn er in der ge-schützten Werkstatt seine eigenen Zigaretten und sein eigenes Feuerzeug in die Hosentasche steckt und der Gruppenleiter dies beobachtet, hat er das Gefühl, dieser denke, er habe die Sachen gestohlen und wolle sie jetzt verstecken. Diese anflugsweise paranoide Idee kann man kausal deuten als Folge eines massiv havarierten Selbst-wertgefühls aufgrund seines unsteten Lebens und tatsächlich stattgefundener polizei-licher und behördlicher Verfolgung.

Herr B. hat hinsichtlich der Einordnung seiner parapsychologischen Erlebnisse eine Entwicklung durchgemacht: Er glaubt jetzt, dass er diese mit seinen eigenen geistigen Kräften bewerkstelligt und die Reisen über seinen Körper hinaus selbst verursacht hat und auch jederzeit eigenbestimmt wieder in seinen Körper zurückkehren kann. Aus "Amostra" hat er durch Buchstabenumstellung "Amos rät" gemacht, und er will jetzt in der Bibel unter dem kleinen Propheten Amos nachlesen, was dort steht.

Er ist inzwischen allein in der Wohngemeinschaft; die beiden Mitpatientinnen sind entlassen worden. Er beschäftigt sich viel mit Okkultem, liest Bücher über Seelen-reisen und Exkorporationen. Er sagt, er könne diese Seelenreisen jetzt angstfrei erleben und damit gewissermassen experimentieren. Seine Aussagen erinnern mich an Erleb-nisse, wie sie von Meskalin-Rauchern geschildert werden. Ich mahne ihn eindringlich, den Kontakt zum Alltag und zur Realität nicht zu verlieren: Neben Reisen in die Phantasie habe er dringend dafür zu sorgen, dass seine Lebensreise in geordneten Bahnen erfolgt. In der nächsten Stunde erzählt er mir von einer langen Reise aus dem Körper und aus dem Zimmer, mit grossem Glücksgefühl, ohne Angst, nicht wieder zurückkehren zu können. Er hat dieses Erlebnis sogar protokolliert und bringt mir seine Notizen mit. Mir persönlich ist es wichtig, ihm zu signalisieren, dass er ohne schlechtes Gewissen mit all diesen Erlebnissen zu mir kommen kann, andererseits aber doch spürt, dass es meine Aufgabe auch ist, ihn in der Realität zu behalten und nicht nur als Innenleben-Interpretator aufzutreten, sondern auch als Diesseitsfürsorger.

Er hat eine alte Freundin, Expatientin, wieder gesehen und mit ihr geschlafen, was aber nicht genussvoll für ihn gewesen sei. Weshalb? Es ging ihm zu schnell, er fühlte sich überrollt. Wir kommen zum Schluss, dass er eine sehr "weibliche Sexualität" habe: Er braucht erst Beziehungswärme, bevor er an einem sexuellen Erlebnis Freude haben kann; andererseits wird gerade er sehr oft von Frauen sexuell "überrumpelt".

Solchen Stunden über sehr heikle und diskrete Probleme folgen andere, die handfest und alltagsbezogen sind: Einmal besprechen wir ganz genau seine Geldeinkünfte und mögliche Formen des Geldeinteilens und beschriften miteinander verschiedene Cou-verts zum Sparen von Beträgen für bestimmte Zwecke.

Im Mai 1990 zieht er aus der hausinternen WG aus, da ihm nun die versprochene Wohnung der geschützten Werkstatt zur Verfügung gestellt wird. Er bewohnt sie zusammen mit Joe, einem homosexuellen AIDS-Kranken und Alkoholiker. Ich lasse ihn mit mulmigen Gefühlen ziehen ...

Es folgt nun eine Zeit mit vielen Abstürzen in der Drogenszene, die meist durch Frustrationen am Arbeitsplatz oder im Zusammenleben mit Joe in der neuen Wohnung ausgelöst werden. Herr B. leidet unter starken depressiven Verstimmungen: Er ist auch bei mir amimisch, einsilbig, ratlos. Gruppenaktivitäten interessieren ihn überhaupt nicht; dauernd antizipiert er im Geist, was alles schiefgehen könne in einem Gruppengespräch, dass er nicht attraktiv genug sei für die andern, ihnen die Stimmung verderbe. Die Medikamente (Quilonorm als Stimmungsstabilisator und Taractan als Antipsychotikum) nimmt er regelmässig ein. Körperlich ist nichts besonderes zu vermerken. Ich bespreche mit ihm offen und vorsorglich die Modalitäten eines allfälligen freiwilligen Wiedereintritts.

Es geht weiterhin nicht gut, ein Wiedereintritt droht akut. Herr B. hat wieder einen Absturz mit Drogen, kommt mit Mühe und Not nach Hause, dort muss der Notfallarzt zugezogen werden. Er hat jetzt praktisch wöchentliche Heroinrückfälle. Die Beziehung zum Zimmernachbarn Joe hat sich zugespitzt. Die Arbeit in der geschützten Werkstatt ist ihm total verleidet: Er hat keinerlei Freude mehr daran. Mit sauertöpfischer Miene sagt er: "So ist es mir mit aller Arbeit nach einiger Zeit gegangen". Auch hat er grosse Angst vor dem Berufsschulbeginn, welcher kurz bevorsteht; er schaffe das nie, geistig nicht, konzentrationsmässig nicht, habe auch Angst vor den Mitschülern. Die Minderwertigkeits- und Versagensgefühle sind wieder sehr stark und nehmen teilweise psychotisches, d.h. nicht nachvollziehbares Ausmass an. Die depressive Grundverfassung ist ebenfalls intensiviert: Herr B. hat völlig resigniert, ausserhalb des Schutzes einer Institution leben zu können. Er geht abends nicht mehr aus dem Haus, sondern trinkt alleine im Zimmer.

Es konnte nicht anders kommen: Während meiner Ferien 1990 wird er wieder in die Klinik eingeliefert. Als ich ihn nach der Rückkehr sehe, ist er in einer depressiv-paranoiden Verstimmung. Er hat das Gefühl, in der Trambahn beobachtet zu werden und in seinen Äusserungen negativ bewertet und abschätzig interpretiert zu werden, so dass er sich gar nicht traut, laut etwas zu sagen. Er habe auch die Liebesgefühle für seine jetzige Freundin (eine neue) verloren, hält sich für total beziehungsunfähig, könne nie wieder eine Beziehung eingehen. Er isst wenig, arbeitet mit Mühe in unserer Arbeitstherapie. Er bietet ein volldepressives Bild mit Gefühl der Gefühllosigkeit, Anhedonie, Verlust der Liebes- und Sympathiegefühle, erlebt auch das Negative wie durch einen Schleier. Verschiedene Antidepressiva, die man ausprobiert hat, sind ohne Wirkung. Rekapitulierend, was die depressive Verstimmung ausgelöst haben könnte, kommen wir als wichtiges Moment auf die Versagensangst vor der Berufsschule. Ich halte jetzt die wöchentlichen Stunden eher kurz, da es ihn nur anstrengt und frustriert, wenn es zu lange geht und ihm nichts einfällt. Er erlebt die Stunden als Schulstunden, in denen er etwas beitragen muss.

Im September 1990 überlebt er mit grossem Glück einen schweren Absturz in der Stadt: Er erwischte beim Fixen eine Überdosis, wurde in ein somatisches Spital gebracht, dort Herzmassage und Infusion, dann wieder zu uns. Er sagt, dass er das "Reissen" völlig unmotiviert und plötzlich bekommen habe. Er sagt selbst, dass er mittlerweile schon "richtig süchtig" sei (sicher mehr als zehn Abstürze bereits in diesem Jahr); wenn er viel Geld hätte, würde er es nur fürs Fixen ausgeben.

Zwei Wochen später kommt es erneut zu einem gravierenden Absturz: Er hat offenbar eine kontaminierte Spritze (er meint, mit Optalidon vermischt) erwischt; es kam zu einer Art orientiertem Dämmerzustand: er fuhr mit dem Zug etwa 50 km weit, kam dann zurück, ging zu Fuss vom Bahnhof zurück in die Klinik. Irgendwo unterwegs wurde ihm noch das Portemonnaie mit Ausweis, Fr. 80,-- und allen Schlüsseln gestohlen.

Vierzehn Tage später ist er körperlich ganz schlecht dran: ausgeprägter Soor[1], Zittern, Kraftlosigkeit in den Beinen. Er macht sich Sorgen wegen der progressiven AIDS-Symptomatik, allerdings nicht wegen des Sterbens (ich frage ihn direkt danach). In der AIDS-Sprechstunde hat er einen guten Kontakt zum dortigen Arzt gefunden. Nach einem alkoholischen Absturz nach nur fünf kleinen Flaschen Bier produziert er einen pathologischen Rausch mit retrograder Amnesie: Er entwickelt offenbar eine zunehmende Alkoholintoleranz. Wir beginnen in dieser Zeit mit einer Reihe von kognitiven Retests, die in monatlichem Abstand wiederholt werden und mit denen der Hirnabbau infolge der AIDS-Erkrankung objektiviert werden soll.

Inzwischen hat er multiple somatische Therapien: eine allgemeine Entzündungsbehandlung, eine perorale Pilzbekämpfung, Inhalieren wegen Atembeschwerden. Er ist dennoch sehr zuversichtlich, dass sein letztes Stündlein noch lange nicht geschlagen hat.
Im Dezember 1990 ratschlagen wir wieder einmal zusammen, wie er es anstellen könnte, kontrolliert zu trinken. Wir einigen uns auf folgende Punkte:

a) mit einem Kollegen von hier ins Restaurant gehen, der auf ihn aufpasst; nie allein im Wirtshaus sitzen;
b) nur so viel Geld mitnehmen, wie er fürs Trinken ausgeben will;
c) maximale Trinkmenge 2 Flaschen Bier;
d) nach dem Konsum sofort das Restaurant verlassen, nicht sitzen bleiben.

An einem Wochenende, nach dem Besuch bei der Mutter, hat er Heroin gesnifft, daraufhin Atemstillstand und Reanimation durch den Tagesarzt. Ich besuche ihn auf der Station, er liegt im Bett. Affektiv und kognitiv ist er im Habitualzustand. Er sagt, es sei halbwegs ein Suizidversuch gewesen: Zur Hälfte wäre es ihm egal gewesen, wenn er nicht mehr zum Leben erwacht wäre. Andererseits müsse er wohl eine spezielle Bestimmung im Leben haben, dass er jetzt schon mehrere Male ums Haar gestorben wäre und doch immer wieder davongekommen sei. Ob er das theologisch oder religiös deute? Er sagt, er glaube als Katholik daran, dass man, wenn man sich umbringe,

---

[1] Pilzbefall in der Mundgegend, besonders am Gaumen.

umhergetrieben werde und nicht mehr zur Ruhe komme, aber nicht, dass man in die Hölle komme. Was auch immer passiere nach dem Tod, das jedenfalls sei für ihn kein Hinderungsgrund, es nicht zu tun. Ich sage ihm beim Verabschieden, dass ich davon ausgehe, dass dies wohl nicht sein letzter "Schuss" gewesen sei, dass er allerdings russisches Roulette spiele und wissen müsse, dass bei seiner labilen körperlichen Verfassung jede Drogeneinnahme zum Exitus führen könne. Andererseits spürte ich bei ihm durchaus einen Lebenswillen.

Im März 1991 hat Herr B. einen zum Glück glimpflich ablaufenden Motorradunfall mit Schürfwunden und gebrochenem Daumen. Zur gleichen Zeit verliebt er sich in eine neu aufgenommene Patientin. Nach zwei Tagen treiben die beiden mit verklärtem Gesicht im *honeymoon* mit gemeinsamen Zukunftsplänen; dann bricht die Freundin mit einem Brief die Beziehung plötzlich ab, Herr B. fällt in ein tiefes Loch. Nach dem Bruch flieht er zur Mutter. In der Therapiestunde nach dem Besuch sprechen wir zum ersten Mal darüber, dass er auch in die Mutter verliebt ist und sogar von einer körperlichen Beziehung mit ihr träumt und phantasiert. Ich erkläre ihm zunächst, dass dies nichts Pathologisches sei; solange von Seiten der Mutter sichergestellt sei, dass sie nicht auch in ihn verliebt sei, könne nichts passieren.

Im Frühling 1991 offenbart ihm die geschützte Werkstatt, dass er bei Wiederaufnahme der Arbeit dort nicht mehr als Hubstaplerfahrer tätig sein kann, sondern wieder von unten in einer Arbeitsgruppe beginnen muss. Verständlicherweise will er das nicht, empfindet die Rückstufung als kränkend und als Zumutung. Lieber gehe er dann in die hausinterne Fördertherapie, auch wenn das weniger Geld bringe.

Anfangs August, wiederum während meiner Ferien, wird er in eine eigene Wohnung entlassen, die er mit Hilfe des Fürsorgeamtes gefunden hatte. Er erhält einen Beistand fürs Finanzielle, wird psychiatrisch durch den behandelnden Assistenzarzt im Hause, somatisch durch die HIV-Sprechstunde der Universitäts-Poliklinik und psychotherapeutisch durch mich nachbetreut. Medikamentös hat er bei der Entlassung eine hohe Dosierung Quilonorm retard und Retrovir-Kapseln.

Zur ersten Stunde nach den Ferien im August 1991 kommt er pünktlich, wirkt aber leicht alkoholisiert. Er hat dies mit Rasierwasser überdeckt, die Fahne ist jedoch deutlich zu riechen, er hat auch minim enthemmtes Verhalten. In der neuen Wohnung fühlt er sich wohl und beschreibt mir detailliert die Wohnsituation. Die Stelle in der geschützten Werkstatt hat er aufgegeben und sucht via Gewerbezeitung eine Halbtagsstelle als Koch. In einer Mitpatientin auf einer offenen Station bei uns hat er eine neue Freundin gefunden, die offenbar einen guten und gesundheitsbewusstseinsfördernden Einfluss auf ihn ausübt. Die AIDS-Sprechstunde hat er nicht besucht, weil es ihm angeblich immer schlecht war (postprandiales[1] Erbrechen). Die Medikamente hat er regelmässig eingenommen, Prazine hat er als Reserve immer bei sich und benutzt es auch als Schlafmittel. Er habe verworrene, aber angsterfüllte Träume. Zu mir will er weiterhin in wöchentlichen Intervallen kommen. Mutter und Vater waren schon in der neuen Wohnung zu Besuch, beide skeptisch, ob es längere Zeit gutgehen werde.

---

[1] postprandial = nach den Mahlzeiten

Finanziell ist er knapp dran, die Miete von Fr. 1.200,-- bezahlt die Fürsorge, er hat etwa noch 1.100,-- Franken pro Monat zur Verfügung.

In den nächsten Stunden geht es oft um das Thema der Beziehung zur neuen Freundin Monika. Er ist über beide Ohren verliebt, sagt, er habe noch niemals eine so tolle Frau gehabt. Beide haben geschützt Geschlechtsverkehr miteinander. Monika will unbedingt ein Kind von ihm. Er hat Bedenken wegen AIDS einerseits, andererseits möchte er an einem eigenen Kind alles wieder gutmachen, was bei ihm versäumt wurde. Ich versuche, ihn sanft zu lenken, gut zu überlegen und mit Monika zu besprechen, ob jetzt der richtige Zeitpunkt für ein Kind ist (dagegen spricht: Beziehung dauert erst einen Monat; Freundin und er haben beide noch keine Stelle; beide haben noch nicht zusammengewohnt; Freundin hat noch einen Ehemann, der sich nicht scheiden lassen will).

Am 1. Oktober 1991 findet Herr B. eine feste Stelle in einem Restaurant, hat aber sehr unregelmässige Arbeitszeiten zwischen 6.00 Uhr morgens und 21.00 Uhr abends. Er wird überall eingesetzt. Hoher Verdienst. Hat dem Chef alles über sich erzählt. Aus meiner Sicht wird die Sache eher wegen der körperlichen als wegen der psychischen Belastung problematisch werden. Schon nach drei Tagen gibt er die Stelle wegen räumlicher Enge, hektischer Atmosphäre und portugiesischer Arbeitskollegen wieder auf. Danach besorgt er sich Heroin, erwischt zu reine Ware und wird in der Wohnung bewusstlos. Monika kommt zufällig früher als gewöhnlich von der Arbeit nach Hause, benachrichtigt den Notarzt. Herr B. kommt für einen Tag zu uns, wird wieder entlassen. Ich vermerke in meinen Protokollen: "Herr B. ist dem Tod erneut von der Schippe gesprungen".

In der gleichen Zeit besuche ich ihn einmal zu Hause in seiner Wohnung. Die Wohnung ist klein, aber praktisch. Er hat Ordnung, soweit es ihm möglich ist. Er "bekocht" mich mit grossem Einsatz - man sieht, dass er wirklich Freude daran hat, mich gut zu bewirten. Die Qualität des Essens ist ausgezeichnet; er kann exzellent gut kochen. Seine Stimmung ist wegen Auseinandersetzungen mit Monika getrübt - das erste Mal sagt er mir, dass er fürchtet, die Beziehung ginge in die Brüche. Er trinkt wenig Wein, etwa drei Gläser, sagt aber, dass er immer abends wenig trinke, eher mittags viel, manchmal pro Tag bis zu zwei Flaschen Wein.

In diese Zeit fällt auch wieder ein äusserst starker Soorbefall, welcher hochdosiert mit Diflucan, einem Antimykotikum, behandelt wird, zum Teil erfolgreich, zum Teil erfolglos.

Im November 1991 ist die Beziehung zu Monika beinahe futsch: Massive Aggressionen haben stattgefunden, Herr B. hat Monika in einem Handgemenge den kleinen Finger gebrochen. Die Gabe von zusätzlich Temesta bewirkte pathologische Rauschzustände mit Amnesie nächtlicherweise, in denen er Monika angriff und sie wüst beschimpfte. Er beklagt sich bei mir, sie wolle sich nur noch von ihm bedienen lassen und kritisiere ihn laufend. Er sei eigentlich froh, wenn sie weg sei und er endlich Ruhe habe. Wenige Tage später ruft er notfallmässig an, Monika liege seit Tagen besoffen und unansprechbar in der Wohnung herum; er halte es nicht mehr aus und mache sich auch Sorgen um sie, wage aber nicht, den Notfallpsychiater zu rufen, weil er sie nicht verraten möchte. In der Folge, nach schwierigen Tagen mit weiteren brachialen Auseinandersetzungen und sogar einem handgreiflichen Streit mit dem Notfallpsychiater, tritt seine Freundin Monika freiwillig wieder bei uns ein.

Es kommen auch wieder ruhigere Stunden, in denen wir ausschliesslich über seine Reisen und Träume reden. Er schätzt es ausserordentlich, mit mir über seine Träume zu sprechen und sieht mich darin als Fachmann an, der ich eigentlich gar nicht bin. In seinen Träumen hat er Kontakt mit Menschen aus einer anderen Zeit, die sich ihm aber nicht zu erkennen geben. Er ist in einer Art Halbwachzustand, fliegt mit seinem Körper über schöne Landschaften, kann sich auch wünschen, was er sehen will, zum Beispiel nackte Frauen. Er trennt den Traumzustand von dem Reisezustand als zwei verschiedene Bewusstseinszustände und von diesen wiederum die Realität. Immer noch ist es im Grunde genommen für mich unklar, was er da erlebt und wie das Erlebte einzuordnen ist.

Wie ist inzwischen seine Einstellung zu AIDS? Er glaubt, AIDS sei bei ihm akut noch nicht ausgebrochen, aber es seien nicht mehr viel Helferzellen vorhanden. Er setzt alle Hoffnung auf ein wirksames Medikament, welches noch rechtzeitig auf den Markt komme, und verfolgt alle diesbezüglichen Nachrichten in den Medien.

In all dieser Zeit mische ich mich in Finanzielles bei ihm überhaupt nicht ein und mache ihm auch keinerlei Vorschriften wegen Alkoholkonsums. Meine Hauptaufgabe sehe ich darin, seine Beziehungskonflikte ganz pragmatisch zu besprechen, ihm Ratschläge für das Überleben zu erteilen und andererseits seine Träume und Reisen mit ihm ausführlich durchzugehen. Die Freundin Monika mag nämlich von dieser seiner schwarzen Seite, wie sie sagt, gar nichts hören.

Silvester 1992 trinkt Herr B. viel Schnaps, schläft dann ein. Monika "festet" mit einem Kollegen die ganze Nacht weiter. Er versteckt an Neujahr alle Alkoholika im Keller. Monika findet sie aber doch. Sie trinke unaufhörlich und kommandiere ihn herum, verlange von ihm die Herausgabe von Alkoholika. Er kann sie nicht vor die Tür setzen, weil sie bei niemandem wohnen kann. Er ist verzweifelt, sieht aber, dass purer Eskapismus auch nicht weiterhilft.

Im Januar 1992 kommt es mit Monika zu einem schweren Zwischenfall, als diese im Bett einkotet, er sie daraufhin windelweich schlägt, sie keine Gegenwehr bietet. Er verständigt die Polizei, welche Monika zur Ausnüchterung für eine Nacht mitnimmt. Er, allein, sucht seinen Exkollegen Joe auf, beide gehen auf eine Homolokale-Tour durch die Altstadt. Ich benutze die Gelegenheit, um mit ihm ausführlich über Homosexualität zu sprechen; er fühlt sich zu einem Teil zu Männern hingezogen, ist aber doch zum grössten Teil heterosexuell ausgerichtet. Die alte Psychiater-Prüffrage: "Was haben Sie für Onaniephantasien?" hilft auch bei ihm weiter: Er ist klar heterosexuell (wie die meisten sich als bisexuell bezeichnenden Menschen, die gelegentlich aus Neugierde einen homosexuellen Kontakt haben).

Ende Januar 1992 tritt Herr B. freiwillig in die Klinik ein, nachdem er nach einem heftigen Streit Monika aus der Wohnung warf und anschliessend seelisch zusammenbrach. Ich sage ihm, er habe klug gehandelt, zu uns zu kommen, statt Heroin zu nehmen. Sicher werde es nur eine Frage von ein paar Tagen sein, bis er wieder in die Wohnung zurückgehen könne.

Beim Schachspielen auf der Station erlebt Herr B., dass er nicht mehr so gut strategisch denken kann wie früher. Das ist eine heilsame und zugleich schreckliche Erfahrung, die ihn erschüttert. Er will nun partout versuchen, weniger zu trinken.

Im Februar 1991 kommt es wieder zu dramatischen Ereignissen: Nach einem schweren Streit mit Monika, nach vorausgehendem Genuss einer Flasche Likör, schlug sich Herr B. zur Selbstbestrafung mit einem Holzfleischhammer auf den Kopf; er kommt ins Spital zur Wundversorgung, von da zu uns. Wird nach vier Tagen wieder entlassen. Seither ist er nüchtern, geniesst die Klarheit des nicht mehr umnebelten Geistes, hat im Hochgefühl vieler guter Vorsätze die Wohnung tiptop sauber gemacht. Er will wieder mit einem Krafttraining beginnen und auch mit Monika wieder neu anfangen.

Einmal kommt er zu mir, um sich Prazine zu holen. Der Soor ist ganz schlimm, ich habe das bei ihm noch nie so stark gesehen und erschrecke. Sein Gaumen und Rachen sehen aus wie mit Gips bestreut. Wir machen ab, dass er sofort und unverzüglich ins Universitätsspital zur AIDS-Sprechstunde geht und die dort verschriebenen Medikamente nimmt. Heute bringt er zum ersten Mal auch Monika mit: Ich lerne sie kennen. Er hat viele Fragen wegen AIDS und der Beziehung. Ist aber stark betrunken und lallt. Mir fällt auf, wie unbeholfen beide miteinander reden. Nach dieser Stunde bin ich sehr traurig und denke zum ersten Mal, dass ich ihn bald verlieren könnte.

Ich überlege mir, dass er durch die ständigen Abstürze seiner Freundin, die noch häufiger sind als die seinigen, permanent ge- und überfordert ist in Verantwortlichkeit und Fürsorge, was ihn alles in allem zwar stärker macht, aber auch oft an den Rand der Hilfsmöglichkeiten bringt. Durch die sich überstürzenden Ereignisse steht in den Therapiestunden auch immer die Besprechung des Aktuellen und des Umgangs mit Monika und ihrem Alkoholismus im Mittelpunkt - er mit seinen innersten Problemen kommt fast zu kurz.

In einer der nächsten Stunden erzählt er mir, dass er selbst Monika aus Liebe vorgeschlagen habe, sie solle sich einen psychisch und körperlich gesunden Mann suchen. Er macht sich moralisch Vorwürfe, ehemalige Mitpatientinnen verführt oder auf die schiefe Bahn geführt zu haben, was ja gar nicht stimmt. In Wirklichkeit ist die Initiative zu einer Beziehung immer von den Frauen ausgegangen. Er hat sich auch immer um Schutz beim Geschlechtsverkehr gekümmert und den Frauen wegen seiner Infektion reinen Wein eingeschenkt. Seine ethische Weste sei absolut sauber. Er freut sich darüber, dass ich ihm das so ungeschminkt und einfach sage.

Mit schweren Brandwunden an den Fingern taucht er bei mir auf: Er ist mit brennender Zigarette eingeschlafen.

Im April 1992 kommt er erstmals, seit wir uns kennen, auf seine Lebenserwartung zu sprechen: Er gibt sich noch 5 bis 10 Jahre. Er habe einen Galgenhumor entwickelt, aber in Wirklichkeit sehe er seine Zukunft pessimistisch. Besonders der resistente Pilz und die Begegnung mit einem moribunden AIDS-Kollegen in der AIDS-Sprechstunde habe ihn sehr resignativ gestimmt. Auch stelle er in letzter Zeit starke Potenzstörungen fest: Er mag gar nicht mehr so viel mit Monika schlafen, wie diese mit ihm schlafen möchte.

Die Mykose im Rachenraum nimmt im Mai 1992 erschreckende Ausmasse an: Der Pilz zieht sich durch die Speiseröhre bis in den Magen hinab und hat auch wieder den Gaumen und den ganzen Mundbereich befallen. Selbst das Einnehmen flüssiger Nahrung bereitet ihm Schmerzen, jedes Schlucken tut weh. Psychisch versucht er, seinem desolaten körperlichen Verfall durch Aktivität entgegenzuwirken. Er hält sich dauernd auf den Beinen, ist ständig unterwegs, sagt selbst, wenn er im Bett liegen würde, kämen nur Depressionen.

Er hat sehr hohe Telefonrechnungen bekommen; es droht die Abstellung des Telefons, ausserdem Betreibungen wegen nichtbezahlter Möbel- und Fernsehrechnungen. Neuerdings besuchen ihn Zeugen Jehovas in unterschiedlichen Formationen, jede Woche einmal; eine genaue Befragung ergibt, dass er sich noch eine kritische Distanz bewahrt hat und nicht alles mitmacht, was diese Leute von ihm verlangen (z.B. die Vernichtung seiner alten Bilder und *heavy metal*-Platten). Er zieht aus diesen Bibelstunden durchaus einen Gewinn und braucht jetzt auch vermehrte Religiosität in der Endphase seiner Krankheit. Ich konstatiere, dass er durch die Zeugen Jehovas, die mir selbst alles andere als sympathisch sind, eine neue Lebensmitte und religiöse Hilfe gefunden hat. In jeder Therapiestunde erzählt er mir von der Lehre der Zeugen Jehovas, die mittlerweile völlig von ihm Besitz ergriffen hat. Ich akzeptiere den Verlust der selbstkritischen Distanz, da ihn diese Lehre derzeit spirituell durchträgt. Ein Zeuge Jehovas besucht ihn wöchentlich und hält Bibelstunden mit ihm ab. Ich vermerke in meinen Therapie-Protokollen: *"Insgesamt muss ich darauf achten, dass Herr B. nicht völlig von der Realität abhebt und zu euphorisch wird hinsichtlich seiner Lebenssituation. Andererseits sehe ich keinen Anlass, ihm den neuen Kraftquell auszureden oder madig zu machen, auch wenn ich selbst von den Zeugen Jehovas nicht das Geringste halte. Es geht nicht darum, eine Glaubenslehre zu bewerten, sondern es geht nur darum, ob Herr B. durch irgendeine Weltanschauung, und sei es auch eine Sekte oder ideologisch verbrämte Gruppe, Kraft beziehen kann für sein sich dem Ende zuneigendes Leben".*

Im Juni 1992 ist der Pilz im Rachenraum wieder ganz schlimm, hat sich erneut in die Speiseröhre heruntergefressen, so dass er nur noch mit Schmerzen schlucken und essen kann. Er muss sich nun sogar zu einer zweiwöchigen Hospitalisation ins Spital begeben, in dem man ihn mit einem neuen AIDS-Mittel infundieren wird.

Er ist in einem desolaten somatischen und psychischen Zustand. Der Pilzbefall im Rachen und in der Speiseröhre kann im Universitätsspital nicht erfolgreich behandelt werden, obwohl er drei verschiedene hochpotente Antimykotika bekommt; dennoch ist der Soor schlimmer als je zuvor. Je länger je mehr beschäftigt sich Herr B. mit dem Tod; er spürt, dass er körperlich vielleicht nie wieder auf die Höhe kommt. Er hat 7 kg abgenommen, sieht marasmisch aus. Essen mag er fast nichts, da ihm alle Speisen, die er schluckt, Schmerzen bereiten. Trinken tut er viel. Die antimykotische Behandlung hat zu einer Reihe unangenehmer Nebenwirkungen geführt: muskuläre Verspannungen, Nausea, permanenter Durchfall, Sehstörungen. Soweit er die Namen der Medikamente kennt, die er einnehmen muss (inzwischen eine halbe Tasse voll), gehen wir in der heutigen Stunde geduldig und ausführlich anhand diverser Bücher und Listen die Wirkungen und Nebenwirkungen miteinander durch. Wer will all die vielen Interaktionen beschreiben ...

Die Beziehung zu Monika ist im Moment gut; nur kann er leider das Zusammensein mit ihr nicht geniessen, da er sexuell ihren Ansprüchen nicht genügen kann und selbst nicht viel beim Geschlechtsakt empfindet. Sollten die lokalen Mittel gegen den Pilz weiterhin nicht wirken, droht eine systemische Infusionsbehandlung; sollte auch diese versagen, muss eingestanden werden, dass gegen den Pilz kein Kraut mehr gewachsen ist. Besonders diese letzte Aussicht ängstigt Herrn B. verständlicherweise sehr. Ich spüre deutlich, dass er ausgesprochen verzweifelt ist und sehr pessimistisch hinsichtlich der weiteren Prognose und des weiteren Verlaufes denkt.

23. Juni 1992: Die Pilzinfektion hat man inzwischen in den Griff bekommen, dafür hat er eine starke Lungenentzündung mit 40 Grad Fieber entwickelt. Hautausschlag, Kopfweh, Magenschmerzen vervollständigen das Bild. Das Retrovir musste abgestellt werden, da die weissen Blutkörperchen vermindert sind und die Zahl der Helferzellen auf 40 gesunken ist. Herr B. ist weiter stark abgemagert, isst seit Tagen nichts mehr, nimmt nur noch Flüssiges zu sich. Im Spital bekommt er täglich Besuch von Monika. Auch Mutter und Vater waren schon mehrmals da. Während des Telefonierens mit mir hat er Mühe mit dem Atmen: Ich höre deutlich, wie er schnauft und um Luft ringt. Auch seine Artikulation ist sehr schlecht. Er hat Angst, weil er weiss, dass AIDS-Patienten oft an einer Lungenentzündung sterben.

Telefonat gleichentags mit dem Oberarzt der Station: Herr Dr. L. schätzt die Situation als nicht bedrohlich ein und hält Herrn B. nicht für moribund, wenn auch seine AIDS-Erkrankung bereits sehr stark fortgeschritten ist.

Besuch im Universitätsspital vom 29.6.1992: Herr B. kann am kommenden Freitag entlassen werden. Er berichtet, dass er in den letzten Tagen eine manische Phase gehabt habe, voller innerer Unruhe gewesen sei und das Personal ganz schön auf Trab gehalten habe. Er hat sich bereits für das kommende Wochenende überlegt, wie er die Wohnung umstellen und neu einrichten möchte und zeigt mir voller Stolz die entsprechenden Skizzen. Ich muss daran denken, dass manchmal Sterbende kurz vor ihrem Tod noch einen Feuereifer für Zukunftspläne entwickeln, und werde ganz traurig bei diesem Gedanken. Während wir noch miteinander reden, kommt der AIDS-Pfarrer, Herr S., hinzu. Herr S. und Herr B. haben ein sehr herzliches Verhältnis zueinander. Herr B. hat als Mitpatienten einen komatösen Moribunden neben sich im Bett gehabt, der tatsächlich dann auch in seiner Gegenwart starb. Sein jetziger Mitpatient ist ein Lungenkrebs-Kandidat. Herr B. gibt zu, dass er am Tag, als er wegen der Lungenentzündung fast keine Luft mehr bekam, Todesangst hatte und zu sterben fürchtete, dass er jetzt aber wieder voller Lebenslust und Optimismus sei; ich erlebe ihn fast ein bisschen zu aufgekratzt, muss aber einsehen, dass ihm die submanischen Phasen den Rest Leben, den er noch zu leben hat, erleichtern. Später kommt noch Dr. L. zu uns, um ihm die neuesten (guten) Laborwerte mitzuteilen.

Konsultation vom 8. Juli 1992: Herr B. ist verabredungsgemäss aus dem Universitätsspital entlassen worden, hat übers Wochenende die ganze Wohnung geweisselt, spürt die körperliche Anstrengung stark. Seit ein paar Tagen hat sich erneut der Pilzbefall gemeldet: Die Zunge ist ganz zerschrundet und aufgerissen. Er wird nicht darum herumkommen, im Universitätsspital erneut eine Infusionstherapie über sich ergehen zu lassen, was bedeuten würde, dass er alle zwei Tage für ungefähr fünf Stunden hingehen muss. In der Sprechstunde will man ihm ein neues Versuchspräparat anstelle des Retrovir geben, das sog. DD1. Sein Nachtschlaf ist ganz schlecht; er fragt mich, ob er ein zusätzliches Schlafmittel bekommen könnte. Ich muss die Zeit meiner Ferienabwesenheit regeln und bitte den Oberarzt unseres Hauses, der Herrn B. sehr gut kennt, Anlaufstelle für ihn während meiner Abwesenheit zu sein.

Konsultation vom 15. Juli 1992, die letzte vor meinem Ferienantritt: Herr B. hat sich ganz und gar mit seinem Beistand überworfen, will ihn nicht mehr haben, will, dass ich mich für ihn verwende, damit er einen anderen Beistand bekommt. Ich lege ihm eindringlich ans Herz, mit dem Beistand nicht zu brechen, anständig im Gespräch mit ihm zu bleiben, weil er ansonsten so oder so den kürzeren ziehe. Zusätzlich zur Anlaufstelle beim Oberarzt organisiere ich für Herrn B. noch eine regelmässige wöchentliche Gesprächsstunde bei meiner Praktikantin und mache gleich die erste Stunde mit mir nach der Rückkehr aus meinen Ferien ab.

Ferienrückkunft und Anruf der Mutter des Herrn B. am 19.8.1992: Am Tag meiner Rückkehr aus den Ferien erfahre ich auf dem Weg zu meinem Büro durch eine Mitpatientin, dass Herr B. am vergangenen Sonntag vom Nachbarn tot in seiner Wohnung aufgefunden worden sei. Seine Mutter ruft mich an - es ist der erste Kontakt, den ich persönlich mit seiner Mutter habe. Sie berichtet mir, dass heute morgen die Abdankung stattfindet und schildert mir ihre Überlegungen zum Tod ihres Sohnes, den sie ganz eindeutig als Suizid deutet auf dem Hintergrund einer verzweifelten Situation wegen der AIDS-Entwicklung und wegen des Verlassenwerdens durch die Freundin Monika. Die Mutter wirkt recht gefasst und sieht den Hinschied ihres Sohnes als Erlösung an. Ich, wenngleich geschockt und bewegt, kann mich dieser Sicht gut anschliessen: Herr B. ist einem längeren körperlichen Siechtum zuvorgekommen und auch einer Perpetuierung der Auseinandersetzungen mit seiner Freundin. Er hat ja schon mehrere Suizidversuche unternommen, die jedesmal nur ganz knapp am Tode vorbeigingen - nun hat der geschwächte Körper nicht mehr widerstehen können. Ich muss die Psychotherapie mit einem trotz seiner Dissozialität wertvollen, äusserst sensiblen Menschen beschliessen, dem das Schicksal nicht gut wollte und der sich bis zuletzt aufbäumte und sich nicht unterkriegen liess. Trotz seiner polymorbiden Gezeichnetheit ist und bleibt Herr B. für mich ein bewundernswerter Mensch, der den Kampf gegen sein Schicksal nie aufgab. Was ich ihm geben konnte, habe ich ihm gegeben. Gegen Viren sind auch wir Menschen machtlos.

Anhang

Grundformen psychischer Erkrankungen

Die Diagnosensysteme in der Psychiatrie sind mittlerweile so fein geworden und verändern sich so schnell, dass man mit dem Umlernen schier nicht mehr nachkommt. Die Halbwertzeit von Diagnosenschlüsseln wie DSM und ICD ist sehr kurz geworden; allseits bekannte und gebräuchliche Begriffe werden nullkommanichts ausgemerzt und durch andere ersetzt. Natürlich ändert sich durch die veränderte Namensgebung die Krankheit selber nicht; meist steht als Motiv hinter der Namensänderung, weniger peiorative Bezeichnungen zu finden, die dann aber andererseits, das Kind mit dem Bade ausschüttend, beinahe euphemistisch wirken. Diesen Prozess kann man sehr schön nachvollziehen an der Veränderung der Namensgebung für Psychopathien: über abnorme Persönlichkeiten und Charakteranomalie bis hin zur Persönlichkeitsstörung, zum akzentuierten Charakter usw. Dermaleinst werden die Psychopathien wohl im Sinne der *political correctness* "verästelte Persönlichkeiten" heissen.

Besonders auffällig in modernen psychiatrischen Diagnosesystemen ist ferner die Diskrepanz in der Feinheit der diagnostischen Untergliederung einerseits und der Grobheit der therapeutischen Massnahmen andererseits. Würden wir die Diagnosen nach Massgabe unserer unterschiedlichen therapeutischen Behandlungen stellen, gäbe es wesentlich weniger Diagnosen, als heute in den Schlüsseln verzeichnet sind. Ein bisschen ist also die Feindiagnostik in der Psychiatrie von daher gesehen auch *l'art pour l'art*. Aus diesem Grunde erachte ich es für sinnvoll, an dieser Stelle den Lernenden in der Psychiatrie einmal wieder die Grundformen der psychischen Erkrankungen aufzuzeigen, d.h. die Grobeinteilung psychiatrischer Störungen, die "alte" Nosologie, wie sie weltweit jahrzehntelang Anerkennung fand und wie sie eigentlich auch heute noch Gültigkeit haben sollte. Ich orientiere mich bei dieser Darstellung am Psychiatrie-Lehrbuch von Eugen und Manfred Bleuler.

Dass dieser Anhang gerade bei dieser Fallgeschichte steht, ist nicht willkürlich, sondern hat seinen tieferen Sinn: Wie der Leser sehen konnte, kommen im Falle von Herrn B. ausserordentlich viele psychiatrische Diagnosen zusammen, eigentlich aus allen nosologischen Grossgruppen: Bei Herrn B. liegen körperlich begründbare psychische Störungen vor, besonders im Endzustand durch die HIV-bedingte Enzephalopathie; es liegen neurotische Persönlichkeitsstrukturen, Milieuschädigungen und familiendynamische Pathologien vor; es sind endogene psychiatrische Erkrankungen vorhanden (Mischpsychose und vielleicht sogar Schizophrenie); vielleicht bekäme Herr B. heute sogar auch die Diagnose einer Persönlichkeitsstörung. Also: ausgeprägte Multimorbidität, wie das moderne Wort dafür heisst. Herr B. ist Anlass, sich das Grunddiagnosen-Schema in der Psychiatrie wieder zu vergegenwärtigen, auf dass man sich im Dschungel der Nebengeleise und Seitenkapillaren wieder zurecht finde.

GRUNDFORMEN PSYCHISCHER ERKRANKUNGEN
(Psychiatrische Nosologie nach Eugen und Manfred Bleuler)
Wir unterscheiden 4 Grossgruppen: A, B, C, D.

A Die Gesamtheit der körperlich begründbaren psychischen Störungen
  1. *Chronische, diffuse Hirnschädigung*
     Chronisch = allmählicher Beginn, langdauernde Einwirkung
     Diffus   = das ganze Hirn in Mitleidenschaft gezogen
     Die **Art** der Schädigung spielt kaum eine Rolle (z.B. Hirnentzündungen,
     Gefässprozesse, Hirnverletzungen, Gifte, Degenerationen etc.).
     Psychisches Erscheinungsbild: **Organisches Psychosyndrom** oder
     psychoorganisches Syndrom (POS, "Organiker").

  2. *Umschriebene Hirnherde*
     Umschrieben = nur begrenzte (lokale) Hirnbezirke in Mitleidenschaft gezogen
     Die **Art** der Schädigung spielt kaum eine Rolle (z.B. Tumor, Abszess, lokali-
     sierte Quetschung, Durchblutungsstörung, umschriebene Degeneration etc.).
     Psychisches Erscheinungsbild: **Hirnlokales Psychosyndrom.**

  3. *Akuter exogener Reaktionstyp (nach Bonhoefer)*
     Akut   = plötzlicher Beginn, kurzdauernde Einwirkung
     Exogen = Gegensatz zu endogen; eine Störung, die das Hirn "von aussen"
              trifft und klar fassbar ist
     Die **Art** der Schädigung (entweder eine schwere körperliche Allgemein-
     erkrankung oder eine spezielle Hirnerkrankung) spielt kaum eine Rolle (z.B.
     akute Infektionskrankheiten, Stoffwechselvergiftungen, akute Vergiftungen,
     akute Hirnverletzungen etc.).
     Psychisches Erscheinungsbild (gleichlautend): **akuter exogener Reaktionstyp
     (AER).**
     Vor allem Auftreten in zwei **Formen**:
     a) Zustände **verminderten** Bewusstseins (Benommenheit, Somnolenz, Sopor,
         Koma) = quantitative Störungen;
     b) Zustände **veränderten** Bewusstseins (Delir, Dämmerzustand, amentielles
         Syndrom u.a.) = qualitative Störungen.

**B Die Gesamtheit der psychoreaktiven Störungen (seelisch verursacht /
psychogen)**
Bei Belastungen und Störungen, die ausschliesslich über den seelischen Bereich
wirksam werden, unterscheidet man drei Formen, je nach dem Schweregrad der
Beeinträchtigung (vom 1. - 3. zunehmend):
1. abnorme Erlebnisreaktionen (z.B. passagere Depression aufgrund eines
   Todesfalls)
2. einfache Entwicklungen (z.B. Stottern als Folge schulischer Überforderung)
3. neurotische Entwicklungen (z.B. schwere Zwangskrankheit)

C Die Gesamtheit der konstitutionellen Persönlichkeitsvarianten (erblich bedingte Abweichungen von der Norm)
1. solche, die vorwiegend den Intellekt betreffen: **Oligophrenien** (Schwachsinn)
2. solche, die vorwiegend den Charakter betreffen: **Psychopathien**
Bei beiden Formen wirken immer auch Umwelteinflüsse ein - die ausschliessliche Vererbung ist heute mit Recht angefochten!

D Die Gesamtheit der endogenen Psychosen
Endogen = von selbst, "von innen" entstanden; weder durch Umwelt, noch durch Vererbung allein erklärbar; Ursache letztlich unbekannt.
1. Die Schizophrenien
2. der manisch-depressive Formenkreis (= Affektpsychosen)

Das **Unterscheidungskriterium** für die vier Hauptgruppen ist die Angriffsebene der sich auf das Seelenleben auswirkenden Störung:
- bei A = Körper
- bei B = Seele
- bei C = Erbanlage und Milieu
- bei D = unbekannt bzw. A+B+C

Fallgeschichte Nr. 7: Frau T.

Die Lebens- und Leidensgeschichte von Frau T., welche jetzt erzählt werden soll, ist (wie Fallgeschichte Nr. 1) gleichzeitig auch ein Stück Psychiatriegeschichte. Frau T., Jahrgang 1918, hat die Fünfziger Jahre unterbrochen und die Sechziger, Siebziger, Achtziger und einen Teil der Neunziger Jahre ununterbrochen in psychiatrischen Kliniken verbracht. Man kann also sagen, dass sie annähernd ein halbes Jahrhundert psychiatrische Erfahrung gesammelt hat und wir in der Psychiatrie Tätigen mit ihr und durch sie und dank ihrer. Die erste Aufnahme in unsere Klinik geschah im Jahre 1959, nachdem vorher sechs andere Hospitalisationen, zum Teil in kantonalen, zum Teil in privaten Kliniken, stattgefunden hatten. Bis 1968 wurde sie insgesamt 11 mal bei uns aufgenommen; seit dieser Zeit ist sie ununterbrochen hospitalisiert.

Frau T. war die einzige Patientin, der meine Frau und ich gerne erlaubten, mich quasi ausserehelich zu küssen: In ihren hochgestimmten Phasen pflegte sie von weither vom Klinikareal oder auf der Station auf mich zuzulaufen, mich an ihr Herz zu drücken, zu umarmen und mir einen dicken Schmatz auf die Wange oder sogar den Mund zu drücken und dabei auszurufen: "Oh my darling", "oh my sunnyboy!" Auch in den Phasen äusserster Niedergeschlagenheit sprach sie mich an, aber ganz anders: "Helfen Sie mir, um Gottes Willen, Herr Doktor!", das war dann ihr Aufschrei zu mir, ein verzweifelter Hilferuf mit weit aufgerissenen Augen, Entsetzen ins Gesicht geschrieben, Höllenqualen und Todesängste erleidend. Intensiv hatte ich mit Frau T. nur einmal im Rahmen eines kognitiven Trainings zu tun, davon später. Aber ich kann sagen, dass ich sie beinahe täglich in der Klinik sah, sei es auf der Station, sei es in der Cafeteria, sei es irgendwo unterwegs auf dem Areal. Keine Begegnung verlief ohne vehementestes Begrüssungsritual, gegenseitiges Anfassen und Umarmen, Drücken und Streicheln und gegenseitiges Versichern der Sympathie und des Wohlwollens. Frau T. gehörte zur Klinik so gut wie die alte Ulme, zu der ich jetzt aus meinem Bürofenster hinüberschaue, und die Scheune mit dem Feuerwehrpark. Ohne Frau T. wäre die Klinik um einen liebenswürdigen Menschen ärmer gewesen. Jeder, der langfristig hier weilte, kannte sie, mochte sie, bedauerte sie, sorgte sich um sie.

Am Anfang unserer hauseigenen Krankengeschichte finden sich seitenweise Abschriften aus der Krankengeschichte der Kantonalen Psychiatrischen Klinik, in welcher sich Frau T. vor der Einweisung bei uns fünfmal im Zeitraum einer knappen Dekade befand (damals gab es ja noch keine Photokopierer; es pflegten Hilfskräfte oder auch anstellige Patientinnen und Patienten Maschinenabschriften aus Krankengeschichten anderer Kliniken anzufertigen; diese Zeit habe ich selbst noch miterlebt). Frau T.'s Diagnosen lauteten damals: "Hebephrener Schub"; "zyklisch verlaufende Hebephrenie"; neuer hebephrener Schub"; "Katatonie".

Im ersten hauseigenen Résumé aus dem Jahre 1959 findet sich dann auch eine kurze Anamnese: Frau T. ist als mittleres von drei Kindern in Wien aufgewachsen. Ihr Vater war höherer Angestellter. Sie absolvierte die Volksschule, versuchte sich dann in einer Dekorateurinnen-Lehre, die sie abbrach; bildete sich später zur technischen Zeichnerin aus. 1939 heiratete sie einen erheblich älteren Mann, von Beruf Ingenieur. 1941, im Anschluss an die zweite Geburt, entwickelte sie eine Wochenbettpsychose, welche zur psychiatrischen Hospitalisierung führte. 1944 floh sie mit der Familie in die Schweiz. Die Ehe war disharmonisch und von gegenseitigen Vorwürfen und Anschuldigungen geprägt. Nach der zweiten Hospitalisation in einer kantonalen psychiatrischen Klinik anfangs der Fünfziger Jahre liess sich der Ehemann scheiden, aber die Beziehung zu seiner Frau blieb aufrechterhalten. Frau T. wohnte dann meist in einem Heim, besorgte aber übers Wochenende dem geschiedenen Mann den Haushalt. 1959 fand sie eine Stelle in ihrem angestammten Beruf und bezog ein Zimmer. Der Arbeitgeber schätzte ihre beruflichen Fähigkeiten, schilderte sie jedoch als ständig betriebsam und "schwatzhaft". Sie verliebte sich in einen jungen Angestellten; als dieser wegging, wurde Frau T. wieder "grob auffällig", wie es im Résumé heisst. Der Vorgesetzte schickte sie zum Arzt, dieser wies sie wegen "Depressionen" bei uns ein.

Knapp zwei Dezennien Ein- und Austritte
Das Einweisungszeugnis des praktischen Arztes im September 1959 zur ersten Hospitalisation bei uns ist sehr lapidar und knapp: "Frau T., 40-jährig, leidet an Depressionszuständen - endogene Depression (Melancholie). Ich bitte Sie um Aufnahme. Hochachtungsvoll". Was war geschehen? Frau T. hatte an ihrem Arbeitsplatz in einer Maschinenfabrik eigenartige "Anfälle" (wie es in der Krankengeschichte heisst), so dass sie nicht mehr tragbar war und in Begleitung der Betriebsschwester zum praktischen Arzt geschickt wurde. Dort hielt sie die gesamte Praxis in Atem, weinte, liess sich nicht berühren und untersuchen, wollte auf den Balkon, ging zum Medikamentenschrank. Bald war sie übertrieben zuvorkommend, bald wieder spitz und geziert und angriffig in ihren Äusserungen. Sie lud die ganze Praxisgesellschaft ein, mit ihr in einem Hotel einen lustigen Abend zu verbringen.

Beim Eintritt ist sie weniger depressiv als vielmehr gespannt, maniriert, zerfahren. Auf der Station wird sie rasch aggressiv und erregt, so dass sie auf die Abteilung für höchst unruhige Frauen versetzt wird. Im Laufe einer Largactil[1]-Kur beruhigt sie sich. Eine gehobene Stimmung und maniforme Angetriebenheit bleibt aber immer erhalten. Während der "Gemeinsamen Untersuchung"[2] vom Oberarzt befragt, weshalb sie zu uns in die psychiatrische Klinik gekommen sei, erklärt sie, weil sie solches Mitleid mit den Kranken habe und sich um sie kümmern wolle. Im weiteren Verlauf fügt sie sich gut in die Abteilungsordnung ein. Sie erhielt damals die Diagnose: "Wellenförmig verlaufende Hebephrenie".

Nach sechs Wochen wird Frau T. in die alten Verhältnisse entlassen und arbeitet mit gewohnter Exaktheit an der früheren Stelle als technische Zeichnerin, besucht wie

---

[1] Largactil = eines der ältesten und ersten Neuroleptika
[2] "Gemeinsame Untersuchung" = Wenige Tage nach Eintritt des Patienten exploriert der Oberarzt zusammen mit dem behandelnden Arzt den Patienten, stellt die Diagnose und legt die Therapien fest. Das Ergebnis wird in Form eines "Résumés" schriftlich festgehalten.

früher jeden Sonntag den geschiedenen Mann, bei dem die beiden erwachsenen Kinder wohnen und besorgt dort mit Hingabe, Ausdauer und Gewissenhaftigkeit den vernachlässigten Haushalt.

Im April 1960 wird sie wieder bei uns eingewiesen. Vier Tage vor der Einweisung kam sie nicht mehr zur Arbeit, irrte in den Strassen umher. Sie musste sich unter dem Diktat einer Stimme in die gefüllte Badewanne setzen, veranstaltete eine grosse Unordnung, warf ihre Exkremente und ihren Schmuck zum Fenster hinaus, winkte mit Wäsche und Heiligenbildern aus den Fenstern und setzte die Wohnung unter Wasser. Die Stimme befahl ihr auch das Auseinandernehmen und Wiederzusammensetzen einer Puppe, die ihr wie ein Weltraumfahrer vorkam. In all dem äusseren und inneren Durcheinander zeigte sie durchaus partielle Krankheitseinsicht.

Bei der Aufnahme in der Klinik begrüsst sie den Arzt überschwenglich, stürzt auf ihn zu, umhalst ihn, lacht laut vor sich hin. Sie spricht auf ihn ein, sie sei gar nicht Frau T., sie nenne sich Anastasia Meier, Frau T. sei gestorben. Sie will sofort die ganze Klinik und alle Stationen besichtigen. Auf die Frage nach dem Beruf antwortet sie: "Ich habe den Beruf, alle Menschen glücklich zu machen". Sie geht im Untersuchungszimmer auf und ab, spricht vor sich hin, setzt sich dann starr in eine Ecke und ruft mit verzückt-maniertem Gesichtsausdruck: "Frieda, Frieda, komm jetzt, Frieda, Frieda". Unmotiviertes Lachen wechselt mit Verziehen des Gesichts zum Weinen, welches dann wieder unvermittelt in Lachen übergeht. Alles vollzieht sich in uneinfühlbarem Affekt.[1]

Auf der Station ist sie dann weiterhin sehr überschwenglich, lacht verkrampft, erzählt von Entrückungserlebnissen und Gedankenandrängen. Die Stimme, die sie hört, bezeichnet sie als "erhebenden Hauch". Sie will alle Steckdosen der Abteilung demontieren und begründet dies als Teil eines Heilsauftrages. Im Verlauf der Hospitalisation wird sie ruhiger, bleibt aber euphorisch gestimmt und angetrieben. Ihren Heilsauftrag hat sie umgewandelt (gleichsam prosozial sublimiert) in Mithilfe bei der Pflege von Alterskranken.
Die jetzige Diagnose lautet: "Neue hebephrene Episode".

Im Mai 1960 kommt es zur dritten Aufnahme in unsere Klinik, diesmal auf Grund eines freiwilligen Entschlusses von Frau T. Da keine Einweisung eines externen Arztes vorliegt, wird, wie damals und zum Teil auch heute noch üblich, ein Arzt bzw. eine Ärztin einer benachbarten Klinik geholt, um - neutral - den Aufnahmestatus zu erheben und die Berechtigung des Eintritts zu prüfen. Im Aufnahmestatus dieser Ärztin heisst es: Frau T. sei von sich aus in die Klinik eingetreten, da es ihr schien, dass dies das Beste für sie wäre. Sie ist örtlich gut, zeitlich aber mangelhaft orientiert. Sie kann nicht das Datum angeben und sagt, sie hätte in den letzten Tagen nach dem Mond gelebt. Sie fühle sich draussen nicht wohl, weil die Leute auf der Strasse so aufgeregt seien. Sie selber sei aber glücklich, weil sie alle Leute liebe. Sie habe sich einmal halb ausge-

---

[1] Diesen maskenhaften mimischen Wechsel, welcher emotional uneinfühlbar bleibt und sich sehr schnell von einem Pol zum anderen vollziehen kann, nannte man in der alten Psychiatrie "Registerziehen", so wie man bei einer Orgel den Ton urplötzlich durch Einstellen anderer Register wechseln kann (früher noch gezogen, nicht wie heute gedrückt).

zogen ins Bett gelegt, und dann habe sich ihre Hauswirtin über sie gebeugt, wobei diese ganz scheusslich und teufelhaft ausgesehen habe, gar nicht so, wie sie sie sonst kenne. Der Aufnahmestatusbericht schliesst mit den Worten: "Für eine ausreichende Behandlung bedarf die Patientin eines Aufenthaltes in einer geschlossenen psychiatrischen Anstalt".

Die Gemeinsame Untersuchung findet diesmal im Patientenzimmer statt, da Frau T. das Bett nicht verlassen will. Sie erzählt dem Oberarzt, dass es ihr gut gehe, sie keine Schmerzen habe. Sie liebe die Sonne. Im Zimmer vermisse sie den Sonnenschein, aber sie gönne ihn denen, die draussen seien. Sie möchte gerne Küchendienst machen, Suppe kochen. Sie sei eine sehr, sehr gute Hausfrau. Sie würde auch gerne zum Oberarzt nach Hause gehen, um Hausarbeiten zu verrichten. Zuletzt habe sie in einem Büro in der Maschinenfabrik gearbeitet, und man habe ihr dort gekündigt. Sie habe die Kündigung nicht angenommen. Man habe ihr gesagt, sie störe den Betrieb, was soviel heisse wie: sie sei krank. Ihr geschiedener Mann wolle sie ins Irrenhaus bringen. Beim letzten Treffen auswärts kaufte er eine Schokolade; sie rauchte ihm eine Zigarette vor, ass das Essen nicht, das er bezahlt hatte; dann gingen sie auseinander. Frau T. möchte, dass ihr geschiedener Mann und die beiden Kinder sie besuchen. Die Tochter sei ein guter Mensch, lüge aber etwas zu viel, sie, Frau T., wolle sie zur Wahrheit zwingen. Sie liebe den Doktor, bei dem ihre Tochter als Gehilfin arbeitet.

Im Résumé des untersuchenden Oberarztes heisst es dann, dass sie am Tag vor der Einweisung beim geschiedenen Ehemann sehr betriebsam und logorrhoisch gewesen sei, die ganze Nacht nicht geschlafen, laut gesungen und mit einem Brieföffner herumgefuchtelt habe. Der Zustand bei uns in den ersten Tagen und Wochen wird so beschrieben: "Rascher Wechsel zwischen Zuständen maniformen Glücksgefühls und bacchantischer Seligkeit und Zuständen gespannter, gelegentlich pathetisch wirkender Abwehr". Wegen der unaufhörlichen Betriebsamkeit und schwierigen Pflege erhält Frau T. eine Dämmerkur (damals übliche medikamentöse Dämpfung über Wochen bei Bettruhe mit hochdosierten Tranquillizern und Neuroleptika), die aber wegen Thrombosegefahr vorzeitig abgebrochen werden muss.[1]

Die Diagnose lautet jetzt: "Maniforme Episode bei wellenförmig verlaufender Hebephrenie".

Im Oktober 1960 findet eine Nachuntersuchung durch den damaligen Klinikchef, Professor P., statt, der die Patientin in anschaulichen und wohlmeinenden Worten beschreibt: Sie komme fast etwas übertrieben aufgeräumt, frohmütig und freundlich, aber geordnet ins Untersuchungszimmer und betone, dass sie sich so weit gesund fühle, dass sie austreten könne. Allerdings fühle sie sich noch befangen und steif. Ihre durchgemachte Psychose schildere sie rückblickend als eine blosse Depression. Die Patientin wolle zum geschiedenen und inzwischen wieder liierten Mann und zu den Kindern ziehen, die mittlerweile volljährig sind. Auch auf Vorhalt findet sie diese Situation nicht anstössig. Sie behauptet, dass zu Hause eine entspannte und nette Atmosphäre

---

[1] Ein mir gut bekannter schizophrener Patient charakterisierte wortgewaltig einmal die selbst erlebte Schlaf- und Dämmerkur als "Schaf- und Lämmerkur". Er dachte wohl auch an Opferlamm ...

sei. Sie suche sich wieder eine Stelle als Zeichnerin. Die Patientin müsse gegen sog. kleinen Revers (zu unterschreibender Zettel, dass ein Patient oder eine Patientin gegen ausdrücklichen ärztlichen Rat in bestimmte, von ihm oder von ihr gewünschte Verhältnisse austritt), sofern die nächsten Angehörigen einverstanden seien, entlassen werden.

Nach der Entlassung im Oktober 1960 arbeitet Frau T. dann tatsächlich ein Jahr lang als Zeichnerin in einem Ingenieur-Büro und bewohnt ein möbliertes Zimmer. Im Oktober 1961 stirbt der geschiedene Ehemann und ein weiterer Verwandter. Das führte zu einer Verschlechterung des Zustandsbildes: Frau T. kam erneut in Erregungszustände hinein, so dass ihr die Stelle gekündigt wurde. Sie ging freiwillig für drei Monate im Folgejahr in eine private psychiatrische Klinik. Nach der dortigen Entlassung arbeitete sie wieder als Zeichnerin. Nach einem Ferienaufenthalt mit ihrer Tochter zusammen, während dem es zu Streitigkeiten kam, war sie wieder psychisch zunehmend verändert, äusserte paranoide Ideen und geriet an ihrem Arbeitsplatz in eine euphorische Betriebsamkeit, sprach zerfahren und legte sich während der Arbeit auf den Boden, um ein Sonnenbad zu nehmen. Sie bestürmte Arbeitskollegen mit Liebesbezeugungen und Umarmungen und kam daraufhin mit ärztlichem Zeugnis zur vierten Aufnahme zu uns.

Zur Aufnahmeärztin sagt sie, dass sie sich im Geschäft auf den Boden gelegt habe, weil sie vom vielen Arbeiten müde gewesen sei. Sie wünsche sich für ihren Arbeitsort einen Betriebspsychiater, der dort die Arbeit ankurbeln solle. Umarmt habe sie im Geschäft niemanden, vielleicht sei ja einer von denen in sie verknallt und bilde sich nun ein, er sei von ihr umarmt worden. Sie lacht schallend, aber das Lachen wirkt nicht ansteckend, es wirkt künstlich und oberflächlich[1]; die Patientin wird von der Aufnahmeärztin kühl, distanziert und leer erlebt.

In den ersten Tagen bei uns ist sie im Gebaren maniriert und angetrieben. Sie meint, ihre Gedanken würden gesteuert, die Sonne beeinflusse sie. Sie fühlt sich von verschiedenen Personen ihres Geschäftes gelenkt und sei hier, um anderen Kranken zu helfen. Verschiedentlich kommt sie in den ersten Aufenthaltstagen in einen akuten maniformen Erregungszustand.

Die jetzige Diagnose lautet: "Maniformes Zustandsbild bei wellenförmig verlaufender Hebephrenie". Wiederum wird eine Largactil-Kur empfohlen.

Nach wenigen Wochen, Ende Oktober 1963, wird Frau T. in deutlich gebessertem Zustand entlassen und tritt wieder ihre Stelle als technische Zeichnerin an, wohnt wieder in ihrem Zimmer. Sie ist in regelmässiger ambulanter psychiatrischer Behandlung und nimmt auch das Largactil weiter ein. Ungefähr ein Jahr später kommt es zunächst nach einer depressiven Vorphase zu einem deutlichen manischen Zustandsbild mit Erregung und Lautwerden, so dass sie wegen Untragbarkeit am Arbeitsplatz (fühlt sich von Geistern umgeben) wieder bei uns eingewiesen wird. Erhöhtes Selbstbewusstsein und gehobene Stimmung, aber freundlicher und zugänglicher Umgang prägen erneut das Zustandsbild. Entsprechend lautet die Diagnose und Prognose: "Vorwiegend mani-

---

[1] In der alten psychiatrischen Begrifflichkeit nannte man ein solches leeres, irres Lachen auch "läppisch".

sches Zustandsbild bei wellenförmig verlaufender Psychose, die früher deutlich schizophren gefärbt war. Nach Abklingen der jetzigen Psychose wahrscheinlich Rückkehr in die alten Verhältnisse möglich".

Aus dieser Zeit liegt ein ausführliches Protokoll einer Vorstellung der Patientin beim Klinikdirektor in der medizinischen Vorlesung vor, welches referenswert ist:

- "Was ging nicht mehr gut?" "Ich habe eine schwierige Arbeit, die ich aber gerne mache. Ich habe Phasen, da überkommt mich der Kummer wegen meiner Jugend".
- "Wie ist das mit den Geistern?" "Ich empfange Botschaften aus dem All, dass man den Mut nicht verlieren soll".
- "Aus dem All?" "Sagen wir es einfach, von Gott".
- "In welcher Form?" "Da kommen wir auf das Stimmenhören. Ich halte das Stimmenhören nicht für schlimm. Wenn man allein lebt, führt man doch oft einen Dialog mit sich selbst. Dann bekomme ich Antworten".
- "Sie hatten doch das Gefühl, es sei ein Zwiegespräch?" "Ich suche einfach das Göttliche im Menschen, ich glaube an das Gute".
- "Wie erhalten Sie dann gewisse Gedanken?" "Wenn ich philosophische Bücher lese, denke ich darüber nach, einfach aus den Überlegungen heraus".
- "Wie ist das mit den Doppelbedeutungen?" "Ich liebe die Einfachheit, suche die Einfachheit, versuche immer, den anderen zu verstehen, aber oft wird etwas gesagt, das gar nicht so gemeint ist. Ich analysiere gern alles".
- "Ist das dann oft nicht schwierig, Umgang mit den Menschen?" "Ich meide die Menschen. Ich arbeite schweigend".
- "Haben Sie das Gefühl, Sie könnten entlassen werden?" "Ja".
- "Aktuell ist aber nichts passiert?" "Manchmal ist man nicht immer ganz im klaren".
- "Was glauben Sie, hat Ihnen nun gut getan?" "Der Milieuwechsel".

Ende 1964 wird Frau T. wieder entlassen, wohnt in einer Einzimmer-Wohnung und ist beruflich als technische Zeichnerin weiterhin tätig und tüchtig.

Im September 1966 kommt es zur sechsten Aufnahme bei uns. Frau T. schloss sich in ihr Zimmer ein; ihre Kinder hatten Angst, sie würde sich etwas antun. Deshalb kommt sie ohne ärztliches Einweisungszeugnis direkt zu uns. Der Aufnahmearzt findet sie im Aufnahmezimmer am Schreibtisch sitzend und Eintragungen ins Aufnahmebuch machend vor. Sie ist abweisend, blickt ins Leere, lacht dann plötzlich läppisch auf. Befragt, was sie denn gemacht habe, sagt sie, dass sie in der Nacht Teller aus dem Fenster geschmissen habe. Auf weitere Fragen antwortet sie mit "yes". Sie lacht dann über die ganze Situation, obwohl sie es gar nicht lustig findet. Nach Stimmen gefragt, wird sie böse und gibt keine Antwort. Sie unterschreibt den Freiwilligenschein[1]

Auf das Lebenslaufblatt schreibt sie mit grossen geschwungenen Buchstaben und riesigen Zwischenräumen: "Es gibt keinen mehr. L.T."

---

[1] Wenn ein Patient bereits einmal hospitalisiert war, kann er die folgenden Male ohne ärztliches Zeugnis freiwillig wieder in die Klinik eintreten und bezeugt die Freiwilligkeit durch seine Unterschrift.

In der ersten Zeit nach der Aufnahme ist sie auf der Station negativistisch, mutistisch, schnippisch und gespannt, trägt ein Handtuch als Turban auf dem Kopf. Erklärt, ihr Blut sei in Wallung und erzählt Mitpatienten, sie sei wegen des guten Kaffees wieder in die Klinik gekommen. Unter einer Haldol-Therapie bessert sich ihr Zustand rasch; sie wird geordnet, zugänglich und fleissig und hilft wieder auf einer Alterskranken-Abteilung mit, obwohl sie immer noch angetrieben und euphorisch ist. Sie drängt jedoch bald wieder auf Entlassung. Diagnose zum jetzigen Zeitpunkt: "Schizophren-manisches Zustandsbild bei wellenförmig verlaufender Psychose".

Schon nach wenigen Tagen wird sie wieder in ihre Wohnung und in ihren Beruf entlassen. Bereits nach einer Woche schlägt die Stimmung aber wieder gänzlich ins Euphorische um. Die Patientin wird sexuell enthemmt, verwirrt und ordinär, bei der Arbeit untragbar, daraufhin im November 1966 wieder zu uns.

Die Aufnahmeärztin schreibt in ihrem Bericht: "Die Patientin marschiert gespannt und explosiv im Zimmer auf und ab. Sie stellt sich in herausfordernder Pose hin, mit dem Rücken zu mir. Alle Fragen beantwortet sie schnippisch, gereizt und in einem herausfordernden Ton. Sie fühle sich wohl, es sei ihr nie besser gegangen. Sie weiss nicht, weshalb sie wieder hier eingeliefert wird. Die Kontrolle ihres Gepäcks lässt sie mit herablassender Geste über sich ergehen. Als sie ihren Schmuck ablegen soll, weigert sie sich zuerst, dann reisst sie ihn ab und wirft ihn in eine Zimmerecke. Fragen nach Ort und Zeit lehnt sie ab, ist aber offensichtlich voll orientiert. Sie weiss, dass sie wieder zu uns eingeliefert wird. Bekannte Schwestern begrüsst sie kühl und herablassend. Sie lässt sich ohne Widerstand auf die Abteilung führen."

Bei uns ist sie dann manisch-erregt, enthemmt, erotisiert, entkleidet sich, singt, ist bei gehobener Stimmung doch nicht glücklich, aber ohne Krankheitsgefühl, drängt auf Entlassung. Krankheitseinsicht ist bei der jetzigen Hospitalisation nicht zu erzielen. Nun lauten die Diagnose und das Procedere: "Neue manische Phase bei Misch-psychose. Nach Beruhigung Entlassung in die alten Verhältnisse".

Im Januar 1966 wird Frau T. entlassen, um bereits im März zur achten Hospitalisation wiederzukommen, nachdem sie erneut als ausserordentlich tüchtige technische Zeich-nerin mit Spezialaufgaben an ihrer alten Stelle gearbeitet und in einem Appartement gewohnt hatte. Zur jetzigen Einweisung kam es, als sie nur mit einem Morgenrock bekleidet auf die Strasse ging, einen Passanten mit Zärtlichkeiten überfiel und in verschiedenen Fremdsprachen unzusammenhängend durcheinandersprach. Schliesslich verfiel sie in eine gebetshafte Pose mit völliger Erstarrung und wurde mit ärztlichem Zeugnis eingewiesen. Bei der Aufnahme ist sie anfänglich noch depressiv-gehemmt, wortkarg, wenige Stunden später jedoch bereits betriebsam, maniform erregt, dyspho-risch, in ihrem Verhalten schnippisch-anmassend und wahnhaft schimpferisch über ihre Kinder. Die jetzige Diagnose lautet: "Erneute manische Phase bei Misch-psychose".

"Kann nach vollständigem Abklingen der manischen Phase wieder in die alten Ver-hältnisse entlassen werden". So heisst es immer wieder gleichförmig am Schluss der Résumés. So fatalistisch man die Krankheitsschübe hinnimmt, so fatalistisch rechnet man mit der Wiederkehr der gesunden Phasen. Rezidiv →Remission: das ist die Leidens- und Erholungsgeschichte von Frau T.

Bereits drei Tage später kommt es zur neunten Aufnahme, zum Glück ohne dass etwas Gefährliches passiert wäre. Frau T. hatte am Arbeitsplatz halluziniert, konnte nicht mehr adäquat antworten, war ängstlich, dann wieder läppisch-erregt, lärmte und lachte, bat um Verzeihung, sagte, sie sei durchgedreht. Jetzt beruhigt sie sich bei uns recht rasch und kann nach drei Wochen schon auf eine offene ruhige Abteilung versetzt werden. Die Diagnose lautet: "Rückfall in eine manische Phase bei Mischpsychose".

Im Februar 1967 wird sie in gebessertem Zustand entlassen, wohnt wieder in einer eigenen Wohnung, arbeitet wieder als überdurchschnittlich gute Zeichnerin an einer anderen Stelle und ist wieder in Nachbehandlung bei der ihr nun schon lange Jahre bekannten Psychiaterin. Ungefähr ein Jahr später, im März 1968, wird sie wieder ange-trieben, gereizt, beklagt sich über Kolleginnen, wittert Spionage, schliesst sich des-wegen ein, wird verbal aggressiv, sieht Papiere durch die Luft flattern, lässt sich nichts sagen, weigert sich, auch auf eine angedrohte Kündigung hin, das Büro zu verlassen und wird wieder zu uns eingewiesen.

Bei der Aufnahme ist sie erregt, gespannt, abweisend, schimpferisch, maniriert, ge-reizt, angetrieben, euphorisch, logorrhoisch, ideenflüchtig. Sie versetzt einem sie be-gleitenden Sanitäter eine schallende Ohrfeige. Diagnose jetzt: "Maniforme Phase bei Mischpsychose".

Zur elften Hospitalisation, die letzte bei uns, kommt es im Juli 1968. Ihr gingen heftige Auseinandersetzungen mit einer ihrer Töchter wegen Geldfragen in einer Erbschafts-angelegenheit voraus. Dieser Streit führte bei Frau T. zu einem Zustand zunehmender Angetriebenheit, zu Schlaflosigkeit und Angstzuständen. Nachdem sie ihre Tochter massiv beschimpfte, wurde sie schliesslich via Sanität erneut zu uns gebracht.

Bei dieser Aufnahme ist sie unter Medikamenteneinwirkung ruhig, in den folgenden Tagen aber wieder logorrhoisch, euphorisch, hyperoptimistisch und betriebsam. Die Diagnose lautet nun: "Submanisches Zustandsbild bei chronifizierter manisch-schizo-phrener Mischpsychose". Jetzt heisst es hinsichtlich des Procederes: "Arbeitsversuch von der Klinik aus, je nach Bewährung Weiterplanung der Zukunft". Man mag keine Pläne mehr schmieden angesichts der unruhigen Oszillation des Krankheitsbildes ...

Nun tritt insofern Ruhe in das Leben der Patientin ein, als sie jetzt langfristig bei uns bleibt. Die zehn Wiederaufnahmen und Rehospitalisierungen innerhalb eines Jahr-zehnts haben sie wahrscheinlich mehr demoralisiert und innerlich mehr zerstört, als wenn sie die ganze Zeit über bei uns geblieben wäre[1]. Man konnte die Patientin aber gegen ihren Willen nicht zurückbehalten und, wie die Anamnese zeigt, erreichte sie fast jedesmal wieder die *restitutio ad integrum*. Solange der Arbeitgeber bereit war, sie

---

[1] Der äusseren Unrast und der Wiederkehr des immer Gleichen im Leben und Leiden von Frau T. entsprechen stilistisch in diesem Bericht die ermüdenden Wiederholungen der Floskeln "wieder" und "erneut".

aufzunehmen, und solange sich eine Wohnmöglichkeit für sie ergab, musste sie entlassen werden, auch wenn nach dem bisherigen Verlauf klar war, dass bald wieder eine erneute Krankheitsphase eintreten würde. Interessant und kennzeichnend ist auch, dass sich die freiwilligen Wiedereintritte im Fortlauf der Krankheit mehren, wenngleich die Krankheitseinsicht selber während der Krankheitsphasen nicht zunimmt. Ferner sind die Diagnosenwandlungen bemerkenswert: Von der ursprünglichen reinen Schizophrenie in Form einer Hebephrenie mausert sich die Diagnose nun zur Mischpsychose, vor allem wegen des klaren phasischen Ablaufes der Krankheit, innerhalb dessen sich völlig gesunde Zeiten mit absolut kranken abwechseln.

Die nun folgende Zeit in der Klinik ist geprägt von rasch wechselnden manischdepressiven Zustandsbildern. Es scheint, als ob die Patientin Höllenfahrten zu entgegengesetzten Polen macht und dabei nichts an Schrecklichem und Leidvollem auslässt. Werfen wir zusammen einen Blick auf verschiedene Momentaufnahmen aus diesen Jahren.

Die Zeit der Dauerhospitalisation
Ende Februar 1977 ist Frau T. depressiv-kataton und völlig gesperrt. Verschiedenste Bezugspersonen und Fachleute der Klinik sitzen zusammen, um ein Procedere zu besprechen. Es wird beschlossen, dass

1. Frau T. fünf- bis sechsmal wöchentlich eine halbe bis eine dreiviertel Stunde von seiten des Arztes aktiviert und beschäftigt wird. (Dies ist ein ganz erstaunlicher Befund, dass sich der behandelnde Arzt damals so viel Zeit für die Patientin hat nehmen können und dass es sich nicht um hochgeistig-analytische Gespräche, sondern um Aktivierung, gemeinsame Beschäftigung handelte.)
2. Frau T. einzeln drei- bis viermal pro Woche Physio- und Ergotherapie erhält.
3. Die Gesamtbehandlung regelmässig durch einen internen Klinikmitarbeiter supervidiert werden soll.
4. Frau T. Dapotum-Depot und Saroten retard erhält, also ein potentes Depot-Neuroleptikum und ein potentes Antidepressivum.

Dennoch bessert sich der Zustand in dieser Zeit nicht: Frau T. zeigt ein steif-katatones, schwer depressives Bild. Während der Spaziergänge im Klinikgarten spricht sie kaum ein Wort. Immer wieder sprechen die Einträge in der KG zu dieser Zeit von einer verzweifelten und sich selbst aufgebenden Frau T., die stereotyp äussere: "Es ist alles zu spät, es hat keinen Sinn" (= Verbigeration).

An einem Wochenende steigert sich die Verzweiflung der Patientin dermassen, dass sie versucht, sich mit zusammengeknüpften Bändern zu strangulieren. Zum behandelnden Arzt sagt sie: "Herr Doktor, bringen Sie mich mit Morphium um". Sie erklärt immer wieder, dass alles zu spät sei, küsst aber spontan ein etwa fünf Jahre altes Kind, dem sie beim Spaziergang begegnet, und strahlt dabei. Diese kleine Episode zeigt, dass hinter der schweren depressiven Verzweiflung die Manie schon wieder lauert, aber auch das Gesunde in ihr noch ganz erhalten ist. Diese Beobachtung berechtigt ethisch dazu, Frau T. am Selbstmord zu hindern, denn man kann mit Fug und Recht auf bessere Zeiten und mindestens temporäre Remission hoffen.

1977 wurde die Patientin Frau T. in eine Absetz-Studie[1] aufgenommen. Diese Studie musste nach neun Tagen abgebrochen werden, obwohl sie für zwanzig Tage vorgesehen war. Zwar schwanden im Verlauf der Absetzphase vorübergehend die Konzentrations-, Gedächtnis- und Denkstörungen wie die Affektstarre und die Antriebshemmung, aber es stellten sich wesentliche andere Verschlimmerungen ein. Die Patientin wurde innerlich unruhig, agitiert, manisch, aggressiv und laut, musste mehrfach isoliert und im Wachsaal überwacht werden. Die Studienärztin schreibt: "Ich besuchte die Patientin oft. Bei jedem Besuch bot sich mir annähernd das gleiche Bild: Sie sass nackt auf dem Bodenbett, war mutistisch, sang, klatschte in die Hände oder spielte mit ihren Exkrementen". Die Absetz-Studie erhellt also auf frappante und unwiderlegbare Art und Weise die Notwendigkeit der pharmakologischen Behandlung. Die Psychose von Frau T. verschlimmert sich in einem nicht mehr zu verantwortenden Ausmass, wenn man ihr die nötigen Medikamente vorenthält. Sie regrediert dann in das Stadium eines Säuglings oder eines Kleinkindes in der analen Phase. Ganz sicher gibt man ihr damit nicht mehr Lebensqualität, wenn auch erlaubte Regression und Regression in Massen in manchen Fällen durchaus ein vernünftiges Behandlungsziel in der psychiatrischen Klinik sein kann.[2]

Mitte 1977 bietet sich der Zustand von Frau T. ganz anders dar: Sie arbeitet inzwischen regelmässig in unserer Forschungsabteilung und versieht dort Sekretariatsaufgaben zum Teil recht anspruchsvoller Art, wie zum Beispiel das Herstellen von Graphiken und Folien für Vorträge. Die Medikamente nimmt sie regelmässig ein, mit äusserster Compliance. Sie ist freundlich und zufrieden mit der Umgebung. Wenn man nicht wüsste, wie schlimm sie einmal dran war, würde man sie jetzt nicht einmal mehr für hospitalisationsbedürftig halten, und auswärtige Besucher, welche sie zum ersten Mal sehen, würden sie eher für eine liebenswürdige Mitarbeiterin denn für eine schwerkranke manisch-depressive Patientin halten.

Auch subjektiv fühlt sie sich zu dieser Zeit wohl. Nach dem schweren Rezidiv, das auf den Absetzversuch folgte, legt sie selbst besonderes Gewicht auf ihre neuroleptische Medikation und deren Rückfallprophylaxe. Sie hat immer hintergründig Angst vor einem Rückfall, obwohl sie sich nicht akut bedroht fühlt. Sie erinnert sich auch gut an die schlimme Zeit im Isolierzimmer und im Wachsaal und an ihre Wahnideen: Sie hielt damals aus dem Fenster des Isolierzimmers heraus unser Wirtschaftsgebäude für die Akropolis und glaubte, Bomben darauf herniedersausen zu sehen, die alles zerstörten. Sie schwebte in Todesangst und fühlte sich völlig hilflos anderen ausgeliefert. Sie erinnert sich aber auch ganz genau, dass viele Schwestern, insbesondere eine unter ihnen, freundlich mit ihr waren und ihr beistanden. Wie wichtig ist das Bei-und-mit-dem-Patienten-Sein in der akuten Psychose! Das ist der Sinn der "Sitzwache" der alten Psychiatrie.

---

[1] Absetz-Studie: Von Zeit zu Zeit probiert man bei chronischen Patienten, ob sie nicht doch ganz ohne Medikamente oder mit wesentlich weniger leben können, indem man diese langsam ausschleicht und die Kranken dabei auf einer geschlossenen Station gut überwacht und ihr Befinden verlaufsmässig protokolliert.

[2] Manche schizophrene Patienten machen in der Psychose tatsächlich noch einmal die Entwicklung vom Säugling zum Erwachsenen verkürzt und im Zeitraffer durch - dazu soll die Klinik auch Raum und Hand bieten. Siehe dazu auch Fallgeschichte Nr. 15!

Ihre Einstellung zur damals auch durchgeführten Elektrokrampf-Therapie: Das Erwachen aus dem Narkose-ES sei schlimm gewesen, sie habe sich jeweils besonders hilflos und schlecht gefühlt. Sie habe aber den Eindruck, dass ihr die Schocks doch geholfen hätten, schneller aus diesem furchtbaren Zustand herauszukommen. An Schmerzen oder andere Leiden als Folgen der Elektrokrampf-Behandlung erinnert sie sich nicht, lediglich das psychische Übelbefinden beim Erwachen sei quälend gewesen. Sie möchte bei einem erneuten Rückfall nur im Notfall wieder Elektrokrampf-Therapie, schliesst diese aber auf keinen Fall ganz aus. (Siehe dazu auch Anhang II zu Fallgeschichte Nr. 4!)

Wie erlebe sie im Rückblick die damaligen Besucher und Besucherinnen? Sie habe von bekannten Frauen häufig Besuche erhalten und diese auch geschätzt. Ihren Beistand habe sie vermisst. Sie habe sich aber gedacht, dass man ihn wegen ihres Zustandes nicht vorgelassen habe.

In einem Ferienlager in den Bergen im September 1979 verhält sie sich auf ihre bekannte Art höflich, charmant, "süss". Man staunt darüber, wie aufmerksam sie auf andere Menschen eingehen kann, deren Sorgen wahrnimmt, sie zu ermutigen und zu bestätigen versucht. Auch nach ihrem subjektiven Eindruck sei dieses Ferienlager viel schöner gewesen als das vor einem Jahr. Sie freute sich an vielen neuen Entdeckungen in der Umgebung. Sie plante mit einem jüngeren schizophrenen Patienten nach dem Lager ein gemeinsames Essen. Auf die Frage der Betreuerin, was sie denn anschliessend unternehmen würde, sagt sie: "Leponex einnehmen und schlafen".

Mitte 1986 begann ich (nach einigen Praktikantinnenvorläufern) mit Frau T. ein **kognitives Training** durchzuführen[1]. Im Falle von Frau T. wurde ein kognitives Training verordnet, da sie in der Folge von mehreren Elektrokrampf-Kuren Gedächtnisstörungen entwickelte, die ja bekanntlich rückbildungsfähig sind, aber dennoch subjektiv Frau T. sehr bedrückten. Nach einer Leistenbruchoperation 1985 wurde sie zerfahren, angetrieben und enthemmt und entwickelte eine vollumfängliche psychotische Dekompensation. Diese zeigte sich gegenüber verschiedenen Medikamenten als nicht rückbildungsfähig, so dass die Elektrokrampf-Therapie, welche sich schon in früheren Jahren bei Frau T. bewährt hatte, erneut angewandt wurde. Die nun auftretenden Gedächtnisstörungen sollten mittels gezieltem mnestischem Training angegangen werden, damit sich das psychoorganische Syndrom möglichst schnell zurückbilde. Zusätzlich sollte eine psychologisch-psychotherapeutische Zuwendung zur Patientin zu einer Verminderung des Leidensdrucks führen. Als Trainingsmaterial wurden verschiedene diagnostische Tests, die wir im Psychologischen Dienst zur Verfügung haben und regelmässig anwenden, verwendet, vor allen Dingen mnestische Prüfungen[2], Organizitäts-Tests[3], Konzentrations-Tests, Teile aus Intelligenz-Tests. Ferner wurden selbstgebastelte Trainingsaufgaben benutzt, wie z.B. das Vorwärts- und Rückwärtsbuchstabieren von komplizierten langen Wörtern - nach genauer Anweisung bestimmte Hausaufgaben lösen - Gedichte auswendig lernen - Kurzgeschichten, Bildergeschichten und Witze

---

[1] siehe dazu auch Anhang IV!
[2] mnestische Prüfungen = einfache Gedächtnistests, z.B. Zahlenreihen nachsprechen
[3] Organizitäts-Test = alle psychodiagnostischen Verfahren, welche eine Leistungsbeeinträchtigung aufgrund eines diffusen Hirnschadens erfassen.

nacherzählen - Spiele machen, wie z.B. Memory. Wichtig ist, dass die verwendeten Trainingsmaterialien beim kognitiven Training abwechslungsreich gestaltet sind, dass man weder zu hoch, noch zu tief einsteigt, dass der Patient anfänglich mindestens Erfolgserlebnisse hat und dass das Steigerungstempo seinen Fähigkeiten angepasst bleibt. Wichtig ist ferner, dass man die Therapiestunden kurz ansetzt, aber dafür oft. Im Falle von Frau T. wurde fünfmal wöchentlich, also täglich, je eine halbe Stunde am frühen Morgen trainiert. Die Steigerung der Leistungsfähigkeit wurde mittels Verlaufs-Tests überprüft und dadurch auch immer wieder der Patientin selber vor Augen geführt, wo sie steht und wie der Fortschritt ist. Im allgemeinen sind solche kognitiven Trainings mit genau umschriebenen Zielen sowohl für den Patienten als auch für den Therapeuten eine erfreuliche und dankbare Sache: Die Patienten kommen gerne und freuen sich an ihren Fortschritten. Auch wenn kognitiv-zerebral kein gewaltiger Fortschritt zu verzeichnen ist, so kommt es doch zu einem intensiven psychotherapeutischen Bündnis, weil sich der Patient ernstgenommen und nicht aufgegeben fühlt und spürt, dass man an seinen gesunden Ressourcen arbeitet.

Der Fortschritt bei Frau T. zeigte sich schon darin, dass sie am Ende des kognitiven Trainings selbständig ins Büro und auch wieder auf die Station zurückgehen konnte, während sie zu Beginn des Trainings abgeholt werden musste und ganz in der Anfangsphase noch im Bett lag und die Trainingszeiten nicht im Kopf hatte. Anfangs war sie skeptisch, ob ihr ein solches Training wirklich helfen könnte. Deshalb wurde das Schwergewicht zu Beginn auf ein gezieltes Gedächtnistraining gelegt und konsequent mit ihr geübt. Schon nach einigen Tagen konnte ich ihr schwarz auf weiss einen Erfolg nachweisen, was ihre Stimmung kurzfristig hob.

Dennoch wollte es anfänglich nicht so rund und recht laufen. Frau T. war häufig im Bett, wenn ich sie auf der Station holte. Ihre Artikulation war undeutlich und die Stimmung gedrückt. In den ersten Trainingswochen war es sehr schwer, ihr Interesse an einem Trainingsmaterial überhaupt so weit zu wecken, dass sie sich darauf konzentrieren konnte (die Zentrierbarkeit auf eine Aufgabe liess noch zu wünschen übrig). In ihrer depressiven Grundverfassung erklärte Frau T. oft, dass sie sich für die Aussenwelt nicht mehr interessieren würde und nur mir zuliebe die Übungen mitmachen würde. Das Ziel war damals ausschliesslich, ihr Interesse an der Welt und den Mitmenschen überhaupt wieder etwas zu wecken. Frau T. litt auch sehr darunter, dass sie nicht mehr so gut und schön schreiben konnte wie früher. Ich konnte ja nicht verhindern, sie bei gewissen Übungen direkt mit ihren Defizienzen zu konfrontieren - gewissermassen den Finger auf die Wunde zu drücken. Sie konnte den Kugelschreiber nicht mehr so gut führen und hatte für ihre Begriffe eine viel zu zittrige Schrift - für sie als technische Zeichnerin eine veritable Katastrophe. Sie meinte, mit einer solchen Schrift könne sie nie wieder für den Professor in der Forschungsabteilung arbeiten und Tabellen und Graphiken entwerfen. Wir kombinierten daher das Gedächtnistraining mit Schreibübungen und mit bestimmten graphomotorischen Tests, die die visuell-motorische Koordination trainierten. Da Frau T. sehr am Tierverhalten und an der Tierpsychologie interessiert war, bauten wir in die Trainingsstunden auch reine Erzählstunden ein, in denen ich sie Geschichten über Zootiere erzählen und auch nacherzählen liess. Das bereitete Frau T. grossen Spass, hob ihre Stimmung und verschaffte ihr Erfolgserlebnisse. Sie erzählte dann die von mir gehörten Tiergeschichten ihren

Betreuungspatienten auf der Geriatrie weiter und geriet so selber in die Rolle der Therapeutin. Je länger je mehr taute sie auf und erzählte auch von sich selber und konnte ausdrücken, wie sehr sie sich auf die Stunden bei mir und auf unsere Gespräche freute. Einmal verpasste sie einen Termin, da kam sie später selbständig von der Station zu meinem Büro, wartete lange Zeit vor der Türe, damit sie die Angelegenheit mit mir noch klären konnte. Seit diesem Zeitpunkt kam sie immer selbständig und pünktlich zu den Gesprächen, was ich damals mit grosser Freude als Fortschritt registrierte.

Zu dieser Zeit, als durch die kognitive Therapie unsere Beziehung sehr gefestigt war, erzählte mir Frau T. über ihre Kindheit, ihre Wochenbettpsychose und die früheren psychiatrischen Behandlungen. Auch die Beziehung zum Ehemann und zu den Kindern nahm einen grossen Teil der Gespräche ein. Sie fühlte sich damals sehr stark von ihrer Tochter hintergangen und ausgenützt; dieser Groll kam auch in unseren Gesprächen zur Sprache, ebenso wie die Kränkungen, die sie durch ihren Ehemann und dessen zweite Frau erfahren hatte.

Auf der Station beschäftigte sie in dieser Zeit besonders die Beziehung zu ihrer Zimmerkollegin, von der sie sich belästigt, geplagt und teilweise auch bestohlen fühlte, sowie die gute Beziehung zu einem Pfleger namens Christoph, für den sie in mühseliger Kleinarbeit einen grossen Schal strickte, weil sie ihn so gerne mochte.

In die gleiche Zeit fiel auch eine Verlegung auf eine andere Station, die von zwiespältigen Gefühlen geprägt war: Einerseits erhielt sie endlich das ersehnte Einzelzimmer, andererseits musste sie eine vertraute Station aufgeben, auf der sie sich viele Jahre wohlgefühlt hatte.

Die Arbeit ist und war für Frau T. das Lebenselixier schlechthin. Die Mithilfe bei der Betreuung geriatrischer Patienten ist ihr wichtiger Lebensinhalt geworden. Dies gibt ihr Freude und Befriedigung. Zum Beispiel sortiert sie auf der Station Wattestäbchen und übt beim Anschreiben der Säckchen das Schreiben wieder. Das sieht sie als eine Vorbereitung für die spätere Wiederaufnahme der Arbeit in der Forschungsabteilung. Sie hofft sehr, dass sie bald wieder dort anfangen kann.

Oft sprachen wir auch über ihre "Visionen". Sie hört Stimmen, die ihr sagen, dass sie Christus sei, ein weiblicher Christus. Sie werde irgendwann entrückt sein, und die anderen Menschen würden ihr dann als Religionsführerin hörig. Dies ängstigt sie aber und macht sie nicht glücklich und stolz. Je nach psychischer Verfassung erkennt Frau T. diese Stimmen als mehr oder weniger realistisch. Manchmal braucht sie die Visionen als Schutz vor der Depression, sagt Frau T.; ebenso wirke das Tragen des weissen Mantels auf der Geriatrie als Schutz vor depressiven Anfechtungen. Im Bett sei sie oft ausserirdischen Strahlen ausgesetzt, die sie belästigten. Tagsüber ins Bett zu gehen, erwies sich nie als günstig; wir besprachen das und wie sie sich während des Tages besser mit einer Tätigkeit ablenken solle als sich ins Bett zu legen[1]. Voller Stolz ver-

---

[1] Der Rückzug ins Bett ist bei psychotischen Patienten oft eine Abschirmungsmassnahme vor invasiven Halluzinationen - und nicht Negativismus oder gar Hospitalismus.

merkte sie dann auch im Fortschritt der Therapie, dass sie sich weniger häufig tagsüber ins Bett zurückziehen musste.

Erst nachdem es gelungen war, Frau T. wieder für unsere wirkliche Welt zu interessieren, machte auch das Gedächtnistraining Fortschritte. Man kann also sagen: Erst nachdem die emotionale und soziale Besserung eingetreten war, konnte auch die kognitive erfolgen. Frau T. konnte sich wieder Namen von Pflegern und Schwestern merken, ebenso auch andere alltägliche Begebenheiten. Nach wie vor war die Gedächtnisleistung von Frau T. allerdings sehr stark von ihrer psychischen Verfassung abhängig (wie es ja generell gilt). Eine vollständige Wiederherstellung ihrer Gedächtnisleistungen gelang nicht. Ich hörte zu dieser Zeit mit dem Gedächtnistraining auf und übergab es aus Zeitgründen wieder an meine Praktikanten, von denen es noch etwa zwei Jahre lang mit wechselnden Personen weitergeführt wurde. Ich selbst sah Frau T. künftig unregelmässig sporadisch noch zu Gesprächen. Sie konnte die Änderung dieses Settings gut akzeptieren. Ich war gewissermassen der Therapeut im Hintergrund, der die ganze Angelegenheit noch steuerte, sich selber dabei aber etwas zurückzog.

Im Frühsommer 1987 kam es wieder zu sehr schlimmen und schrecklichen Zeiten: Trotz hoher und höchster Dosen von Haldol und Leponex (15 mg Haldol, 800 mg Leponex - 1000 mg Leponex ist die bei uns gültige absolute Höchstdosis) gerät Frau T. in einen stuporös-mutistischen Zustand, spricht tagelang nichts, hat ausserordentlich starke Angst, nimmt nur noch Blickkontakt auf. In dieser Zeit trat sogar erstmals ein Grand-mal-Anfall bei Frau T. auf, der wahrscheinlich als Psychopharmaka-Artefakt erklärt werden muss. Eine spätere EEG-Überprüfung ergibt keinen pathologischen Befund, ebensowenig wie der Neurostatus.

Während dieser schwierigen und anstrengenden Zeit hat Frau T. einen jungen engagierten Assistenzarzt, welcher sich mit übermenschlichen Kräften für sie einsetzt, immer wieder nach neuen Behandlungsmethoden sucht. Er nimmt sich einmal die Mühe, alle bis dato angewendeten medikamentösen Therapien über einen Zeitraum von über 10 Jahren auf einer Seite zusammenzustellen. 1975 fand, wie schon erwähnt, die Absetz-Studie statt; alle Medikamente wurden abgesetzt, und es kam prompt zu einem Rückfall. Seit diesem Zeitpunkt hatte Frau T. in wechselnden Dosierungen folgende Medikamente:

Haldol - Leponex - Sordinol - Trilafon - Luminal - Dapotum - Melleril - Saroten retard - Lithiofor - Valium. - Im Oktober 1986 war sie dann mit 15 mg Haldol und 300 mg Leponex gut eingestellt.

Im Juni 1987 kam es nach der Verlegung auf eine Langzeit-Station zu einer schwer depressiven, mutistischen Stimmungslage. Frau T. litt unter schweren Ängsten, sie hatte das Gefühl, ihre Totenmesse werde zelebriert, sie müsse nächstens sterben, befand sich in Weltuntergangsstimmung. Sie liess sich zwar noch zum Aufstehen bewegen, lag aber zunehmend häufig im Bett, wurde schwächer und inappetent, so dass sogar eine Magensonde gelegt werden musste. Selbst auf massive Dosen von 800 mg Leponex sprach sie erneut nicht an.

Im Juli 1987 resümiert ein neuer Assistenzarzt einmal alle somatischen Probleme, welche Frau T. im Laufe ihrer Hospitalisation hatte:

Polyglobulie, Hypercholesterinämie, substituierte Hyperthyreose, Inkontinenz, Status nach Herniotomie, Status nach oberflächlicher und tiefer Venenthrombose, Vorhof-überlastung rechts und evtl. Rechtshypertrophie, Hyperpigmentation.

Bei einer "Zwischengemeinsamen"[1] im Januar 1989 erhält Frau T. die psychiatrische Diagnose: "Chronische bipolare schizoaffektive Psychose". Es heisst dort ferner: *"Angesichts der ständigen schweren Exazerbationen der schizoaffektiven Psychose besteht aktuell keine Möglichkeit zur Entlassung der Patientin, die dies auch strikte ablehnt. Sie hat eine sehr gute emotionale Beziehung zum Pflegeteam der Station. Da frühere Verlegungen auf offene Abteilungen immer wieder gescheitert waren und Rückverlegungen notwendig wurden, wird dies ebenfalls zur Zeit nicht ins Auge gefasst. Frau T. hatte auf Reduktion der Neuroleptikadosis immer wieder mit medikamentös nur schwer behandelbaren Rezidiven reagiert, so dass die Medikation mit Haldol und Leponex beibehalten wird. Bei leichter maniformer Antriebssteigerung soll zusätzlich Lithium im therapeutischen Bereich gegeben werden, um affektive Schwankungen auszugleichen".*

Frau T. erhielt Ende 1988 erstmals wieder Besuch von ihrer Tochter, was sie ausserordentlich befriedigt. Die Beziehung scheint sich wieder verbessert zu haben. Sie hat keine feste Tagesstruktur, plant jedoch wieder einen Arbeitsversuch auf der geriatrischen Abteilung. Sie steht der Wiederaufnahme der pflegerischen Arbeit bei Alterspatienten jedoch ambivalent gegenüber und scheint, wie einige Arbeitswiederaufnahme-Versuche zeigen, momentan dadurch eher überfordert zu sein.

Im Spätsommer 1990 gibt der behandelnde Arzt anlässlich einer Patienten-Übergabe an seinen Nachfolger den Eindruck über Frau T. wie folgt wieder:

"Das psychologische Bild hat sich wenig geändert. Im Vordergrund der klinischen Symptome steht eine affektive Störung in Form einer meist indifferent heiteren Grundstimmung, verbunden mit einer etwas distanzlosen, betriebsamen, unecht wirkenden Heiterkeit. Produktive psychotische Symptome liessen sich im überschaubaren Zeitraum nicht sicher feststellen. Manchmal ist nicht klar, ob Frau T. über Wahninhalte aus früheren Hospitalisierungszeiten erzählt. Eine zunehmende hirnorganische Leistungsschwäche in Form von Merkfähigkeits- und Gedächtnisstörungen ist zu verzeichnen. An manchen Tagen fiel es Frau T. im Gespräch sehr schwer, sich überhaupt auf einen durchgehenden Gesprächsfaden zu konzentrieren. Es ist schwer zu sagen, ob es sich bei diesem Symptom um eine psychotische Zerfahrenheit oder um eine zerebral bedingte Konzentrationsstörung, evtl. auch medikamentöses Artefakt aufgrund der hohen Neuroleptikadosen handelt".[2]

---

[1] "Zwischengemeinsame": Standortbestimmung über einen Patienten mit allen an der Behandlung Beteiligten
[2] Die Differentialdiagnose zwischen diesen drei Ätiologien könnte auch der feinste (neuro-)psychologische Test nicht stellen.

Im Übergabe-Bericht vom August 1990 heisst es weiter, dass bei Frau T. verschiedene somatische Auffälligkeiten bestehen, die bisher ursächlich nicht geklärt sind. Nämlich eine substituierte Hyperthyreose, eine auffällige Pigmentierung der Haut, klinisch schwer fassbare abdominale Probleme mit ständigen Blähungen, einem aufgetriebenen Leib und Bauchschmerzen, eine bei wenigen Kontrollen auffallende latent diabetische Stoffwechsellage sowie ein zunehmendes psychoorganisches Syndrom, das sich schwer gegen Primärsymptome der Mischpsychose abgrenzen lässt. Hierzu ist zu sagen, dass sich in der Tat im Alter oft eine Milderung und Nivellierung[1] von produktiven Symptomen vollzieht, indem normale Altersabbauprozesse die ursprünglichen psychotischen Symptome überlagern und evtl. sogar noch pathologische Abbauprozesse dazu kommen.

Da seit Jahren immer nur Vermutungsdiagnosen zu diesen verschiedenen somatischen Problemen aufgeführt sind, keine Diagnose ausreichend dokumentiert und gesichert ist, werden noch weitere differentialdiagnostische Untersuchungen vorgeschlagen: die Durchführung eines Computertomogramms zur Beurteilung der Hypophyse und einer allfälligen basalen Raumforderung oder einer allfälligen Hirnatrophie. Weiter werden eine Abdomensonographie und halbjährliche Kontrollen der Schilddrüsen-Stoffwechsellage empfohlen. Ganz offensichtlich wendet sich nun das Blatt der medizinischen Behandlung von der psychiatrischen zur somatischen bzw. internistischen Ebene. Ob allfällige Befunde auch adäquat therapiert werden können, steht auf einem anderen Blatt. Diagnostische Polypragmasie bei psychiatrischen Alterspatienten sollte vermieden werden!

In den nächsten Jahren nimmt die körperliche Hilflosigkeit von Frau T. erheblich zu. In einem Fragebogen für die Alters-, Hinterlassenen- und Invalidenversicherung vom Mai 1993 lesen wir, dass Frau T. in massgebenden Lebensverrichtungen regelmässige und erhebliche Hilfe benötigt: Beim An- und Ausziehen braucht sie Kontrolle und Handreichungen seit mehreren Jahren. Aufstehen kann sie teilweise mit leichter Hilfe durch Stützen mit dem Arm. Hinsetzen kann sie sich selbständig, beim Hinlegen braucht sie leichte Hilfe. Essen ist selbständig ohne Hilfe möglich. Körperpflege: Sie benötigt seit mehreren Jahren Hilfe beim Aussteigen aus der Badewanne, Handreichungen beim Baden. Die Verrichtung der Notdurft ist selbständig. Fortbewegung: Auf der Abteilung kann sich die Patientin seit Januar 1993 nur im Rollstuhl oder mit einem Stock fortbewegen. Seit der Implantation einer Hüfttotalendoprothese benötigt sie ständig Aufsicht, damit das operierte Bein nicht zu stark belastet wird. Im Freien muss die Patientin seit Jahren gestützt werden, seit Januar 1993 ist sie im Freien nur im Rollstuhl mobil. Die beschriebene Hilflosigkeit hat sich im Laufe der letzten fünf bis zehn Jahre langsam entwickelt. Eine ständige Physiotherapie zur Unterstützung der Mobilisation ist notwendig geworden. Zusätzlich benötigt die Patientin immer Betreuung durch psychiatrisches Fachpersonal, besonders wegen ihrer ständig auftretenden Aggressionen und Erregungszustände. Eine ununterbrochene medikamentöse Behandlung ist unerlässlich.

---

[1] Man spricht auch von "Mitigierung".

Ein Verlaufsbericht vom September 1993 weist auf, dass Frau T. ganztags auf der Station mit Beschäftigungstherapie behandelt wird, freitags in die Bibelstunde des Klinikgeistlichen geht und dreimal in der Woche Einzelphysiotherapie geniesst. Der Umgang sei zur Zeit problemlos, obwohl Frau T. vor allem nachts unruhig ist. Im Denken ist sie zerfahren und paranoid, aber durchaus zentrier- und ansprechbar. Man denkt an die Verlegung in ein Alters- oder Pflegeheim und hat schon verschiedene Besichtigungstermine ins Auge gefasst. Somatisch ist derzeit nichts Problematisches zu verzeichnen: Frau T. ist schmerzfrei und kann recht gut laufen. Offensichtlich hat sie nur einen geringen Leidensdruck, zeitweise fühlt sie sich allerdings beunruhigt durch paranoide Ängste in bezug auf bestimmte Personen, zum Beispiel werde eine Pflegerin vom Teufel bedroht und müsse durch sie, Frau T., beschützt werden. Längere Gespräche mit Frau T. können nicht geführt werden. Hingegen schätzt sie es, wenn man bei Gelegenheit, *en passant*, einige Minuten mit ihr spricht, soweit es ihre Dialogfähigkeit eben zulässt. Regelmässig am frühen Morgen nimmt sie selbständig Nitroglyzerin wegen Herzschmerzen ein.

Assistenz- und Oberarzt äussern sich dahingehend, dass Frau T. mittel- und langfristig auf der Rehabilitationsstation, auf der sie sich befindet, fehlplaziert ist, und zwar wegen ihres Alters und ihrer mindestens teilweisen Pflegebedürftigkeit. Auch das Personal der Reha-Station murrt über die aufwendige Grundpflege der Patientin. Frau T. will aber dezidiert die Station nicht verlassen und nicht in ein Pflegeheim verlegt werden. Hier zeigt sich nun ein deutlicher Zielkonflikt, der bei in der psychiatrischen Klinik alt gewordenen Patienten, die pflegebedürftig werden, immer wieder auftritt und sich in Einzelfällen zu ganz erschreckendem Leid zuspitzen kann. Aus der Sicht der betroffenen Patientin ist ganz klar, dass sie in der ihr zum Heim, zur Heimat und im positiven Sinne zum Asyl gewordenen Klinik bleiben möchte; aus der Sicht des Personals, der den Aufenthalt finanzierenden Träger und der Ziele und Auftragskonzepte einer psychiatrischen Universitätsklinik ist die Pflege einer solchen Patientin zu teuer, zu uninteressant, zu aufwendig und passt auch nicht in den Rahmen einer regionalen Versorgungsklinik mit hohen Aufnahmezahlen und einem enormen *turn over*. Diesen Zielkonflikt und Interessenclinch muss man ungeschminkt aussprechen und nicht verschleiern. In der Regel ist es so, dass selbst bei gut geführten Heimen das Behandlungsangebot qualitativ und quantitativ bei weitem nicht dem einer psychiatrischen Klinik entspricht. Oft finden nur kurze hausärztliche Heimbesuche statt. Eine psychologische und psychotherapeutische Spezialbetreuung fehlt ganz, ebenso wie eine physiotherapeutische. Die arbeits- und ergotherapeutische Beschäftigung ist hingegen in der Regel gegeben. Manchmal verfügen Heime über bessere bauliche Bedingungen als Kliniken. Dennoch ist es für eine Patientin, die jahrzehntelang in der gleichen Klinik weilt, ein beinahe unmenschliches Ansinnen, sie wenige Jahre vor ihrem Tod noch in ein Heim zu versetzen.

Aus den beschriebenen Gründen geht man bei Frau T. behutsam vor, schlägt ihr die verschiedensten Plazierungsplätze vor, besichtigt sie mit ihr zusammen, gibt ihr das Gefühl, mitbestimmen zu können. Dennoch lässt sich nicht verhindern, dass sie innerlich spürt, abgeschoben zu werden.

Verlegung ins Pflegeheim

Im Dezember 1993 wird sie tatsächlich in ein Alters- und Pflegeheim, etwa 20 km von unserer Stadt entfernt, verlegt. Sie ist nun 75 Jahre alt, noch 66 kg schwer bei einer Körpergrösse von 1,68 m. Im Überweisungs- und Schlussbericht wird ihr psychischer Zustand wie folgt geschildert: bewusstseinsklar; örtlich und autopsychisch gut, zeitlich mässig gut orientiert. Die Merkfähigkeit sei gestört, das Langzeitgedächtnis in Ordnung, die Konzentration deutlich eingeschränkt. Sie sei leicht logorrhoisch, im formalen Denken zerfahren, teils Gedankenabreissen, teils Vorbeireden. Ein leichter chronifizierter Verfolgungswahn liege vor. Die affektive Störung bestehe in Form einer meist indifferenten Grundstimmung, verbunden mit einer etwas distanzlosen, betriebsamen Heiterkeit. Im Antrieb sei sie gesteigert.

Frau T. wird zunächst für zwei Wochen im Pflegeheim zur Probe wohnen und dann definitiv entscheiden, ob sie dort bleiben will. Beistand, Schwester und Tochter der Patientin sind über die Übersiedlung informiert und einverstanden. Eine Hilflosenentschädigung wurde noch von der Klinik beantragt. An Psychopharmaka erhält sie 350 mg Leponex, 10 mg Haldol, 1 Akineton retard, 1 Lithiofor.

Im April 1994 hatte ich anderweitig im Pflegeheim zu tun, in dem sich auch Frau T. befindet, nun bereits seit einem Vierteljahr. Ich stiess im Pflegeheim auf einige chronische Patienten von uns, die offenbar dort plaziert wurden, ohne dass ich dies realisierte oder darüber informiert wurde oder mitbestimmen konnte. Dies versetzte mich in eine traurige und wehmütige Stimmung. Einigen Patienten ging es gut; anderen ging es den Umständen entsprechend; wieder anderen ging es deutlich schlechter. Frau T. entdeckte mich mit einer anderen Patientin in der Cafeteria am Tisch sitzen. Sie kam in Begleitung einer Fürsorgerin in den Raum und ging sofort auf mich zu. Ich stand auf und ging ihr entgegen. Sie fiel mir um den Hals, schluchzte und sagte: "Gut, dass ich Dich sehe. Ich bin unglücklich, aber ich kämpfe". Sie sah grau und eingefallen aus, fast moribund. Ich musste an den Ausspruch einer erfahrenen Schwester auf einer onkologischen Station denken, die sterbende Patienten betreute. Diese Frau pflegte zu sagen, wenn sie merkte, dass sich eine bestimmte Patientin oder ein bestimmter Patient dem Ende näherten: "I dem Zimmer tödelets". Ich war erschüttert, und der Anblick von Frau T. tat mir weh. Ich stahl mich davon und überliess Frau T. ihrer Begleiterin. Ich hoffte, dass sie beim Wegfahren nicht an meinem Auto stehen und mich um die Mitnahme oder Rücknahme in die Klinik bitten würde. Tatsächlich war das auch nicht der Fall. Als ich wieder in die Klinik zurückkehrte, erkundigte ich mich genau anhand der Akten und durch Nachfrage bei den entsprechend verantwortlichen Personen, ob und wie die Transferierung vonstatten gegangen war. Ich konnte mich überzeugen, dass alles mit rechten Dingen zu- und hergegangen war und dass man sie nicht über ihren Kopf oder den ihrer Angehörigen hinweg plaziert hatte. Aus medizinischer Sicht war alles in Ordnung und umsichtig abgewickelt worden. Dennoch blieb ein schales Gefühl bei mir zurück. War es wirklich nötig, diese Patientin, die nur noch wenige Jahre zu leben hat, am Ende ihres Lebens aus der vertrauten Umgebung zu reissen? Mussten hier wirklich Sachzwänge stärker sein als ethische und therapeutische Überlegungen? Wie man es auch dreht und wendet: Hier sind Wert- und Zielkollisionen im Spiel, die nicht auflösbar sind. In einer Klinik, die immer mehr zu einem Akutspital mutiert (woran Träger, Versicherungen, Forscher, Ausbildner und manchmal Angehörige und Patienten selber interessiert) sind, musste Frau T. ihr Bett für jemanden räumen, der schon wartend an der Pforte stand. Ich wünsche ihr von ganzem Herzen, dass sie zum Sterben (oder besser: zum Verhindern oder Hinauszögern des Sterbens) nicht ganz am Ende ihres Lebens noch in die Intensivstation eines Landspitals verlegt wird.

Anhang I

Die *Mini-Mental State Examination* als Beispiel für eine einfache kognitive Prüfung

In vielen psychiatrischen Kliniken ist es üblich, neben ausgeklügelten neuropsychologischen Testverfahren mittels einer einfachen Skala die kognitive Verfassung eines Patienten zu überprüfen, besonders dann, wenn man Verdacht auf eine beginnende Demenz hat. Eines der beliebtesten Verfahren hierzu ist die *Mini-Mental State Examination*, die hier in der bei uns im Hause verwendeten Form vorgestellt wird.[1]

The Mini-Mental State Examination
Maximale Punktzahl jeweils in Klammern ( )

ORIENTIERUNG
1. Was ist heute für ein Datum?
   Wochentag? Monat? Jahr? Jahreszeit?   (5)

2. Wo sind wir jetzt: Land? Kanton? Stadt? Spital? Abteilung?   (5)

MERKFÄHIGKEIT
3. Merken Sie sich: Zitrone, Schlüssel, Ball
   (ca. je 1 Sek. vorsprechen, nachsprechen lassen, bis der   (3)
   Patient die Gegenstände behalten kann)

AUFMERKSAMKEIT UND RECHNEN
4. Von 100 laufend 7 abzählen (93, 86, 79, 72, 65) oder
   NATUR rückwärts buchstabieren lassen: RUTAN   (5)

KURZZEITGEDÄCHTNIS
5. Wiederholen der unter 3. gemerkten Wörter   (3)

SPRACHE
6. **Benennen**: Bleistift (oder Kugelschreiber), Uhr
   (dem Patienten zeigen)   (2)

7. **Nachsprechen**: keine und, wenn oder aber   (1)

8. **Drei-Stufen-Kommando**: Nehmen Sie das Papier in die linke
   Hand, falten Sie es in der Mitte, legen Sie es auf den Boden   (3)

9. **Schreiben** Sie irgendeinen Satz (Satz muss Subjekt
   und Prädikat enthalten sowie einen Sinn ergeben.   (1)
   Orthographiefehler zählen nicht)

---

[1] Originalform: Mini-Mental-Status-Test, MMST von Marschal F. Folstein, Susan E. Folstein und Paul R. McHugh. Deutschsprachige Fassung von Josef Kessler, Hans Jürgen Markowitsch und Petra Denzler. 1990, Beltz Test GmbH, Weinheim.

10. **Lesen und befolgen Sie**: SCHLIESSEN SIE DIE AUGEN   (1)

11. **Kopieren**: 2 überlappende Fünfecke   (1)

Total   (30)

(0-23: Verdacht auf organische Läsion)

Anhang II

Zum Begriff der *Mischpsychose*

Mischpsychose heisst: Ein Mensch hat unabhängig voneinander zwei psychiatrische Krankheiten, die eine eine Schizophrenie, die andere eine Affektpsychose, entweder bipolar als manisch-depressive Krankheit oder monopolar als Depression oder Manie. Es ist ungefähr so, wie wenn ein Hofhund Flöhe und Läuse zugleich hat; das eine hat mit dem andern, das andere mit dem einen nichts zu tun, und dennoch hat er beides. Mischpsychose heisst nicht, dass ein schizophrener Patient im Verlaufe seiner Krankheit irgendwann einmal auch depressiv oder auch manisch war. Es ist im Gegenteil sogar sehr häufig, dass schizophrene Patienten maniforme und subdepressive oder depressive Zeiten durchmachen, die man grösstenteils als Antwort, Auseinandersetzung, Reaktion, Autotherapieversuch auf ihre Grundkrankheit Schizophrenie verstehen muss. Bei der echten Mischpsychose muss hingegen diagnostisch gesichert sein, dass anamnestisch in der Lebens- und Krankheitsgeschichte des betroffenen Patienten sowohl eine schizophrene Grunderkrankung wie auch eine affektpsychotische Grunderkrankung zu verschiedenen Zeiten vorliegt. Ein solcher Mensch ist also gewissermassen gleichzeitig geistes- und gemütskrank. Es müssen bei einem solchen Patienten alle diagnostischen Kriterien, sei es nach ICD oder sei es nach DSM, für beide nosologische Einheiten erfüllt sein.

Wenn man den Begriff der Mischpsychose so streng fasst, ist sie sehr selten, seltener als die Schizophrenie alleine (1%) und seltener als die MDK (3%). Es gibt sogar Theoretiker und Forscher in der Psychiatrie, welche das Konzept der Mischpsychose ganz ablehnen und meinen, ein und derselbe Mensch kann entweder nur schizophren oder affektpsychotisch krank sein.

Nach meiner klinischen Erfahrung wird tatsächlich die Diagnose Mischpsychose an verschiedenen Orten zu häufig gestellt. Wenn wir die schizophrene Erkrankung mit 1% Häufigkeit in der Bevölkerung und die affektpsychotischen Erkrankungen mit etwa 3% Häufigkeit in der Bevölkerung als Durchschnittswert annehmen, dann kann es ja schlichtweg nicht sein, dass in einer bestimmten Klinik plötzlich 10% aller Patienten die Diagnose *Mischpsychose* erhalten. Dies geschieht eben fehlerweise dadurch, dass eine depressive und/oder manische Symptomatik als unabhängig bestehend neben der Schizophrenie angesehen wird, während sie diese nur überlagernd oder unterlagernd begleitet. Manchmal habe ich sogar den Verdacht, dass die Diagnose Mischpsychose sehr freigiebig verteilt wird, damit man eine Pharmakotherapie mit Lithium oder Tegretol rechtfertigen kann. Dies wäre ein ganz fahrlässiges Verhalten, da Lithium oder Tegretol nicht das Mittel der Wahl zur Behandlung von Schizophrenien ist. Insoweit ist es also nicht nur eine akademische oder theoretische Frage, zwischen diesen Differentialdiagnosen sauber zu unterscheiden, sondern es werden vitale Interessen des Patienten tangiert.

Übrigens noch zur Abgrenzung: Der Begriff *Mischzustand* bedeutet etwas ganz anderes als Mischpsychose, nämlich den sehr schnellen, zum Beispiel stündlichen Wechsel zwischen depressiver und manischer Befindlichkeit, also gewissermassen eine aufs kürzeste zusammengestauchte bipolare Affektpsychose. Einige Autoren definieren den Mischzustand als das gleichzeitige Vorliegen manischer und depressiver Befindlichkeit. Ob es sich wirklich um echte Simultaneität handelt (das Gequältsein solcher Patienten legt es nahe) oder um eine sehr rasche Sukzession/Konsekution, muss offenbleiben.

Anhang III

Lithium- und Tegretolprophylaxe

Bei Frau T. wie auch bei vielen anderen Patienten mit phasisch verlaufenden Gemüts-krankheiten wird heutzutage häufig eine Lithium- bzw. Tegretolprophylaxe durchge-führt. Aus diesem Grunde sollen hier einige wichtige Merkpunkte dazu aufgeführt werden.

Eine **Lithiumprophylaxe** ist **indiziert** bei periodischen endogenen Depressionen, manisch-depressivem Kranksein und bei schizoaffektiven Psychosen sprich Misch-psychosen. Die Lithium-Prophylaxe wird in der Regel noch nicht bei einer Ersterkran-kung eingesetzt und bei Erkrankungen mit sehr weit auseinanderliegenden Phasen, sondern nur bei kurz zurückliegenden mehrfachen Phasen. Neben der prophylaktischen Wirkung wird Lithium neuerdings auch zur therapeutischen Behandlung von Manien und Depressionen eingesetzt, wobei dann ein höherer Spiegel erforderlich ist als bei der Prophylaxe (1,0 µmol/l gegenüber 0,7 µmol/l). In den letzten Jahren wird Lithium auch als Therapeutikum bei Schizophrenien verwendet; die Erfahrungen diesbezüglich sind noch widersprüchlich.

Die wichtigsten **Kontraindikationen** zur Durchführung einer Lithiumtherapie oder Lithiumprophylaxe sind: Niereninsuffizienz, kochsalzfreie Diät und Gravidität.

Der **Wirkungsmechanismus**: Lithium wirkt als Kation auf den Mineral- und Amino-stoffwechsel im Gehirn. Lithium wird im Darm 100%ig resorbiert und verteilt sich dann rasch im Körper. Unbedingt erforderlich ist eine normale Kochsalzzufuhr, da Lithium zu einer Steigerung der Natriumausscheidung führt.

Für eine erfolgreiche Lithiumprophylaxe im Sinne einer Langzeitmedikation muss der Patient vollumfänglich aufgeklärt und so gut wie möglich motiviert werden. Am besten ist es, wenn man ihn vor Beginn der Lithiumprophylaxe anhand seiner eigenen Kurve und beispielhaften Kurven anderer Patienten über den Spontanverlauf der phasischen Erkrankung unterrichtet. Zur vollständigen Aufklärung gehört auch der Hinweis, dass es etwa ein Drittel *non responder* und ein Drittel *partial responder* auf Lithium gibt, dass also keine absolute Gewähr auf Erfolg besteht. Immerhin bewirkt bei diesen zwei Dritteln von Patienten Lithium noch eine verminderte Symptomausprägung und manchmal eine Verkürzung der Phasen und eine Verlängerung des gesunden Intervalls. Lithium wirkt generell schlechter bei Mischpsychosen und besser bei monopolaren Depressionen oder manisch-depressivem Kranksein[1]. Selbstverständlich gehört zur umfänglichen Aufklärung über die Lithiumprophylaxe auch das Besprechen aller Ne-benwirkungen und allfälliger Symptome einer Überdosierung sowie der Latenz des Wirkungseintrittes bis zu einem halben Jahr.

Die **Dauer der Prophylaxe** ist mindestens ein Jahr, in der Regel aber unbeschränkt, oft lebenslang. Die Lithiumeinnahme wird auch während evtl. auftretender Krank-

---

[1] So wie generell alles "Klare" und "Unvermischte" in der Psychiatrie eine bessere Prognose hat als "Unklares" und "Vermischtes".

heitsphasen weitergeführt. Lithium darf nicht plötzlich abgesetzt werden. Bevor man Lithium wegen Nicht- oder Wenigwirkens absetzt, kann man erst noch probieren, zusätzlich Tegretol zu geben. Kurzdauernde Unterbrechungen von wenigen Tagen beeinträchtigen die Prophylaxe nicht und können bei interkurrenten körperlichen Erkrankungen und zum Beispiel vor Narkosen notwendig werden.

Es bestehen zahlreiche Interaktionen mit anderen Medikamenten. Der Lithiumspiegel wird durch Alkohol und Neuroleptika und Koffein in hohen Dosen gesenkt. Die verschiedenen erhältlichen Präparate enthalten Lithium in Form unterschiedlicher Salze, für die bisher kein Wirkungsunterschied nachgewiesen wurde. Bei uns in der Klinik wird vor allen Dingen Lithiofor und Quilonorm als kurz wirksames und als Retard-Präparat verwendet.

Bei der **Einstellung auf Lithium** muss vorsichtig einschleichend vorgegangen werden, in einem Zeitraum über etwa zehn Tage. Man steigert so lange, bis der Sollspiegel von 0,7 µmol/l erreicht ist.

Die **Kontrolle des Lithiumspiegels** geschieht durch eine Blutentnahme, möglichst genau zwölf Stunden nach der letzten Lithiumeinnahme. Anfangs wird der Spiegel wöchentlich, später monatlich kontrolliert. Dies dient nicht nur der Kontrolle, ob der Patient das Lithium wirklich einnimmt, sondern auch der Vorbeugung einer allfälligen Überdosierungsgefahr. Das ist dem Patienten ausdrücklich mitzuteilen, damit er sich nicht misstrauisch kontrolliert fühlt. Bei kooperativen Patienten, die in einer langfristigen ambulanten Therapie gut eingebunden sind, sind selbstverständlich auch längerfristige Spiegelkontrollen möglich.

Die **Nebenwirkungen** sind zahlreich; die häufigsten sind: feinschlägiger Tremor der Hände, Müdigkeit, Muskelschwäche, Durst und Durchfall. Weniger häufig, aber doch ab und zu vorkommend, sind: Übelkeit und Erbrechen, Gewichtszunahme, Konzentrations- und Gedächtnisstörungen, Verstärkung von Psoriasis und Akne, Ödeme. Bei Patienten über 65 Jahre sind spezielle internistische Vorsichtsmassnahmen und Untersuchungen angezeigt.

Die **Lithiumvergiftung** tritt erst bei Blutspiegelwerten von 1,5 bis 2,0 µmol/l auf. Die Symptomatik einer Lithiumvergiftung entwickelt sich langsam progredient, mit Übelkeit, Erbrechen, Durchfall, Appetitlosigkeit, Schläfrigkeit, Ataxie, verwaschener Sprache, Nystagmus, grobschlägigem Tremor, Muskelzuckungen, Verwirrung, Bewusstlosigkeit, tiefen Sehnenreflexen, Krämpfen und Koma. Tödlich sind Blutwerte von 4 bis 6 µmol/l. Eine Lithiumvergiftung erfordert eine komplexe internistische Therapie und kann nur stationär behandelt werden. Die beste Massnahme zur Verhütung von Vergiftungen ist wiederum die lückenlose Information der Patienten.[1]

---

[1] Guter Ratgeber hierzu: Schou, M. (1986) Lithium-Behandlung der manisch-depressiven Krankheit, Thieme Verlag Stuttgart, New York

Tegretol (Carbamazepin)

Das Antiepileptikum Tegretol ist hinsichtlich antimanischer, antidepressiver und prophylaktischer Wirkung bei Manien und Depressionen gut untersucht. Allerdings ist die prophylaktische Wirkung weniger gut gesichert als diejenige von Lithium. Die Indikation für eine Tegretol-Behandlung stellt sich vor allem bei Lithium-Non-Respondern. Tegretol wird auch bei der Behandlung der Trigeminus-Neuralgie und bei Polyneuropathien angewendet.

Das Medikament wird einschleichend dosiert; es wirkt auch sedierend. Für eine prophylaktische Wirkung genügen Dosierungen bis 600 mg; bei der dämpfenden Maniebehandlung können Dosierungen um 1000 mg nötig werden. Ein in der Regel gut vertragener Blutspiegel liegt zwischen 17 bis 42 µmol/l. Die Bestimmung des Blutspiegels im Serum wird ähnlich gehandhabt wie beim Lithium.

Kontraindikation: Besondere Vorsicht ist geboten bei Herz- und Kreislauferkrankungen, Leber- und Nierenleiden sowie bei älteren Patienten.

Auch beim Tegretol sind die Nebenwirkungen zahlreich: Appetitlosigkeit, Mundtrockenheit, Brechreiz, Durchfall, Verstopfung, Kopfschmerzen, Schwindel, Somnolenz, Ataxie, Akkomodationsstörungen. Oft verschwinden die Nebenwirkungen nach einigen Tagen von selbst oder vorübergehend, nachdem man die Dosis reduziert hat. Aus Sicherheitsgründen wird monatlich das Blutbild vor allem hinsichtlich Leberfunktion kontrolliert. Auch Interaktionen mit anderen Medikamenten bestehen zahlreiche, ähnlich wie beim Lithium. Auch Tegretol muss beim Absetzen ausgeschlichen werden, um epileptische Anfälle zu vermeiden. Während der Schwangerschaft und Stillperiode sollte Tegretol nicht verordnet werden.[1]

Bewertung:

Nach meiner Erfahrung kooperieren die Patienten, die in ihrem Leben viele leidvolle Krankheitsphasen, seien es nun monopolar depressive oder manische oder bipolar depressiv-manische, durchmachen mussten, nach einiger Erfahrungszeit sehr gut hinsichtlich einer Lithium- oder Tegretoltherapie bzw. -prophylaxe. Erforderlich ist aber, dass man mit dem Patienten vorher und auch während der Therapie dauernd und immer wieder alle Neben- und unangenehmen Wirkungen ernstnimmt und bespricht. Nur so ist eine Compliance auf Dauer aufrechtzuerhalten. Der Patient spürt ja die therapeutische Wirkung dieser Präparate nicht unmittelbar - man kann das mit der Einnahme von Antihypertensiva vergleichen, bei denen bekanntlich auch permanent die Gefahr des Wiederabsetzens seitens des Patienten besteht. Die Spiegelkontrolle wird von einem Teil der Patienten als lästig erlebt und als Misstrauensbeweis. Auch hier hilft nur geduldiges Immer-wieder-Ansprechen der Notwendigkeit. Keinesfalls dürfen Nebenwirkungen bagatellisiert oder lächerlich gemacht werden. Durchfall oder explosionsartige Defäkationen beispielsweise mögen für den Arzt eine negligeable Lästigkeit sein; für den Patienten hingegen eine unerträgliche und unannehmbare

---

[1] Guter Ratgeber hierzu: Greil, W. et al. (1994): Die manisch-depressive Krankheit / Therapie mit Carbamazepin, Thieme Verlag Stuttgart, New York

Nebenwirkung. Wir, die wir in der Regel keine psychopharmakologische Dauer-therapie auf uns nehmen müssen, vergessen sehr schnell, was das für einen Patienten bedeutet: wird er doch durch die Tabletteneinnahme immer wieder mit dem Kopf auf seine Krankheit gestossen und an seine teils lebenslange Abhängigkeit von Pharmaka erinnert. Aufgrund meiner klinischen Erfahrung warne ich auch davor, Lithium ohne klare Indikation einfach noch irgendeiner neuroleptischen oder antidepressiven Phar-makotherapie oben drauf zu setzen, quasi als "Cocktail", der nicht schaden kann. Oft bleiben solche therapeutisch unwirksamen Verordnungen dann jahrelang bestehen, weil keiner wagt, an dem "Pharmapfropf" zu rütteln.

Anhang IV

Kognitives Training

Der Gebrauch des Begriffs *kognitiv* ist in der Psychiatrie und Psychologie inflationär geworden. Er wird so häufig verwendet, dass er schier nichts mehr wert ist. Ursprünglich bezeichnet er nichts anderes als das gute alte Wort *geistig* bzw. *geistige Funktionen*. Kognitiv heisst demnach: die Erkenntnisfunktionen betreffend, Wahrnehmung, Auffassung, Orientierung, Konzentration, Denkvermögen, Einsichtsfähigkeit und vieles andere mehr. Eben das, was am Geiste durch Geisteskrankheiten zerstört oder zumindest beeinträchtigt wird. Und genau dieser Bereich des Kognitiven soll mittels kognitiven Trainings wieder verbessert, wieder aktualisiert, wieder zur gesunden Funktion geführt werden. Natürlich sind kognitive Trainings und kognitive Therapie keine neu entdeckte Wunderwaffe gegen Geistes- und Gemütskrankheiten[1]; manchmal können solche Interventionsmethoden tatsächlich eine direkte kognitive Verbesserung bewirken; manchmal fördern sie die vertrauensvolle Beziehung zum Therapeuten und ermöglichen dadurch dem Patienten, alles Gesunde auszuschöpfen, was sonst brachliegt; manchmal sind sie völlig wirkungslos und werden in ihrer Bedeutung masslos überschätzt. Kognitive Therapie findet heutzutage, wenn ich es recht überblicke, vor allen Dingen in drei Feldern hauptsächliche Verwendung:

1. Als Spezialtechnik innerhalb des breiten Feldes der **Verhaltenstherapie**, zum Beispiel als Desensibilisierungstraining bei Phobien oder als Selbstsicherheitstraining bei Angstneurotikern.

2. Als **Neuro- bzw. Hirnleistungstraining**, besonders bei neurologischen Erkrankungen, etwa nach einem Unfall oder bei psychoorganischen Syndromen, z.B. der Alzheimer-Krankheit, bei der nach einer gezielten Diagnostik genau die Ausfallsbereiche hinsichtlich ihres Schweregrades bestimmt werden und danach ein gezieltes Therapietraining entwickelt wird. Man darf aber auch hier den Wirkungsgrad nicht überschätzen: Nach wie vor gilt: was an zentralnervösen Neuronen verlorengegangen ist, kann nicht ersetzt werden, auch wenn andere Nervenzellen kompensatorische Funktionen übernehmen können. Dennoch hat das Neurotraining auch eine wichtige psychotherapeutische Funktion: es signalisiert dem Hirnkranken, dass wir ihn (und er damit sich selbst) nicht aufgeben.

3. Als kognitives Training einzeln oder in Gruppen **bei Schizophrenen**. Diese Richtung ist in den letzten Jahren am bekanntesten geworden. Hier werden in Trainingsstunden Konzentrations- und Lernstrategien aufgebaut, welche gegen störende Symptome wie Halluzinationen zielgerichtet eingesetzt werden können. Zum Beispiel lernt der Schizophrene anhand von mehrdeutigen Bildvorlagen, objektiven Wahrnehmungen, Vermutungen und Unterstellungen voneinander zu unterscheiden. Auch hier ein warnender Zwischenruf: Sehr viele Schizophrene sind besonders in der akuten Phase so schwer krank, dass sie die Voraussetzungen für ein kognitives Training nicht erfüllen. Es ist also bereits eine positive Selektion von schizophrenen

---

[1] Schon in der hellenistischen Antike kannte man "Selbstbesänftigungstechniken" (Epiktet, Marc Aurel u.a.)

Menschen, die von einem kognitiven Training profitieren können. Diese Selektion wird noch enger, wenn man das Training nicht als Einzeltherapie, sondern gruppenweise durchführt. Maliziös habe ich einmal in einem Referat gesagt: "Die, die kognitives Training brauchen, die können es nicht, und die, die es können, die brauchen es nicht".

Fallgeschichte Nr. 8: Sybille V.

Nun ist es Zeit, von Sybille zu erzählen. Lange musste sie warten, bis sie dran kommt; und das Warten fällt ihr doch so schwer. Gerade vor wenigen Minuten habe ich mich von Sybille verabschiedet; es war eine unserer täglichen kurzen Zusammenkünfte, in denen sie mir, sauber notiert auf kleinen Zettelchen, minuziös über die Ereignisse des Wochenendes berichtet hat und mich so wieder an ihrem Leben hat teilnehmen lassen.

Es fällt mir nicht schwer, ihre Äusseres zu beschreiben, denn dieses ist sehr prägnant: Sybille V. ist etwa 160 cm gross, sehr korpulent; sie trägt meistens Jeans, blaue oder schwarze, und weite trikotartige, meist langärmlige Blusen, die ihren grossen Busen verdecken sollen, dessen sie sich sehr schämt. Ihr Gesicht ist apart, feingeschnitten, spitzbübisch, wirkt wie das eines pfiffigen, gewitzten Teenagers. Sie hat gepflegte Zähne, einen fein geschwungenen Mund, eine kleine Stupsnase, grün-graue Augen, manchmal ein Ekzem rund um die Mundpartie und eine verpickelte Gesichtshaut. Ihre Haare trägt sie neuerdings ganz kurz, auf 2 cm zurückgestutzt, mit einer kessen Tolle in die Stirne, blondgefärbt mit rötlichen Mèches (ihr naturgegebenes Haar ist braun). Wenn sie mich so anstrahlt beim Hereinkommen oder beim Verabschieden, dann denke ich manchmal, dass sie wohl 15 Jahre jünger aussieht als die 31-jährige Frau, die sie heute ist. Trotz ihres enormen Übergewichtes (90 kg bei 60 kg Normalgewicht; das ganze als Nebenwirkungsfolge langzeitiger Leponex-Einnahme) wirkt sie keineswegs schwerfällig, sondern sehr agil und wendig: Ihr ganzer Körper ist vif und alert und in ständiger Bewegung wie ihre Augen. Wenn sie jemand zum ersten Mal in solch guten Zeiten sehen würde, so käme diese Person nicht auf die Idee, es mit einer psychiatrischen Patientin zu tun zu haben, welche in ihrem Leben noch niemals eine dauerhafte gesunde und stabile Phase durchgemacht hat. Erst in ganz jüngster Zeit scheint sich eine solche anzubahnen ...

Wenn dieser Mensch, der sie zum ersten Mal sähe, heute ihr Zimmer auf einer offenen Langzeit-Station beträte, dann böte sich ihm folgendes Bild: In einer Ecke des Zimmers befindet sich ein grosser Meerschweinchen-Käfig mit zwei Meersäuli darin, die immer frisches Gemüse und Salatblätter erhalten. Das Radio ist mit leiser Musik angestellt, damit sich die Meersäuli nicht so einsam fühlen. Der Käfig ist geräumig und mit verschiedenen Ästen und einem kleinen Häuschen versehen. Dies hat Sybille alles so eingerichtet, damit sich ihre Tiere auch wohlfühlen. Die ganze Länge der hinteren Wand nehmen geometrisch-säuberlich befestigte Photos ein, einesteils Portraits von Leuten, die Sybille wichtig sind und die sie gern hat, andererseits Ansichtskarten von Feriendestinationen, die ihr eben diese wichtigen Leute irgendwann einmal in früheren Zeiten geschickt haben. Ganz wichtige Bezugspersonen, veritable Hilfs-Ichs, haben einen besonderen Ehrenplatz erhalten. Auf einem Tisch sind akribisch und akurat alle möglichen Utensilien versammelt: kleine Zettelkästchen, diverse Alben, einige Taschenbücher, Etuis mit Schreibgeräten, Notizblöckchen, kleinere und grössere Nipp-sachen. Ganz offensichtlich hat sich Sybille V. hier häuslich eingerichtet und sich ein Heim in der psychiatrischen Klinik geschaffen, so gut das eben möglich ist. Dies ganz im Gegensatz zu vielen, wenn nicht den meisten Patienten, welche ihr Zimmer aus-gesprochen karg und ungeschmückt belassen, um damit zu signalisieren, dass ihr Bleiben hier in der Klinik nicht von langer Dauer sein soll.

In der heutigen Stunde sprachen wir, wie auch schon in der letzten, über ihre bevor-stehende Plazierung bei einer Bauernfamilie in der Nähe unserer Stadt. Sybille hat den Austritt bei uns sorgfältig vorbereitet, jedes Detail hundert- und tausendmal überlegt, alle Kalamitäten und alle möglichen Fährnisse viele Male im Geiste antizipiert. Wie ist es dazu gekommen, dass Sybille V. nun tatsächlich austreten will (ob sie es auch wirk-lich wird und wohin, werden sie und ich erst wissen, wenn es geschehen ist). Blättern wir ihre Lebensgeschichte zurück in ihre Kindheit und verfolgen wir den Weg bis zu dieser Zeit kurz vor Austritt aus der psychiatrischen Klinik.

Sybilles Lebensweg
Sybille V. wurde Mitte der Sechziger Jahre in eine schon damals unglückliche Fami-liensituation hineingeboren. Ihr Vater, der in seinem Leben verschiedenste Berufe innehatte, verbrachte die Zeit während der Geburt Sybilles in einer psychiatrischen Klinik. Sybille ist das zweite Kind aus zweiter Ehe des Vaters, der bis heute insgesamt viermal verheiratet war. Die zwei Jahre ältere Schwester wurde vor der Heirat der Eltern geboren, später vom Vater adoptiert. Sybilles Mutter half bis zu ihrer Ehe-schliessung im elterlichen Geschäft mit. Später, nach der Trennung von Sybilles Vater, arbeitete sie dann bei einem Rechtsanwalt als Sekretärin.

Schwangerschaft und Geburt Sybilles verliefen problemlos. Wegen eines mongoloi-den Gesichtsausdruckes untersuchte man sie hinsichtlich Oligophrenie mit negativem Befund (im Gegenteil sind ihre intellektuellen Fähigkeiten ausgezeichnet: eine spätere Intelligenzmessung durch unseren Psychologischen Dienst wird einen Intelligenz-Quotienten im Bereich von 130 Punkten ergeben; nur wenige Prozent der Menschen sind intelligenter als Sybille).

Da Sybilles Vater wegen seiner Hospitalisation kein Geld verdienen konnte, nahm die Mutter eine Arbeitsstelle an und brachte ihre beiden Kinder in einer Kinderkrippe unter. Sybille war in dieser Zeit ruhig und anpassungsfähig, aber auch sehr liebes-bedürftig. In der Kinderkrippe sei sie oft stundenlang dagesessen, habe ihren Ober-körper hin und her geschaukelt und still vor sich hingeweint. Auch habe sie zuhause abends im Bettchen oft geweint; die Mutter pflegte sie nicht zu sich zu nehmen, da sie ihr Kind nicht verwöhnen wollte.

Nach der Entlassung des Vaters aus der psychiatrischen Klinik blieb die Mutter zu Hause und übernahm die Betreuung ihrer zwei leiblichen Kinder und der Kinder aus erster Ehe des Vaters. Der Vater arbeitete dann in seinem erlernten Beruf als Handels-reisender. Er war sehr herrschsüchtig, wurde von den Kindern "General" genannt, kam oft betrunken nach Hause, terrorisierte die ganze Familie. Alle hatten Angst vor ihm. Nachweislich schlug er die Mutter und auch die Kinder.

Sybille wurde 8-jährig eingeschult und erbrachte in den ersten zwei Schuljahren gute Leistungen. Ab der dritten Volksschulklasse hatte sie zunehmende Konzentrations- probleme und brachte nur noch schlechte Noten nach Hause. Der Vater reagierte auf das schlechte Abschneiden mit Prügeln, die Mutter mit Enttäuschung. Nach einem Umzug in eine andere Gemeinde fühlte sich Sybille nur noch als Aussenseiterin in der Schule. Sie sagt heute, sie sei nie akzeptiert und oft von den Mitschülern und Mit- schülerinnen geplagt worden. Nach dem Wohnortswechsel eskalierte das brutale Ver- halten des Vaters derart, dass die Mutter nach einer dramatischen Zuspitzung (der Vater drohte, die ganze Familie umzubringen) mit ihren beiden Töchtern regelrecht floh, und zwar in ihren eigenen Heimatort zu ihren Geschwistern.

Sybille beschreibt mit eigenen Worten aus ihrem subjektiven Erleben und ihrer Erinne- rung heraus Streiflichter aus der gemeinsamen Zeit mit dem Vater. Ihre Aussagen sind wortgetreu belassen, damit auch ihre Diktion deutlich wird. Man vergegenwärtige sich nochmals, dass man es mit einer 31-jährigen Frau zu tun hat, welche über ihre Kind- heit spricht.

"Papi hat immer gesoffen. Ich kann mich nicht daran erinnern, dass er einmal nicht gesoffen hat. Mami war da für die Kinder, für den Haushalt, um ihm den Dreck zu machen und für ihn da zu sein. Er befahl nur herum wie ein Pascha. Schleppte Frauen mit nach Hause. Mami holte ihn einmal aus dem Bett einer anderen. Mit der Zeit begann er, Mami zu schlagen. Papi erniedrigte sie ständig, pfiff ihr wie einem Hund vor allen Leuten, rief: 'Kleine, da her!' Die ganze Familie musste Geld zusammen- sparen, damit Papi es vertrinken konnte. Wir waren seine Gefangenen. Er war der grosse Boss, und wir waren seine Sklaven. Wir waren für Papi nur Gegenstände. Wir mussten ihn 'General' nennen. Er hängte überall im Hause Poster von seinem Portrait auf und sagte, diese würden uns überwachen. In jedem Zimmer installierte er eine Gegensprechanlage, um zu kontrollieren, was wir sprechen. Er schrie aus der Küche in die Gegensprechanlage, wir sollen ihm im Keller ein Bier holen oder in der Küche ein Brot schmieren. Er schlug uns oft, auch grundlos. Wenn wir etwas falsch machten, gab es manchmal erst nach einigen Tagen Schläge, da er sich zuerst eine Strafe ausdenken musste, so dass wir oft nicht mehr wussten, wofür wir geschlagen wurden. Manchmal mussten wir wie kleine Kinder wegen jeder Kleinigkeit stundenlang in der Ecke stehen. Ich habe nie das Gefühl gehabt, dass er ein Vater sei, dass er mich liebt. Ich fühlte mich wie ein Spielzeug."

Nachdem die Mutter mit den beiden Kindern den Vater verlassen hatte, wohnte die Restfamilie bei einer Schwester der Mutter, bis die Mutter eine Anstellung und eine kleine Wohnung gefunden hatte. Sie arbeitete in der Folge als Kassiererin in einem Laden, und die Kinder waren oft sich selbst überlassen. Sybille musste eine Schul- klasse wiederholen und absolvierte dann noch die sechste und siebte Volksschulklasse. Inzwischen hatte sie grosse Schulschwierigkeiten entwickelt, konnte aus lauter Angst vor der Klasse nicht mehr sprechen[1]. Auch traten Tics in Form von Zuckungen auf, was zu schulpsychologischen Beratungen führte. Sie fand am neuen Wohnort keine Kolleginnen und Freundinnen und fühlte sich abgelehnt. Heim- und heimatlos begann

---

[1] = Expositionsphobie als Ausdruck havarierten Selbstwertgefühls

sie, sich herumzutreiben, was Mutter und Tante mit Hausarrest quittierten. Auf der Suche nach einem Ersatzvater liess sie sich oft mit älteren Männern ein, welche sie sexuell ausnützten, nachdem sie sie mit dem Versprechen nach Geborgenheit, Zuwendung und Liebe angelockt hatten.

In ihrer seelischen Not schrieb sie an ein religiös orientiertes Lehrerehepaar und zog mit dem Einverständnis der Mutter zu diesem Ehepaar, welches sie als ihre Pflegetochter aufnahm. Am neuen Wohnort beendete sie die siebte und achte Volksschulklasse. Bald begannen aber auch hier Schwierigkeiten aufzutreten. Es kam zwischen dem Lehrerehepaar vermehrt zu Spannungen wegen des Umgangs mit Sybille, worunter diese sehr litt. Sie begann in dieser Zeit aus Verzweiflung mit dem Kopf gegen die Wand zu schlagen. Nach einem Jahr waren die Pflegeeltern überfordert und wiesen die nun 17-jährige Sybille im Einverständnis mit ihrer leiblichen Mutter in ein Heim für schwer erziehbare Jugendliche ein, wo sie ein halbes Jahr lebte und die neunte Schulklasse besuchte. Die Mutter holte Sybille danach wieder nach Hause. Sybille arbeitete bis Anfang 1980 als Gehilfin in einer Tierhandlung. Diese Stelle verliess sie, weil sie vom Chef sexuell belästigt wurde. Dann zog sie wieder zur Mutter und begann ein hauswirtschaftliches Praktikum in einem Spital, in dem sie in einer Wohngemeinschaft mit zwei Frauen lebte. Nach einem knappen Jahr fühlte sie sich auch an dieser Stelle überfordert, schluckte Tabletten und brach 1983 das Praktikum ab. Danach fand sie eine Anstellung als Hausangestellte bei einer Familie, mit der sie sich einen Monat lang in England aufhielt. Es kam auch dort wieder zu erneuten Krisen; schliesslich entliess sie der Familienvater fristlos, weil er sich nicht mehr länger mit einem "Problemfall" herumschlagen wollte. Nun folgte ein Aufenthalt auf einem sogenannten christlichen Bauernhof, welcher nur zwei Wochen dauerte, da die Bauersleute sehr schnell feststellten, dass Sybille körperlich nicht belastbar war. Die folgenden zwei Wochen verbrachte sie in einem christlichen Jugendhaus, um dann 1983 einen selbst organisierten Aufenthalt in einem Therapiezentrum zu absolvieren. Es handelte sich auch hierbei um eine Therapiegemeinschaft auf christlicher Grundlage für drogenabhängige junge Frauen. Hier konnte Sybille nun endlich einmal etwas länger bleiben, nämlich zwei Jahre. Allerdings machte sie auch an diesem Ort äusserst traumatische Erfahrungen: Man versuchte ihr auf exorzistische Art und Weise Dämonen auszutreiben. Ihr grosses Bedürfnis nach körperlicher Wärme in Form von Umarmungen wurde als lesbisch gedeutet, und sie wurde daraufhin noch mehr abgelehnt und stigmatisiert. Sie entwickelte ein störendes Verhalten, um wenigstens in Form von Sanktionen und Bestrafungen noch Zuwendung zu bekommen. Das ganze eskalierte dermassen, dass sie erneut ihren Kopf gegen die Wand schlug und sich mehrfach Schnittverletzungen an den Unterarmen zufügte. In dieser Zeit begann auch das bis heute anhaltende Symptom des vitalisierten Depressionsschmerzes in der Gegend des Brustbeines (= retrosternaler Brustschmerz). Von dem genannten Therapiezentrum aus wurde sie bei der Invalidenversicherung angemeldet und bezieht seit 1985 eine 100%ige IV-Rente. Im gleichen Jahr wurde sie aus der christlichen Gemeinschaft ausgeschlossen; man gab ihr zu verstehen, dass sie störrisch sei, das Gute nicht annehmen wolle und der Teufel immer mehr Besitz von ihr ergriffen habe. Der Grund für ihre immerwährende Malaise sei, dass sie Jesus nicht annehmen wolle.

Da Fehlbehandlungen, wie die geschilderte, durch sogenannte christliche Therapie-Institutionen in der Psychiatrie nicht allzu selten sind, sei noch ein wörtliches Protokoll von Sybille zitiert, welches die damaligen Erfahrungen schildert:

"Was ich dort lernte, war, mit Gleichaltrigen zusammen zu sein. Zuerst hatte ich sehr Mühe. Dann plötzlich konnte ich es geniessen, mal herumtoben zu können, Ausflüge zu machen und mit anderen zusammen sein zu dürfen. Wir hatten jeden Tag Bibelstunde und Bibelstudium im Zimmer und Bibelgespräche. Und einmal in der Woche Jugend-gruppe und einmal pro Woche Gottesdienst. Ja, so war es. Sie haben auch Dämonen ausgetrieben. Sie sagten, ich arbeite mit dem Teufel zusammen, ich sei besessen. Eine Betreuerin sagte einmal, sie habe gesehen, dass der Teufel neben mir hocke und den Arm um mich lege und grinse. Von da an sagten sie, ich sei besessen. Ich habe das nicht gewusst, aber ich habe das geglaubt. Als ich später Depressionen und Störungen hatte, hiess es, das sei der alte Mensch, der müsse absterben. Ich müsse ihn gar nicht beachten, Jesus würde mir schon helfen. Das habe ich probiert, und dann ist es immer schlimmer geworden, und die Krisen sind immer schlimmer gekommen. Dann habe ich angefangen, mir wehzumachen mit Schneiden. Und dann haben auch die psychischen Schmerzen angefangen in der Brust, wo es einen zu zerreissen beginnt. Ich war zwei Jahre dort. Dann musste ich gehen, ich sei eine zu grosse Belastung."

Nachdem die nun 21-jährige Sybille diese Therapiegemeinschaft verlassen hatte, wurde sie in einer Familie aufgenommen, die der Urchristengemeinde angehörte. Sie konnte dort eine Schnupperlehre als Malerin und Tapeziererin beginnen, welche sie jedoch nach zwei Wochen wieder abbrach. Dann folgte ein 4-monatiger Aufenthalt bei einer weiteren Familie, die eine christliche Teestube leitete. Auch hier schlugen ver-schiedene Versuche, Sybille von ihrem "Dämon" zu heilen, fehl. Aus Angst vor exor-zistischen Ritualen nahm sie Reissaus. Erneut nahm sich eine christliche Familie ihrer an, aber auch diese stellte sie nach zwei Wochen wieder vor die Tür. Den Sommer 1986 verbrachte sie in Abbruchhäusern in unserer Stadt, danach wohnte sie wieder bei einer Familie und arbeitete in einer Wiedereingliederungswerkstätte für Jugendliche. Im gleichen Jahr zog sie zu einem Kollegen, den sie von einer früheren christlichen Gemeinschaft her kannte. Dieser wollte ihr helfen und versprach ihr, sie dürfe mindestens zwei Jahre lang bei ihm wohnen. Er fühlte sich jedoch bald durch Sybille überfordert, in seinen persönlichen Freiräumen eingeengt und gab ihr den Laufpass.

Daraufhin kam es zu einer schweren psychischen Krise, die Sybille sich an das Krisen-interventions-Zentrum wenden liess. Zum ersten Mal bekam sie nun eine medikamen-töse Therapie in Form eines Antidepressivums und wurde vom Team des Krisen-interventions-Zentrum betreut, von wo aus sie 1987 in eine Nachtklinik gelangte.

Im Bericht der Nachtklinik heisst es wie folgt:
"Sybille ist eine 23-jährige Frau, die aber viel jünger und kindlicher aussieht. Ihr verbaler Ausdruck steht im Kontrast zu ihrer eher dürftigen Schulbildung, formuliert sie doch ausgesprochen gut und genau. Hauptschwierigkeiten sind ihre soziale In-stabilität und ihre immer wiederkehrenden Überforderungssituationen, in denen sie unter starken Spannungsgefühlen, retrosternalen Schmerzen, leidet. Über auto-aggressive Handlungen wie mit dem Kopf an die Wand schlagen, sich mit der Schere

Schnittverletzungen zufügen und unkontrollierte Medikamenteneinnahme versucht sie, diese Spannungsgefühle zu mindern. Emotional ist die Patientin infantil, sie versucht es allen recht zu machen und erträgt es schlecht, wenn sie nicht im Mittelpunkt steht. Am Arbeitsplatz erbringt sie dann ihre beste Arbeitsleistung,wenn sie glaubt, damit etwas Liebes für den Werkstattleiter getan zu haben. Aufgrund gemachter therapeutischer Erfahrungen und einer guten Intelligenz ist Frau V. rational über ihr Verhalten genau informiert. Sie möchte ihr Verhalten ändern, nicht weiter mit Trotzreaktionen die ganze Umgebung manipulieren, weiss aber keinen Rat, wie sie sich anders benehmen könnte. Diagnostisch handelt es sich um einen protrahierten Verlauf einer Adoleszentenkrise bei einer infantil wirkenden Frau mit grosser Identitätsproblematik und immer wiederkehrenden Selbstwert- und Überforderungskrisen mit beginnender emotionaler Verwahrlosung."

Der Verlauf in der Nachtklinik gestaltete sich dann wechselhaft: Einerseits konnte Sybille soweit stabilisiert werden, dass sie phasenweise wieder in die Eingliederungswerkstätte arbeiten ging, andererseits fügte sie sich etwa zweimal im Monat Schnittverletzungen zu. Nach einer erneuten schweren Automutilation, welche eine tiefklaffende Wunde am Unterarm zur Folge hatte und einer im Garten der Nachtklinik verbrachten Nacht wurde sie uns im September 1987 wegen akuter Selbstgefährdung zur ersten psychiatrischen Hospitalisation eingewiesen, welche bis heute andauert.

Bei der Aufnahme bei uns war sie, wie nicht anders zu erwarten, bewusstseinsklar, allseits orientiert; ihr Gedankengang war geordnet, es gab weder damals noch heute irgendwelche Anzeichen für Halluzinationen oder wahnhaftes Geschehen. Sybille war jedoch äusserst eingeschüchtert, verunsichert und verzweifelt, im Affekt depressiv, bei innerlicher Unruhe äusserlich gespannt und verschlossen.

Sie berichtet, dass sie den Belastungen nicht gewachsen gewesen sei und ihre eigenen Erwartungen nicht habe erfüllen können. In solchen Momenten habe sie immer das Bedürfnis, die Aggressionen gegen sich los zu werden, indem sie sich Schmerzen zufüge oder persönlich wertvolle Gegenstände zerstöre. In den letzten Tagen habe sich das Bedürfnis, sich weh zu tun, noch gesteigert; dazu gekommen seien Bauchkrämpfe, Durchfall im Wechsel mit Verstopfung, Appetitstörungen, Schlafstörungen und ein Ansteigen des Zigarettenkonsums (heute raucht sie 3 Päckchen Zigaretten am Tag). Über ihren Psychiater sei sie sehr enttäuscht: Er appelliere nur dauernd an ihre Selbständigkeit und nähme an ihren Gefühlen nicht teil. Sie käme gerne für ein paar Tage in die Klinik.

Die damalige Oberärztin schreibt in einer sehr zutreffenden Charakterisierung über Sybille folgendes: *"Die Patientin zeigt stark regressive Züge, wirkt wie ein Kleinkind, das am Strassenrand sitzt und darauf wartet, dass jemand kommt, der es aufhebt und weiterträgt. Sie kann klar formulieren, was sie in Beziehungssituationen immer wieder falsch macht und stellt resigniert fest, dass sie ihr Verhalten trotzdem nicht ändern könne. Auf diese für sie unerträgliche Enttäuschung über sich selbst antwortet sie mit dem Gefühl, sie selbst werde von den andern ständig überfordert und im Stich gelassen. Deshalb will sie überhaupt nichts mehr tun."*

Die damals gestellte Diagnose lautet: "Depressive Reaktion mit Tendenz zu auto-aggressiven Handlungen bei unreifer Persönlichkeit."

Der weitere Verlauf bei uns in der Klinik war gekennzeichnet durch kindliches und appellatives Verhalten von Sybille. Sie zeigte grosses Talent, sich Hilfe und Stütz-punkte zu organisieren, indem sie sich als Opfer darstellte. Sie suchte aktiv unablässig Beziehungen und war bemüht, es allen recht zu machen. Trotzdem fühlte sie sich oft missverstanden und häufig sogar tief gekränkt. Bei den geringsten Anforderungen, die man an ihre Selbständigkeit stellte, reagierte sie mit Trotz, Rückzug und Automutila-tionen, wobei sich diese inhaltlich zur Zufügung von Brandwunden mit der Zigarette gewandelt hatten. Immer wieder gelang es ihr auch, das Betreuer-Team mit wider-sprüchlichen Botschaften zu irritieren, z.B. indem sie gleichzeitig zu verstehen gab: "Lasst mich in Ruhe und kümmert Euch um mich".

Ein Rehabilitationsversuch im März 1988 in einer Psychotherapie-Station ausserhalb der Klinik scheiterte: Sie lief dort davon, beschädigte ihre Habseligkeiten (schnitt ihren Teddybär auf) und schluckte Medikamente. Mit einer Überdosis Voltaren wurde sie nach einem Vierteljahr wieder zu uns zurückverlegt, diesmal auf eine geschlossene Abteilung.

Es folgte eine Phase mit resignativer Grundstimmung. Sybille zog sich auf der Abtei-lung zurück und machte in Gesprächen deutlich, dass sie sich und andere hasse. Sie hatte keinerlei Zukunftspläne mehr und wollte nur noch in Ruhe gelassen werden. Sie schrieb ihr Testament. In diese Zeit fielen auch psychotisch anmutende Symptome wie bestimmte Körperfühlstörungen im Kopf: Sie beschrieb diese als ein Sich-los-machen des Gehirnes in der Schädelkalotte, welches dann so hin und her schwappte bzw. schlingerte. Zu dieser Zeit zog man erstmals die Diagnose einer Borderline-Persönlich-keitsstörung in Betracht.

An Medikamenten erhielt sie nacheinander Saroten retard, dann Ludiomil, kombiniert mit Lithiofor und schliesslich Leponex in unterschiedlichen Dosierungen bis 400 mg, worauf sie gut ansprach. Wegen Zehen- und Fingernagelveränderungen musste die Leponex-Behandlung kurzfristig abgebrochen werden, und es wurde auf Taractan[1] umgestellt, welches sich nicht bewährte; nach etwa einem Jahr verschwand die Nagel-erkrankung, und Sybille konnte wieder Leponex ohne Nebenwirkungen einnehmen.

Im November 1988 kam ich mit ihr näher in Berührung und begann, zuerst in Form eines Lerntrainings, eine Einzelpsychotherapie. Dazu später mehr.

Ab April 1990 begannen sog. "Vierergespräche": Die Patientin, ihre Mutter, ein Ober-arzt, der sonst nichts mit ihr zu tun hatte, und die Assistenzärztin sassen zusammen mit dem Ziel, das immer noch stark belastete Verhältnis zwischen Mutter und Tochter langsam zu entkrampfen.

---

[1] heutiger Handelsname: Truxal

Trotz aller therapeutischer Bemühungen blieb der Verlauf zunächst wechselhaft. Ausgeprägte depressive Phasen traten immer wieder auf mit dem Gefühl der Gefühllosigkeit, darniederliegenden Vitalgefühlen, Druck auf der Brust, Stimmungstief und Antriebslosigkeit. Vielfältige somatische Beschwerden meldeten sich vor allem dann, wenn es Sybille psychisch besser ging. In der Tat bestand eine Wechselwirkung zwischen körperlichen und psychischen Störungen dergestalt, dass wie auf einer Waage das eine schlechter wurde, wenn das andere besser ging. Körperliche Abklärungen erbrachten erwartungsgemäss keinen objektivierbaren Befund. Daneben bestand bei Sybille ein krankhafter Selbstboykott aller Fortschritte, da sie eine Riesenangst vor dem Leben draussen hatte und sich keinen anderen Ort als die Klinik zum Leben vorstellen konnte.

Erst im November 1990 konnte sich Sybille entschliessen, nach langem Hin und Her den Übertritt auf die offene Abteilung zu wagen. Dort lebte sie sich gut ein und organisierte sich für jeweils vormittags in der Forschungsabteilung eine Stelle mit leichten Büroarbeiten (Photokopieren und Zusammenstellen von Studienmäppchen. Schreibmaschineschreiben oder gar PC-Arbeiten waren allerdings nie möglich; die Anforderungen an Ausdauer und Stetigkeit waren dafür zu hoch). Sie arbeitet dort bis heute zuverlässig und wird im grossen und ganzen geschätzt. Das hinderte sie allerdings nicht daran, am Wert ihrer Arbeit und am Wohlwollen und der Sympathie ihrer Arbeitskolleginnen zu zweifeln. Auch fühlte sie sich manchmal als Dienstmädchen ausgenutzt (ein ihr ganzes Leben durchziehendes Gefühl), konnte das aber in der problematischen Situation selber nicht aussprechen. Zeitweilig erhielt sie noch Ergo- und Physiotherapie.

Die zwischenmenschlichen Beziehungen waren stets konfliktträchtig und spielten sich stets nach dem gleichen Muster ab: Sybille fordert zunächst mit allen Mitteln uneingeschränkte Zuwendung; die Bezugspersonen geben alles, was die Patientin verlangt, manchmal auch mehr, als sie verlangt, bis der Punkt erreicht ist, an dem sie vollständig überfordert sind und sich entweder depressiv oder aggressiv zurückziehen. Dies wiederum führt dazu, dass sich Sybille ständig der Zuneigung der Bezugspersonen vorher versichern muss, weil sie den Rückzug schon antizipiert. Durch Fragen wie: "Nerve ich Sie?" oder "Gehe ich Ihnen auf den Wecker?" oder "Falle ich Ihnen nicht zur Last?" fordert sie ihre Bezugspersonen aufs äusserste und führt nun erst recht das herbei, was sie fürchtet. nämlich die Abwendung.

Auch dem Abteilungs-Team macht sie schwer zu schaffen, wie ein kurzer Bericht vom Juni 1990 deutlich macht:
"Als störend wird empfunden, dass im Umgang mit der Patientin keine Zielvorstellungen bestehen. Dies führt dazu, dass Anstrengungen im Umgang mit ihr oftmals als sinnlos betrachtet werden, was besonders schwierig ist, da die Patientin sehr konsumierend ist. Alle Team-Mitglieder sind ratlos, trauen sich aber nicht, ihr dies mitzuteilen. Es kommt dazu, dass die Patientin ständig alles selber bestimmt und mit nur wenig Forderung konfrontiert ist. Ihr Verhalten provoziert auch dadurch ständig, dass man ihr Vorschläge zur Verbesserung macht, welche sie allesamt verwirft. Zudem

strebt sie auf der Abteilung ständig eine Sonderposition an. Ihre guten kognitiven Fähigkeiten bedingen auch, dass sie die Abteilung sehr genau beobachten kann, allerbestens kennt und entsprechend meisterhaft agieren[1) kann. Ihre unstillbaren Zuwendungsbedürfnisse, oftmals ausgedrückt durch ihre Mimik und Gestik, vermitteln den Betreuern immer wieder ein schlechtes Gewissen."

Diagnostisch wurde in dieser Zeit auch die Hypothese diskutiert, ob Sybille nicht an einer Schizophrenie der Simplexform[2) leiden könne. Die gute kognitive Gesundheit und die luzide Kommunikationsfähigkeit liessen dies jedoch ausschliessen. Ein behandelnder Arzt, zu dem sie ein sehr gutes Verhältnis hatte, schrieb folgende Sätze in die Krankengeschichte:
"Ich sehe die Hauptproblematik der Patientin in einem Entwicklungsstillstand auf der Stufe eines 14- bis 15-jährigen Mädchens. So ist es ihr nicht gelungen, eine eigentliche Adoleszenz durchzumachen und zu stabilen Objektbeziehungen zu gelangen. Dies äussert sich noch heute in ihrem äusserst infantilen Verhalten, welches ganz deutlich wird in der Einrichtung ihres Zimmers und in ihrem Beziehungsstil. Später kamen dann die traumatisierenden Erlebnisse in diversen christlichen Therapiegemeinschaften dazu, welche die Problematik der Patientin verschärften. Die Patientin macht aber durchaus Fortschritte, wenn diese auch nur bei genauerem Hinsehen sichtbar sind. So ist es ihr in einer verlässlichen Beziehung, deren sie sich immer wieder vergewissern muss, durchaus möglich, kleine Entwicklungsschritte zu machen."

1992 wurde die Diagnose wie folgt revidiert: "Mit grösster Wahrscheinlichkeit auf Milieuschäden zurückgehende Persönlichkeitsstörung von emotional instabilem bzw. Borderline Persönlichkeitstyp".

Deskriptive Psychopathologie Sybilles
Welche Symptome bot nun Sybille im Verlauf ihrer lebenslangen Krankheit? Wagen wir einmal eine Synopsis:

1. Körper und Sexualität: Sybille hat ein schlechtes Körperbewusstsein und -bild. Sie lehnt die Konfrontation mit dem Körper als ganzem und speziell dem Genitalbereich und ihren Brüsten ab. Trotz quälender Regelbeschwerden ist sie bis heute nicht dazu zu bewegen gewesen, sich gynäkologisch untersuchen zu lassen. Sie zeigt eine grosse Angst vor allem Sexuellen. Da sie unglücklicherweise in ihrem Leben oft auf Männer getroffen ist, die eigentlich sexuell etwas von ihr wollten, das aber hinter einem therapeutischen oder sozialen Auftrag verschleierten, hat sie eine Abneigung, ja sogar einen

---

[1) Das Wort 'agieren' wird in der klinischen Psychiatrie inflationär gebraucht. Man muss aufpassen, dass man es nicht für zwischenmenschliche Kommunikationen verwendet, die auch im normalen Leben absolut üblich und häufig sind, nämlich das Ausnützen von Beziehungen, das Austeilen von widersprüchlichen Botschaften, um zu persönlichen Vorteilen zu kommen, und das Einsetzen eigener Intelligenz zum persönlichen Wohle. Oftmals projizieren wir nur eigene Hilflosigkeits- und Ohnmachtsgefühle gegenüber persistierenden Krankheiten, indem wir Patienten und Patientinnen "agieren" unterschieben. Besonders schlimm ist, wenn dies noch mit dem vorwurfsvollen Unterton geschieht, der betroffene Patient könne das Agieren eigentlich ebenso gut sein lassen, ihm also gleichsam ein bösartiger Wille unterstellt wird. Das Wort *agieren* sollte deshalb in der Psychiatrie nicht (mehr) verwendet werden.

[2) Schizophrenia simplex: symptomarme Schizophrenie, ohne produktive paranoide bzw. katatone bzw. hebephrene Symptome

Horror vor dem männlichen Genitale und der Penetration entwickelt. Bei den wenigen Malen erlittenen Geschlechtsverkehrs erlebte sie vaginistische Schmerzen. Gleichzeitig meidet sie aber auch den Körperkontakt zu Frauen aus Angst, man könne sie für lesbisch halten. Ihre Geschlechtsidentität ist also mangelhaft ausgebildet. Auf die Frage, ob sie sich als Frau fühle, antwortete Sybille einmal einer Studentin: "Ich weiss, dass ich eine bin. Aber fühlen - eigentlich nicht. Aber ich fühle mich auch nicht als Mann. Ich weiss nicht, als was ich mich fühle".

2. Eigentliche somatische Symptome: Kopfschmerzen - Kondylome im Genitalbereich - Hämorrhoiden - starke Menstruationsbeschwerden - Nagelveränderungen - rezidivierendes periorales Ekzem - Arm- und Schulterschmerzen aufgrund von Verspannungen und Zuckungen - Fuss- und Knieschmerzen etc. etc. Es gibt eigentlich keine Körperstelle, die Sybille nicht irgendwann wehtat oder wehtut. Ich habe immer spasseshalber zu ihr gesagt: "Sybille, Du hast vom lieben Gott einen Okkasionskörper mitbekommen, so wie man auf dem Automarkt ein schlechtes Okkasionsauto erwischen kann". Ihre grosse Sorge ist, dass man die multiplen körperlichen Störungen nicht für "hysterisch", "simuliert", "somatisiert" oder dergleichen hält - oft genug passiert es ihr ...[1]

3. Psychopathologische Symptome:
a) *Affektivität*: depressive Verstimmungen mit zum Teil hypomanischen Nachschwankungen, Dysphorie, Stimmungslabilität, Ambivalenz, Gefühl der Gefühllosigkeit, Störung der Vitalgefühle.
b) *Aggression*: Autoaggressionen in Form von Brennen und Schneiden, mit dem Kopf gegen die Wand schlagen und masochistischen Phantasien; aggressive Phantasien in Form von Quälen anderer Lebewesen, etwa ihr Meerschweinchen zu strangulieren oder ihm ein Ohr abzubeissen oder ein Kind, welches zur Betreuung anvertraut ist, über eine Terrassenbrüstung zu werfen; Beschädigung von Gegenständen (Teddybär aufschneiden).
c) *Antrieb*: Antriebsschwäche in depressiven Phasen.
d) *Psychomotorik*: Verschiedene Tics, besonders im Schulterbereich und Mundwinkelzucken.
e) *Zwänge*: Harmlose Zwangsrituale, wie z. B. zwanghaft Agenda führen.
f) *Phobien*: Weltuntergangsängste, Ängste vor Katastrophen und Kriegen; Angst, von einem Essenswagen im Keller an die Wand gedrückt zu werden; Angst, es könne brennen in der Klinik, ein Flugzeug könne aufs Haus stürzen, der Therapeut könne sterben; dauernd Angst, man könne sie zu früh entlassen.
g) *Überwertige Ideen*: Sie wittert überall Ablehnung oder Verlust von Zuneigung, sie ist sich oft nicht mehr sicher, ob ihr Therapeut es ehrlich mit ihr meint und nicht nur ein Spiel mit ihr treibe; sie fürchtet, die wichtigsten Bezugspersonen könnten alles verharmlosen und sie nicht ernstnehmen; sie fürchtet, ihr Verhalten könne als Unartigkeit und Provokation ausgelegt und nicht als krankhaft angesehen werden; auch wittert sie überall Zurückversetzung, glaubt, man denke schlecht über sie, und andere Patienten würden ihr vorgezogen.

---

[1] Im übrigen: auch "hysterische" Störungen sind "wirkliche" Störungen, die ernstgenommen werden müssen, nicht etwa "eingebildete", die man mit einem Handschlenker übergehen kann.

h) *Depersonalisation*: Körperfühlstörungen; Gefühl, das Gehirn sei im Kopf nicht richtig befestigt, der Kopf wolle gerade abheben, alles sei wie wund in der Brust, ein Schmerz in der Brust zerreisse sie.

i) *Derealisation*: Die Augen von Menschen werden stechend und bedrohlich; die Kopfproportionen beim Menschen verändern sich und werden silhouettenhaft; die Köpfe werden kleiner, nebulöser, aber nicht monströs.

j) *Beeinflussungserlebnisse*: Gefühle sprächen direkt zu ihr, drückten sich quasi verbal aus und legten sich dann wie ein Mantel über sie, z.B. das Gefühl: "Niemand mag mich"; negative Gefühle flüstern ihr ein: "Du bist schlecht" (keine von aussen kommenden Stimmen, sondern eher besonders laute innere Stimmen in Form von Gewissensbissen); Erlebnis, von ihrem Vater beeinflusst zu werden in Form von telepathischer Verführung zu schlimmen Taten.

k) *Ich-Stärke*: Es besteht eine ausgesprochene Ich-Schwäche. Sybille muss sich überall in der Klinik Hilfs-Ichs in Form von Stützpunkten suchen und schaffen, die ihre innere Leere ausfüllen. Nur Menschen mit einem höheren Status (in der Regel Akademiker wie Ärzte und Psychologen) können diese Funktion erfüllen. Sie sagt: "Ich existiere nur, wenn ich mit diesen Menschen zusammen sein kann, dann bin ich jemand. Ich suche immer in gesunden Kreisen. Es bringt mir nichts, mit Patienten zusammen zu sein".

l) *Selbstwertgefühl und Selbstbild*: Sybille hat das Gefühl, ein Nichts und ein Niemand zu sein. So wie sie sei, könne sie niemanden lieben, und niemand könne sie lieben. Befragt, wie sie sich sieht und ob sie sich selber charakterisieren könne, sagt sie: "Nein". Ein Nichts und ein Niemand kann sich nicht selbst beschreiben.

Zur Diagnose der Borderline-Persönlichkeitsstörung

Die einzelnen Symptome und Kriterien der Borderline-Persönlichkeitsstörung nach dem Diagnosenschema DSM-III-R sind bis auf kleine Ausnahmen alle erfüllt (zum Diagnosenschema siehe Anhang I).

Sybille zeigt ein durchgängiges Muster von Instabilität in den zwischenmenschlichen Beziehungen, im Selbstbild, in den Affekten, und sie zeigt impulsives Verhalten. Die Störung hat im frühen Erwachsenenalter begonnen und manifestiert sich in verschiedensten Lebensbereichen.

Die ausgeprägte Ich-Schwäche von Sybille führt dazu, dass sie Alleinsein nicht erträgt. Allein fühlt sie sich als "Nichts", leidet unter massiven Gefühlen der Leere und Trostlosigkeit. Sie braucht andere Menschen, um diese Leere auszufüllen. Wirkliches oder eingebildetes Verlassenwerden führt zu Exazerbationen der Symptomatik bis hin zu Selbstverletzungen. Durch Manipulation der Umwelt versucht sie, das Verlassenwerden zu verhindern. Durch kleine Briefe, Geschenke, ihre Mimik und Gestik probiert sie immer wieder, die Bezugspersonen auf sich aufmerksam zu machen und sich deren Zuneigung zu versichern, ihnen Gewissensbisse zu verpassen, wenn sie müde werden und sich zurückziehen wollen.

Sybille bemüht sich um alle Menschen, die sie als für sich wichtig und wertvoll betrachtet. An diese klebt sie sich mit Haut und Haaren und fordert 200%ige Zuwendung. Immer wieder sucht sie auch joviale Kontakte zu diesen, versucht die professionelle Beziehung auf eine private Ebene zu heben, verlangt, dass die wichtigen

Bezugspersonen Du zu ihr sagen, dass sie nach Aufhören ihrer professionellen Beziehung (z.B. nach einem Stationswechsel oder Austritt des behandelnden Arztes) sie weiterhin betreuen. Immer wieder gelingt es ihr auch, dass die Bezugspersonen ihr "folgen" und "gehorchen". Sie strapaziert alle diese Beziehungen aufs höchste Mass durch ihre unablässige Rückversicherungstendenz nach Sympathie und Zuneigung. So schreibt sie Briefe, in denen sie gleichzeitig um Hilfe fleht und sich für ihr aufdringliches Verhalten entschuldigt. Bei Versagung ihrer Wünsche oder bei drohendem Verlassenwerden reagiert sie unterschiedlich: Bei hierarchisch hochgestellten Personen entwickelt sie eine Depression, entwertet sich selbst und flüchtet sich in die Selbstverletzung. So kann sie ihre Wut und Enttäuschung über die betreffende Person loswerden, ohne die letzte Hoffnung auf Zuneigung aufgeben zu müssen. Handelt es sich hingegen um Kollegen, untergeordnetes Personal, dann reagiert sie mit Rückzug, Schmollen und Abwertung der betreffenden Person.

Sybille fehlt ein konstantes Identitätsgefühl. Sie ist unsicher in bezug auf ihren Körper, ihr Geschlecht, ihre Zukunft und ihre Fähigkeiten. Sie kann sich nur über andere Personen selber definieren. Dadurch, dass diese Personen ihr das Gefühl geben, sie sei ein wertvoller, wichtiger, intelligenter, liebenswerter Mensch, kann sie für kurze Zeit an solche Eigenschaften in sich glauben. Diese anderen Personen erfüllen die Funktion von Hilfs- oder Stütz-Ichs und helfen, die Gefühle von Leere, Minderwertigkeit und Verzweiflung zu verringern, wenn auch dies auf Dauer niemals möglich ist. Ein Ich kann letztlich mit Hilfs-Ichs nicht "aufgeschüttet" werden.

Suizidversuche oder auch Suizidgedanken sind bei Sybille nicht vorhanden oder zumindest nur äusserst selten in der Anamnese aufgetreten. Sie sagt selbst dazu folgendes: "Ich habe schon oft daran gedacht, das Leben zu beenden, aber vor dem, was mir die Christen eingebläut haben, nämlich wenn man sein eigenes Leben selber beendet und nicht dann, wenn Gott will, kommt man nachher in die Hölle, habe ich Angst. Deshalb bringe ich mich nicht um"[1]. Hingegen sind Autoaggressionen in grosser Zahl und verschiedener Form vorhanden. Schnitt- und Brandverletzungen an den Unterarmen oder Schlagen mit dem Kopf gegen die Wand sind die Hauptformen. Die Autoaggressionen können gedeutet werden als Manipulationsversuche der Umgebung, als Spannungsabfuhr, als Selbstbestrafung, als Möglichkeit, sich selbst zu spüren und als Möglichkeit, seelische Spannung in körperlichen Schmerz umzuwandeln, der dann immer noch besser aushaltbar ist als seelischer.[2] (Sybille hat ein regelrechtes einstündiges Brennritual entwickelt und muss/will nachher den Entzündungsschmerz tagelang spüren.)
Die Grundstimmung von Sybille ist leicht dysphorisch-dysthym. Auf diese Grundstimmung setzen sich dann tiefe depressive Phasen auf, welche aber meist nur einige Tage oder wenige Wochen dauern und in der Regel von hypomanischen Nachschwankungen gefolgt werden. Manchmal kann sich aber auch die Stimmung von Sybille von Stunde zu Stunde oder gar von Minute zu Minute ändern, was in Mimik und Pantomimik ersichtlich wird. Sehe ich sie zu einer bestimmten Tageszeit, ist ihr Befinden dannzumal in der Regel nicht repräsentativ für den ganzen Tag!

---

[1] In der Tat ist diese religiös-theologisch begründete Scheu vor dem Suizid in der Psychiatrie gar nicht so selten eine echte "Schutzgarantie" davor!
[2] Siehe Anhang II

Sybille leidet am chronischen Gefühl der Einsamkeit, der inneren Leere und Langeweile. Sie ist ständig bemüht, diese Leere aktionistisch auszufüllen, was sie gerade in die beschriebenen chronischen Beziehungsclinchs bringt. Vieles fängt sie an, weniges hält sie durch.

Manchmal hat Sybille Depersonalisations-, Derealisations- und Beeinflussungserlebnisse und leidet auch unter leichten paranoiden Ängsten. Diese psychotischen Symptome treten auf, wenn sie sich überfordert fühlt oder auch als Reaktion auf reales oder eingebildetes Verlassenwerden. Sie signalisieren: "Seht, wie krank ich bin. Lasst mich nicht im Stich!"

Unangemessen starke Wut und häufige Wutausbrüche oder gar eine Stimmung persistierender Wut finden sich bei Sybille nicht oder zumindest nicht in messbarem Mass. Sie zeigt auch keinerlei dissoziales Verhalten.

Im DIB[1] finden wir ein klares Resultat, welches die Borderline-Persönlichkeitsstruktur belegt. Sybille erreicht einen Gesamtscore von 8 Punkten; gemäss Autoren genügt ein Gesamtscore von 7 Punkten zur Diagnose der Borderline-Persönlichkeit. Besonders hohe Werte fanden sich in den Bereichen "interpersonale Beziehungen" und "Psychose"; ein geringer Wert in dem Bereich "impulsive Handlungsmuster".

Meine Begegnung mit Sybille V.
Mitte 1988, also beim Schreiben dieser Zeilen vor ziemlich genau 7 Jahren, begann ich eine langfristig angelegte Psychotherapie mit Sybille. Wie bei manchem Patienten, mit dem ich psychotherapeutisch zu arbeiten beginne, stieg ich auch bei Sybille emotional "niedrig geladen" in Form eines Lerntrainings ein, dessen Stoff sie selber bestimmen konnte. Sie entscheidet sich für Deutschlernen, und wir beginnen mit grammatischen und orthographischen Übungen. Sie ist ausserordentlich kooperativ und kollaborativ, eine völlig problemlose Schülerin. Bereits in der sechsten Stunde will sie aber keine Deutschaufgaben mehr machen, sondern mit mir reden. Sie hat sich im Rahmen einer Autoaggression am Arm geschnitten und möchte mit mir Strategien diskutieren, wie sie die Spannungen, die zur Autoaggression führen, anders abführen könnte. In dieser wichtigen Stunde kommen wir auch bereits auf das zentrale Thema ihrer unstillbaren Sehnsucht nach Zuwendung und Geborgenheit zu sprechen. Ich finde Gelegenheit, ihr zu erklären, was sie von seiten professioneller Betreuer und Therapeuten erwarten kann und was nicht. Seit dieser sechsten Stunde kommt es nur noch zu sporadischen Lerntrainings, und Sybille nützt das Zusammensein mit mir zum Besprechen von Problemen. Seit dieser Stunde pflegt sie auch den Brauch, wenn sie mich nicht persönlich ansprechen kann, Briefe zu schreiben. Später wird sie mich während meiner Ferienabwesenheiten minutiös brieflich auf dem laufenden halten.

Ein weiteres Thema dieser Anfangszeit ist die Länge ihrer Haarfrisur: Im Zusammenhang mit der Ablehnung von Weiblichkeit trägt sie die Haare bubenhaft kurz, und wir versuchen gemeinsam, sie wachsen zu lassen. Hinzu kommen Besprechungen über

---

[1] DIB = Diagnostisches Interview für das Borderline-Syndrom, von J. G. Gunderson. Deutsche Bearbeitung von H. Pütterich, Beltz-Test, Weinheim 1985.

multiple Tics, die sie hat, wie Nägelbeissen oder Schulterzucken. Ich verfolge die Strategie, dass sie nicht willentlich gegen diese Tics angeht, weil diese dann nur schlimmer werden, sondern sie eher durch Nichtbeachten zu löschen versucht. In die gleiche Richtung geht mein Ziel, mit ihr zu üben, zu ihren grossen Brüsten zu stehen: Sie hat die Angewohnheit, die Hände vor dem Busen zu verschränken, damit man diesen nicht sieht, was zur Folge hat, dass andere erst recht darauf aufmerksam werden.

An Weihnachten hat sie das Problem, dass sie vermeiden möchte, an der Abteilungsfeier zum Gefühl der Rührung und Sentimentalität zu stehen. Wir besprechen, ob es nicht doch möglich ist, dieses Gefühl offen zu zeigen.

Zwischendurch finden viele Stunden statt, in denen ich mit Sybille Gesellschaftsspiele mache. Sie geniesst es, mir überlegen zu sein und ist es auch tatsächlich, da sie über eine raschere Auffassungsgabe und einen schnelleren strategischen Überblick verfügt als ich selbst.

Einmal fällt eine Stunde aus, weil Sybille sich so stark mit einer Zigarette verbrannt hat, dass die Wunde im Universitätsspital versorgt werden muss. Sie mag auch später gar nicht über den Anlass dieser schweren Autoaggression reden; ich lasse sie ganz gewähren. In der Folge erhält sie dann Leponex zur Dämpfung und Beruhigung, was sich auch günstig auf die unaushaltbaren Spannungszustände und damit auch auf die Frequenz der autoaggressiven Handlungen auswirkt.

Wenige Wochen später ist das Zustandsbild wieder ganz schlecht. Sybille hat sich zweimal gebrannt. Die Ursache für die Autoaggression sind bevorstehende Verlusterlebnisse (ein geschätzter behandelnder Arzt und ein vertrauter Pfleger gehen beide). Auch musste sie aus dem Wochenende zu Hause bei der Mutter vorzeitig zurückkehren, weil sie es nicht mehr aushielt, dass ihre Angehörigen eine therapeutische Rolle einnahmen und sie dadurch forciert in die Patientenrolle gedrängt wurde. Wir diskutieren miteinander, wie sie es anstellen kann, andere Personen nicht in eine überfürsorgliche Haltung zu manövrieren. Dahinter steht das Ziel, erkennen zu lernen: "Ich kann selbst darüber bestimmen, wie andere mich sehen und mit mir umgehen". (Das ist das Generalziel **aller** Psychotherapie: Autonomie.)

Sybille hat Angst, für hysterisch gehalten zu werden. Wir schauen zusammen ein Psychiatriebuch an und diskutieren die Symptome der Hysterie. Wenige Stunden später steht eine Auseinandersetzung mit einer neuen Zimmerkollegin im Mittelpunkt; Sybille leidet darunter, dass man sie für gesund genug hält, quasi eine cotherapeutische Haltung dieser Mitpatientin gegenüber einzunehmen. Damit wird wiederum ihre Angst genährt, als hysterisch oder zumindest als aggravierend zu gelten.

Im Mai 1989 kommt sie zum ersten Mal auf das Thema Religion und berichtet mir höchst infantile und destruktive Gottesvorstellungen aus ihrer Sektenzeit. So wie sie sich permanent unter Druck fühlt, bestimmten Erwartungen anderer entsprechen zu müssen, erlebt sie auch Gott als jemanden, der Druck und Kontrolle ausübt und dem gegenüber man sich auch ganz gehorsam verhalten muss. Sie kann weder die anderen Menschen noch Gott als gleichberechtigte Partner sehen, denen gegenüber man auch

Autonomie ausüben darf. Sybille sagt: "Ich bin nur ein Drittel ich selbst, das andere sind andere". Die Diskussion über die Erwartungen an andere und von anderen führt uns auch immer wieder zur Beziehungsklärung zwischen uns beiden: Ich mache eine klare Grenzsetzung, was und wer ich für sie sein kann und was und wer nicht, sichere ihr aber bei aller klaren Grenzziehung die Konstanz unserer Beziehung zu, im vollen Bewusstsein, auf was ich mich da einlasse. Auch im August 1989 kommt es noch einmal zu einer solch ganz ausführlichen Metakommunikationsstunde über unsere Beziehung. Sybille hat Angst, in eine ungünstige Abhängigkeit von mir zu geraten. Ich gebe ihr Beispiele dafür, was ich für eine pathologische Abhängigkeit halte: zu Hause anrufen, in die Ferien nachreisen, eine sexuelle Beziehung aufnehmen, Phantasie haben, von mir adoptiert zu werden. Ich sichere ihr nochmals zu, dass ich ihr langfristig zur Verfügung stehe und sie auch ambulant weiterbehandeln würde, falls es je zu einem Austritt käme. Sybille hat schrecklich Angst, dass ich eines Tages finden könnte, nun sei es genug und sie "abservieren" würde[1]. Am Schluss des Gespräches wünscht sie die Intensivierung der Therapie auf zwei Wochenstunden. Ich stimme dem zu.

Es folgt eine Zeit mit vielerlei körperlichen Problemen. Immer dann entschärfen sich die psychischen Konflikte. Sybille hat eine Pilzerkrankung an den Finger- und Zehennägeln entwickelt, die progredient verläuft. Das rechte Auge ist von einer Schieloperation aus der Kindheit her zur Zeit auch nicht gut. Hämorrhoidalbeschwerden vervollständigen das desolate somatische Bild.

Ausserordentlich gerne nimmt sie als Befragungspatientin am Staatsexamen teil, geniesst die ausführliche Exploration und Befragung und hilft oft verschmitzt dem Prüfling dabei, die richtige Diagnose herauszufinden.

Eine andere Stunde ist ganz ihrer Geldverwaltung gewidmet. Sybille hat ein eigenes Postscheckkonto, zusätzlich ein Bankkonto, welches die Mutter verwaltet. Sie möchte über letzteres ausdrücklich keine Verfügungsgewalt, weil sie befürchtet, dass sie dann viel zu viel Geld abhebt, um anderen Geschenke zu machen, nicht für sich selbst. Wir

---

[1] Die Erschöpfung und das Aufgeben des Therapeuten werden von Borderline-Patienten oft phantasiert und antizipiert - und häufig ist es ja auch wirklich so!

Wie kann der Therapeut nun einer gefährlichen Enttäuschungsreaktion der Patientin vorbeugen, falls er seine lebenslange Stützfunktion nicht durchhalten kann?

Jede Psychotherapie hat Unabhängigkeit zum Ziel. Das Mittel, um dieses Ziel zu erreichen, ist oftmals (partielle) Abhängigkeit. Bei Beginn einer Borderline-Psychotherapie einer Patientin mit einem so schweren Störungsbild muss sich in der Tat der Therapeut im klaren sein, welches Unternehmen er beginnt und worauf er sich einlässt. Es kann eine sehr lange Therapie werden, unter Umständen eine lebenslange. Letztlich bestimmt die Patientin deren Ende (was Borderline-Patienten manchmal recht abrupt tun ...). Als ich mich auf diese Patientin einliess, war ich mir bewusst, dass ich sie nicht plötzlich im Regen stehen lassen kann und sagen: "Ätsch, es war alles nur ein Spiel". Gerade das Durchhalten der Therapie in schwierigsten Zeiten war und ist ja das therapeutische Agens. Da ich von meiner Planung her weiss, dass ich hier in der Klinik bleibe und die Patientin auch nach Austritt ambulant weiterbetreuen kann, konnte ich in der Tat eine jahre-, vielleicht sogar jahrzehntelange Begleitung ins Auge fassen. Die psychotherapeutische Stützung wird sich im ambulanten Setting ohnehin lockern. Ich kann also sagen; mein Engagement bei dieser Patientin war von vornherein so angelegt, dass es nicht zu einer gefährlichen Enttäuschungsreaktion kommt - wie gesagt: nicht zu einer "gefährlichen". Enttäuschungsreaktionen gab es genug: denn alle Ansprüche der Patientin an die Ich-Stützung und den Vater-Ersatz konnte und kann ich nicht erfüllen.

diskutieren und analysieren, was es mit diesem übertriebenen Geschenkemachen eigentlich auf sich hat und was sie damit bei anderen erreichen will ("Kauf von Liebe").

Sybille muss wegen der sich nun obstruktiv entwickelnden Nagelerkrankung zur Gewebeentnahme in die Dermatologische Poliklinik. Ich komme mit ihr und stehe mit ihr zusammen den Eingriff durch, der sich als ausserordentlich kompliziert und schmerzhaft erweist. Dieses gemeinsame Erlebnis schweisst uns noch mehr zusammen. Auf der Rückfahrt in der Strassenbahn kuschelt sie sich an mich und drückt ganz fest meine Hand. Man wird später dermatologisch keinen Grund für die Erkrankung finden, und noch viel später wird diese geheimnisvolle Krankheit ebenso spontan wieder verschwinden, wie sie aufgetaucht ist. *Ignoramus et ignorabimus.*

Am Jahresende 1989 schreibt sie mir folgenden Brief, den ich im Wortlaut wiedergebe, weil er typisch für ihr Denken und Empfinden ist:
"Lieber Herr Zöllner, nach unserem letzten Gespräch am Montag ging es mir für ca. 2 Std. bedeutend besser. Und jetzt muss ich Ihnen schon wieder schreiben. Diese Gefühle machen mich kaputt! Ich fühle mich so mies, so allein, so ausgeliefert, so ... Es ist wie früher, als ich niemanden hatte, der mich richtig verstand! Als ich allein war mit meinem "Puff", als ich bei Leuten wohnte, wo ich mich nicht wohlfühlte. Als man mich vor die Türe stellte! Als man mich mied; nicht beachtete, quälte, mich abschob, etc. So fühle ich mich auch, wenn ich ans Verenahaus[1] denke und daran, dass, wenn dort jetzt plötzlich ein Platz frei würde ... Ja, wenn jetzt dort plötzlich ein Platz frei wäre und ich von hier fortgehen müsste, dann ist es für mich, als müsste ich meine Heimat, den Boden, auf dem ich etwas Fuss gefasst habe, wieder verlassen und eben wieder in diese Welt hinausgehen, die mich innerlich so kaputt macht! Können Sie verstehen, wie ich es meine? Es ist schlimm!!! Ich habe Angst! Am liebsten möchte ich mich an Ihnen festkrallen und sie nie wieder loslassen! (Bitte nicht falsch verstehen und nicht böse sein!!) Ich bin recht undankbar, nicht?? Ich schreibe Ihnen hier, dass ich mich so alleine fühle etc., dabei haben Sie sich in letzter Zeit so viel Zeit für mich genommen!! Es tut mir leid!! Ich kann aber nichts dafür, dass ich mich trotzdem so allein etc. fühle; und es hat auch nichts mit Ihnen und Ihrer Zeit zu tun!!! Es liegt allein bei, in mir und der Vergangenheit und der Zukunft und der Erlebnisse, und der Gefühle, Umstände, Situationen etc. Verdammt noch mal, ich habe mich in meinem bisherigen Leben noch nie so wohl, sicher, geborgen, als Mensch etc. gefühlt, wie eben hier!!! Ich kann von hier nicht weg! Ich hab die Hölle (Vorhölle) erlebt da draussen! Ich will nicht wieder dahin zurück! Und wenn ich mal austreten würde und dann wieder hierher kommen müsste, aber auf eine andere Abteilung käme und nicht mehr auf die gleiche? Ich war auf anderen Abteilungen; das war für mich sehr schlimm! Nein ich kann, ich will nicht! Ich habe Angst!!! Und es ist alles irgendwie so sinnlos!! Sybille.
PS: So jetzt ist mir schon wieder einiges wohler!!!!"

Nach diesem langen Brief muss sie "notfallmässig" zu mir kommen und braucht wieder sehr viel Zuwendung und Rückversicherung. Sie will ganz genau von mir wissen,

---

[1] Verenahaus = damals vorgesehener Rehabilitationsschritt, eine hochgradig betreute Wohngemeinschaft von Frauen

ob ich ihr wirklich zur Verfügung stehe, wenn sie einmal ausgetreten ist, ob ich zum Beispiel auch zu ihr käme, wenn sie aus Angst nicht zu mir kommen könne. Ich muss auch immer wieder ihre Angst entschärfen, ich hätte sie nicht mehr gern, wenn sie sich wieder hat brennen müssen. Ich sage ihr, dass sie mir zwar leid tut, weil sie sich so ihre Unterarme entstellt, dass ich aber andererseits gut verstünde und dass dies ja eigentlich auch positiv wäre, wenn sie den Effekt der Spannungsabfuhr durch das Brennen ja tatsächlich auch erreicht. Erneut sage ich mir selbst, das Ziel der Therapie ist die sachlich ruhige und geduldige Zerpflückung aller Probleme und viel, viel emotionale und gemütsmässige Zuwendung.

Sie hat über Weihnachten 1989 organisiert, dass sie an einem Weihnachtsstand in der Stadt aushelfen und verkaufen darf. Dies ging in der Vorweihnachtszeit tatsächlich gut: Sie hat mehrere Tage hintereinander mehrere Stunden gearbeitet. Auch eine Zahnbehandlung ist gut über die Bühne gegangen, obwohl sie eine ausgesprochene Spritzenphobie hat. Der Weihnachtsbesuch zu Hause bei der Mutter ist ebenfalls genau besprochen und geregelt und verläuft gut.

Zu dieser Zeit reden wir das erste Mal ausführlich über Sexualität. Sie sagt, dass sie nie vom Vater unzüchtig berührt worden wäre, aber er dauernd lose Reden im Mund geführt habe. Sie könne sich durchaus vorstellen, einen Freund zu finden, aber nur zum Kuscheln und Zärtlichsein, nicht zum Geschlechtsverkehr. Bisher sei es immer so gewesen, dass ihr Kopf während des Geschlechtsverkehr abgetrennt gewesen wäre vom Rest des Körpers und sie unten gar nichts empfunden habe. Ausserdem habe sie auch immer nur mit Männern aus Dankbarkeit geschlafen, um sie nicht zu verlieren, und nicht aus wirklich eigener Lust.

Immer wieder kommen Stunden vor, die ausschliesslich dem Thema unserer Beziehung gewidmet sind. Sybille verliert nie die Angst, mich durch Wiederholungen und Rückversicherungsfragen zu langweilen, die Angst, sich mein Wohlwollen zu verscherzen, wenn sie versagt, oder die Angst, dass ich böse auf sie werden könnte, weil sie nicht so ist, wie es meinen Erwartungen entspricht. Bei Sybille ist es auch sehr wichtig, genau auf die Worte zu achten, die man zu ihr sagt, weil sie hinterher alles genau überlegt, bedenkt und prüft. Wir machen per Handschlag miteinander ab, dass sie unbedingt immer alles mit mir nachbesprechen muss, wenn irgendetwas nicht klar ist oder ihr noch nachträglich durch den Kopf geht. Ein Beispiel: Das letzte Mal sagte ich zu ihr: "Ich weiss, Du wirst die Krise überwinden". Sie legt sich das dann so aus, als ob ich ihre Krise nicht ernst genug nehme. Erst das Sprechen darüber kann die Situation klären.

Im März 1990 kommt eine zusätzliche therapeutische Aktivität zustande, nämlich Familiengespräche mit Sybille, ihrer Mutter, einem Oberarzt, der ansonsten nicht für sie zuständig ist, und dem jeweiligen behandelnden Arzt oder Ärztin. Ich bin froh darüber, bin ich doch selbst dadurch auch hinsichtlich der Vergangenheitsanalyse und Familiendynamik entlastet und kann mich ganz auf die aktuellen Probleme mit Sybille konzentrieren. Die Familiengespräche sollen zum Ziel haben, das Verhältnis zwischen Mutter und Tochter zu entspannen und zu entkrampfen, ohne jedoch vorwegzugreifen und Sybille gleichsam der Mutter wieder zuzuführen.

Ein Hilferuf an der Tür: Sybille fühlt sich in ihren seelischen und körperlichen Problemen nicht ernst genommen. Sie sagt: "Die, die sich um mich kümmern, machen es ja nur, weil sie dafür bezahlt werden". Und sie sagt: "Wenn es mir körperlich schlecht geht, muss ich mich nicht brennen; wenn es mir psychisch schlecht geht, muss ich mich brennen, damit es mir körperlich schlecht geht".

Die Krise dauert an: Sybille hat auslaugende Sinnlosigkeitsgefühle, kleinste Verrichtungen kosten sie riesige Kraft, der somatisierte seelische Schmerz im Brustbein (sie ist wie wund von Bronchitis) ist wieder aufgetreten; ebenso die Angst, die Sympathien der wichtigsten Bezugspersonen zu verlieren. Ich kann sie kaum ablenken oder trösten oder aufrichten. Wir bleiben trotzdem eine volle Therapiestunde zusammen, auch wenn wir nicht viel sprechen. Ich sehe sie jetzt in der Krise täglich - das ist das einzige, was ich für sie tun kann: Dasein, Mitsein, Mitfühlen.

Die Krise dauert an: Ein Hilferuf am Morgen. Sybille sagt, sie laufe wie automatenhaft durch die Stadt; sie könne keine positiven Gefühle mehr für Klinikmitarbeiter empfinden; die "Wunde" auf der Brust schmerze schrecklich. Sie brauche "wahnsinnig" viel Kraft, um Autoaggressionen abzuwehren. Wir besprechen, wie sie ihr Leben lang seelische Kraft abgezogen hat, um es anderen recht zu machen bzw. den präsumptiven Erwartungen der anderen entsprechen zu können. Eigentlich sei ja die psychiatrische Klinik der geschützte Ort, an dem sie es sich leisten könne, nicht auf die Gefühle anderer Rücksicht zu nehmen, und gerade dort täte sie es besonders stark.

Das wichtigste in solchen Zeiten ist, dass sie von mir immer wieder explizit ausgesprochen hört, dass ich ihrer nicht überdrüssig werde und sie nicht abschiebe. Sie fragt mich direkt: "Werden Sie nicht depressiv, wenn Sie mich so sehen?" Wir spielen auch viel in dieser Zeit; durch Denksportspiele kann ich sie noch am ehesten ablenken.

In dieser Krisenzeit schreibt sie mir folgenden Brief:
"Lieber Herr Zöllner. Warum brennen?: Ich muss zu viel studieren, grübeln. Muss mich bestrafen, weil alles ein Krampf und alles sinnlos ist. Muss Unzufriedenheit mit mir selber so überspielen. Muss mich ablenken. Mich und mein Inneres so wieder in den Griff bekommen. Ich muss es auch tun, wenn mir Zärtlichkeit von einem Mann oder Freund fehlt. Dann muss ich mich bestrafen, weil ich solche Gefühle habe. Ich muss mich auch brennen, wenn ich mich alleine fühle oder versetzt fühle, zum Beispiel abgemacht habe und die betreffende Person nicht kommt. Dann suche ich bei mir die Fehler und die Schuld und lasse die Wut darüber an mir aus. So auch, wenn ich mit mir selber nichts anzufangen weiss. Warum lebe ich? Ja, ich habe es wieder getan am Samstagabend und Sonntagabend. Jetzt geht es wieder etwas besser dadurch. Niemand hat was gemerkt, weil man es mir äusserlich nicht ansieht, aber innerlich läuft viel ab. Sybille."

Immer wieder führe ich auch Teamgespräche auf der Station, mit dem Ziel, einerseits über die Schwere des Krankheitsbildes von Sybille zu informieren und andererseits meine Rolle als Psychotherapeut klarzustellen und psychodynamische Konflikte im Umgang mit Sybille zu analysieren. Ich ermutige die Pflegepersonen, aggressive und negative Gefühle gegenüber Sybille mutiger zu äussern. Auch wenn wir noch kein

Rehabilitationsziel aufstellen können, müssen wir dennoch so arbeiten, als ob es ein solches gäbe.

Nach meinen Ferien 1990 treffe ich sie in gutem Zustand an; es kommt zu einem durchaus gegenseitigen rührenden Wiedersehen. Sie freut sich selbst darüber, dass sie zum ersten Mal während meiner Ferienabwesenheit keine Krise erlebt hat; ich betone, wie wichtig das als Zeichen dafür sei, dass sie nicht pathologisch von mir abhängig sei.

In einer der folgenden Stunden haben wir eine lebhafte Diskussion über ihre möglichen psychiatrischen Diagnosen; ich erkläre ihr den Unterschied zwischen reaktiver Depression und endogener Depression, Borderline-Persönlichkeitsstöung und Schizophrenie. Ich sage ihr auch, dass sie manchmal schizophrene Symptome hat, dass das aber nicht heisse, dass sie schizophren sei.

In den letzten Monaten hat es sich ergeben, dass ich Sybille jeweils am Ende der Stunde in die Arme schliesse und sie fest an mich drücke, um ihr so das Gefühl von väterlicher Geborgenheit zu vermitteln. Von Zeit zu Zeit kläre ich immer wieder, dass diese Handlung nichts mit Sexualität oder geschlechtlicher Liebe zu tun habe, sondern ihr nur vermitteln soll, dass ich als väterlicher Freund oder auch wie ein älterer Bruder zu ihr stehe. Sie wird dann später diese Umarmungshandlung "die Pille" nennen, die sie jeweils von mir noch zugute hat und die sie auch immer braucht. Ich mache es mir zur Angewohnheit, von Zeit zu Zeit im Sinne eines *ceterum censeo* immer wieder klarzustellen, was ich niemals werde für sie sein können: Familienersatz und Sexualpartner. Wie erlebt Sybille das In-die-Arme-Schliessen? Es ist für sie eine körperliche Affirmation der Geborgenheit, die der Therapeut ihr vermittelt. Sie selbst klärt immer wieder die Bedeutung dieser Geste: symbolisch, nicht sexuell; Signalisation von Nicht-im-Stich-Lassen auch bei äusserster Unattraktivität und Selbstverachtung; Gernhaben, Wertschätzung, Wärme für jemanden, der nichts von sich hält, sich manchmal nicht einmal richtig spürt oder fühlt. Die Umarmung wird dann nicht mehr nötig sein, wenn die Patientin einen Freund gefunden hat (ob das irgendwann der Fall sein wird, steht in den Sternen); die Umarmung, das weiss ich, wird sie nicht davon abhalten, einen solchen zu suchen.

Einmal schreibt sie mir im Zusammenhang mit dieser Umarmung folgenden Brief:
"Hallo, Herr Zöllner, ich hoffe, dass Sie das, was ich Ihnen hier schreibe, nicht falsch verstehen und mir deswegen nicht böse sind! Ich weiss auch nicht, was mit mir los ist; aber in bezug auf die väterliche Geborgenheit fühle ich mich wieder so ausgehungert! Obwohl Sie mir sehr viel väterliche Geborgenheit geben, kann ich im Moment nicht genug davon bekommen! Finden Sie mich jetzt undankbar Ihnen gegenüber? Das will und wollte ich nicht!! Ich merke einfach, dass mein Nachholbedarf an väterlicher Geborgenheit noch lange nicht gestillt ist! Ist das schlimm? Wird es Ihnen langsam zu viel? Gruss, Sybille."

Es folgt eine Zeit, in der Sybille mir sehr viel Erlebnisse aus den diversen christlichen Institutionen und Familien erzählt, in denen sie sich vor ihrer Psychiatrisierung aufhielt. Es handelt sich um erschütternde, zum Teil unglaubliche Dinge im Sinne von Ausnutzung, Missbrauch und Indoktrination. Ich widerstehe der Versuchung, sie zu missionieren und eine Gegenideologie aufzubauen und versuche, einfach nur still zuzuhören und sanft zurechtzurücken. Dennoch ist es mir ein Anliegen, ihr den Unterschied zwischen echter, Freiheit von Angst und Indoktrination vermittelnder Religiosität und andererseits Angst machenden irrationalen Vorschriften aufzuzeigen.

Im November 1990 machen wir unseren ersten grossen Ausflug auf einen Aussichtsberg in der Nähe der Stadt. Mir fällt auf, wie sehr Sybille durch ihre Korpulenz in der Bewegung behindert ist; selbst beim Abstieg muss sie sich bei jeder Serpentine auf einer Bank ausruhen. Sie geniesst es, ebenso wie ich, einmal ausserhalb des Klinikrahmens in einer normalen Umgebung von normalen Menschen umgeben zu sein.

Der Umzug auf eine offene Station wird sehr umsichtig, schonend und allmählich vorbereitet und an sie herangetragen. Im November ist es soweit: Sie "zügelt" auf die offene Station in ein Zweibett-Zimmer zu einer stillen, depressiven Mitpatientin. Es wird aber noch lange Wochen dauern, bis sie sich auf der neuen Station wirklich heimisch fühlt.
Im Januar 1991 stellen wir die Jahresziele auf:

1. Beginn einer PC-Ausbildung in der Forschungsabteilung (begonnen wurde sie, aber nie zu Ende geführt).
2. Beginn eines Fitness-Trainings, am ehesten Schwimmen und ein Abnehm-Programm durchführen (auch hier viele verheissungsvolle Anfänge, aber nie etwas durchgestanden).
3. Zweimal wöchentlich Gespräche bei mir mit bewusster Zentrierung auch auf "heissere Themen" wie Sexualität und Religion (wurde eingehalten).
4. Weiterhin Ausschau halten nach einer externen Wohnmöglichkeit (auch dies wurde das ganze Jahr über praktiziert).

Sybille sagt spontan: "Vor einem Jahr wollte ich noch sterben, jetzt will ich eigentlich leben".

Dennoch - wenig später hat sie sich wieder am linken Unterarm mit einer Zigarette gebrannt. Auslöser waren Auseinandersetzungen am Arbeitsplatz: Sie war zwar arbeitsfähig, aber nicht kommunikationsfähig, konnte auch nicht auf die Aufheiterungs-und Animationsversuche ihrer Kolleginnen reagieren, was dann wieder Vorwürfe und Gegenvorwürfe auslöste. Nach langem Hin und Her kann ich Sybille dazu bewegen, ihren behandelnden Arzt anzurufen und über die Autoaggression zu informieren. Sie hat schreckliche Angst, man grolle ihr ärztlicher- und pflegerischerseits wegen des Brennens und sei ihr auch in der Forschung auf ewig gram. Das Problem ist jeweils, dass sich die Brandwunde bösartig entzündet, wenn sie nicht sofort behandelt wird. Andererseits braucht Sybille aber das Gefühl des Schmerzes, ansonsten ist die ganze Brennerei umsonst gewesen. Wir gehen dann schliesslich zusammen auf die Station, Sybille kann das Brennen beichten und zeigt mir anschliessend selber, wie sie die Brandwunde kunstgerecht behandelt. Nachher ist sie sehr froh und erleichtert, dass alles heraus ist. Zum ersten Mal lasse ich mir von ihr auch genau erklären, wie sie sich eine solche Brandwunde zufügt: Sie geht in ein WC im Keller, damit sie absolute Ruhe hat. Die ganze Prozedur dauert ca. eine Stunde. Sie betäubt zuerst mit der glühenden Zigarette

202

kreisförmig eine Hautstelle auf dem Arm so lange, bis diese weiss wird, sich dann eine Brandblase bildet, die sie wie einen Kochtopfdeckel abheben kann. In das nun offene Fleisch stösst sie mehrere Male verschiedene angezündete Zigaretten und drückt sie darin aus. Oft schneidet sie die Wunde mit einer Schere oder mit einem Messer noch tiefer. Der dann entstehende starke Schmerz bringt ihr seelische Erleichterungen, zieht gewissermassen den seelischen Druck auf das Körperliche, allerdings hält die Erleichterung nur kurz, etwa eine halbe Stunde an. In einer schweren Krise muss sie sich dann erneut brennen und die ganze Prozedur wiederholen, wobei es vorkommen kann, dass sie ein zweites Mal die frische Wunde als Verletzungsareal wählt.

Sybille hat nach anfänglich grossen Ängsten eine Theatergruppe im Hause besucht. Sie wollte nur Zuschauerin sein, hat aber dann doch gegen Schluss spontan mitgemacht.

Immer und immer wieder Therapiestunden, die dem Thema der Beziehung zwischen uns beiden gewidmet sind. Ich erkläre ihr, dass das Ziel jeder Psychotherapie Autonomie und Unabhängigkeit vom Therapeuten ist, dass dieses Ziel aber über den Weg und das Mittel der Abhängigkeit vom Therapeuten erreicht wird. Oft ist Sybille eifersüchtig auf die anderen jüngeren Patientinnen, die zu mir kommen und auch Gespräche mit mir führen. Ich sage Sybille, dass meine Sympathien für sie dadurch nicht geschmälert werden, dass ich Ersatzvater nur für sie bin und unsere Beziehung dadurch eine besondere, ganz spezielle Note bekommt, auch wenn sie mich mit anderen Patientinnen teilen muss und nicht ganz für sich haben kann. Auf ihren Wunsch habe ich ihr auch ein Tonbändchen besprochen, das sie abends im Bett hören kann - es enthält neben "pastoralen" Ermahnungen auch einen lustigen Witzteil.

Sybille ist schwer geplagt durch Menstruationsbeschwerden. Auch dieses Thema steht oft im Mittelpunkt unserer Gespräche. Sie hat Angst vor einer gynäkologischen Untersuchung, würde auch einen Scheidenkrampf produzieren. Ich nehme mir vor, diese gynäkologische Untersuchung als ein ganz weit weg liegendes Fernziel ins Auge zu fassen und nicht zu forcieren und zu drängen. (Drängen und Drängeln sind die Kardinalfehler jeder Psychotherapie.)

Heute hat sie ein ganzes Füllhorn an Mitteilungen und Fragen an mich. Sie pflegt all das, was sie mir mitteilen oder mich fragen will, auf kleine, quadratische, farbige Zettel zu schreiben, damit sie nur ja nichts vergesse und damit das Gespräch im Fluss bleibt. Heute bringt sie fünf eng beschriebene Zettel. Unter anderem fragt sie mich, ob ich sie nicht bisweilen zu auswärtigen Referaten mitnehmen könne; sie wolle mich auch gar nicht stören und geduldig im Auto auf mich warten. "Nachtigall, ick hör Dir trapsen" - ich weiss, dass ich hierin sehr vorsichtig sein muss, um nicht in Sybille die Illusion zu wecken, sie könne in mein Privatleben eintreten. Aus diesem Grunde kann ich ihr diesen Wunsch nicht erfüllen.

Später kommt sie ganz verzweifelt und weinend zu mir: Sie sei sich nicht mehr sicher, ob ich sie noch möge und es ehrlich mit ihr meine und nicht ein böses Spiel mit ihr triebe. Wir müssen unsere Beziehung erneut in aller Ruhe besprechen: Es ging ihr in den letzten Tagen nicht gut (Medikamenten-Reduktion? prämenstruelles Syndrom? Zurückweisung durch mich?). Sie fing an, Verhaltensweisen von mir im Sinne einer

Freundschaftsaufkündigung fehlzudeuten. Sie macht sich auch grosse Sorgen, ob nicht irgendwann Sexuelles störend in unsere Beziehung treten könnte. Ich erkläre ihr erneut meine Gefühle für sie und erläutere ihr, warum sexuelle Beziehungen generell zu Patientinnen und speziell zu ihr absolut undenkbar seien. Schlimm würde es nicht dann, wenn sich eine Patientin in ihren Therapeuten verliebe, sondern erst dann, wenn der Therapeut sich in eine Patientin verliebe. Sie zieht beruhigt von dannen.

Im Juni 1991 taucht über Nacht ein akut entzündetes periorales Ekzem auf: Auch nach Absetzen der Cortisonsalbe ist es wieder genauso schlimm wie früher. Wir gehen alle möglichen Ursachen durch: Genau wie bei der Nagelerkrankung gibt es keine Erklärung dafür. Falls der Ursprung psychischer Natur sein soll, muss dieser komplex und nicht nur ein einziger Stressor sein und damit auch wiederum schwer abgrenz- und angehbar. Wie immer geht es ihr psychisch gut, wenn es ihr körperlich schlecht geht. Sie hatte trotz des schweren Ekzems ein sehr schönes Wochenende mit viel Aktivitäten und dem Besuch ehemaliger Bezugspersonen.

Auch die Ferien des Jahres 1991 übersteht sie gut, obwohl sie sich sehr nach mir gesehnt und mich sehr vermisst hat. Sie hat erstaunlich viel Aussenkontakte gepflegt, hat ehemalige behandelnde Ärzte besucht, ist schwimmen gegangen usw. Es musste eine Zyste hinter dem rechten Ohrläppchen notfallmässig in der ORL-Klinik aufgeschnitten werden. Sie schaffte es, alleine dorthin zu gehen. Die Arbeit in der Forschung lief gut weiter. Sie lernt täglich mehr und besser, sich nicht als Dienstmädchen missbrauchen zu lassen, sich zu wehren und durchzusetzen. Neuen Assistenzärzten in der Forschungsabteilung macht sie spontan klar, dass sie zwar Patientin sei, aber dennoch nicht als solche während der Arbeit angesehen werden möchte.

In dieser Zeit ergibt es sich, dass ich Sybille jeweils in die Stadt mitnehmen kann, wenn ich eine ältere depressive Patientin, die ich ambulant betreue, in ihrer Wohnung besuche. Sybille wartet dann in einem Café auf mich, bis ich wieder zurück bin und geniesst das Zusammensein mit mir. Und ich kann zwei Fliegen mit einer Klappe schlagen. Ich muss mir aber genau überlegen, ob das bei jedem auswärtigen Patienten so gehen kann; ich werde später einmal in die Lage kommen, Sybille zu einem anderen Patienten, der im Altersheim lebt, nicht mitnehmen zu können, weil mich die Besuche bei diesem Menschen so sehr in Anspruch nehmen, dass ich nicht so schnell abschalten kann, um mich anschliessend auf Sybille zu konzentrieren.

Bereits im Oktober beginnt wieder der Weihnachtsgeschenke-Stress für Sybille: Sie hat sich diverse Listen gemacht: 40 Personen(!) bekommen eine Karte, ca. 15 ein Geschenk im Wert von 40 Franken. Dadurch hat sie ihr Geschenke-Budget weit überzogen, und sie muss anfangs Jahr schon wieder anfangen zu sparen. Der Grund für die grossen Geschenke ist ihre Angst vor Sympathie- und Liebesverlust der ihr nahestehenden Menschen.

Sybille hat einen neuen Tic entwickelt: Sie sitzt stundenlang beim Hauptportal und liest dort in einem Taschenbuch. Der Grund ist, dass sie so wichtige Bezugspersonen sehen kann, welche vorbeilaufen und hoffen, dass diese ein kurzes Wort an sie richten. Ihr Zuwendungshunger ist unstillbar.

Eine ehemalige Mitpatientin ist wieder hospitalisiert worden und hängt sich stark an Sybille. Sybille mag sie nicht, bringt es aber nicht fertig, sie zurückzuweisen. Wir überlegen konkret, wie vorzugehen sei. Ich weise Sybille darauf hin, dass es ein Therapieziel und ein Merkmal des Erwachsen-Seins sei, Leute zurückzuweisen und vielleicht sogar auch zu kränken, ohne deren Sympathien zu verlieren. Sie muss sich ja in ihrem schwachen Ich-Gefühl auch diese Personen geneigt halten, die sie verachtet oder antipathisch findet. Deshalb kommt sie ständig ins Heucheln; und dieses Heucheln äussert sich dann in Körperbeschwerden und Schuldgefühlen. Ich relativiere aber auch wieder, indem ich Sybille sage, dass der Erwerb der Zivilcourage, unangenehme Zeitgenossen zurückzuweisen, auch psychisch Gesunden oft sehr schwerfällt bzw. nie gelingt. Können Sie's? Zum Beispiel eine Einladung, zu der Sie nicht gehen wollen, ohne faule Ausreden ablehnen?

Im Januar 1992 beginnen wir gemeinsam mit Turnübungen in der Turnhalle des Personalhauses. Ich habe dabei das Ziel, sie mit ihrem Körper zu konfrontieren und sich mit 'Genieren' auseinanderzusetzen. Wie vieles schläft auch diese an und für sich positive Aktivität nach einigen Monaten leider wieder ein. Es gelingt mir nicht, ihr Durchhaltevermögen zu wecken.

Ein Ausflug in die Berge mit ihrer Mutter zusammen führt zu einer akuten Verschlechterung bei Sybille. Sie hat erfahren, dass sie sich nach wie vor den Kontakt mit der Mutter nur dosiert zumuten darf, ansonsten die ganze Vergangenheit wie unter einem Wiederholungszwang wieder lebendig wird. Ich versuche, ihr zu zeigen, dass sie vielleicht lebenslang die Beziehung zur Mutter nur eingeschränkt pflegen kann und allenfalls in einer funktionierenden Partnerschaft mit einem Mann oder Freund vielleicht genug Kraft dazu haben wird. Erneut wird mir klar, dass wir Sybille hinsichtlich der teilweise wieder erlangten Ich-Stärke nicht überschätzen dürfen, dass wir sehr langsam und behutsam mit der Rehabilitation vorgehen müssen und dass wir es diagnostisch mit einem schwerkranken, teilweise sogar psychotischen Menschen zu tun haben.

Im April 1992 brennt sie sich. Auslöser: Eine neue behandelnde Ärztin ist nicht auf ihren Wunsch eingegangen, Du zu ihr zu sagen. Das hat schon genügt, um Sybille in eine tiefe Krise mit Ablehnungs- und Rückweisungsphantasien zu stürzen.

Sybille ist voller paranoider Gefühle und Gedanken und leidet unter starken Affektschwankungen. Ich rate ihr: "Jedesmal wenn Du denkst, der hat was gegen mich, dann denkst Du gerade hinterher, ich könnte mich aber auch irren". Sybille wittert dennoch überall Ablehnung, Verlust von Zuneigung, muss sich immer wieder versichern, ob alle noch zu ihr halten, was diese dann aufregt und damit ihren Argwohn wieder nährt. So schliesst sich der Kreis. Wie eine Dunstglocke liegt über ihr und weicht nie von ihr die Angst, etwas falsch zu machen.

Im Mai des gleichen Jahres unternehmen wir zum ersten Mal einen grösseren "Ausflug in die Vergangenheit", und zwar an den Ort, wo sie die ersten 11 Lebensjahre verbracht hat. Bei den dortigen Kontaktpersonen werden wir herzlich empfangen, wie gute alte Bekannte.

Die Beziehung zu ihrer behandelnden Ärztin kompliziert sich und wird konfliktträchtiger. Sybille hat sich in die Idee verrannt, ihre Ärztin habe sie nicht mehr gern und wolle sich von ihr zurückziehen. Sie antizipiert alles mögliche Schreckliche. Sie wagt auch nicht, auf ihre Ärztin zuzugehen und dies mit ihr zu besprechen. Diese wiederum spürt tatsächlich die grosse Anspruchshaltung, die Sybille hinsichtlich der Beziehung zu ihr hegt und zieht sich auch real mehr zurück, was wiederum Sybille merkt. Auch hier schliesst sich der destruktive Kreis.

Noch während meiner diesjährigen Ferien schreibt sie mir folgende Karte nach Hause, die ich bei meiner Rückkunft vorfinde:
*"Lieber Herr Zöllner, Sie fehlen mir sehr und ich freue mich wahnsinnig, Sie bald wieder sehen zu dürfen!! Und doch ist da auch eine Angst vor Ihrem Wiederkommen! Eine Angst vor **Ihnen**. Dabei habe ich Sie doch **sehr** gern! Komisch, nicht?? Was soll also diese Angst?? Diese Angst macht mir angst!! Innerlich habe ich das Gefühl, dass Sie mir durch Ihre Abwesenheit etwas fremd geworden sind, dass ich Sie erst wieder etwas kennenlernen muss, neu vertrauen lernen muss etc.! Können Sie das ein wenig verstehen? Sind Sie jetzt böse auf mich?? Es grüsst Sie Sybille.*
PS: Ich habe Sie lieb!!! Durfte ich Ihnen die letzten beiden Briefe schreiben? Und diese Karte?"

Über die ganzen vier Wochen meiner Ferienabwesenheit hat sie mich minuziös mittels fünf mehrseitiger Briefe auf dem laufenden gehalten, die sie mir nach Hause geschickt hat, so dass ich am ersten Arbeitstag, an dem ich sie sehe, bereits ganz genau über den Verlauf informiert bin. (Ich hatte ihr nicht erlaubt, mir an die Ferienadresse Briefe zu schicken.) Sybille kommt dann an diesem ersten Arbeitstag ganz langsam wie entfremdet zu mir ins Büro, weint herzzerreissend und wirft sich mir an die Brust. Ich muss sie lange halten und drücken, es bricht aus ihr heraus wie ein Geysir, all der Druck, all die Sorgen während meiner Abwesenheit. Nach und nach löst sich ihre Verkrampfung, und sie kann mir erzählen, was alles in den vergangenen Wochen passiert ist. Streckenweise sitzen wir nur schweigend da: Sie schaut mich an, prüft, ob ich noch der gleiche sei, drückt und hält meine Hand. Noch viele Tage wird sie "fremdeln" und in Verwirrung sein über ihre Gefühle mir gegenüber.

Im Herbst 1992 darf sie sich nach langen Verhandlungen mit der Pflegedienstleitung und dem Verwaltungsdirektor als besonderes Privileg ein Meerschweinchen in ihr Zimmer nehmen. Mit sicherem Griff erwischt sie, wie sich dann später herausstellen wird, ein sehr neurotisches und kränkelndes Tier, dessen Pflege ihre ganze Kraft erfordern wird.

Wir erarbeiten wiederum ein kleines Stück ihrer Borderline-Persönlichkeitsstruktur: Ihr Verhalten nämlich, dass sie in Gesellschaft mit andern oder bei einem sozialen Anlass am Schluss zwanghaft den anderen die Freude verderben muss, indem sie irgendetwas ganz besonders blöd macht oder blödtut, bis die anderen ärgerlich oder gar zornig werden. Sie führt das auf ihren Vater zurück, der auch alles Schöne am Schluss immer zerstören musste. Das bringt uns auf die Macht, die ihr Vater noch über sie hat - ich erkläre ihr, dass ihr Ich so schwach ausgebildet sei, dass andere Ichs davon Besitz ergreifen können, seien es nun solche, die es gut oder weniger gut oder schlecht meinten. Sie meint, ihr Ich sei so schwach, dass sie nicht einmal wirklich wisse, was sie beim Essen gern habe und was nicht.

Im Oktober 1992 muss sich ihre Mutter einer Nierenoperation in einem nahegelegenen Spital unterziehen. Sybille besucht sie häufig nach anfänglichen Bedenken; die Beziehung zur Mutter verbessert sich in dieser Zeit merklich; Sybille kann sich ganz auf die fürsorgerische und aufopfernde Rolle konzentrieren, welche sie gerne übernimmt.

Sybille hat gegenüber ihrem Meerschweinchen Erwürgungszwang-Impulse, ängstigt sich deswegen sehr. Sie erzählt mir, dass sie auch früher kleine Kinder und Tiere gegen ihren Willen plagen und quälen musste. Persuasiv beruhige ich sie und sage ihr, dass sie jetzt so stark sei, dass sie solchen Zwangsimpulsen nicht nachgeben muss, aber noch so schwach, dass sie sie hat. Wir besprechen dann, dass sie ihr Meerschweinchen flugs in den Käfig setzen soll, wenn solche Impulse auftauchen. Hintergrund dieser ganzen Dynamik sind ihre selbstzerstörerischen Tendenzen, dass sie sich das, was ihr guttut und was sie liebt und was sie gern hat, eigentlich nicht gönnen kann. Wie ich mich wöchentlich überzeugen kann, geht es dem Meerschweinchen gut. Es hat die wenigen brachialen Aggressionen weggesteckt und vergessen (und die phantasierten der Patientin kümmern es nicht). Für die Patientin war das Erleben der Tatsache, dass sie selbst gegenüber dem Liebsten, was sie hat, Aggressionsimpulse empfindet, äusserst lehrreich - und manche Stunde haben wir das analysiert und besprochen und praktische Vorkehrungen zusammen überlegt.

Als ich sie wieder zur ambulanten Patientin in die Stadt mitnehme, drängt sich im Tram eine Frau auf den Sitz neben sie, ich muss weiter vorne Platz nehmen. Beim Aussteigen ist sie völlig aufgelöst und weint. Die kleine Episode zeigt, wie wenig es braucht, bis sie verzweifelt ist.

Zum Jahreswechsel 1993 setzen wir uns das Ziel, eine gynäkologische Untersuchung vornehmen zu lassen. Sybille wird in diesem Jahr 30, und wir finden beide, dass eine gynäkologische Kontrolle wegen der fortdauernden Menstruationsschmerzen eigentlich nötig sei. Auch das Argument, dass ja noch nicht völlig ausgeschlossen sei, später vielleicht einmal Kinder zu bekommen, überzeugt sie. Später wird sich das Ganze dann so gestalten, dass sie zwar eine gynäkologische Untersuchung im Hause über sich ergehen lässt, diese aber unglücklicherweise so schroff und rauh abläuft, dass danach der goodwill für lange Zeit vollständig verbraucht ist.

Einmal gesteht sie mir, dass sie Angst davor habe, gesund zu werden, weil sie dann die Vorteile verliere, die ihr ihre Krankheit bringe. Darüber diskutieren wir ausführlich und kommen dann auch wieder auf den alten Punkt, dass sie befürchtet, man unterstelle ihr, sie simuliere oder aggraviere körperliche und psychische Symptome. Ich sage ihr, dass ich alles Körperliche und Seelische bei ihr absolut ernstnehme. Das Ernstnehmen - ich wiederhole es - ist bei Borderline-Patientinnen und -Patienten vielleicht so wichtig wie bei keiner anderen Patientengruppe. Eine Woche später brennt sie sich nach langer Zeit wieder, weil sie fürchtet, ihren geschätzten behandelnden Arzt wegen interner Transferierungen zu verlieren. Ich kann sie dazu bringen, mit dem Klinikdirektor zu sprechen und ihre Angst vor dem Arztwechsel auszudrücken.

Sybille weint in der Stunde, weil sie es vor Hämorrhoidalschmerzen fast nicht mehr aushält. Vor einem verödenden Eingriff hat sie schreckliche Angst. Schliesslich beruhigt sie sich, als ich ihr sage, dass ich bei der vorbereitenden Untersuchung bei unserem Internisten bei ihr sein und ihr die Hand drücken werde. Am Schluss fragt sie mich: "Haben Sie mich denn immer noch gern, auch wenn ich so eine schreckliche Hämorrhoide habe? Falle ich Ihnen auch wirklich nicht zur Last? Ist es Ihnen wirklich noch nicht verleidet mit mir? Bestraft mich Gott, dass er mir immer so was schickt und ich nie Ruhe mit dem Körper habe?" Alles typische Sybille-Fragen ...

Ein paar Stunden später erzählt sie mir ihre Tagträume: Wie sie zu ihrem 30. Geburtstag ein riesiges Fest arrangieren und alle ihre Lieben dazu einladen würde; wie sie einen umschwärmten Arzt aus der Klinik heiraten würde. Für sie sei nicht das Äussere eines Mannes wichtig, sondern vor allem, dass er im Sexuellen rücksichtsvoll sei; er müsse auf sie warten können und mit ihr zusammen am Vaginismus arbeiten. Und ruhig und reif müsse er sein ...

Wir reden in einer anderen Stunde ausführlich über ihren Vater. Sybille meint, er hätte noch heute genauso viel Macht über sie wie vor Jahren. Wenn er jetzt käme, müsste sie alles machen, was er von ihr verlangte. Ich versuche dagegen zu halten und sie zu überzeugen, dass sie nicht mehr die gleiche Willenlose sei wie früher. Sie meint, wir sollten ihn doch einmal aufsuchen in B., um zu testen, ob sie ihm widerstehen könne. Ich bin diesbezüglich ambivalent: Ob es nicht besser sei, keinen Kontakt zum Vater herzustellen, um nicht alte Konflikte aufzuwärmen. Ausserdem wäre er natürlich fromm wie ein Lamm, wenn ich dabei wäre. Sybille meint, er habe auch noch nach seinem Tode Macht über sie; seine Macht könne man nie ausschalten.

Oft bringt mir Sybille Träume, sei es schriftlich oder mündlich, die in der Regel um die Themen "Krieg, Weltuntergang, Entführung und Mord" kreisen, die wir diskutieren und deuten. Das Deuten ihrer Träume ist nicht schwer, weil sie meist völlig unverschlüsselt wie bei Kinderträumen ihre Ängste und seltener ihre Sehnsüchte widerspiegeln.

Sybille schreibt mir eine Karte und legt sie mir auf den Schreibtisch:
*"Lieber Daddy! Ich wollte Dir nur sagen, dass ich Dich sehr schätze und dass ich Dir von Herzen für all Deine Hilfe, Deinen Beistand, Deine Stütze, Deine Zeit, Deine "Liebe", Deine Geborgenheit etc. danke! Ich habe Dich **sehr sehr** lieb! Herzlichst, Deine Sybille.*
PS: Durfte ich diesen Brief in Du schreiben??"

Ich habe Sybille bis heute nicht gestattet, mich zu duzen, weil mir dabei einfach nicht wohl gewesen wäre. Sie hat dies schwer schluckend akzeptiert. Mir ist schon klar, dass ich darin widersprüchlich bin: Einerseits praktiziere ich ganz bewusst die Rolle des Ersatzvaters, andererseits erlaube ich ihr nicht, ihrem Ersatzvater Du zu sagen ...

Im April 1993 haben wir eine Manöverkritik-Stunde und wagen einen Rückblick auf ihr Leben, auf das Erreichte, das Unerreichte, das Halberreichte. Sie beichtet mir, dass sie anfänglich geglaubt habe, das könne doch gar keine richtige Psychotherapie sein bei mir, weil nichts Dramatisches passiere - jetzt wisse sie, dass sie sich bei mir sehr stark verändert habe.

Wir haben eine Stärken/Schwächen-Liste erstellt, und ich ergänze sie in der Spalte 'Schwächen' um den Punkt "Red- und Vertrauensseligkeit". Ich versuche, Sybille verständlich zu machen, dass sie durch ihre Red- und Vertrauensseligkeit auch Eifersucht, Neid und Übelnehmerei bei verschiedensten Bezugspersonen auslöst. Andererseits weiss ich, dass sie sich gar nicht zensurieren kann im Reden, ohne in neue Störungen hineinzukommen. Die Stärken- und Schwächen-Liste zeigt uns auch auf, dass alle Stärken im Extremfall auch Schwächen werden können und alle Schwächen irgendwo auch Stärken sind. So kann die Stärke, anderen zu helfen, als Schwäche zum Sichverausgaben führen. Oder die Stärke, sich in andere hineinversetzen zu können, kann in die Schwäche führen, zu stark vom Urteil anderer abhängig zu werden.

Sybille vertraut mir an, dass sie die Phantasie gehabt habe, mir einen unbezahlten Urlaub zu finanzieren, wenn sie Geld im Lotto gewänne, damit ich mit ihr eine Woche in die Ferien gehen würde, denn nur ich könne ihre Krisen auffangen. Ich weise sie darauf hin, dass das wohl kaum vom ärztlichen Direktor bewilligt würde, dass ich mich von ihr auch nicht bezahlen lassen würde, und es auch ethisch nicht gerechtfertigt sei, dass sie gegenüber anderen Patienten so bevorzugt würde. Widerwillig und böse, die Stirn in Falten legend, sieht sie das ein.

Einmal haben wir ein sehr schönes Gespräch über die Frage, ob es wahren Altruismus gibt oder ob jede Helferhandlung auch egoistische Motive in sich birgt. Sybille bringt das Beispiel, wenn sie jeweils neue Patienten auf der Abteilung einführt und ihnen alles zeigt, dass sie das nicht nur macht, um diesen zu helfen, sondern auch, um anschliessend vom Team gelobt zu werden. Ich bringe ihr viele eigene Beispiele, wo es bei mir ganz genau so ist ... Sie findet, nach der Bibel seien solche Handlungen, bei denen man um Anerkennung buhlt, verwerflich. Ich halte dagegen, dass die Bibel Dinge von uns Menschen verlangt, die wir gar nicht erfüllen können, gerade weil wir Menschen sind. Wir einigen uns darauf, dass wir uns uneinig sind.[1]

Ein neuer behandelnder Arzt von ihr hat eine Sing-Gruppe eingerichtet, in welcher Sybille mitmacht. Sie erlebt nun heftigste Eifersuchtsgefühle in dieser Gruppe, wenn sie feststellt, dass ihr behandelnder Arzt auch mit anderen Patientinnen freundlich ist und auch von diesen angehimmelt wird. Sie mag ihren Arzt nicht mit anderen teilen. Er soll 100%ig nur für sie da sein. Dass genau dieser Anspruch mehr oder weniger alle Bezugspersonen früher oder später zusammenbrechen lässt und gerade zu dem Rückzug führt, den sie verhindern will, ist ihr intellektuell schon klar. Das ist gerade ihr zentrales Lebensproblem: dass sie Leute so mit Beschlag belegt, dass diese sich nach einer gewissen Zeit frustriert und erschreckt und aggressiv und enttäuscht von ihr abwenden. Deshalb muss sie ja auch immer fragen: "Nerve ich Sie nicht? Gehe ich

---

[1] Konsens im Dissens ist manchmal das Höchste, was in der Behandlung in der Psychiatrie zu erreichen ist.

Ihnen nicht auf den Wecker? Falle ich Ihnen nicht zur Last?" Mit Recht sagt sie: "Das hält doch nie ein Mann oder Freund mit mir aus!" Sie weiss auch, dass sie dieses konsumierende, auffressende Verhalten nicht einfach abstellen kann. Einsicht in ein Problem bedeutet nicht dessen Beseitigung: dafür ist Sybille das beste Beispiel.

Sybille ist allergisch auf Zusammenreiss-Appelle: Sie findet, wenn ihr irgendjemand während einer depressiven Verstimmung sagt, sie solle sich zusammenreissen, verkenne er, dass sie sich permanent zusammenreisse und charakterisiere sie als Simulanten. Ich gebe ihr recht, Zusammenreiss-Appelle seien in der Regel in der Psychiatrie fehl am Platz, unabhängig von der Diagnose - sie würden uns in der Psychiatrie Tätigen dennoch dauernd wieder unterlaufen, leider sei es so.

Sybille wünscht, dass ich ihr Beistand werde und die Finanzverwaltung von der Mutter übernehme. Diesen Wunsch kann ich ihr nicht erfüllen: Es ist ungünstig und bewährt sich selten, wenn ein Therapeut oder Arzt oder Psychologe der Beistand seines Patienten wird, weil er dann in Interessenkonflikt-Kollisionen gerät.

Ausgehend von einem Zulächelerlebnis durch einen netten jungen Mann im Bus sprechen wir darüber, wie Sybille sich gegenüber Annäherungsversuchen von Fremden in der Stadt verhalten soll. Sie meint selbst, sie müsse offener werden, damit Kontakte überhaupt möglich würden. Ich ermuntere sie, ganz nach ihrem Gefühl zu entscheiden und auch zum Beispiel mit einem fremden Mann einen Kaffee trinken zu gehen, nur nie sich von einem Fremden in die Wohnung mitnehmen lassen. Wir diskutieren dann lebhaft darüber, wie man herausfinden kann, ob ein Mann schlechte Absichten hat oder nicht. Sybille meint, alle guten Männer seien schon liiert, die findet man nicht einfach auf der Strasse. Ich halte dagegen, dass es zum Beispiel auch Männer gibt, die nach einer zu Ende gegangenen Partnerschaft wieder auf der Suche sind. Sybille findet, sie würde auch eine Partnerschaft eingehen, die kurz wäre und wieder in die Brüche ginge, damit sie überhaupt Erfahrungen sammeln könne.

Sybille reagiert schlecht, wenn sie auf Fortschritte aufmerksam gemacht wird (typisch für Borderline) - sie denkt dann: "Jetzt verlangt der andere den nächsten Schritt von mir, und den schaffe ich nicht".

Sybille leidet sichtlich unter der bevorstehenden Trennung von einem liebgewonnenen behandelnden Arzt, obwohl dieser alle erdenklichen Vorkehrungen getroffen hat, um ihr die Trennung zu erleichtern. Sybille meint weinend, mit der Zeit müssten doch die vielen Abschiede leichter werden, aber dem sei nicht so, im Gegenteil. Ich sage ihr, wenn ein von ihr geliebter Arzt ginge, dann wäre das für sie so, wie wenn bei einem seelisch gesunden Menschen ein lieber Angehöriger stürbe - daran werde man sich nie gewöhnen. Sie solle sich deshalb in dieser Sache auch nicht Gelassen-Werden als Ziel setzen, das könne sie eben nicht. Der Trennungsschmerz sei der Preis für die gute Beziehung; entstehe diese nicht, sei auch der Abschied leichter. Tatsächlich spitzt sich die Lage zu. Sybille ist tief depressiv mit zirkadianen Schwankungen, völlig anhedonisch, kann sich nicht beschäftigen, fühlt sich wertlos. Sie erlebt den Abschied von Dr. A. gleich schwer wie den Tod eines Lebenspartners. Diese "unangemessene" Reaktion ist es ja auch gerade, die ihr dann die Umwelt verübelt, so dass sie verschiedentlich zu hören bekommt: "Stell' Dich doch wegen eines Arztwechsels nicht so an". Daraufhin versucht sie dann, sich nach aussen lockerer zu geben, was ihr aber nicht gelingt - der Teufelskreis ist perfekt. Brennen als Spannungsventil droht in den nächsten Tagen.

In den Spätherbst des Jahres 1993 fällt die Wiederaufnahme des Kontaktes mit der Grossmutter, der Mutter des Vaters, die sie jahrelang nicht mehr gesehen hat. Im Laufe der nächsten Zeit besuchen wir mehrfach gemeinsam ihre Grossmutter im Altersheim und dann später auch im Spital. Diese weitere Reise in die Vergangenheit tut Sybille sehr gut; sie kann die Beziehung zu ihrer Grossmutter wieder völlig heilen und neu gestalten. Als die Grossmutter dann nach kurzer Zeit stirbt, hinterlässt sie Sybille ein ansehnliches Vermögen, und Sybille hat damit eine materielle Sicherheit, die sie im späteren Leben irgendwann gut wird brauchen können.

Sybille beklagt sich, dass auf der Station missbilligt wird, wenn sie die Medikamenten-reserve holen will, weil das Personal erwartet, dass sie zunächst einmal versucht, ein psychisches Tief auszuhalten und ohne Medikamente zu bekämpfen. Das führe dazu, dass sie sie einfach nicht mehr holt. Ich nehme das zum Anlass, mit ihr zu diskutieren, weshalb sie diese Missbilligung nicht aushält. Allgemeines Problem: Warum ist ihr das Urteil anderer über sie so wichtig? Weitergehend: Wie kann sie unabhängig von dem werden, was andere über sie denken? Wir entwerfen dann mögliche Zukunftszenarien - sie sehr pessimistische, ich mittelpessimistische. Sie meint, sie schaffe es nie draussen, und wenn sie es schaffe, dann gehe es nur wenige Tage gut. Kein Mann, auch wenn er sie noch so sehr liebe, hielte es auf Dauer mit ihr aus. Sie lerne durch Psychotherapie ihre Probleme benennen, aber nicht lösen. (Ganz unrecht hat sie damit nicht.)[1]

In der letzten Woche hatte ich weniger Zeit für Sybille. Prompt kommt sie mit einem Traum: Sie habe geträumt, ich hätte ihr eine neue junge Patientin vorgezogen, sie, Sybille, verstossen und die neue Patientin sogar zu mir nach Hause mitgenommen.

Sybille hat sich überlegt, was der Unterschied zwischen den jeweiligen behandelnden Ärzten und mir für sie ist: Mit dem jeweiligen Arzt schaffe sie intensiv an aktuellen Problemen; ich sei der Begleiter, die Stütze im Hintergrund und derjenige, der die durch die intensiven Arztgespräche ausgelösten Turbulenzen auffängt. Mit dieser Rolle kann ich mich durchaus identifizieren ...

Erneute Zuspitzung im Januar 1994: Sybille hatte Suizidgedanken; da sie aber nicht den Mut hat, sich umzubringen, entwickelte sie die Idee, zum Vater nach B. zu reisen, um sich von ihm langsam zu Tode quälen zu lassen. Sie ist in ihrer Identität so sehr verunsichert, dass sie sich nicht nur als schlechten Menschen oder als Nichts abwertet, sondern meint: "Ich fühle mich wie ein Gegenstand". Der Umgang mit ihr ist in sol-chen Zeiten für Unerfahrene und selbst für Erfahrene sehr schwierig: Unbedachte Handlungen oder Äusserungen evozieren bei ihr das unausrottbare Gefühl, man möge sie nicht mehr und lehne sie ab. Mit der Zeit verlieren dann viele Bezugspersonen die Geduld, da sie ärgerlich werden, weil Sybille verunsichert bleibt, obwohl sie sich so

---

[1] Es gibt in der Tat nicht wenige "Psychotherapieleichen", die gelernt haben, ihre Störungen verbal zu baden, ohne sie bei dieser narzisstischen Prozedur zu verlieren!

viel Zuwendungsmühe gegeben haben. Sybille ist in solchen Zeiten ein Häufchen Elend - gut nachvollziehbar, dass sie überall Aggressionen auslöst, weil sie wie ein wandelnder Generalvorwurf durch die Klinik zieht ...

Im Februar 1994 hat Sybille zum ersten Mal ein Gespräch mit einem unserer Chefärzte, welcher langsam ihren Austritt vorbereiten will. Sybille hat sich dabei gut und dezidiert für ihre Interessen gewehrt (Langsamkeit der einzelnen Schritte bis zum Austritt, kein Abteilungswechsel, keine Medikamentenreduktion, Fortsetzung der Psychotherapie, auch ambulant, bei mir). In dieser Form hätte sie sich vor einigen Jahren noch nicht wehren können - das ist ein deutlicher Fortschritt. Chefarzt und Sybille machen ab, von Zeit zu Zeit Standortgespräche hinsichtlich erzielter Fortschritte und Annäherung an das Ziel des Austritts zu führen. Sybille ist nachher vom Gespräch fix und fertig, aber doch auch ein bisschen stolz, und ich bin sicher, dass sie sich nicht brennen wird.
Ein paar Wochen später fühlt sie sich doch deutlich unter Austrittsdruck. Gemeinsam beraten wir, dass sie dem Chefarzt einfach einmal einen Brief schreibt, in welchem sie ihren Standpunkt und ihre Gefühle darlegt. Ich ermuntere sie, den Kampf um ihren Platz im Hause aufzunehmen. Rabulistisch meint sie: "Je kämpferischer ich bin, desto mehr werden sie denken, die ist ja gesund und mich erst recht hinausstellen!"

Eine Mitpatientin, ebenfalls mit Borderline-Diagnose, die sich sonst immer schnitt, hat sich nun autoaggressiv gebrannt. Sybille sagt: "Die macht mir alles nach".

Sybille hat sich nach einer intensiven Aussprache mit ihrem Fallarzt, in welcher sie ihm alle ihre Nöte auf den Tisch legte, in eine derartige innere Spannung manövriert, dass sie sich wieder brannte. Die Wunde ist gottseidank an einer noch unbelegten Stelle; Sybille kann sie noch nicht sofort dem Arzt zur Versorgung zeigen, weil sie den Schmerz noch "geniessen" muss; sie wird die Wunde aber in ein bis zwei Tagen verarzten lassen. Sie leidet an der Beziehung zu ihrem jetzigen Arzt, ohne sie verändern zu können; sie kann sie aber auch nicht einfach kurzschalten, da sie den Arzt eigentlich gern hat und schätzt. Sie findet keinen Weg zu ihm und quält sich dabei. Meine Strategie, die sich während Jahren bewährt hat, ist in solchen Situationen immer: mich aus diesen dualen Konflikten heraushalten und sowohl Sybille als auch ihrem jeweiligen behandelnden Arzt die Zeit und die Ungestörtheit zur gegenseitigen Annäherung und Entwicklung zu geben.

Heute sagt Sybille etwas Kluges: Sie habe sich überlegt, dass seit ihrem Klinikeintritt fünf Phasen abgelaufen sind bzw. noch vor ihr liegen, wobei jeweils Reste von alten Phasen noch nachwirken. Die Phasen sind:

1. Auskotzen von Gefühlen,
2. Verarbeiten von Gefühlen und von der Vergangenheit,
3. aus sich herauskommen, sich wehren (hier stehe sie jetzt),
4. ein anderes Ventil für Autoaggressionen finden,
5. Medikamente reduzieren, abnehmen, aufhören mit Rauchen, austreten.

In der gleichen Zeit lösen zwei Frustrationen, die an und für sich Bagatellen sind (die derzeitige Physiotherapeutin will sie nicht passiv massieren, sondern verlangt aktive Bewegung von ihr; die Mutter war enttäuscht, dass Sybille am Muttertag nicht überraschenderweise nach Hause gekommen ist, sondern nur eine Karte geschickt hat), eine schwere Depression aus und reaktualisieren psychotische Erlebnisse: Sie sieht Köpfe verkleinert (= Mikropsie). Schliesslich entwickelt sich eine handfeste Depression mit allen Symptomen der seelisch-körperlichen Anhedonie. Sybille sagt: "Am liebsten wäre ich tot. Ich bin nichts mehr wert, mag niemanden sehen. Bin nirgendwo zuhause, bei meiner Mutter nicht und hier nicht". Einfachste Verrichtungen, wie z.B. Zähneputzen, kosten unendliche Kraft. Sybille zeigt mir einen Zettel, den sie gemalt hat: voll von Todes- und Suizidthemen wie Sarg, Messer, Kreuz etc. Sie will sterben - ich halte sie dennoch nicht für wirklich suizidgefährdet. Innerhalb von drei Wochen lockert sich die Stimmung von selbst wieder auf.

Zwischendurch liest Sybille intensiv in einem Borderline-Buch, welches sie sich auf meinen Rat hin angeschafft hat. Wir besprechen einzelne markante Sätze darin. Sie hat sich besonders angestrichen, dass der Borderline-Patient sein Gegenüber immer nach dem unmittelbar letzten Eindruck bewerten würde; wenn er einmal in der Zuwendung nachlässig gewesen sei, stelle der Patient alles in Frage; eine lange Zeit uneingeschränkter früherer Zuwendung zähle dann nicht mehr. Ich zeige ihr auf, welche Riesenansprüche an die Beziehung das bedeutet und wie genau dieses Verhalten ihre Bezugspersonen vergraulen kann. Im Grunde genommen geht es bei Sybille immer ums gleiche: In ihrem Beziehungshunger verscheucht sie am Schluss die Gutwilligsten. Obwohl sie das weiss, kann sie es nicht ändern. Und die Weggejagten können auch nicht anders.

Im Juni 1994 ist Sybille wegen Grippe krankgeschrieben; sie ist aber nicht so am Boden, dass sie ständig im Bett liegen müsste. Sie macht sich Sorgen, die anderen nähmen ihr ihre Krankheit gar nicht ab. Ich nehme das zum Anlass, sie erneut auf ihr grosses Grundproblem hinzuweisen, dass sie sich nämlich viel zu viel Sorgen um ihren guten Ruf macht und ihr Ziel und ihre Devise lauten müsste: Es beschäftigt mich nicht über Gebühr, was andere über mich denken. Die Sorge, dass andere schlecht über sie denken, kostet sie mindestens die Hälfte der seelischen Kraft, die ihr überhaupt zur Verfügung steht ...

Einmal stellt mir Sybille beim Verabschieden die Frage: "Bin ich von Ihnen abhängig?" Ich sage: "In gewisser Weise ja. Aber unser Ziel ist Unabhängigkeit. Ausserdem nutzt Du mich nicht aus. Und wir sind nicht ineinander verliebt. Du brauchst mich jetzt und noch lange, damit Du mich irgendwann nicht mehr brauchst". Da schaut sie mich ungläubig an.

Nach den diesjährigen Ferien fremdelt sie sehr stark in den folgenden Stunden und weint; sie fühle sich so leer, empfinde nichts mehr mir gegenüber, habe deswegen Schuldgefühle. Ich erkläre Sybille, dass das auch ein Symptom ihrer Krankheit sei, dass sie eine zeitweilige Trennung von einer wichtigen Person wie einen endgültigen Abschied und endgültiges Verlassenwerden erlebe und dann nachher nicht sofort wieder warmwerde mit dieser Person. Immer wieder will sie wissen, ob noch alles so sei wie früher, ob ich sie noch gern habe, ob ich sie weiter beschütze, ob sie mir nicht lästig sei, ob sie meine Hand streicheln dürfe usw.

Im August 1994 reden wir intensiv über den Unterschied zwischen Freund, Kollegen, Geliebtem. Was kann ein Arzt hier im Hause für sie sein? Welche Rolle gedenkt er ihr zu? Welche Rolle hat sie, wenn der Kontakt auch später nach Austritt weitergeht? Ist sie manchmal verliebt in Ärzte? Woran merkt sie das? Ich fasse für sie zusammen: "Du wünschst Dir Kontakt zu Kollegen, die Dir das nicht geben können, was Du Dir erträumst, z.B. die Assistenzärzte hier in der Klinik. Und den Kontakt, den Du haben könntest, z.B. Mitpatienten in der Klinik, willst Du und brauchst Du nicht. Das ist Dein Dilemma".

In der Folgezeit verleidet Sybille die Klinik immer mehr. Sie drängt aus der Klinik hinaus, will aber nur in eine Familie zu gesunden Menschen. Die Sehnsucht nach liebevoller Aufnahme in eine gesunde Familie bringt sie beinahe in eine Torschlusspanik. Hinzu kommt der Druck, das niemandem sagen zu dürfen, weil sie glaubt, dass man sie dann erst recht aus dem Haus hinausdrückt. Die Krise spitzt sich vehement zu: Sybille fühlt sich in der Klinik gar nicht mehr daheim, verliert aber auch schnell den Glauben, auf die Länge eine gute Familie zu finden. So sagt sie zu mir:" Ich bin nirgendwo zuhause". Erwartungsgemäss brennt sie sich in ihrer Not. Sie sagt: "Ich bin leer und fühle mich mies. Hier kann ich nicht sein, draussen kann ich auch nicht sein". Die depressive Krise verstärkt sich massiv. Sybille wird suizidal. Man diskutiert die Rückversetzung auf die geschlossene Abteilung. Ich votiere eher dafür, die Medikamente zu erhöhen oder eine antidepressive Medikation zusätzlich zu geben. Zusätzlich schneidet sich Sybille noch, was sie seit Jahren nicht mehr getan hat. Sybille gerät in die schwerste Krise der Heimatlosigkeit, die sie je gehabt hat. Die volle Ausschöpfung der Reservemedikation führt schliesslich doch zur Aufhellung der schweren depressiven Verstimmung; schliesslich macht Sybille wieder Zukunftspläne. Nach etwa einem Monat ist sie wieder im Habitualzustand.

Was zurückgeblieben ist von der Krise, ist eine tiefe Abscheu gegenüber den anderen Patienten. Sybille mag nun überhaupt nicht mehr ins Restaurant essen gehen; sie distanziert sich von allen Mitpatienten.

Im Oktober 1994 mache ich mit Sybille einen erneuten Ausflug in die Vergangenheit in ein Jugendheim, in dem sie vor 12 Jahren weilte. Wir werden dort sehr nett vom Besitzer-Ehepaar aufgenommen. Auf dem Heimweg bricht Sybille psychisch zusammen, als ich bei der Suche nach einem Restaurant einmal die Geduld verliere: Sie will um vier Uhr nachmittags unbedingt warm essen; nach dem vierten vergeblichen Versuch sage ich autoritär und böse: "So, jetzt ist Schluss". Wir haben dann eine gute Aussprache am Abend: Sybille erklärt mir, wie sie früher jedesmal auf eine solche Weise ausrastete, wenn Menschen sich von ihr abwandten. Sie hat schreckliche Angst, ich könnte mich auch von ihr abwenden. Mir wird zum ersten Mal richtig deutlich, wie Sybille draussen "spinnt", wie sie es selbst nennt: Für den Aussenstehenden wirkt dieses Spinnen messerscharf wie eine Provokation, wie Undankbarkeit, wie kindisches Trötzeln. Sie selbst kann aber nicht anders und zerstört sich so alles. Wenn Sybille in einer Krise ist, verhält sie sich wie ein kleines stampfendes Kind und zieht alle Aggres-

sionen und Sympathieverluste auf sich. Sie erlebt dieses "Dumm-Tun" und Aufbe-
gehren selbst als krankhaft, kann sich aber nicht dagegen wehren, obwohl sie im
gleichen Moment weiss, was sie aufs Spiel setzt. Für die anderen ist ihr Verhalten so
daneben, dass in christlichen Milieus ja auch schon an dämonische Besessenheit
gedacht wurde. Sybille reagiert auf eine solche Weise immer dann, wenn sie in einer
perpetuierten Stresssituation auch nur minim zurückgewiesen wird oder eine negative
männliche Autorität erlebt. Dann spult sich die Selbstdestruktion ab, indem sie sich
alles zerstört, was sie an Beziehungen aufgebaut hat. Deshalb passiert dies auch nur
mit vertrauten Menschen, erst **nachdem** Vertrauen aufgebaut wurde. Im übrigen
schelte ich mich kräftig wegen meiner Ungeduld ...

Ende 1994 beschliessen wir, ein Inserat in verschiedenen Zeitschriften aufzugeben, um
eine Familie zu suchen und vielleicht zu finden. Das Inserat lautet:

*Gesucht: Wohnmöglichkeit in Familie. Ich, weiblich, 30 Jahre, z.Zt. noch in einer
psychiatrischen Klinik lebend wegen gelegentlicher Depressionen, suche längerfristige
Wohnmöglichkeit in einer Familie, Alter zwischen 35 bis 55 Jahre, mit oder ohne
eigene Kinder, in der Stadt B. oder Agglomeration. Kontaktadresse: Dr. Zöllner etc.*

Plötzlich kommt Sybille ganz überraschend auf mich zu und sagt, sie habe sich entschlossen, so oder so bis Ende 1996 auszutreten. Ein paar Wochen später sagt sie
wörtlich zu mir: "Obwohl ich hier in der Klinik viele Krisen hatte, war es doch die
beste Zeit in meinem Leben. Hier war ich daheim. Ich bin froh, all diese diversen
Therapie-Institutionen vor der Klinik hinter mir zu haben. Aber ich habe Angst, dass
wir keine Familie finden. Oder dass wir eine finden, und es ist schnell wieder kaputt".
Die letzte ihrer beiden Ängste teile ich mit ihr ... Eine Woche später sagt sie zu mir:
"Die Klinik ist für mich nur noch Wartesaal".

Sybille schlug wieder mal ihr Meerschweinchen. Sie erklärt das so: "Das macht man,
damit man nachher wieder besonders lieb sein kann. Das ist, wie wenn einer ein Beet
zertrampelt, damit er es nachher wieder schön anpflanzen kann. Ja, und man macht es,
weil einem das Tier dann besonders dankbar sein muss, wenn man wieder lieb ist".

In dieser Zeit schweisst uns stark zusammen, dass ich Sybille zu einigen Dental-
behandlungen begleite. Ich erlebe hautnah mit, welch schreckliche Angst sie vor dem
zahnärztlichen Eingriff hat; es ist wie damals in der Dermatologie.

Eine schwere Krise kommt noch einmal im März 1995, als sie auf eine in ihr Zimmer
verlegte schwer depressive Patientin Rücksicht nehmen soll. Sie verträgt die Zurückversetzung ihrer Person überhaupt nicht und bekommt gravierende Nichtigkeits-, Auto-
aggressions-, Unwert- und Schuldgefühle. Wiederum ist sie niemand. Es ist halt schon
so bei der Borderline-Persönlichkeit: Was für einen gesunden Menschen eine Bagatelle
ist und ihn höchstens ein paar Stunden verstimmt, wirft Sybille völlig um und bringt
ihr Selbstbewusstsein zum Erlöschen. Das ist das, was viele bei ihr nicht sehen können
oder wollen und sie deshalb permanent in ihrer seelischen Kraft überschätzen.

Ein kleiner Schwelbrand in unserem Keller löst bei Sybille Katastrophenängste aus. Sie nimmt es mir schwer übel, als ich beim Durchlaufen die Sache verharmlose. Sie ist grantig mit sich selbst und der Klinik, sieht die Zukunft schwarz, glaubt nicht an Familienanschluss.

Zwei kleine Zeichen des Erwachsenwerdens im Mai: Sie hört zum ersten Mal leichte klassische Musik von CD's, und ich höre sie zum ersten Mal "Mutter" statt "Mammi" sagen.

Ein psychiatrisches Wunder geschieht: Es meldet sich tatsächlich jemand auf unser Inserat. Wie sich später herausstellt, eine wunderbare, einfache, herzenswarme und kluge Bauersfrau, die ganz unbefangen an Sybille herangeht und keinerlei therapeutisches Gehabe zeigt. Im Sommer 1995 bereiten wir ganz behutsam die Entlassung in diese Familie auf dem Lande vor den Toren der Stadt vor. Ich habe viele Gespräche zu dritt und zu viert mit Sybille und dem Bauernehepaar; ich fahre oft mit ihr und auch alleine dorthin und regle, was ich regeln kann. Beim Schreiben dieser Zeilen steht der Austritt von Sybille in vier Wochen bevor. Noch immer ist es für mich unsicher, ob es klappen wird. Ich wünsche es ihr von ganzem Herzen. Abgemacht ist natürlich, dass sie auch weiterhin ambulant zu mir in die Therapie kommt; sie kann auch ihre Stelle in der Forschungsabteilung vorläufig behalten. Was soll ich noch sagen? Nichts ausser dem: Ich wünsche Sybille viel, viel Glück für ihr Leben draussen und dass es möglichst lange währt, dass sie doch noch einen Freund, vielleicht sogar einen Ehemann findet und dass sie bis zu ihrem Tod immer Menschen um sich hat, die versuchen, so gut sie können, die seltsame und merkwürdige, hilflose und fragile Art eines Borderline-Menschen zu verstehen.

Die aktuelle Katamnese bei Drucklegung des Buches
Sybille trat tatsächlich eine Probewoche in der Bauersfamilie an. Die Plazierung scheiterte schliesslich dennoch, weil Sybille die Fahrt mit dem Zug vom neuen Wohnort zur Arbeitsstelle bei uns nicht schaffte.

Alle rechneten damit, dass sie nun wieder lange bei uns in der Klinik bleiben müsse, da man kaum in kurzer Zeit eine neue Pflegefamilie finden würde.

Ganz unverhofft und unerwartet besorgte sich Sybille selber einen Platz in einer neu eröffneten Pension, welche niederschwellig betreut ist (keine Präsenz des Personals in der Nacht und am Wochenende). Trotz vieler kleiner interkurrenter Krisen und eines grossen depressiven Rezidivs hält sie sich bis heute gut in dieser Pension, hat ihr Zimmer schön eingerichtet, trifft sich wöchentlich mit ihrer Mutter, plant die Aufgabe der Arbeit bei uns und den Antritt einer Stelle als Kinderbetreuerin. Sie und ich, wir sehen uns noch zweimal in der Woche, besser gesagt: einmal hören wir uns in Form eines Telefongespräches, und einmal sehen wir uns in Form eines Besuches, den ich bei ihr mache. Die Klinik ist ihr verleidet; sie mag gar nicht mehr vorbeikommen. Sie hat eine neue Heimat gefunden und sich auch weiter von mir abgenabelt. Hoffen wir auf gute Zeiten!

Zwei wichtige Fragen, die dem Leser durch den Kopf gegangen sind, sollten noch eine Antwort erhalten:

Wie kann eine solche intensive Zuwendung zur Autonomie führen?
Indem es trotz aller Intensität doch immer noch eine dosierte und wohlüberlegte Zuwendung ist. Der Therapeut nimmt die Patientin z.B. nicht mit in die Ferien und adoptiert sie nicht und streichelt sie nicht am Körper. Er akzeptiert auch nicht, dass sie ihn am Wochenende behelligt. Aber **wenn** er zur Verfügung steht, dann steht er es total und ganz. Er versucht, das fehlende Ich-Gefühl mindestens teilweise durch sein Ich zu füllen. Und das kann er nur, wenn er als Mensch und Person in Erscheinung tritt, nicht nur als Trainer oder Deuter oder Lehrer. Die Fortschritte der Patientin, insbesondere die Tatsache, dass sie sich extramural orientiert, beweisen, dass Autonomieteilchen implantiert sind. Wie weit sie hinsichtlich Autonomie kommt, bestimmt ihre Krankheit, eben der Morbus, für den ich die Borderline-Erkrankung halte. Solange sie mir die Treue hält als ihrem Therapeuten, wird sie immer auch noch ein Stück heteronom bleiben. Und doch gibt es immer wieder kleine Autonomie-Tranchen zu bestaunen: Neulich überraschte mich Sybille damit, dass sie "vergass", am Freitag die Besprechungstermine der nächsten Woche abzumachen. Früher hätte sie ohne diese vorausschauende Absicherung das Wochenende nicht überstehen können ...

Wäre eine solche Therapie auch ausserhalb der Institution denkbar?
Im Prinzip natürlich auch. Die Frage der Verteilung der Kräfte auf die uns anvertrauten Patienten stellt sich extra- wie intramural gleich. Der Vorteil der Klinikbehandlung ist die auf mehrere Personen verteilte Verantwortung, was im übrigen auch verhindert, dass die wichtigste Bezugsperson übermächtig wird in den Phantasien der Patientin. Auch erlebt die Patientin, dass die Gesamtbehandlung mehr Elemente umfasst als nur psychotherapeutische (z.B. auch Medikamente, Physiotherapie, Arbeitstherapie). Die Klinik gibt also sowohl den Freiraum für die Therapie als auch die Kontrolle ("Intervision"), dass der intensiv eingestiegene Therapeut sich nicht versteigt.

Anhang I

Die DSM[1]-Diagnosekriterien für die Borderline-Persönlichkeitsstörung und jeweilige Umgangsempfehlungen dazu:

1. *Ein Muster von instabilen, aber intensiven zwischenmenschlichen Beziehungen, das sich durch einen Wechsel zwischen den beiden Extremen der Überidealisierung und Abwertung auszeichnet.*

Der Therapeut muss hier sehr aufpassen. Er darf sich nicht den Wonnen der Überidealisierung seitens der Patientin oder des Patienten hingeben, und er darf nicht durch Abwertungen depressiv oder ärgerlich werden. Es muss ihm gelingen, gewissermassen eine moderate, mittlere Gefühlslage einzuhalten, die sich an Sachlichem orientiert und sich nicht in den Strudel von Antipathie und Sympathie seitens des Patienten ziehen lässt. Er muss praktisch wie ein Fels in der Borderline-Brandung stehen. Der Borderline-Patient bildet eine unablässige Versuchungssituation, und nur, wenn der Therapeut selbst "ganz reinen Gefühls" ist, kann er diesen sirenenhaften Versuchungen, Reizungen und Lockungen widerstehen. Die richtige Mitte zwischen Nähe und Distanz zu finden, ist das grosse Kunststück (übrigens in jeder Psychotherapie ...).

2. *Impulsivität bei mindestens zwei potentiell selbstschädigenden Aktivitäten, z.B. Geld ausgeben, Sexualität, Substanzmissbrauch, Ladendiebstahl, rücksichtsloses Fahren, Fressanfälle.*

Solchen impulsiven Aktivitäten muss von Fall zu Fall und von Situation zu Situation permissiv oder auch streng begegnet werden. Manchmal muss man die Patientinnen vor sich selber schützen und kann keine nachsichtige Haltung einnehmen; ein anderes Mal ist es besser, kein "Büro aufzumachen" und die Sache auf sich beruhen zu lassen. Manchmal ist es schwierig, alle behandelnden und Bezugspersonen auf einen einigenden Nenner zu bringen.

3. *Instabilität im affektiven Bereich, z.B. ausgeprägte Stimmungsänderungen von der Grundstimmung zur Depression, Reizbarkeit oder Angst, wobei diese Zustände gewöhnlich einige Stunden oder in seltenen Fällen länger als einige Tage andauern.*

Auch hier ist die wichtigste Eigenschaft des Therapeuten Unerschütterlichkeit. Er kann sich darauf verlassen, dass selbst tiefe Verstimmungen nach kurzer Zeit quasi wie von selbst verschwinden, so wie sie durch kleinste oder gar fehlende Auslöser evoziert werden. Eine gleichmässige Gemütsverfassung des Therapeuten (=Ataraxie) ist besonders in diesen Zeiten für die Patientin wichtig. Sie muss erleben, dass sich der Therapeut nicht aus der Ruhe bringen lässt, dass er mit der genau gleichen Ernsthaftigkeit, Sachlichkeit und Teilnahme weiterhin zum Kranken steht wie in guten

---

[1] DSM = Diagnostic and Statistical Manual of Mental Disorders, 3. edition, revised, Washington D.C., American Psychiatric Association 1987

Zeiten. Ansonsten löst der verunsicherte Therapeut extreme Verlassenheitsängste aus, die die ganze Sache verschlimmern und perpetuieren.

4. *Übermässige starke Wut oder Unfähigkeit, Wut zu kontrollieren, häufige Wutausbrüche, andauernde Wut oder Prügeleien.*

Mit unmotivierten und sehr heftigen Wutanfällen muss immer gerechnet werden, auch und gerade in den Therapiestunden, weil sich da ja die Patientin auch besonders sicher fühlt, ihre wahren Gefühle zu zeigen[1]. Für mich hat sich auch hier am besten eine gelassene, nicht die Ruhe verlierende Haltung bewährt, die aber nichts von Frostigkeit oder Nicht-bewegt-werden vermitteln darf, sondern in aller äusserlichen Ruhe doch spüren lassen muss, dass man von dem seelischen Leid des Patienten betroffen ist. Es braucht ein bisschen Erfahrung und Zivilcourage, um solche Wutanfälle gelassen hinnehmen zu können. In der Regel ist der Therapeut nicht wirklich in Gefahr. Das schlimmste, was mir je passierte, war, dass ein gefüllter Blech-Aschenbecher an meinem Kopf landete.

5. *Wiederholte Suiziddrohungen, Suizidandeutungen oder Suizidversuche oder andere selbstverstümmelnde Verhaltensweisen.*

Alle Suiziddrohungen sind ernstzunehmen, ansonsten sie umgesetzt werden. Man darf niemals dem Fehler verfallen, einem Borderline-Patienten Hysterie, Simulation oder Provokation zu unterstellen, auch dann nicht, wenn man dieses sicher zu spüren vermeint. Ist einmal ein Suizidversuch oder eine Autoaggression vorgekommen, ist es am besten, den Patienten selber, am Anfang unter leichter Anleitung, die Versorgung der Wunde zu überlassen und möglichst wenig Aufhebens um die ganze Sache zu machen. Wichtig ist aber, dass man Stunden später oder am nächsten Tag zu ihm geht und alles in Ruhe noch einmal mit ihm bespricht und ihm vor allen Dingen versichert, dass sich gar nichts geändert habe, er kein schlechter Mensch sei und man ihn noch genau so gern habe wie früher. Insbesondere Autoaggressionen sehen oft sehr viel schlimmer, da recht blutig, aus, als sie wirklich sind. Ich habe im Laufe meiner ganzen Klinikjahre nie erlebt, dass eine Autoaggression bei einer Borderline-Patientin wirklich gefährlich gewesen sei, wenngleich ich mich auch zuerst daran gewöhnen musste, da es immer sehr dramatisch aussieht. Ich erinnere mich daran, dass einmal eine Borderline-Patientin von mir blutüberströmt wie in der Verkehrsunfall-Ambulanz am Tisch vor meinem Büro sass, weil sie sich ausgerechnet vor meinem Zimmer und vor der Therapiestunde mit einer Rasierklinge zahlreiche Schnitte an Beinen und Armen beigebracht hatte. Vollendeter Suizid ist bei Borderline-Persönlichkeitsstörungen selten. Man kann sich wirklich darauf verlassen, dass die Patienten am Leben bleiben, man muss nicht wirklich Angst um sie haben. Die Affekte sind ja sehr stark, und im Destruktiven ist letztlich auch noch ein grosser Anteil Selbsterhaltungswille vorhanden. Der Borderline-Patient **muss** gewissermassen am Leben bleiben, damit er sich weiterhin Leid antun kann.

---

[1] Oftmals musste ich im Gang vor meinem Büro erschreckte Gemüter beruhigen, weil Borderline-Patientinnen in der Therapiestunde markerschütternd schrien.

6. *Ausgeprägte und andauernde Identitätsstörung, die sich in Form von Unsicherheit in mindestens zwei der folgenden Lebensbereiche manifestiert: dem Selbstbild, der sexuellen Orientierung, den langfristigen Zielen oder Berufswünschen, in der Art der Freunde oder Partner oder in den persönlichen Wertvorstellungen.*

Die schwere Identitätsstörung ist das Hauptmerkmal der Borderline-Persönlichkeit. Deswegen sucht sie sich im Therapeuten eine Ersatz-Identität, ein Hilfs- und Stütz-Ich. Diese Funktion muss der Therapeut übernehmen, und er muss bereit sein, sie für lange, wenn nicht gar lebenslange Zeit zu übernehmen. Fühlt er sich dazu nicht in der Lage, soll er keine Therapie mit Borderline-Patienten anfangen. Es braucht eine sehr starke Vorbildwirkung und die Bereitschaft, diese seitens des Therapeuten auch zu übernehmen. Er wird zur Richtschnur, zur Leitidee und zum Massstab für den Patienten oder die Patientin. Das bedeutet gleichzeitig auch einen hohen Anspruch an seine eigene persönliche, ethisch-moralische Integrität. Wer Vorbild sein muss, muss auch vorbildhaft sein. Nicht in allem, aber in vielem.

7. *Chronisches Gefühl der Leere oder Langeweile.*

Hier besteht die Gefahr beim Therapeuten, dass er in einen Polypragmatismus gerät und zum Manegen-Clown für die Patientin wird, aus der Ohnmacht und Hilflosigkeit heraus, die chronische Leere füllen zu müssen. Cave: der Therapeut als Entertainer. Man muss immer wieder die Patienten zurückführen und hinlenken auf ihre eigenen Möglichkeiten zur Beschäftigung und zur Aktivität und sich hüten, allzuviel für sie zu übernehmen oder für sie zu tun. Das chronische Gefühl der Leere kann durch nichts endgültig gestopft werden. Deshalb muss es der Therapeut auch aushalten können. Nochmals: Das Loch im Innern des Patienten ist nicht aufzufüllen, durch nichts und durch niemanden. Der Borderline-Patient ist unten offen: alles, was oben eingefüllt wird, fällt durch ihn hindurch und aus ihm heraus.

8. *Verzweifeltes Bemühen, ein reales oder imaginäres Alleinsein zu verhindern.*

Alleinsein kann der Borderline-Patient nicht. Er bekommt dann entweder Depressionen oder Angstzustände. Sich richtig wohl mit sich allein fühlen: das kann wahrscheinlich nur ein wirklich seelisch gesunder Mensch. Gute Gefühle beim Alleinsein zu vermitteln wäre von daher gesehen ein zu anspruchsvolles Therapieziel in der Betreuung von Borderline-Patienten. Das schliesst aber nicht aus, dass man mit dem Patienten oder der Patientin ganz praktisch pragmatisch bespricht, wie etwa ein Wochenende zu gestalten sei und im verhaltenstherapeutischen Sinne sogar Stundenpläne aufstellt. Hierher gehört auch der lästige Brauch von Borderline-Patienten, ihren Therapeuten abends, nachts, übers Wochenende und in den Ferien mit Beschlag zu belegen. Es ist sehr wichtig, dass der Therapeut von Anfang an klarstellt, wann er für den Patienten da ist und wann nicht. Er muss das dann aber auch wirklich mit eiserner Disziplin durchziehen und darf sich nicht weichklopfen lassen. Konkret bedeutet das, dass etwa ein Anruf am Wochenende nach Hause unterbrochen werden muss, wenn nötig mit Auflegen des Hörers. Der Borderline-Patient soll, darf und muss erleben, dass der

Therapeut in bestimmten zeitlichen Grenzen ihm wirklich 100%ig zur Seite steht, dass aber der zeitliche Anspruch auf ihn nicht total sein kann. Besonders wichtig ist auch eine vernünftige Regelung der Ferienstellvertretung, die in aller Regel möglich sein wird und auch etwas dazu beiträgt, dass der Patient oder die Patientin nicht allzu stark von einem einzigen Therapeuten abhängig wird.

Anhang II

Bildbeschreibung einer Collage einer anderen Borderline-Patientin

Im Vordergrund des Bildes, der etwa ein Drittel ausmacht, in Hochformat, sehen wir dunkelblau gezeichnete Wellen, die aussehen wie spitze Zähne eines Haifisches. Dahinter erhebt sich ein blutroter, breitflächig gezeichneter Horizont wie eine starke Abendröte. Aus dem Wellenmeer erhebt sich der Hals und Kopf einer Frau auf der linken Seite in grosser Ausdehnung. Der Hals besteht aus einem Dornenzweig, auf dem der Kopf eines Mädchens sitzt, welches aus einer Illustrierte ausgeschnitten ist und ein Mannequin darstellen könnte. Aus den geschlossenen Augen ist auf das ausgeschnittene Bild eine blaue Träne gezeichnet, die auf der Wange liegt; der Mund ist halb geöffnet, auf schwarzen Lippen ist eine Schnittverletzung eingezeichnet, der ein Blutstropfen entquillt. Der Gesichtsausdruck des Mädchens ist gequält, wie um Hilfe rufend. Auf der rechten oberen Seite des Bildes befindet sich eine in drei Teile zerschnittene Sonne, deren Corona nur noch zu einem Viertel besteht. Im Zentrum dieser partiellen Sonne befindet sich ein mit schwarzen Schnitten angedeuteter Kreuzschnitt wie ein doppeltes Pluszeichen. Ihm enttropft ein Blutstropfen, ein zweiter, ein dritter. In einer Eskalation werden diese Tropfen immer grösser und immer länger, so dass der dritte, der die Meereswellen erreicht, wie ein Spermium aussieht. Aus dem Haizähnemeer ragen zwei Hände empor, um Hilfe rufend und gestikulierend wie Versinkende. Sowohl die Hände als auch der Dornenhals des Mädchens sind rot von Blut umrahmt. Ganz rechts befindet sich in einem Wellental, welches wie eine Höhle aussieht, weil es von zwei Haifischzahnwellen fast vollständig umschlossen wird, eine Blüte, und zwar eine Tulpenblüte, die in dieser geschützten roten Höhle sitzt.

Die Interpretation des Bildes ist nicht schwer und wurde mir von der Patientin auch bestätigt und gutgeheissen: Die Haifischzahnwellen deuten Gefahr und die Bedrohung des Verschlungenwerdens an. Der Dornenhals symbolisiert Schmerz und Unerreichbarkeit der abgebildeten Person. Träne und Lippenblut signalisieren Trauer und Schmerz. Die zerschnittene Sonne drückt Hoffnungslosigkeit aus, der Kreuzschnitt selber stellt bildlich das Sich-schneiden dieser Patientin dar. Die Blutstropfen, die herunterfallen, nähren die Tulpenblüte in dem geschützten Wellental, welches den einzig positiven Teil des Bildes darstellt. Die aus den Wellen herausragenden Hände symbolisieren das Gefühl des Untergehens und des Sterbens der Patientin.

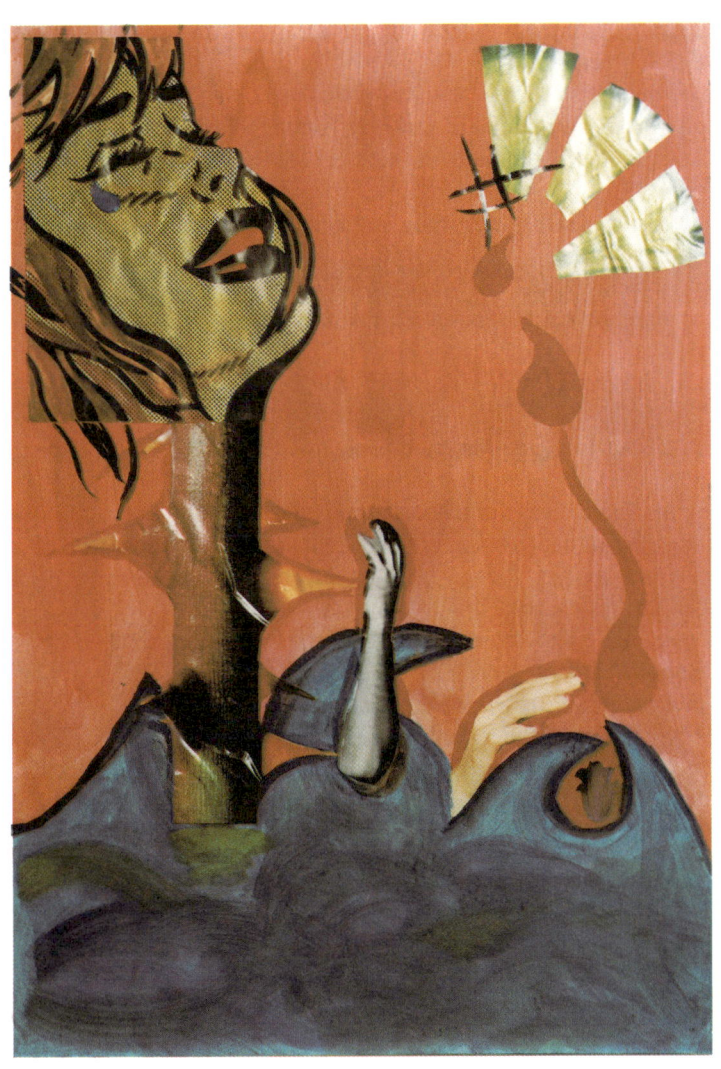

Anhang III

Autoaggression

Im Prinzip gibt es vier grundsätzliche Erklärungsmodelle für Autoaggression:

1. Autoaggression als direkte Folge von zerebralen Störungen im Sinne einer Heraufsetzung der Schmerzschwelle;
2. Reizhunger bei autistischen Patienten, welche sich dann durch die Schmerzzufügung noch irgendwie spüren können oder Autoaggression bei psychotischen (vor allem schizophrenen) Patienten, um sich bei schwerer Vitalstörung noch als lebendig zu erfahren;
3. Autoaggression als Selbstbestrafung und bewusste oder unbewusste Sühne für Verfehlungen und Schuld;
4. Autoaggression als Mittel, im Sinne sozialer Verstärkung Aufmerksamkeit zu erzielen, die anders nicht erreicht werden kann.

Selbstverständlich können diese vier Ursachenbereiche ineinander übergreifen.

Grundsätzlich gibt es folgende Interventionsmethoden bei Autoaggression:

a) Isolierung im Sinne eines verhaltenstherapeutischen Time-out[1];
b) Ignorierung der Autoaggression und Hoffnung auf Selbstlöschung;
c) Zufügung von aversiven Reizen in Form von Bestrafung; (früher: Applikation von milden Stromstössen);
d) Hinderung an der Handlungsausführung durch Immobilisation;
e) medikamentöse Sedierung;
f) Beruhigung durch Streicheln, Wiegen, andere Körperkontakte;
g) positives Verstärken der nicht autoaggressiven Zeitintervalle;
h) Aufbauen von mit Selbstaggression unvereinbaren Handlungen, z.B. Turnübungen, ein *punching ball*. Auch Kanalisierung (= shaping) gehört zu diesem Punkt: Überführung der Autoaggression in sozial tolerierbare Fremdaggression.

Alle diese Interventionsmethoden sind letztlich unbefriedigend und können die autoaggressiven Tendenzen beim Borderline-Patienten in der Regel nicht zum Verschwinden bringen, sondern höchstens mildern. (Ein Beispiel verhaltenstherapeutischen Vorgehens bei Auto- und Fremdaggression bietet Fallgeschichte Nr. 10.)

---

[1] time-out = Isolation eines unruhigen Patienten aus einer reizüberladenen Situation durch Dislozieren in eine reizarme Umgebung für eine definierte Zeitspanne

Fallgeschichte Nr. 9: Herr R.

Die Geschichte von Herrn R. erzähle ich mit gemischten Gefühlen. Es ist mir - wie allen seinen Betreuern und Begleitern - nie gelungen, einen Zugang zu seiner Seele zu finden und ihm wirkungsvoll zu helfen. Ich hatte auch immer grosse Reserven und eine dezidierte Zurückhaltung, ihn in eine offizielle "seriöse" Psychotherapie zu nehmen. Bei der Durchsicht der Krankengeschichte finde ich drei bezeichnende Zettel von mir, Kurznotizen an den jeweiligen behandelnden Arzt, welche man als "Abwehrzettel" oder gar "Ablasszettel" im lutherischen Sinne bezeichnen könnte. Ich stelle sie zur beschämenden Illustration an den Anfang dieser Leidens- und Lebensgeschichte.

Notiz aus dem Jahre 1977: *"Lieber Herr Dr. R., Herr R. hat mich wieder einmal in der Arbeitstherapie angehauen und mit äusserster Bestimmtheit ein Gespräch verlangt. Ich habe ihm gesagt, dass das so nicht geht, dass er sich von seinem behandelnden Arzt distanziert und hinten herum mit mir anbändelt, um Sie zu umgehen. Ich habe ihm gesagt, dass er alle Probleme mit Ihnen besprechen soll. Ich fände es derzeit nicht günstig, wenn er auch noch regelmässig zu mir käme; er würde uns todsicher gegeneinander ausspielen. Lieber übernehme ich ihm gegenüber die Rolle des "Bösen". Wir sind so verblieben, dass ich Ihnen wenigstens von unserem Zusammentreffen berichte. Herzlichen Gruss, Zö."*

Notiz aus dem Jahre 1984: *"Liebe Frau Dr. Z., Ihr Patient Herr R. bestürmt mich wegen regelmässiger Gespräche. Ich habe solche manchmal bei früheren Aufenthalten durchgeführt, bin aber jetzt sehr zurückhaltend - einerseits aus Zeitgründen, andererseits, weil es faktisch effektiv nichts bringt. Ich bitte Sie, dem Patienten keine Hoffnungen oder Zusagen zu machen, dass ich ihn regulär in Psychotherapie nehmen kann. Danke und Gruss, Zö."*

Notiz aus dem Jahre 1992: *"Liebe Frau Dr. F., Herr R. bedrängt mich stark wegen regelmässiger Gespräche. Ich kenne ihn seit vielen Jahren über die unzähligen Hospitalisationen hinweg. Es ist mir aus Zeitgründen unmöglich, ihn in Psychotherapie zu nehmen - im übrigen ist diese bei ihm auch nicht indiziert. Ich wäre Ihnen sehr dankbar, wenn Sie ihm das Gleiche sagen würden wie ich: Ich könne ihn allenfalls ein- oder zweimal sehen, und das auch nur nach vorheriger Terminabsprache, nicht einfach so ins Büro hineingeschneit. Sie werden sehr schnell merken: wenn man sich Herrn R. nicht strikte auf Distanz hält, frisst er einen auf ... Danke und Gruss, Zö."*

Was ist das für ein Mensch, vor dem ich mich so wehre? Ich erinnere mich ganz deutlich an eine Begegnungs- bzw. Konfrontationssituation am Kiosk auf unserem Areal: Ich war, wie gewöhnlich, in Eile und zog schnellen Schrittes meines Weges. Herr R., welcher am Kiosk einen Einkauf tätigte, sah mich von weitem wie einen Wellenbrecher mit gesenktem Kopf daherkommen. Als ich ihn kreuzte, stellte er sich mir mit einem abrupten Schritt in den Weg und hielt mich auf, so dass wir beinahe zusammengeprallt wären. Mit schnarrender, scheppernder Stentorstimme sprach er laut zu mir, so dass alle Umstehenden seine Worte deutlich verstehen konnten: "Ich muss Sie jetzt unbedingt haben, Herr Dr. Zöllner. Sie müssen jetzt unbedingt sofort mit mir in Ihr Büro gehen, denn ich habe ein ganz dringendes Problem mit Ihnen zu besprechen. Nur Sie können mir helfen. Ich verlange von Ihnen, dass Sie mir jetzt zur Verfügung stehen". In diesem Stil ging es noch eine Weile usurpatorisch weiter. Zuerst versuchte ich, mit gutem Zureden Herrn R. dazu zu bewegen, mir den Weg frei zu geben, denn ich hatte einen dringenden Termin und war schon zu spät dran. Nach einigen Minuten, als er nicht von der Stelle wich, verlor ich die Geduld und sagte zu ihm: "Herr R., wenn Sie mir nicht sofort den Weg frei geben, werde ich mich mit Gewalt von Ihnen befreien müssen". Um diese Drohung auch pantomimisch zu unterstreichen, hob ich den Arm. Da wich Herr R. erschrocken zur Seite, gab den Weg frei und murmelte nur noch hinter mir her: "So war es ja nicht gemeint. Entschuldigen Sie, Herr Doktor". Natürlich tat er mir in diesem Moment wieder leid, und noch viele Tage hatte ich Gewissensbisse wegen dieser Unbeherrschtheit.

Wenn Herr R. mit einem sprach, hatte er die unangenehme Angewohnheit, sich sehr nahe vor einem aufzupflanzen, so dass man die Äderchen in seinen Augen und die Haare in seiner Nase sehen konnte. In der Ethologie kennt man den Begriff der Individualdistanz: Das ist der Abstand zwischen zwei Lebewesen, bei denen ihnen wohl ist und den sie brauchen, um sich nicht bedroht zu fühlen. Treffen nun zwei Wesen mit unterschiedlicher Individualdistanz aufeinander, so kann es vorkommen, dass der eine immer etwas zurückweicht, um die ihm genehme Distanz zu erreichen und der andere ihm auf dem Fusse folgt, um die **ihm** gemässe Distanz wieder herzustellen. So ging es einem auch mit Herrn R.: Zurückweichen vor der zu grossen Nähe und dem handfesten In-Beschlag-nehmen nützte nichts; er rückte einfach wieder nach. Da er sehr laut, prononciert, mit unmodulierter Stimme beinahe im Stakkato redete, hörten alle im Umkreis von einigen Metern befindlichen Personen mit, was es zu verhandeln gab, was dem ganzen Gespräch, wenn man diese heiklen Begegnungen so nennen möchte, noch eine zusätzlich peinliche Note verlieh. Zudem schwitzte er sehr stark und überdeckte den Schweissgeruch mit einem penetranten Eau de Cologne; alle die, die Herrn R. nicht riechen konnten, rochen ihn dennoch schon viele Meter im voraus, bevor er auftauchte. Viele meiner Kollegen und auch ich selbst (das müssen wir betroffen eingestehen) machten einen weiten Bogen um ihn, wenn wir ihn irgendwo gewahrten, um nicht aufgehalten zu werden und in die unangenehme Situation des Sich-loseisen-Müssens zu geraten. Unzählige Personen, darunter auch immer wieder ich selbst, versuchten, ihm aufzuzeigen, wie sein Verhalten auf andere wirke und wie er sich buchstäblich alle Chancen eines echten Dialoges und einer andauernden Wertschätzung und Zuwendung selber verderbe - alles vergebens: Niemandem gelang es, auch nur ein Jota seines Verhaltens je zu ändern.

Während der genau 18 Jahre unserer Bekanntschaft habe ich mir trotz der unangenehmen und schwierigen Interaktion oft die Zeit für eine Besprechungsstunde mit Herrn R. genommen, wenn ich diese eben entbehren konnte. Die Sprechstunden von und mit ihm verliefen stets nach dem gleichen Muster: In einem unaufhörlichen Redeschwall präsentierte Herr R. ein Lebensproblem, das meistens in einem Zusammenstoss mit einer für ihn wichtigen Bezugsperson bestand, welches er unendlich umständlich, kompliziert und aus seiner Sicht unlösbar darstellte. Er stellte zwar Fragen an mich, aber ich kam dennoch nicht zum Antworten, da er mir die Antwort abschnitt, indem er weiterredete. Immer wieder flocht er beschwörende Bitten in seinen Redeschwall, ich möge ihm doch helfen, ich sei der einzige, der in dieser Sache etwas für ihn tun könne, und ich möge das doch sofort alles für ihn regeln. Lediglich wenn ich sehr viel Zeit hatte (im Zeitraum von 1½ bis 2 Stunden), gelang es mir, gegen Ende dieser langen Sprechstunde auch zu Wort zu kommen und Herrn R. vielleicht in einem etwas längeren Diskurs einmal etwas darlegen oder klarmachen zu können. Jedenfalls versuchte ich immer in diesen Sprechstunden, am Schluss irgendeine konkrete Lösung mit Herrn R. zu erarbeiten, und sei sie auch noch so minim oder unbedeutend aus meiner Sicht. Meist verlangte Herr R. auch von mir, sofort und ohne Verzug mit irgendeinem seiner Bezugsleute Verbindung aufzunehmen, sich für ihn bei diesen zu beschweren oder etwas für ihn zu verlangen. Dies lehnte ich stets ab und blieb stur dabei, dass er die Probleme mit seinen Leuten mit und bei diesen lösen müsse und nicht bei mir. So schwierig diese Stunden (ich möchte sie nicht Therapiestunden nennen) mit Herrn R. auch waren: wenn ich mir Zeit für ihn nahm, dann war er doch auch dankbar, konnte gegen Ende der Stunde etwas besser zuhören und manchmal seinen Wortschwall unterbrechen, und auch ich hatte ein besseres Gefühl ihm gegenüber. Dennoch habe ich es nie gewagt, ihn in eine offizielle, langfristig angelegte Psychotherapie zu nehmen, weil ich mir darüber klarwerden musste, dass meine Antipathie ihm gegenüber zu gross war, um ein wirklich psychotherapeutisches Band, welches von zwar nicht unbedingter, aber doch weitgehender Wertschätzung hätte geprägt sein müssen, zu ihm zu flechten. Ich wusste: Früher oder später würde er mich wieder ärgerlich machen, und ich würde emotional, unbeherrscht, mindestens ungeduldig reagieren. Und er würde dann mit mir die gleiche Enttäuschung erleben, die er mit allen anderen Bezugspersonen auch immer wieder erlebte. Diese wäre dann aber deswegen noch schlimmer, weil ich als Psychotherapeut bereits zu einer sehr wichtigen und konstanten Hilfsperson für ihn geworden wäre. Herr R. war also einer der wenigen Patienten in meinem Leben, die ich nicht als Herausforderung sah und annahm, sondern bei denen ich von vornherein die Waffen streckte und den Mut nicht aufbrachte, die schwierige Begegnungssituation mit ihnen in Angriff zu nehmen. Wahrscheinlich war es so für ihn und mich besser.

Schauen wir nun das leidvolle und festgefahrene Leben dieses Menschen, Herrn R., etwas genauer an.

Lebens- und Krankheitsgeschichte
In einem Zeitraum von knapp 30 Jahren hat er alleine bei uns in der Klinik 25 Aufnahmen erlebt, alle von kurzer Dauer. Dazu kommen noch einmal etwa gleich viele Hospitalisationen in anderen Kliniken, psychiatrischen und somatischen Spitälern. Schon diese nackten Daten erhellen, dass Herr R. immer wieder die stationäre Betreuung aufsuchen musste, obgleich ihm diese dann doch nicht effizient für die Bewältigung des Lebens draussen helfen konnte. Man nennt das heute "Krisenintervention".

In der Krankengeschichte findet sich aus dem Jahre 1966 anlässlich des ersten Eintrittes bei uns eine einfache Intelligenzprüfung des damalig 19-jährigen Patienten, die innerhalb eines Untersuchungsgespräches abgewickelt wurde (siehe Anhang II am Schluss dieses Kapitels). Zur Veranschaulichung der intellektuellen Fähigkeiten von Herrn R. seien aus dieser kursorischen Intelligenzprüfung einige Fragen und Antworten zitiert:

- 11 x 12?	140, nein 114
- 47 + 48?	95, nein 105
- 90 : 15?	Das kann ich nicht ausrechnen
- Jahreszins Fr. 3.600,--, Zins für 3 Monate?	Fr. 300,--
- 2% von Fr. 500,--?	Fr. 5,--
- 1 kg Äpfel Fr. 1.50, Herausgeld auf Fr. 10,--?	keine Antwort
- wieviele 2-Räppler bekommt man für Fr. 5,--?	250
- von 100 7 fortlaufend abzählen:	1 Fehler, diesen nach 60 Sek. verbessert
- ½ + ¼?	¾
- wieviel Minuten in einer Stunde?	60
- wieviel Sekunden in einer Minute?	60
- wieviel Sekunden in einer Stunde?	360
- wieviel Minuten sind es von 3.23 bis 4.00 Uhr	37 Minuten
- Unterschied Kind-Zwerg?	Kind ist grösser, Zwerg ist erstens aus Stein und zweitens kleiner
- Unterschied Bach-See?	See ruht, Bach ist flüssig
- Unterschied Berg-Gebirge?	Gebirge ist ein Gebiet wie die Alpen, Berg ist ein Berg wie die Dufourspitze oder das Matterhorn
- Schmetterling-Vogel?	Der Vogel ist grösser, lebt das ganze Jahr, der Schmetterling nur im Sommer
- Unterschied Lüge-Irrtum?	Lüge ist absichtlich, Irrtum aus Versehen
- Länder um die Schweiz?	Italien, Frankreich, Deutschland, Oesterreich, Liechtenstein
- Einwohnerzahl der Schweiz?	ca. 5 Millionen
- Hauptstadt der Schweiz?	Bern

- Städte in der franz. Schweiz?	Lausanne, Pruntrut, Vevey, Montreux, Genf, Fribourg
- wieviele Sprachen in der Schweiz?	Französisch, Italienisch, Romanisch, Deutsch.

Aus der gleichen Zeit liegt ein höchst instruktives Protokoll eines Gespräches mit dem Patienten vor, welches die damalige Aufnahmeärztin mit ihm führte. Dieses Gespräch zeigt sehr schön, wie Herr R. sich zum damaligen Zeitpunkt selber sah und einschätzte. Deshalb referiere ich es ausführlich:

Seine Schwierigkeiten lägen im Beruflichen und im Religiösen und auch im Seelischen. Das ewige Hin und Her mit verschiedenen Stellen nehme ihn stark her, das müsse aufhören. Am liebsten wäre er Coiffeur oder Kellner. Auch in einem Kloster würde es ihm sehr gefallen. Er bete viel. Das Verhältnis zu Hause sei nicht gut. Er könne sich nie richtig entspannen, sei immer in einer Art Unruhe wegen der beruflichen Schwierigkeiten und wegen der Eltern. Wenn er jüngere Eltern gehabt hätte, wäre er ein ganz anderer Mensch geworden. Er könne gut mit den Jungen auskommen. Der Vater sei ziemlich viel älter und habe auch viel in seinem Leben mitgemacht. Der Vater sei jetzt 62 oder 63, er könne das nicht so genau sagen. In der Schule sei er viel von den anderen Kindern geplagt worden, sei geschlagen und gewürgt worden. Er habe der Lehrerin oft nicht gehorcht, und die Lehrerin sei ihm mit einem Bambusrohr nachgelaufen. Er sei immer ein Einzelgänger gewesen und sei eigene Wege gegangen; die Kameraden hätten ihn gehasst. Er habe schlechte Erinnerungen an die Jugend. Die Eltern hätten mit der Erziehung aussetzen müssen, weil sie müde gewesen seien von ihm.

Er sei dann zu einem Fräulein gekommen, welches ihm gewaltsam den Mund aufgesperrt, die Nasenlöcher zugehalten und Essen in den Mund gestopft habe. Er habe viel Unruhe gestiftet und alles zusammengeschlagen. Er habe einmal die Uhr der Mutter aus dem Nachttisch-Schublädchen herausgenommen und in die Kanalisation geworfen. Er habe verbotenerweise Eiscrème gegessen und sei dann vom Vater geschlagen worden. Er habe viel Schläge bekommen. Auch in einem Kinderheim in G. sei er von einer Schwester durchgehauen worden. Er habe viele Zornesausbrüche gehabt, wollte auf der Alphütte Milchkannen ins Tal hinunterwerfen. Auch auf die Schwester sei er wütend gewesen, weil sie ihn geschlagen habe. Aber vielleicht sei es auch Veranlagung. Der grosse Fehler sei gewesen, dass man ihn viel zu oft weggegeben habe. Er habe auch Angstträume gehabt in der Nacht, habe wegen Wind und Sturm gezittert. Ein Nachbarsknabe habe einmal einen Hund auf ihn gehetzt, da sei er ums Haus gerannt und habe fürchterliche Angst ausgestanden. Man habe viel zu wenig Geduld mit ihm. Er brauche einfach Freiheit, er sei pflichtbewusst, er müsse alles schön sauber haben. Er wolle so sauber sein wie die Reichen in der Stadt, damit er eher eine Freundin finde. In die psychiatrische Klinik sei er gekommen, weil er mit dem Feuerhaken auf die Eltern losgegangen sei; er habe es aber gar nicht ernstgemeint; das sei so gewesen, wie wenn ein Einbrecher mit einer Spielzeugpistole drohe. Er habe 1½ Jahre in einer Buchbinderei gearbeitet. Dort habe er plötzlich eine Verkrampfung bekommen, konnte die rechte Hand nicht mehr bewegen und musste in gebückter Haltung gehen. Das sei vom "Seelischen" gekommen. Manchmal höre er Stimmen: Männerstimmen, meistens immer dieselbe. Sie sage ihm, er solle dies oder das einkaufen.

Manchmal sei das unangenehm. Die Stimmen würden auch schimpfen. Sie kämen von innen. Er wolle sich als Lochkartenspezialist ausbilden. Oder aber Kellner werden. In einem Restaurant habe er gesehen, wie gut es den Kellnern gehe und wie schön sie es hätten. Das wäre etwas für ihn. Freunde habe er keine, weil er keine richtige Stelle habe und weil er ein Einzelgänger sei.

Soweit die Selbstaussagen von Herrn R. Stellen wir ihnen das trockene und kürzere Protokoll des damaligen Oberarztes über seinen Lebensweg gegenüber:

Der Patient wuchs als 5. von 6 Kindern eines Kaufmannes auf. Der Vater galt als unintelligent, labil und weich und überliess die Führung der Familie ganz der Mutter. Die Mutter war ursprünglich Verkäuferin. Sie identifizierte sich sehr stark mit ihren Kindern und achtete den Vater nicht besonders. Eine Halbschwester des Patienten war schizophren und beging Suizid; ein weiterer Bruder ist mongoloid. Herr R. war schon als Kleinkind trotzig, schwer lenkbar und zerstörungssüchtig. Er besuchte die Hilfs-schule und musste dort die 3. Klasse repetieren. Wiederholt war er in Kinder- und Erziehungsheimen, später hatte er verschiedene Hilfsarbeiterstellen, war aber dauernd unzufrieden, stellte seinen Fähigkeiten entsprechend unangemessene Forderungen, überschätzte sich ständig. Zuhause tyrannisierte er die Eltern mit zwanghafter Rein-lichkeit, schlug auch die Mutter, wenn sie seinen Ansprüchen nicht willfährig sein wollte. Wegen Verschärfung des Verhaltens und gefährlicher Handlungen wurde er zu uns eingewiesen.

Mimik und Gestik lassen bereits die Debilität erkennen. Herr R. beherrscht nur das Wissen der unteren Primarschulklassen und überschätzt völlig seine eigenen Fähig-keiten. Er ist ausgesprochen geltungsbedürftig und drängt sich dauernd in den Vorder-grund. Hartnäckig und mit ausgesprochener Zähigkeit hält er an seinen Wünschen und Forderungen fest. Er zeigt einen ausgesprochen zwanghaften Reinlichkeitsfimmel. Psychotische Symptome sind keine eruierbar, allerdings antwortet Herr R. auf Sugge-stivfragen bejahend.

Die damalige Diagnose lautete: "Debiler, geltungsbedürftiger und anankastischer Psychopath".[1]

Soweit Selbst- und Fremdbild über Herrn R. aus dem Jahre 1966. Erst 11 Jahre später, 1977, taucht er wieder bei uns in der Klinik auf. Die Zwischenanamnese ist äusserst turbulent und zum Teil schwer rekonstruierbar:

Nach einem einmonatigen Aufenthalt bei uns 1966 weilte er noch in verschiedenen anderen Kliniken in den folgenden Jahren, wurde begutachtet und 1969 bevormundet. Immer wieder wird er von den Eltern aus den diversen Kliniken heimgenommen, oft-

---

[1] Diese Diagnose wäre heute im - auch die Psychiatrie nicht verschonenden - Zeitalter der *political correct-ness* undenkbar. Der Begriff 'debil' hat sich noch gehalten, wenngleich er heute eher durch Minderintelli-genz umschrieben wird. Das abwertende Adjektiv 'geltungsbedürftig' und das ebenso peiorative Substan-tiv 'Psychopath' sind hingegen ganz aus dem psychiatrischen Wortschatz ausgemerzt worden. Der Begriff 'Anankasmus' findet sich noch ab und zu, wird aber heute zunehmend durch 'Zwangskrankheit' ersetzt.

mals gegen Revers[1] . Nie war Herr R. konstant erwerbstätig, häufiger Stellenwechsel war die Regel. Überall, wo er arbeitete, galt er als klebrig, distanzlos und geschwätzig. Bei einer Firma beging er aus Rache wegen einer Kündigung im Magazin eine Brandstiftung. Ein späteres Gutachten erklärte ihn für diese Tat für zurechnungsunfähig aufgrund einer schleichenden Hebephrenie. Statt einer Haftstrafe wurde eine Massnahme verhängt im Sinne einer stationären und ambulanten Therapie, die in gewissen Abständen von der Justiz überprüft wurde. In der Mitte der Siebziger Jahre war er zwei Wochen in einem Kloster als Küchenbursche tätig (der Klosterwunsch wurde von ihm ja schon früh geäussert), wurde jedoch dort wegen seiner unerträglichen Umständlichkeit sehr schnell wieder entlassen. Eine kurze Episode bei den Eltern folgte; dann fand er mit Hilfe seines sehr initiativen Vormundes ein Zimmer in B., lebte in verschiedenen Appartements, bezog eine Invalidenrente und hatte viele wechselnde und kurzfristige Halbtagsstellen. Zwischendurch kamen aber auch Zeiten ohne Beschäftigung, in denen er meistens wieder bei den Eltern wohnte. Eine sehr lange Hospitalisation anfangs der Siebziger Jahre in einer kantonalen psychiatrischen Klinik ist ausführlich dokumentiert: Der Patient galt dort als einer der schwierigsten, als läppisch und einsichtslos, autistisch, von dranghaften Zuständen heimgesucht, klebrig, aufsässig und logorrhoisch. Eine psychotische Symptomatik konnte nie sicher festgestellt werden. Verschiedentlich zündelte er und steckte Schilf- und Heuhaufen an, berichtete jeweils begeistert über diese Feuer. Lange Zeit musste er in der geschlossenen Abteilung bleiben. Erst allmählich konnte man das Régime durch Urlaube bei den Eltern lockern; daheim ging es aber nie gut. Der Patient war weder zu Hause noch in der Klinik gern gesehen, querulierte und monierte überall. Zahlreiche Arbeitsversuche scheiterten schon nach Stunden oder wenigen Tagen an seiner "unerträglichen" Geschwätzigkeit (dieser Begriff wiederholt sich in den Akten bezeichnenderweise immer wieder). Eine Depot-Medikation mit Fluanxol akzeptierte er zunächst; diese brachte auch eine Beruhigung. Im Herbst 1976 lehnte er die Depot-Medikation jedoch ab; seither ging es deutlich schlechter. Wegen eines akuten Streites mit dem Vater mit Toben und Lärmen musste der Notfallpsychiater zugezogen werden, welcher Herrn R. im Juni 1977 nach 11 Jahren zum zweiten Mal zu uns einwies. Nun folgen für weitere 17 Jahre dauernde Rehospitalisationen mit Aus- und Wiedereintritt.

Ein- und Austritte: Drehtürpsychiatrie

Schon damals bei der zweiten Hospitalisation bei uns wirkte Herr R. ununterbrechbar, kam bei Zwischenfragen aus dem Konzept, konnte Fragen nicht beantworten. Er war gedanklich völlig eingeengt auf seine Notlage ganz allgemein, die er aber nicht näher erläutern konnte. Seine Diktion war leiernd und unmoduliert und distanzlos. Äusserlich war er völlig steif und unbeweglich. In seinen Meinungen und Stellungnahmen wechselte er ständig. Seine eigene Vorgeschichte konnte er nicht zusammenhängend im Überblick darstellen. Seine Argumentation war unabhängig vom Thema simpel und unklar und umständlich[2] Auf der Station benötigte er eine straffe Führung, da er sich in anspruchsvoller Weise selber überschätzte. Zu anderen Zeiten war er ganz gutmütig,

---

[1] Revers: Vorbehalt der Klinik hinsichtlich einer Heimnahme oder eines Austritts eines Patienten, in dem die Angehörigen schriftlich bestätigen müssen, dass sie die Verantwortung für den Patienten tragen und diesen, allenfalls auch gegen den Rat der Klinik, zu sich nehmen.

[2] Umständlichkeit: In weitschweifender Redeweise kann das Wesentliche vom Unwesentlichen nicht getrennt werden.

ging auf Vorschläge ein. Er begriff nur einfache Mitteilungen und beharrte im Gespräch oft auf Nebensächlichkeiten. (Eine IQ-Bestimmung aus dem Jahre 1969 hatte einen Gesamt-Intelligenzquotienten von 73 Punkten ergeben, was einer Debilität entspricht.) Zu den Stimmen erklärte er treuherzig, er höre in sich beim Beten die Stimme Gottes, die ihm sage, was gut und was böse sei; das sei doch sicher nicht krankhaft. Die damalige Diagnose lautete: "Erregungszustand bei Debilität, jetzt keine schizophrene Symptomatik".

Das schwer aushaltbare Wesen von Herrn R. macht allen Klinik-Mitarbeitern Mühe. Er gilt als aufsässig, penetrant und dränglerisch-klebrig. Andauernd bringt er hinsichtlich seiner Behandlung Sonderwünsche an, z.B. nicht mit den andern zusammen essen zu müssen. Ein durch den Vormund gefundener Arbeitsplatz in einer geschützten Werkstätte scheitert nach wenigen Wochen, da Herr R. in einen Dauerkonflikt mit dem Werkstattpersonal und den Mitarbeitern geriet und laut lamentierte. Nun begann er auf eine Verlegung in eine andere psychiatrische Klinik zu drängen und wurde in diesem Begehren von seiner Mutter bestärkt. Schliesslich kam es im Januar 1978 tatsächlich zu dieser Transferierung.

In der anderen Klinik hielt er sich nur 5 Monate auf. Er erhielt dort die Diagnose: "Schwere psychopathisch-autistische Entwicklung". Es ergaben sich in der neuen Klinik genau die gleichen Probleme wie bei uns; besonders das penetrant laute Sprechen stiess auf enorme Ablehnung. Schliesslich wünschte der Patient, wieder zu uns zurückzukommen; diesem Wunsche wurde dann tatsächlich im Juni 1978 stattgegeben. Hier bei uns ist er wieder wie früher: Haftet an belanglosen Details, etwa, dass man ihn am Klinikkiosk kurz abgefertigt habe, füllt seine Rede mit vielen Floskeln auf, äussert permanent Sonderwünsche, lässt sich auf endloses Feilschen ein. Er selbst begründet sein vieles Reden damit, dass er Kontakt wünsche, realisiert aber nicht, dass er durch sein Verhalten diesen gewünschten Kontakt geradezu blockiert und zerstört. Er überschätzt deutlich seine intellektuellen Möglichkeiten. In seiner aufdringlichen bis distanzlosen Art kann er durchaus überfreundlich und förmlich sein. Verhaltenstherapeutisch orientiertes Vorgehen vermag damals wie heute die störende Symptomatik nicht oder nicht wirkungsvoll zu mildern. Er kann kommunikativ nicht(s) lernen.

In der auf vier voluminöse Bände angeschwollenen Krankengeschichte finden sich zahlreiche Abmachungen schriftlicher Art, die Herr R. mit verschiedensten Bezugspersonen getroffen hat bzw. diese mit ihm getroffen haben. Eine soll stellvertretend und beispielshalber für die anderen angeführt werden:

Abmachung zwischen Herrn R. und Dr. H.:
Herr R. will sich künftig bemühen, weniger zu reden, leiser zu reden, dem andern zuzuhören und ihn ausreden zu lassen. Herr R. ist sich bewusst, dass er durch vieles und lautes Reden und durch Dreinreden der Umgebung auf die Nerven geht und dadurch oft abgelehnt und abgewiesen wird. Sein Wunsch ist aber, mit der Umgebung in Frieden zu leben.
Besprochen und unterzeichnet in B. am 6. August 1977. Herr R., Dr. H.

Es muss nicht betont werden, dass durch solche ebenso gutgemeinte wie hilflose Abmachungen das Verhalten Herrn R.s nicht verändert werden konnte. Die Krankengeschichte ist ferner gespickt und geschmückt mit Rapporten über besondere Ereignisse, die während der zahlreichen Hospitalisationen auf den diversen Stationen vorkamen. Stellvertretend für viele andere soll hier auch ein solcher Rapport wiedergegeben werden:

Rapport betreffend Herrn R. vom 12. Nov. 1977, abgefasst durch Lernpfleger H.L:
Herr R. kam ins Stationszimmer und redete auf mich und meinen Kollegen ein. Er beschuldigte uns, wir würden lügen. Wir hätten ihm die Medikamente zur Unzeit ins Zimmer gebracht, nicht zur abgemachten Zeit. Herr R. konnte sich wegen dieser Sache nicht beruhigen, wollte das Stationszimmer nicht verlassen. Ich schob ihn sozusagen aus der Tür hinaus und machte diese zu. Herr R. war dann verbal sehr laut, lärmte und klopfte gegen die Tür. Ich sagte ihm, er solle nicht einen solchen Lärm machen, er sei nicht alleine hier. Die Tür liessen wir dann offen. Herr R. kam erneut ins Stationszimmer und redete fortwährend über die gleiche Sache. Ich nahm Herrn R. am Arm und schob ihn aus dem Zimmer. Im Korridor trat er nach mir, ich konnte gerade noch ausweichen. Um weitere Fusstritte und eine grosse Rauferei zu vermeiden, brachte ich Herrn R. zu Fall. Herr R. stand dann auf, beruhigte sich aber nicht, ein Gespräch war nicht möglich, da er fortwährend redete.
Unterschrift: Lernpfleger H.L.

Auch die Korrespondenzmappe der Krankengeschichte ist prall gefüllt. In ihr finden sich zahlreiche Briefe der Mutter, Eingaben an die Klinikleitung hinsichtlich der Behandlung ihres Sohnes. Sie beklagt sich stets über die schlechte Behandlung ihres Sohnes, wünscht wiederholt Verlegungen auf andere Stationen, ist äusserst besorgt um den Patienten. Sie macht der Klinikleitung grosse Vorwürfe. Es entwickelt sich ein Briefwechsel, in den auch die vorgesetzten Behörden miteinbezogen werden. Frau R. macht konkrete Therapievorschläge, wünscht Psychotherapie statt Sanktionen, drängt immer wieder auf Verlegung in eine andere Klinik. Sie schaltet auch einen Anwalt ein, welcher die Entlassung ihres Sohnes erwirken soll. Unzählige Antwortbriefe der Klinikleitung versuchen, der Mutter klarzulegen, weshalb ihr Sohn auf konsequent-pädagogische Art und Weise behandelt werden muss; es kommt jedoch zu keinem Konsens. Dieser Briefwechsel enthüllt ergreifend und erschütternd, wie hilflos und ohnmächtig alle beteiligten Personen hinsichtlich des Umganges mit Herrn R. sind, jeder über den anderen Recht behalten will und keiner im Grunde genommen doch weiss, was man machen soll. Hilflose entwickeln oft Aggressionen gegen andere Hilflose, sofern sie nicht depressiv werden ...

Zur vierten Hospitalisation kommt es im September 1979 nach turbulenten Ereignissen. Den Platz in einer geschützten Werkstätte hat Herr R. wieder verloren, nachdem er sich immer wieder mündlich bei der Betriebsleitung beschwert hatte,so dass man schliesslich nur noch schriftliche Reklamationen von ihm akzeptierte. Mit seinem Zimmer war er zunehmend unzufrieden, stellte beim Vormund hohe Ansprüche an die Wohnung. Er begann auch Wein und Bier zu trinken und die Medikamente zu reduzieren. Als sein Arzt dies nicht mehr mitmachen wollte, wechselte er kurzerhand den Arzt. In grosser Spannung und Verwirrtheit wurde er schliesslich zu uns eingewiesen.

Hier bei uns traf man auf den gleichen Herrn R., wie man ihn immer kannte: im Kontakt appellativ, zudringlich, nervtötend; er fordert, drängt und wünscht grenzenlose Zuwendung. Erneut heisst es in der Krankengeschichte: "Herr R. sollte eigentlich eine konstante Betreuung haben, geht aber den meisten Leuten bei näherem Kontakt derart auf die Nerven, dass niemand lange mit ihm zu tun haben möchte". Nach wenigen Monaten Klinikaufenthalt wird er anfangs 1980 in ein 1-Zimmer-Appartement entlassen, weil er keine betreute Wohnsituation wünscht. Der Sozialarbeiter unserer Klinik bietet ihm wöchentliche Sprechstunden auch nach der Entlassung an, um das Finanzielle im Sinne eines Geldtrainings mit Couverteinteilung zu regeln. Auch die ambulante Therapie beim nachbehandelnden Psychiater wird minuziös eingefädelt. Eine neuroleptische Depot-Behandlung mit Fluanxol-Depot kann ebenfalls wieder eingeleitet werden.

1980 scheitern bei Herrn R. wieder verschiedene Versuche als Hilfsarbeiter an unterschiedlichsten Arbeitsstellen. Es gelingt schliesslich durch Hilfe des Sozialdienstes, ihm eine Arbeit in einer geschützten Werkstatt und ein Zimmer in einem Vorort von B. zu verschaffen. Immer noch ist er in praktischen Dingen völlig unselbständig und benötigt bei sämtlichen Verrichtungen, auch den kleinsten Alltagsdingen, Hilfe durch Drittpersonen. Den Vormittag verwendet er zum sorgfältigen Sich-selbst-pflegen; dies ist als ein wesentlicher Faktor für seine Selbstachtung sehr wichtig. Die Geldverwaltung geschieht durch Aussenhilfe: Er bekommt Geldsäckchen in Tagesrationen für die ganze Woche. Trotz nicht reduzierter Fluanxol-Depot-Behandlung und hochfrequenter Konsultationen bei seinem Psychiater muss er im Juni 1980 wieder bei uns eintreten. Er präsentiert uns eine lange Liste von ganz konkreten Lebensproblemen, die er als Benachteiligter und im Leben zu kurz Gekommener nicht bewältigt. Er halte es im Zimmer nicht aus, weil es zu hell und zu laut sei; er werde von seinen Geschwistern nicht mehr akzeptiert, auch nicht von seiner Mutter; er habe das Gefühl, sein Psychiater nehme ihn nicht mehr ernst; er vereinsame in seiner Wohnung, habe keinen Kontakt zu anderen Leuten. Sein Bedürfnis sei, täglich mit jemandem freundlich zu reden, niemand nehme ihn aber für voll, alle lachten über ihn. Auch der Vormund verstehe ihn nicht; er habe keine Freundin; in der geschützten Werkstatt fühle er sich nicht voll integriert. Er schimpft lautstark, verlangt eine Schlafkur, ist gereizt und angetrieben, wirft die Hände in die Luft, läuft laut ausrufend auf der Station auf und ab. Er wisse, dass er ein schwieriger Mensch sei und möchte das auch ändern. Wenn er auf dieses für ihn äusserst heikle Thema kommt, gerät er jedesmal in eine kolossale Rage. Immer wieder beharrt er auf ganz nebensächlichen Details, etwa, warum er unbedingt heute in der Stadt ein ganz bestimmtes Kleidungsstück kaufen müsse; dann wieder schildert er in wirklich ergreifender Weise seine problematische Existenz als Minderintelligenter, der immer nur am Rande der Dekompensation dahingeht und nur dank eines ausgeklügelten Betreuungsnetzes ausserhalb einer Institution existieren kann. Ein andermal schimpft er massiv über alle Pläne und Medikamentenvorschläge. Erst mit der Zeit lenkt er ein, wird ruhiger und erreicht langsam wieder seinen Habitualzustand. Er kann nach wenigen Wochen in seine 1-Zimmerwohnung und in die alten Verhältnisse mit engmaschiger Nachbetreuung durch seinen Psychiater und Arbeit in der geschützten Werkstatt sowie wöchentlicher Kontrolle der Taschengeldabgabe bei seinem Sozialarbeiter entlassen werden.

Nach 3 Monaten wird er in der geschützten Werkstatt weggeschickt, weil er andere Patienten terrorisiert, und bleibt in der Folge unbeschäftigt. Am Wohnort macht er sich derart unangenehm bemerkbar, dass ihm das Zimmer gekündigt wird. Im Sinne einer Kriseninterventen wird er im September des gleichen Jahres wieder bei uns eingewiesen.

Wiederum das gleiche Bild: In den ersten Tagen lautstarkes Schimpfen; man nennt ihn auf der Station "Trompete". Beruhigt sich langsam, bleibt aber distanzlos, laut, fordernd. Ist ständig auf der Suche nach Zuwendung in irgendeiner Form. Seine Probleme sind die gleichen geblieben: vor allem Isolation, keine Freundin, keine Kollegen, geht in seiner lauten und zudringlichen Art allen auf die Nerven. Auch an der Diagnose hat sich nichts geändert: "Debilität mit Verhaltensstörungen". Den besten Kontakt zu ihm hat der langjährige Sozialarbeiter, der eine geschickte psychagogische Führung Herrn R.s zustande gebracht hat und aufrecht erhält.

Nach zwei Wochen schon wird Herr R. auf seinen Wunsch in ein Appartementhaus entlassen und besucht von dort aus die Arbeitstherapie bei uns in der Klinik. Den nachbetreuenden Psychiater hat er gewechselt, und er erhält jetzt 40 mg Semap als Depot-Neuroleptikum wöchentlich. Die wichtigste Kontaktperson ist der Sozialarbeiter, der sich intensiv, ca. 1½ Stunden wöchentlich, um ihn kümmert. Es kommt bald zu alkoholischen Exzessen, Liegenbleiben im Bett, Depressionen und Verstimmungen, so dass Herr R. freiwillig im Februar 1981 erneut zu uns kommt.

Einerseits ist er logorrhoisch, distanzlos, fordernd, wie man ihn kennt, andererseits ist er erleichtert, wieder bei uns zu sein, wieder genug zu essen und eine Tagesstruktur zu haben. Er ist bedrückt über seine Kontaktschwäche ausserhalb der Klinik, verlangt in schwachsinnig-unkritischer Art eine höhere Schulbildung und will bei uns auch eine "Charakterschulung" geniessen. Ärztlicherseits wird darauf hingewiesen, dass die Gefahr einer süchtigen Entwicklung künftig besser beachtet werden muss. Ein erfahrener Oberarzt macht zu Recht darauf aufmerksam, dass mit kurzfristigen Zwischenaufenthalten in der psychiatrischen Klinik immer wieder zu rechnen ist und dass diese Belastungsverteilung intra- und extramural wahrscheinlich auf lange Sicht für alle Beteiligten günstiger ist.

Nach wenigen Wochen tritt er aus und hat immer noch sein dichtes Betreuungsnetz mit Taschengeld-Verwaltung, Zimmer im Appartementhaus und psychiatrischer Nachbehandlung. Sein Tagesablauf sieht etwa folgendermassen aus: Er steht morgens spät auf, verkehrt in Restaurants, trinkt Bier, Wein und Whisky, sucht in seiner bekannten klebrigen Art Kontakt zu verschiedenen Leuten, insbesondere Pfarrherren, sucht manchmal seine Eltern auf, fordert, bis hin zu Suiziddrohungen, von diesen Geld.

Durch den Weggang des langjährigen Sozialarbeiters von der Klinik labilisiert sich Herr R. wieder, spricht vermehrt dem Alkohol zu und tritt im April 1982 freiwillig wieder in unsere Klinik ein, deren Hilfe er vehement und fordernd sucht. Den Gesprächen kann kaum ein Ende gesetzt werden. Nach einer raschen Versetzung auf die offene Station (im Sinne eines "an-der-langen-Leine-Lassens") mehren sich die Beschwerden verschiedener Sekretariate und Angestellter in der Klinik, da er diese heimsucht und nicht aus den Büros hinauszukomplimentieren ist. Auch Mitpatienten fühlen sich durch die laute und aufsässige Art des Patienten belästigt und drohen mit Racheakten. Da er bei dieser Hospitalisation vermehrt über Stimmenhören klagt, lautet die Diagnose diesmal: "Exazerbation einer Hebephrenie bei Debilität". Eine neuroleptische Therapie in höherer Dosierung in geschlossenem Regime wird verordnet, wobei diese stationäre Behandlung auch dazu beitragen soll, die Umgebung des Patienten, die unter der persönlichen Wesensart des Patienten leidet, eine kurze Zeit von seiner Aufdringlichkeit zu entlasten. Therapie für die Therapeuten gewissermassen, nicht für den Patienten ...

Nach zwei Monaten wird er wieder in die alten Verhältnisse ins Appartementhaus entlassen, nachdem er selbst lange auf Austritt gedrängt hatte. Im Wissen darum, dass die kurzen Hospitalisationen Herrn R. etwas beruhigen können und vor allem der strapazierten Umwelt etwas Entlastung bringen, aber auch bei längerer Dauer zu keiner grundlegenden Änderung der krankhaften Symptomatik führen, sieht man den Zeitpunkt als geeignet an, seinem Entlassungswunsch nachzugeben. Im Entlassungsbericht heisst es, dass es von ausgeprägt günstigem therapeutischem Effekt sei, Herrn R. häufige und längere, d.h. mindestens dreiviertelstündige Aussprachemöglichkeiten zu bieten.

Aus dem gleichen Jahr (1982) stammt ein Gesprächsprotokoll, welches ausführlich und ausgiebig wiedergibt, welche Schwierigkeiten der Vormund mit dem Patienten hat. Dieser sieht Herrn R. einmal wöchentlich und investiert auch relativ viel Zeit. Herr R. sei aufdringlich und anspruchsvoll. Für den Vormund haben sich zwei Verhaltensweisen gegenüber dem Patienten bewährt: Wenn man ihm nicht widerspricht, so erschöpft sich sein Monolog nach einer halben Stunde, er hat dann nichts mehr zu sagen; oder man schilt den Patienten und ist sehr autoritär, worauf Herr R. ganz liebenswürdig werde. Herr R. erhält wöchentlich ca. Fr. 150,-- Taschengeld für Essen und Anschaffungen, was wohl knapp bemessen sei. Er könne gar nicht haushälterisch mit dem Geld umgehen; er esse über seine Verhältnisse und bestelle immer teure Menüs. Es komme auch vor, dass er sich zweimal am Abend ein Nachtessen genehmigt. Manchmal komme es zu Zechprellerei und verbalen, manchmal sogar brachialen Auseinandersetzungen mit Kellnern. An einem Nachmittag habe sich Herr R. in eine Erregung hineingesteigert, von fremden Passanten Geld für eine Taxifahrt verlangt, sei dann in eine Textil-Firma eingedrungen, um um Geld zu betteln. Im Zorn der Enttäuschung wegen der Zurückweisung habe er eine Glastüre kaputtgeschlagen, dann sei er blindwütig gegen ein Tram losgezogen, habe bei einem Tritt gegen das Tram das Gleichgewicht verloren und sei zu Boden gestürzt.

Von seiner lieben, ihm hörigen und unkritischen Mutter, die er ausnutze (aus der Sicht des Vormundes), erhalte er stets einen finanziellen Zustupf. Sein Vater, ebenfalls hochbetagt, sei zu Hause bettlägerig. Die Mutter werfe ihm als Vormund vor, dass er versagt habe, genauso wie alle anderen Vormünder, denn sonst würde der Sohn doch nicht immer zu Hause um Geld bitten. Insgesamt betrage seine IV-Rente Fr. 1.345,--; für das Zimmer brauche er 428,--; für die Altersversorgung, Krankenkasse und Steuern werden 545,-- auf die Seite getan; so bleiben für den Patienten Fr. 21,-- täglich. (Man beachte, dass es sich hier um Preise und Zahlen aus dem Jahr 1980 handelt!). Auch der Vormund bestätigt, dass Herr R. überall ungelitten und ungern gesehen sei.

Im Jahre 1982 kommt es zu einer erneuten, diesmal ist es die neunte, Hospitalisation in unserer Klinik: Herr R. wurde wegen einer Beinfraktur in der Chirurgischen Klinik mit Liegegips konservativ behandelt. Bereits nach wenigen Tagen musste er infolge Untragbarkeit zu uns verlegt werden (Belästigung anderer Patienten, Rauchen bei Rauchverbot, Kommandierstil).

Nach der Entlassung wohnte Herr R. wieder im alten Appartementhaus, schlief jeweils bis mittags, bezeichnete sich, obwohl klinisch keine Folgeerscheinungen der Fraktur mehr nachweisbar waren, als Invalider und liess sich von Mitbewohnern Lebensmittel etc. einkaufen. Er gewöhnte sich daran, viel Optalidon, Rohypnol, Artane, Temesta und Seresta einzunehmen, das er sich jeweils ohne Rezept beschaffte, indem er stets die Apotheken wechselte und dem Verkaufspersonal Notlagengeschichten erzählte, bis dieses ihm das Verlangte, um ihn überhaupt loszuwerden, aushändigte. Die Rechnungen schickte er dem Vormund. Er ging nie zum nachbehandelnden Psychiater, aber auch nicht zu anderen Ärzten.

Nach einem Streit mit einem Mitbewohner kommt er gleichentags im Februar 1983 mit einem Zeugnis der Psychiatrischen Poliklinik wieder zu uns. Bei uns wirkt er beinahe subdepressiv, spricht aber immer noch nachdrücklich und versieht den Gesprächspartner mit einer Speicheldusche. Er versteht nur einfachste Fragen und Mitteilungen, komplizierte machen ihm Mühe. Er fühlt sich immer noch nicht ganz körperlich gesund und glaubt deshalb, nie mehr richtig arbeiten zu können. In das Appartementhaus will er auf keinen Fall mehr zurück;.es sei auch zu wenig komfortabel. Im Unterschied zu früheren Hospitalisationen macht Herr R. jetzt aber keine besonderen Ansprüche geltend und ist mit der gemeinsamen Suche nach einer anderweitigen Plazierung einverstanden; ebenfalls mit einer regelmässigen Einnahme von Semap (Depot-Neuroleptikum). Er möchte den Alkohol- und Benzodiazepin-Abusus aufgeben und verspricht dies mit Schwur und Handschlag.

Bereits rund einen Monat später tritt er gemäss seinem Wunsch wieder aus, nachdem er sich leider nicht zur Nachbetreuung beim bekannten Psychiater hatte bewegen lassen; von ihm selbst vorgeschlagene, andere praktizierende Psychiater lehnten ihrerseits Herrn R. ab, so dass er ohne eingefädelte psychotherapeutische Nachbehandlung in die alten Verhältnisse entlassen werden musste.

Das übermässige Alkoholtrinken stellte sich wieder ein; Herr R. vertat sein Geld für Essen und Taxifahrten und stritt wöchentlich mit dem Vormund um bessere finanzielle Unterstützung. In einer aufgebrachten Stimmung wirft er einen Fensterladen in den Hof, damit man ihn ernstnehmen solle und wird daraufhin in einer anderen psychiatrischen Klinik eingewiesen, weil bei uns kein Bett frei ist. Von dort entweicht er während des Ausgangs und meldet sich bei uns. Er kann dann im Juli 1984 erneut bei uns eintreten. Herr R. imponiert auch bei diesem Aufenthalt durch Aufdringlichkeit wie gewohnt, fordert alles in kindlicher Weise und grenzenlos. In der Regel ist er freundlich, dabei aber distanzlos. Er versucht mit grober Simulation von Handkrämpfen Akineton[1]) zu ergattern. Als klar wird, dass er es von uns nicht bekommt, hören die Krämpfe definitiv auf. Neu an psychopathologischen Symptomen ist ein Gesichts-Tic rechts und beginnendes Stottern, wenn Herr R. in Anspannung ist. In Gesprächen mit dem ihm seit Jahren bekannten Oberarzt kommt er immer mit hochgespannten Erwartungen und zahllosen Wünschen, lässt sich aber rasch auf realistische Dimensionen reduzieren.

Diesmal dauert der Aufenthalt bei uns drei Monate, anschliessend wird er in ein eigenes neues Appartement entlassen. Mit einer Plazierung in ein Wohnheim war Herr R. gar nicht einverstanden; er suchte konsequent ein Appartement, und es gelang ihm auch schliesslich, ein solches zu finden. In gleicher Weise suchte er sich selbständig einen Psychiater und fand auch einen. Er will nicht abhängig, sondern frei sein.

Er arbeitet wieder in einer geschützten Werkstätte und ist neuroleptisch auf Leponex eingestellt. Bald beginnt er wieder zu verwahrlosen, geht nicht mehr zur Arbeit, nimmt die Medikamente nur noch unregelmässig ein. Auch beim Hausarzt erscheint er nur noch selten; wenn er kommt, trägt er allerlei hypochondrische Befürchtungen vor. Schliesslich entwickelt er panikartige Angstzustände und wird deshalb im Februar 1985 vom Hausarzt erneut, zum zwölften Mal, zu uns eingewiesen. Beim Eintritt produziert er eine nicht zu bremsende Logorrhoe, ist beinah völlig unfähig, auf den Gesprächspartner einzugehen.

Obwohl aktuell kein psychotisches Erleben eruiert werden kann, bekommt er die Diagnose: "Maniforme Exazerbation bei chronischer Hebephrenie und Debilität"[2]) .

In der Krankengeschichte heisst es richtigerweise, dass der krankheitsuneinsichtige Patient Herr R. mit einer peroralen Medikation überfordert ist und eine erneute Einstellung auf ein Depot-Präparat von Vorteil wäre.

Auch diesmal bleibt er etwas länger bei uns, nämlich vier Monate, und kann nach Besserung, Beruhigung und zufriedenstellenden Arbeitsleistungen in der Fördertherapie unter Beibehaltung einer konsequenten psychagogischen Führung auf die offene Station verlegt werden. Eine Depot-Medikation mit Clopixol konnte eingerichtet werden. Kurz vor Austritt arbeitete Herr R. in der hauseigenen Malerei zu einem bescheidenen Lohn. Er konnte in deutlich gebessertem Zustand in sein früheres Zimmer entlassen werden und erhält die Nachbetreuung durch den vorbehandelnden Psychiater, den er sich selber gesucht hatte.

Bald nach Austritt nahm Herr R. die Möglichkeit, in der hauseigenen Malerei zu arbeiten, nicht mehr wahr, suchte den nachbehandelnden Psychiater nicht mehr auf und vernachlässigte die Depot-Medikation. Nach einem kurzen Aufenthalt in einer

---

[1]) Akineton: ein Antidot gegen extrapyramidale Nebenwirkungen bei Neuroleptika-Behandlung; da leicht euphorisierend, kann es auch süchtig machen.

[2]) Cave: Bei chronischen Patienten findet sich manchmal die Unart, Diagnoseteile stehen zu lassen oder wieder aufzunehmen, weil sie irgendwann im Leben des Patienten einmal gestellt wurden. Mindestens sollte dann jeweils der Zusatz stehen 'anamnestisch' ...

anderen kantonalen psychiatrischen Klinik kommt er wegen Verschlechterung des psychischen Zustandes via Notfallpsychiater im Dezember 1985 zum dreizehnten Mal zu uns.

Bei der Aufnahme ist er fast nicht unterbrechbar, klagt über fürchterliche Schmerzen im ganzen Körper, verlangt unzählige verschiedene Analgetika. Er gibt an, dass er schon Tage lang nicht mehr habe schlafen können und dass es sein Ziel sei, in ein Kloster einzutreten. Mit lautem Jammern demonstriert er seinen schrecklichen und schmerzvollen Zustand. Seine Sätze, die entweder ein Begehren oder eine Beschwerde enthalten, beginnt er mit gewichtiger Betonung: "Jetzt hören Sie einmal zu, Frau Doktor!" Dabei tippt er dem Gegenüber mit dem Zeigefinger auf Schlüssel- und Brustbein.

Die sedierende Medikation mit Nozinan und Leponex wird wieder aufgenommen. Obwohl man sich im klaren ist, dass es nicht klug ist, den Patienten wieder in sein Zimmer austreten zu lassen, ist andererseits genauso klar, dass er eine im Habitual-zustand für andere Menschen schwer erträgliche Person ist und ein Wohnheim oder eine Wohngemeinschaft Herrn R. kaum längere Zeit aushalten würde.

Nach drei Monaten tritt er wieder aus; sein Aufenthalt war bis zum letzten Tag geprägt von endlosen Diskussionen um seine Medikamentenwünsche und von chronischer Un-pünktlichkeit in der Arbeitstherapie.

Bald nach der Entlassung geriet Herr R. wieder ins Trinken (etwa 2 bis 3 grosse Flaschen Bier pro Tag). Schlaflosigkeit, Beeinträchtigungsgefühle gegenüber einer Nachbarin gesellten sich hinzu. Die Logorrhoe und Angetriebenheit von Herrn R. wurde schliesslich für die Umgebung so störend, dass er erneut durch den Notfallpsychiater im Juni 1986 zu uns eingewiesen wurde.

Nun räumt der damalige Chefarzt mit der unzutreffenden Diagnose einer Psychose auf und diagnostiziert lediglich: "Schwere Hyperthymie[1] bei Minderintelligenz, keine schizophrenen, bzw. hebephrenen Symptome feststellbar". Es heisst in der Krankengeschichte: "Die Beeinträchtigungsaussagen von Herrn R. sind deutlich ohne wahnhaften Gehalt, eher bloss überwertige Interpretationen, mit denen der Patient sein eigenes angetriebenes Verhalten erklären will".

Die Intelligenz wird noch einmal kursorisch überprüft[2] : Herr R. drückt sich relativ gewandt aus, schreibt mit wenig Orthographiefehlern und in ganzen Sätzen kurze, aber sinnvolle Lebensläufe. Die meisten üblichen Unterschiedsfragen beantwortet er richtig. Die mnestischen Leistungen sind in Ordnung. Bilder kann er meist richtig deuten. Schlechter sind die rechnerischen Leistungen, den Prozentbegriff beherrscht er nicht. Ohne den Erethismus[3] wäre der Patient zu einfachen, ungelernten Arbeiten fähig.

---

[1] Hyperthymie = ausgeprägte psychomotorische Angetriebenheit
[2] siehe Anhang II
[3] Erethismus: Schwachsinnige Menschen, die schnell in Erregung geraten, im Unterschied zu torpid: schwachsinnige Menschen, die stumpf sind.

Ein weiser Satz des Klinikchefs findet sich in der Krankengeschichte zu dieser Zeit: "Herr R. verfügt bereits über eine derart ausgedehnte Klinikerfahrung, dass eine sorgfältige Entlassungsvorbereitung wichtiger ist als eine hospitalismus-präventive Frühentlassung."

In einem Arbeitsvertrag vom Juli 1986 mit einer geschützten Werkstätte wird deutlich, welche Schwierigkeiten Herr R. bietet. Der Arbeitsversuch verlangt von Herrn R. nämlich folgende Punkte:

1. Sie halten strikte die Arbeitszeiten ein. Während der Arbeitszeiten wird keinerlei Abwesenheit geduldet.
2. Sie halten die Pausen und Rauchordnung des Betriebes ein.
3. Sie beachten ohne Diskussionen die Anordnungen Ihres Gruppenleiters.
4. Sie führen die Ihnen zugeteilten Arbeiten ohne Widerrede aus."

Im Juli des gleichen Jahres kommt es zu einem Zwischenfall in einem Pfarramt in der Stadt, welches Herrn R. bestens kennt, da es ihn schon verschiedentlich mit Geld unterstützt hat. Nun taucht er dort plötzlich wieder auf, gibt sich in der Türgegensprechanlage als ein Herr Müller aus, stürzt in manisch-distanzloser und aggressiver Art ins Pfarramt und verlangt imperativ Geld. Es gehe ihm schlecht, er verhungere und verdurste in dieser Welt. Der Pfarrherr wird seiner kaum Herr. In der Nachbesprechung dieses Vorfalls mit dem Arzt zeigt Herr R. Reue und Einsicht und scheint zu begreifen, dass er sich mit solchen Verhaltensweisen keine Freunde draussen schafft und die wenigen, die er noch hat und die noch zu ihm stehen, endgültig vergrault. Schliesslich entschuldigt sich Herr R. für diese Episode und verspricht, solche Aufdringlichkeiten während des weiteren Klinikaufenthaltes zu unterlassen. Niemand glaubt so richtig daran, dass er sein Versprechen einhalten kann ...

Aus dieser Zeit (1986) liegt auch ein psychischer Befund von Herrn R. vor (ein Psychostatus nach dem AMDP[1]-System). Dieser Psychostatus enthüllt, dass Herr R. nur über sehr wenige manifeste psychiatrische Symptome verfügt, sondern dass seine Störung vielmehr in einer Verhaltens- und Charakterpsychopathologie besteht. Im einzelnen:
- keine Bewusstseinsstörungen;
- keine Orientierungsstörungen, nur milde Konzentrationsstörungen; an formalen Denkstörungen: umständlich, eingeengt, ideenflüchtig;
- keine Zwänge;
- kein Wahn;
- keine Sinnestäuschungen;
- keine Ich-Störungen;
- Affektstörung: gereizt, innerlich unruhig, klagsam, affektstarr;
- Antriebs- und psychomotorische Störungen: antriebsgesteigert, theatralisch, logorrhoisch.

---

[1] AMDP = Arbeitsgemeinschaft für Methodik und Dokumentation in der Psychiatrie / Zusammenschluss mehrerer deutschsprachiger Universitätskliniken zur Vereinheitlichung des psychopathologischen Sprachgebrauchs

Der somatische Befund aus der gleichen Zeit ergibt folgende Symptome:
- Einschlafstörungen;
- Durchschlafstörungen;
- Verkürzung der Schlafdauer;
- Früherwachen;
- Müdigkeit;
- Hypersalivation[1] ;
- Herzklopfen;
- vermehrtes Schwitzen;
- Kopfdruck;
- feinschlägiger Tremor.

Nach einem Vierteljahr wird er wiederum nach Hause entlassen. Diesmal war der Aufenthalt gekennzeichnet durch kurzzeitige hyperthyme Aufregungen und Erregungszustände, welche gut durch 20-minütige strukturierende Gespräche, für die sich der behandelnde Arzt Zeit nahm, abgefangen werden konnten. Man fand eine neue 1-Zimmerwohnung für ihn und beschäftigte ihn nach einem gescheiterten Arbeitsversuch in der bekannten geschützten Werkstätte als externen Arbeiter bei uns in der Schlosserei und Malerei. Die Austrittsmedikation besteht in Clopixol-Depot, 300mg-Injektion alle vierzehn Tage.

Schon bald vernachlässigte Herr R. die Arbeit in der Schlosserei und Malerei; wegen zunehmender Beschwerden von Wohnungsnachbarn wurde ihm das Zimmer bereits nach einem knappen Monat gekündigt. Er wird wieder zunehmend angetrieben, platzt dem nachbetreuenden Psychiater in die Sprechstunde hinein und tobt, wenn ihm nicht unmittelbar Gehör verschafft wird. Diese Situation spitzt sich unerträglich zu, und der nachbetreuende Psychiater weist ihn im November 1986 erneut uns zu. Wiederum äussert er unzählige körperliche Beschwerden und schreibt den Ärzten die Behandlungsmassnahmen vor. Alles, was man ihm verspricht, muss er mit verpflichtendem Handschlag sicher machen - er hat schon zu oft erlebt, dass ihm Leute das Blaue vom Himmel versprachen, nur um ihn loszuwerden. Seine Diagnose wird nun ergänzt durch den Bestandteil: "chronischer Aethylismus"[2].

Im Januar 1987, nach wenigen Monaten also, wird er wieder nach Hause entlassen. Tatsächlich hat er mit Hilfe seines Vormundes inzwischen wieder eine neue Wohnung, ein Zweier-Appartement gefunden. Die Austrittsmedikation und der nachbetreuende Psychiater bleiben gleich.

Nun geht es ein halbes Jahr lang einigermassen gut, bis er im Juni 1987 zur 16. Rehospitalisierung zu uns kommt. Er hatte zwischenzeitlich keine regelmässige Arbeit, aber häufig Kontakt mit der Mutter und einem der Geschwister. Er füllte seine Tage mit Besuchen beim Vormund, beim Sozialarbeiter und bei verschiedensten Ärzten aus. Die Tendenz zum Medikamentenmissbrauch verstärkte sich, der Aethylabusus wurde eher etwas milder. Ein sehr agitierter Besuch bei einem Internisten wegen diffuser

---

[1] Hypersalivation = vermehrte Speichelproduktion
[2] Aethylismus = Alkoholismus (ein Kunstwort, um den Tatbestand vor dem Patienten ausdrücken zu können, ohne ihn zu verletzen ...)

Oberbauchbeschwerden führt schliesslich zur Einweisung bei uns. Herr R. wirkt diesmal sehr affektlabil, bricht plötzlich in Weinen aus, gibt sich sehr kindlich, läppisch und wie immer stark distanzlos. Er hat die Tendenz entwickelt, körperlich sehr nahe, bis auf wenige Zentimeter, an den Gesprächspartner heranzurücken.

Mit Clopixol-Depot und zusätzlicher Nozinangabe gerät er recht schnell wieder in seinen Habitualzustand; mit viel Mühe kann eine Tagesstruktur bei uns etabliert werden, er will jedoch bereits nach einem Monat wieder gehen und ist für eine Arbeit nicht zu motivieren.

Wegen anhaltender Schlafstörungen nimmt er, wieder entlassen und in seinem Appartement, erneut Rohypnol und Alkohol zu sich. Die zunehmende Verwahrlosung und soziale Isolation stellt sich wieder ein. Er bettelt in der Familie, bei Pfarrern und neuerdings sogar auf offener Strasse. Nur mit Mühe kann er seinen Haushalt einigermassen in Ordnung halten. Auf eigenen Wunsch tritt er bereits im August 1987 wieder zu uns ein. Wie früher spricht er pausenlos und möchte alle Entscheidungen bezüglich Behandlung selber treffen. Seine Gedanken kreisen um Fragen der Medikation. Die Klinik muss ihn auf eigenen dringenden Wunsch mit schlechtem Gewissen bereits im November des gleichen Jahres in die alten Verhältnisse entlassen. Immerhin konnte neu eine Lithiofor-Therapie eingerichtet werden, zusätzlich zum Clopixol-Depot und zur Nozinan- und Dalmadorm-Schlafbehandlung.

In der Folge gelang es Herrn R. nicht, sich eine Beschäftigung zu organisieren; er verbrachte den Vormittag in der Regel im Bett und spazierte nachmittags in der Stadt umher. Zusätzlich zu den verordneten Medikamenten nahm er regelmässig die verschiedensten Präparate, die er sich selber beschaffte, ein. Im März 1988 kommt es zu einer Beinahe-Aufnahme: Herr R. verlangt bei uns im Aufnahmezimmer herrisch diverse Medikamente und stellt Bedingungen für die Tagesstruktur. Als wir ihm klarmachen müssen, dass wir auf seine Forderungen nicht eingehen können, verlässt er die Klinik wieder. In der Krankengeschichte findet sich ein Satz, der die ganze Hilflosigkeit in der Behandlung dieses schwerkranken Menschen aufzeigt: "Es ist fraglich, ob der völlig unstrukturierte Lebenswandel des Patienten durch Dauerhospitalisation oder neuroleptische Behandlung zu beheben ist". Er ist es nicht. Psychiatrische Behandlung kann nicht unstetes Leben zu stetem machen. Leider nicht. Und Gott sei Dank nicht.

Inzwischen hat sich Herr R. zuhause eine regelrechte Apotheke angelegt. Nach Auskunft eines der Geschwister befinden sich darin: Nozinan, Prazine, Dalmadorm, Valium, Rohypnol, Seresta, Librium, Temesta, Lithiofor, Artane, Dipiperon. Herr R. raucht inzwischen drei Päckchen Zigaretten am Tag und trinkt weiterhin mindestens einen Liter Bier täglich. Auseinandersetzungen mit den Mitbewohnern im Appartementhaus sind regelmässig an der Tagesordnung. Das Personal eines Reinigungsinstitutes, welches auf Veranlassung des Vormundes einmal wöchentlich das Zimmer des Patienten reinigt, wird von Herrn R. schikaniert und beschimpft. Termine bei der Vormundschaft, beim Zahnarzt, beim Hausarzt vermag er nicht einzuhalten. Geschwister und Mutter sagen übereinstimmend, dass sich der Zustand von Herrn R. über die Jahre verschlechtert habe: Er sei häufiger grob, vorlaut, kaum lenkbar. Die Verwahrlosung hat wieder zugenommen; er pflegt sich körperlich mangelhaft und ist unfähig, für die eigene Wäsche zu sorgen. Mitte Mai 1988 drängt er zunehmend wieder in die Klinik und kommt dann tatsächlich auch im Juni via Hausarzt wieder zu uns.

Er ist erleichtert, wieder in der Klinik zu sein, leidet nicht unter der Psychiatrisierung. Er nimmt die sozial störenden Verhaltensauffälligkeiten und die intellektuellen Beeinträchtigungen partiell durchaus wahr, ist sogar zuversichtlich, mit unserer Hilfe zu einem normalen Leben zu finden. Auf der Station zeigt er das bekannte Verhalten: ist häufig ungehalten, gespannt und verbal aggressiv. Beklagt sich über mangelnde Zuwendung, kommandiert Mitpatienten und Pflegepersonal herum, kann Enttäuschungen kaum ertragen. Man überlegt, ob im Falle eines erneuten vorzeitigen Behandlungsabbruches nicht ein fürsorgerischer Freiheitsentzug erwogen werden muss.

Der Vormund, der ihn nun viele Jahre lang kennt, ist der Ansicht, dass sich der Zustand von Herrn R. langfristig verschlechtert hat. Es sei absolut unmöglich, den Patienten einer regelmässigen Tätigkeit zuzuführen; er sei nicht imstande, einen Termin einzuhalten und sei häufig alkoholisiert, bleibe oft bis zum Nachmittag im Bett. Ein weiteres grosses Problem sei der häufige Arztwechsel; Herr R. finde bald in der ganzen Stadt keinen Arzt mehr, der ihn noch behandeln wolle. Der Vormund sieht allenfalls in einem langdauernden Klinikaufenthalt noch gewisse Chancen und im äussersten Fall auch in einem fürsorgerischen Freiheitsentzug.

Es kommt natürlich nicht zur langdauernden Hospitalisation, sondern Herr R. tritt im September 1988 wieder aus. Auf sein massives Drängen hin wird er in die alten Verhältnisse entlassen. Man gibt ihm noch einmal eine Chance, in unserer Schlosserei zu arbeiten, und auch eine neue nachbetreuende Psychiaterin konnte gefunden werden. Die Austrittsmedikation lautet nun: Clopixol-Depot, 125 mg Leponex, Artane gegen extrapyramidale Nebenwirkungen und Ponstan als Analgetikum.

Ende 1988 stirbt sein Vater, und eines seiner Geschwister zieht weg ins Ausland. Beide einschneidenden Ereignisse übersteht Herr R. erstaunlich gut. Im Januar 1989 kommt es zu einer ganz kurzen dreitägigen Hospitalisation wegen exazerbierter Einsamkeitsgefühle. Bereits im März 1989 wird er mit Verdacht auf einen psychotischen Schub notfallmässig wieder zu uns eingewiesen. Es ist die 21. Hospitalisation in unserer Klinik. Der Alkoholkonsum hatte sich gesteigert: Whisky und Likör kamen hinzu. Herr R. geriet immer wieder in akute Verzweiflungszustände, die zunächst noch ambulant aufgefangen werden konnten. Im März 1989 meldete er sich erregt über die Notrufsäule bei der Polizei, welche aus den verwirrten Äuserungen des Patienten nicht klug wurde und ihn via Notfallpsychiater erneut bei uns einweisen liess. Nun ist das psychopathologische Bild ganz anders als früher. Herr R. sieht mit geschlossenen Augen seine Schwester, die Auferstehung Christi und den Teufel; er hört mehrere Stimmen, die ihn bedrohen und umbringen wollen; er hört Musik, die vom Teufel stamme. Er behauptet, Gedanken lesen zu können, mit höheren Mächten in Verbindung zu stehen. Die Diagnose lautet nun zu Recht: "Paranoid anmutender Erregungszustand bei schwerer Hyperthymie und Minderintelligenz".

Nun bleibt er etwas länger bei uns, über ein halbes Jahr. Er lebt auf einer geschlossenen Langzeit-Station und wird wieder sehr streng geführt. Die verschiedenen arbeitstherapeutischen Möglichkeiten in der Klinik klappert er so ziemlich alle ab. Er bekommt auch das, was sich früher sehr gut bewährt hat: nämlich regelmässige, hochfrequente, aber kurze Einzelgespräche mit dem Arzt. Im Januar 1990 wird er schliesslich in eine sog. Grossfamilie entlassen, also eine Art Wohngemeinschaft mit hoher Betreuungsintensität. Inzwischen ist er auch auf Quilonorm eingestellt.

Leider vermochte er sich auch in der therapeutischen Wohngemeinschaft nicht einzuordnen. Es kam im Verlauf des Jahres 1991 zu zwei Hospitalisationen in einer anderen kantonalen Klinik. Eines seiner Geschwister setzte sich sehr für ihn ein und beschaffte ihm wieder einen Platz in einer geschützten Werkstätte, den er aber bald darauf wieder verlor. Im Januar 1992 kommt Herr R. nach einem Wechsel zwischen depressiven Verstimmungen und aggressiver Gereiztheit aus der bekannten Krisensituation heraus erneut und zum dreiundzwanzigsten. Mal zu uns. Bereits nach zwei Wochen wird er wieder entlassen, nachdem seine Schwester für ihn einen Platz in einem Blaukreuz-Heim gefunden hatte. Die Austrittsmedikation hat sich wieder geändert (dahinter steht wohl weniger ein durchdachtes Konzept, sondern eher bestimmte Präferenzen wechselnder Oberärzte), nämlich: er erhält jetzt zusätzlich zu Leponex Tegretol und zum Schlafen sogar Rohypnol.

Der Leser wird allmählich wissen, wie es weitergeht: Nach wenigen Tagen überwarf er sich in einer schweren Auseinandersetzung mit dem Heimleiter des Blaukreuz-Heimes, reiste zu seiner Schwester, hat dort auch schwere Auseinandersetzungen und fühlt sich ungerecht behandelt. Wegen sozialer Entgleisungen (Aggression gegen seine Familienmitglieder) wird er bereits im April 1992 via Notfallpsychiater wieder zu uns eingewiesen.

Er äussert klare Wünsche: Er möchte viel Freiheit und wenig Beschäftigung; er möchte gelegentlich mit dem Taxi den Zahnarzt aufsuchen; er möchte Priester werden und gleichzeitig ein Zimmer und eine Freundin haben. Er möchte auch nicht den ihm zugeteilten Arzt, sondern einen anderen. Inzwischen hat sich die Diagnose ganz gewandelt: "Rezidivierende manische Episode bei bipolarer Affektstörung und leichter Minderintelligenz und sekundärem Alkoholabusus". Nachdem also die Hebephrenie ausgemerzt war, hat er jetzt doch noch eine Affektpsychose verpasst bekommen ...

Die Schwierigkeiten, ihn intern zu beschäftigen, illustriert ein Verlaufseintrag in der Krankengeschichte vom November 1992:

Zuerst arbeitete Herr R. in der Fördertherapie ganztags, immer in derselben Gruppe. Nach ein paar Wochen wurde die Belastung für diese Gruppe zu gross, und man beschäftigte ihn nur noch halbtags in dieser Gruppe und den anderen halben Tag in einer anderen Gruppe. Aber auch diese Lösung bewährte sich nicht, so dass man die Ganztagsarbeit auf eine Halbtagsarbeit in einer wieder neuen Gruppe reduzieren musste.

In der Folge kommt es immer wieder zu guten und wichtigen Koordinationssitzungen mit der Schwester des Patienten, dem Vormund, dem zuständigen Sozialarbeiter und den Klinik-Bezugspersonen. Diesmal lässt man sich endlich mehr Zeit mit einer Entlassung und Plazierung des Patienten und versucht, in die Zukunftsplanung neue Aspekte hineinzubringen. Dass er nicht mehr zur Schwester nach Hause zurückkehren kann, ist klar. Herr R. ist nach wie vor sehr logorrhoisch, hat von Zeit zu Zeit verbale Aggressionsausbrüche, ist insgesamt jedoch lenkbar. Wenn man ihm genügend Zeit schenkt, denkt und spricht er sehr vernünftig.

Als man Herrn R. zu diesen Koordinationsgesprächen beizieht, verändert sich die Dynamik, und es wird schwierig: Er lässt niemanden ausreden und hält endlose Monologe über seine eigenen Zukunftsvorstellungen. Er möchte wieder ein eigenes Zimmer bewohnen wie früher, während der Vormund eine längerfristige Unterbringung in einer Arbeitserziehungsanstalt favorisiert. Dem widerspricht Herr R. vehement und entschieden. Auch gegenüber einem betreuten Wohnheim zeigt er sich ablehnend. Er kann nicht im geringsten auf die Bedenken seines Vormundes eingehen, dass er in einer unbetreuten Wohnsituation erfahrungsgemäss wieder zur Verwahrlosung neigen würde. Im Verhältnis zwischen Herrn R. und seiner Schwester zeigen sich die jahrelangen Spannungen. Beide können nicht ruhig miteinander reden. Zudem verlangt Herr R. vehement die Aufhebung der Vormundschaft und deren Umwandlung in eine Beistandschaft[1]. Alle diese Gespräche enden ohne eine Einigung der Beteiligten mit dem Aufbruch des Vormundes und der Schwester von Herrn R., während dieser ununterbrochen weiter auf sie einredet und nicht zum Schluss kommen kann, als beide schon lange gegangen sind.

Aus dem Jahr 1993 finden wir einen Krankengeschichten-Eintrag einer Patienten-Übergabe eines Assistenten an seinen Nachfolger; es heisst:

Keine grossen Veränderungen des psychischen Befindens. Herr R. ist logorrhoisch, klebrig, aber lenkbar. Im Gespräch dominieren sein übergrosses Mitteilungsbedürfnis und die Unfähigkeit, Aussagen des Gesprächspartners aufzunehmen und zu verarbeiten. Herr R. ist inhaltlich eingeengt auf den Wunsch nach Medikamentenreduktion und den Wunsch nach einer möglichst freien Lebensgestaltung mit Klinikaustritt. Ein immer wiederkehrendes Thema ist seine Beschäftigung mit religiösen Themen. Er betont immer und immer wieder die Wichtigkeit seines Glaubens. Häufig klagt er auch über Schlafstörungen, welche sich durch die Nachtwache nicht objektivieren lassen. Wegen seines schwierigen Verhaltens gegenüber Mitpatienten und Betreuern kann er die Fördertherapie nur noch halbtags besuchen. Er ist anhänglich und konsumierend zugleich. Ein wöchentlicher Gesprächstermin von 30 Minuten bewährt sich.

Die Arbeitserziehungsanstalt, die vom Vormund ins Auge gefasst wurde, lehnt die Aufnahme von Herrn R. dezidiert ab. Nach Kenntnisnahme seines Lebenslaufes und seiner ausgeprägten Verhaltensstörungen fürchtet man, dass es binnen kurzem zu schweren Zusammenstössen kommen wird. Auch die betagte Mutter von Herrn R. setzt

---

[1] Beistandschaft: Hilfe bei (vor allem) der Finanzverwaltung, ohne Verlust der Autonomie wie bei Bevormundung

sich aus ihrer Sicht dafür ein, dass er in der Klinik bleiben und nicht in eine Arbeitserziehungsanstalt verlegt werden soll. In einem rührenden Brief schreibt sie, dass ihr Sohn nun mit 46 Jahren charakterlich festgefahren sei und dass die Klinikumgebung in einem gewissen Rahmen erzieherisch auf ihn einwirken kann und auch die Medikamente ihn gut beeinflussten. Es heisst wörtlich: "In der Klinik wird für ihn vorbildlich gesorgt in erzieherischer und psychiatrischer Hinsicht. Mein Sohn ist im Innersten zerbrechlich, braucht nebst einer strengen Hand auch das Schonklima, sich auch selber sein zu dürfen". Dieser Sicht der Mutter ist nichts hinzuzufügen: Sie ist richtig, und sie zeigt, dass die alte Mutter ihren Sohn immer noch liebt.

Die Aufhebung der Vormundschaft bzw. Umwandlung in eine Beistandschaft wird behördlicherseits abgelehnt. Der psychisch unstabile Zustand lasse dies nicht zu, wie es in einem Brief der Amtsvormundschaft heisst. Auch wird Herrn R. klargemacht, dass eine Entlassung in eine eigene Wohnung zur Zeit undenkbar sei und ihm in ausführlichen, detaillierten Punkten die Besuchsregelung vorgeschrieben: wann, für wie lange er seinen Vormund aufsuchen kann und welches Geld ihm zur Verfügung steht. Selbst der telefonische Kontakt mit dem Vormund wird geregelt. Der Brief ist streng, massregelnd und zeigt, dass der *goodwill* auch seitens dieser Behörde allmählich erschöpft ist.

In der Klinik geht es in den folgenden Jahren und Monaten nicht schlecht. Herr R. kann auf eine offene Station überwechseln, wo er fast zwei Jahre verbringt. Er wird auch dort in klarer, überschaubarer und konsequenter Weise geführt. In den ärztlichen Gesprächen versucht man, durch direktive Themenvorgabe sein notorisches Querulieren und seine thematische Einengung auf Medikamentenreduktion, Entlassung oder Verlegung oder somatische Abklärungen zu durchbrechen. Einem Arzt gelingt es sogar, mit ihm Brettspiele zu spielen. Die Gruppenfähigkeit ist jedoch nach wie vor nicht gewährleistet; mehr oder weniger alle Mitpatienten und Mitpatientinnen ertragen Herrn R. nicht in einer Gruppe. Im Januar 1994 kann tatsächlich ein neuer Arbeits- und Wohnversuch gestartet werden: Herr R. kann in eine christlich geführte Kartause austreten, wo er sowohl wohnen als auch arbeiten kann und neben grossen Freiheiten durchaus auch eine engmaschige Betreuung geniesst. Die Austrittsmedikation ist im wesentlichen gleich geblieben: Er ist mit Quilonorm gut eingestellt, hat 400 mg Leponex täglich, was für eine ambulante Behandlung eher eine hohe Dosis ist, hat Prazine als Neuroleptikum in Reserve und an somatischen Medikamenten einen Beta-Blocker gegen den Bluthochdruck.

Leider kommt er nach einem Vierteljahr im Mai 1994 wieder zu uns zurück, weil ihn der behandelnde Hausarzt der Kartause infolge eines maniformen Zustandsbildes und konsekutiver Verweigerung der Arbeit wieder einweisen musste. Herr R. selber ist damit einverstanden. Auf der Akutstation lebt er sich sofort gut ein; man hat den Eindruck, dass er sich auf keinen Fall das Daseinsrecht bei uns verderben will. Bald kann er wieder auf die offene Station übertreten und die Tagesstruktur mit Arbeitstherapie morgens und freiem Stadtausgang nachmittags ohne grössere Schwierigkeiten einigermassen einhalten. Insgesamt ist er gut lenkbar. Nach einer erfolgreich verlaufenden Besichtigung entscheidet sich Herr R., in ein Pflegeheim in einer kleinen Stadt, etwa zwanzig km von unserer Klinik entfernt, überzutreten. Dieser Übertritt erfolgt im Dezember 1994.

Ob damit die Odyssee von Herrn R. endet, kann ich dem neugierigen und wahrscheinlich gleichermassen erschöpften Leser nicht verraten. Jedenfalls endet hier der Bericht über die Lebens- und Leidensgeschichte von Herrn R.
Nein, halt!

Soeben, das heisst am 6. September 1995, längst nach Abschluss obiger Zeilen, treffe ich zufällig auf Herrn R., als ich über die geschlossene Aufnahme-Station laufe. Besser gesagt, wir stossen regelrecht zusammen, da er geradewegs aus seinem Zimmer stürmt, als ich an der Türe vorbeimarschiere.

Mit einem Wortschwall und einer Speicheldusche empfängt er mich, so als wäre gar keine Zeit verstrichen, seit wir uns das letzte Mal sahen. Zum Fliehen ist es zu spät: ich kann ihm nicht mehr entrinnen und zapple wie die Fliege im Netz.

"Gut, dass ich Sie sehe, Herr Dr. Zöllner, Sie kommen mir gerade recht. Das Pflegeheim, das war der grösste Mist. Da gehe ich auf keinen Fall wieder hin. Ich bin froh, dass ich wieder hier bei Ihnen bin. Gell, Sie kommen mich dann wieder besuchen, dass wir über alles reden können. Ich brauche Sie dringend. Sie müssen mir helfen. Das Pflegeheim war eine Katastrophe. Sie werden mir auch helfen, ein gutes "Fraueli" zu finden, gell, das macht der liebe Dr. Zöllner für mich. Gell, so ein Fraueli, das würde mir schon helfen. Der liebe Dr. Zöllner hat sicher auch so ein gutes Fraueli, was ihm immer hilft, gell, Herr Dr. Zöllner. Das ist viel besser als Medi. Ein lieber Mensch".

Und weiter geht es in diesem Originalton Herrn R.s. Mit einer Mischung aus Rührung, Entsetzen, Müdigkeit, Abwehr und - tatsächlich - Zuneigung, oder besser: Hinneigung schaue ich Herrn R. ins Gesicht. Für einen Moment schweigt er und schaut auch mich an. Vielleicht mit der gleichen Gefühlsmischung.

Klassifikation der Intelligenzminderung

Intelligenzminderung	entspricht		IQ nach WHO	entspricht einem Kind im Alter von:	Häufigkeit in der Gesamt-bevölkerung
	psychiatrisch	heilpädagogisch			
Grenzbereich	Minderbegabung oder Subnormalität leichte Debilität	Lernbehinderung (Sonderklassen) einfache Anlehre	90 - 70 70 - 80		
leicht	Debilität	schulbildungsfähige geistig Behinderte (Heilpädagogische Schule), geschützte Werkstatt	50 - 70	**7 - 12 Jahre** Grundkenntnisse in den Kulturtechniken. Mit Unterstützung selbstän-dige Lebensführung im geschützten Rahmen	3%
mittel	Imbezillität	praktisch bildungs-fähige geistig Behin-derte. (Heilpädagog. Schule), geschützte Werkstatt / Ergo-therapie	20 - 50	**3 - 7 Jahre** In der Selbstversorgung praktisch trainiert. Zur Lebensführung dauernde Unterstützung und geschützter Rahmen	0,5%
schwer	Idiotie	Gewöhnungsfähige geistig Behinderte (heilpädagog. Einzel-förderung, Physio-therapie, Pflege)	unter 20	**unter 3 Jahre** Bildungs- und Sprachun-fähigkeit, Hilflosigkeit, Pflegebedürftigkeit	0,25%

Anhang II

Die einfache psychiatrische Gedächtnis- und Intelligenzprüfung

Für psychiatrische Behandlungs- und Rehabilitationszwecke genügt es oft, eine grobe Einstufung der intellektuellen Fähigkeiten eines Patienten in subnormal, normal und supranormal vorzunehmen. Vielfach ist eine differenzierte Intelligenzprüfung mittels eines mehrdimensionalen Intelligenztestes gar nicht erforderlich. Diese muss ohnehin beim Spezialisten, dem diagnostisch geschulten und ausgebildeten klinischen Psychologen, in Auftrag gegeben werden. Eine solche differenzierte intellektuelle Leistungsabklärung ist in der Regel lediglich bei berufs- und lebenslaufberaterischer Fragestellung erforderlich.

Der Anfänger meidet Intelligenzprüfungen gerne, weil er dem Patienten nicht als Schulmeister erscheinen möchte. Dennoch gehört auch die grobe Einschätzung der Intelligenz zu einem vollständigen Psychostatus. Immerhin kann das realisierbare Wiedereingliederungsniveau nur dann annähernd richtig abgeschätzt werden, wenn die intellektuellen Möglichkeiten erfasst sind. Anamnestisch lassen an Intelligenzschwäche denken: Klassenrepetitionen und berufliches Versagen (beides ist aber nicht beweisbar dafür - cave Pseudodebilität[1]), eine aktuell plumpe Sprechweise, ein kindlich detailverhaftetes Erzählen und Argumentieren. Ein Patient mit einem intakten Gedächtnis und guter Schul- und Berufsbewährung muss psychiatrisch nicht hinsichtlich Intelligenz geprüft werden: Man kann von mindestens normaler Intelligenz ausgehen.

Psychologisch geschickt flicht man die Intelligenzüberprüfung in ein Untersuchungsgespräch ein. Selbstverständlich darf man den Patienten nicht an der Nase herumführen oder im unklaren lassen, sondern muss ihn darüber aufklären, dass man auch eine Prüfung der intellektuellen Fähigkeiten vornimmt. Die meisten Patienten akzeptieren eher, wenn man ihnen sagt, dass man sich für ihre intellektuelle Leistungsfähigkeit hinsichtlich Denken und Konzentrieren und ihre geistige Flexibilität interessiere, als wenn man das Wort *Intelligenzprüfung* gebraucht. Man kann z.B. sagen: "Mich interessiert, ob Sie logisch denken können, ob Sie sich gut konzentrieren können und ob Sie sich schnell auf Neues einstellen können". Von Vorteil ist es auch, die Untersuchung mit einfacheren Fragen abzuschliessen, damit der Patient nicht mit einem Misserfolgserlebnis und Versagensgefühlen weggehen muss.

Immer muss man sich bewusst sein, dass Artefakte die reliable Erfassung der Intelligenz trüben können: Aufregung, Ängstlichkeit, depressives Befinden, Abgelenktheit durch psychopathologische Symptome, z.B. Halluzinationen, Renitenz und Negativismus, flüchtige Arbeitsweise, wurstige Einstellung des Patienten, Kritiklosigkeit zum Beispiel bei manischen Patienten, leichte Benommenheit bei Intoxikationen und viele andere Dinge mehr. Es liegt letztlich in der Verantwortung des erfahrenen Untersuchers, inwieweit er solche Artefakte in Rechnung stellt und bei der Gesamtbeurteilung berücksichtigt.

---

[1] pseudodebil = wirkt debil, da multipel familiär traumatisiert und schwer milieugeschädigt, ist es aber nicht.

Ein nicht intellektuell eingeschränkter, mnestisch gesunder, situativ nicht erheblich gehemmter und ängstlicher Mensch kann folgende Dinge in der Regel richtig sagen und durchführen:

1. Räumliche und situative Orientierung: Er weiss, wo er ist und von woher er gerade gekommen ist und in welcher Situation (z.B. Vorlesung) er sich gerade befindet.

2. Zeitliche Orientierung: Er kann das ungefähre (aber keineswegs immer ganz genaue) Datum angeben, den Wochentag, den Monat und das laufende Jahr. (Hinsichtlich des Datums muss man grosszügig sein, da in der Einförmigkeit des Klinikalltags, ähnlich wie in der Ferienzeit, das Gefühl für das Wissen um das exakte Datum und den Wochentag häufig verlorengeht und ja auch zum Überleben nicht notwendig ist.)

3. Persönliche bzw. autopsychische Orientierung: Er kann über Alter, Adresse, Beruf und Familiendaten Auskunft geben; er kennt seine Lebensgeschichte.

4. Er kann die Namen einiger Personen nennen, die er kürzlich kennengelernt hat, z.B. in der Klinik Mitpatienten, Pflegepersonal, den behandelnden Arzt und den Stationsarzt.

5. Frischgedächtnis: Er kann sich erinnern, was er am Morgen (genau) und gestern abend (mit einigen Lücken) gegessen hat. (Dies kann man natürlich nur überprüfen, wenn man selbst das Menü vom Vorabend kennt!)

6. Er kann den Namen desjenigen, der die Untersuchung durchführt, im Kopf behalten, nachdem dieser sich einmal zu Beginn des Gesprächs mit deutlicher Stimme vorgestellt hat. (Auch dies ist natürlich nur prüfbar, wenn man nicht vergisst, das Namensschildchen abzulegen!)

7. Er kann leichte Rechnungen mit zweistelligen Zahlen, bei denen man sich Zwischenresultate merken muss, im Kopf richtig ausführen, z.B. 13 x 16.

8. Er kann nach ca. einer halben Stunde Gesprächsdauer mit dem Untersucher einige der besprochenen Themen und gegebenenfalls auch Prüffragen im Detail wiedergeben.

9. Er kann lange Wörter, wie z.B. "Durchhaltevermögen" aus dem Kopf vorwärts buchstabieren. (Dies setzt allerdings voraus, dass er die Rechtschreibung kennt, und Kenntnisse in der Orthographie korrelieren nicht bündig mit dem IQ.)
10. Er kann die Wochentage und die Monate des Jahres rückwärts hersagen.

11. Konzentrationsfähigkeit: Er kann von 100 fortlaufend 3 oder 7 abzählen. (Das erste ist natürlich leichter als das zweite.)

12. Er kann fünf bis sieben einstellige Zahlen unmittelbar nachsprechen. Diese Fähigkeit des unmittelbaren Behaltens kann durch psychoorganische Störungen beeinträchtigt sein, ohne dass sich daraus ein Hinweis auf Minderintelligenz ergibt. In der Regel kann aber tatsächlich ein psychisch gesunder, nicht aufgeregter und nicht hirnkranker Mensch sieben Wörter oder Zahlen, die ihm vorgesprochen werden, unmittelbar reproduzieren. Probieren Sie's aus!

13. Er kann seine tägliche Arbeit dem Untersucher so erklären, dass dieser den Arbeitsvorgang versteht.

14. Er kann die Armbanduhr (analog, nicht digital) genau ablesen und sagen, wieviel Uhr es ist, wenn man um viertel nach zwölf den kleinen mit dem grossen Zeiger vertauscht. Wissen Sie's?

15. Er kann angeben, wie die Abfahrtszeit eines Zuges, der nachmittags um zehn vor vier Uhr abfährt, im Kursbuch angeschrieben ist.

16. Er kann eine Adresse aus dem Telefonbuch heraussuchen. (Das setzt die Kenntnis des Alphabets voraus.)

17. Er kann mit landläufigen Masssystemen umgehen, etwa sagen, wie viele Meter ein Kilometer hat, wie viele Tage ein Jahr hat, wie viele Gramm ein Kilogramm hat.

18. Er kann einfache Herausgeld-Rechnungen lösen, z.B.: "Ein Hemd kostet 69.90 Fr. Sie bezahlen mit einem Hunderter. Wieviel bekommen Sie heraus?"

19. Er kann über die Hundertergrenze hinaus rechnen, z.B. 117 minus 29.

20. Er kann den Prozentbegriff in einfachen Fällen handhaben, etwa 3% von 200 Franken ausrechnen.

21. Er kann lesen, ohne steckenzubleiben.

22. Er kann einen Lebenslauf oder einen Brief ohne massenhafte und abstruse Orthographiefehler und in ganzen Sätzen schreiben. (Cave: Rechtschreibreform!)

23. Er kann den Unterschied von Zwerg und Kind, Leiter und Treppe, Bach und Teich, Lüge und Irrtum, Geiz und Sparsamkeit erklären.

Er kann aber nicht unbedingt
- elementare Kenntnisse aus Schulfächern wie Geographie, Geschichte, Staatsbürgerkunde, Naturkunde produzieren;
- Brüche gleichnamig machen (1/2 + 1/3) und mit Dezimalbrüchen umgehen (0,7 + 0,5);
- sich im Kursbuch der Bundesbahnen zurechtfinden.

Ein nicht erheblich schwachsinniger, hirngesunder und in die Testsituation gut einge-stimmter Mensch bzw. Patient kann die folgende berühmte Geschichte vom Salzesel so nacherzählen, dass der logische Sinn der Geschichte deutlich wird und erhalten bleibt.

Der mit Salz beladene Esel
Ein Esel, der mit Salz beladen war, musste durch einen Fluss waten. Er fiel hin und blieb einige Augenblicke behaglich in der kühlen Flut liegen. Beim Aufstehen fühlte er sich um einen grossen Teil seiner Last erleichtert, weil das Salz im Wasser geschmolzen war. Langohr merkte sich diesen Vorteil und wandte ihn gleich am folgenden Tag an, als er, mit Schwämmen belastet, wieder durch eben diesen Fluss ging. Diesmal fiel er absichtlich, sah sich aber arg getäuscht. Die Schwämme hatten nämlich das Wasser angesogen und waren bedeutend schwerer als vorher. Die Last war so gross, dass er ertrank. Moral: Ein Mittel taugt nicht für alle Fälle.

Anhang III

Umgang mit logorrhoischen und klebrigen Patienten

Logorrhoe ist wie Diarrhoe, nur am anderen Ende des Verdauungskanals. Jedermann, auch der nicht-psychiatrische Experte, weiss, wie schwierig der Umgang mit Menschen ist, die nicht aufhören können zu reden, die vom Hundertsten ins Tausendste geraten, die sich umständlich ausdrücken, einen nicht zu Wort kommen lassen oder einem ins Wort fallen, wie Kletten an einem hängen und einen mit einem Wortschwall überhäufen, so dass man sich eingegraben fühlt wie in einer Kuhle im Sand. In der Psychiatrie sind solche Menschen besonders stark in der Gruppe der Patienten mit Manien vertreten, aber auch, wie wir gesehen haben, in der Gruppe der Oligophrenien und manchmal noch bei den Persönlichkeitsstörungen, die man früher Psychopathien nannte. Welche einfachen Umgangsempfehlungen kann man abgeben, um zu verhindern, dass bei einem selbst aggressive Gefühle gegen solche Menschen entstehen?

Das Erste und Wichtigste ist: Man muss Zeit haben und sich Zeit nehmen für ein Gespräch mit solchen Menschen. Ist man im Stress, in der Hetze, in Eile, ist es besser, eine solche Unterredung ganz zu lassen, weil sie nur frustrierte Gefühle beim Patienten wie beim Helfer auslösen wird. Unter Zeit haben verstehe ich konkret: ein bis zwei Stunden. Erst dann kann man erwarten, dass der angetriebene Patient ganz langsam seinen Rededrang drosseln kann, sein Gegenüber wahrnehmen und ihm vielleicht zuhören kann, also ansatzweise in einen Dialog eintreten kann. Das heisst nicht, dass jede Begegnung mit einem logorrhoischen Patienten so lange dauern muss; wie wir in der vorliegenden Geschichte sahen, hatte es sich ja bei Herrn R. zum Beispiel ausserordentlich bewährt, ihn hochfrequent, aber dennoch kurz und strukturiert zu sehen. Eine durchaus gute innere Einstellung auf ein solches langes Gespräch besteht darin, dass man sich sagt: "Ich will doch einmal sehen, wieviel Zeit es braucht, bis Herr X zu reden aufhört, mir die Möglichkeit zum Fragen oder zum Antworten einräumt."

Der zweite Rat folgt aus dem ersten und ist ebenso klar wie einfach, aber genauso schwer zu praktizieren: Den Patienten unter allen Umständen und in jedem Falle ausreden lassen. Ihm nie und niemals und nimmer ins Wort fallen, selbst wenn einen noch so das Fell juckt. Dies ist eine ungeheuer schwere, aber sehr gute Übung in Selbstdisziplin und Geduld. Ich persönlich habe schon erlebt, dass manische Patienten über die Tatsache, dass ich sie nie unterbrach, so verblüfft waren, weil ihnen das in ihrem ganzen Leben noch nie passiert war, dass sie aus dieser Verblüffung und Perplexität heraus tatsächlich innehielten, mich fragend anschauten und sagten: "Geht es Ihnen gut, Herr Doktor?" Man versetze sich einmal in die Seelenverfassung eines logorrhoischen manischen Patienten: Dieser erlebt ja ständig, dass ihn irgendwelche Leute abklemmen wollen, ihm davonlaufen, ihm nicht zuhören, ihn nicht ausreden lassen, ihn bevormunden, ihn zurechtweisen - für einen solchen Menschen ist es eine seelische Labsal und eine wirkliche Wohltat, einmal auf einen Gesprächspartner zu treffen, der ihm wirklich unerschütterlich und unverdrossen zuhört und dergestalt als mitteilungsbedürftigen Mitmenschen ernstnimmt.

Eine weitere gute Möglichkeit, einen Redeschwall zu ordnen oder zu beenden, besteht darin, dass der Untersucher oder Gesprächspartner oder Therapeut nicht nur einfach passiv dasitzt und sich thematisch vom logorrhoischen Patienten dirigieren lässt, sondern aktiv (heute sagt man gerne "proaktiv") Themen in die Unterredung und in das Gespräch einbringt. Das vermindert auch das Hilflosigkeitsgefühl und vermittelt Sicherheit, die Sache im Griff zu behalten. So kann man durchaus die zur Verfügung stehende Zeit zweiteilen: Die erste Hälfte gehört ganz dem Patienten, und man hört ihm nur zu. In der zweiten Hälfte bringt man selber Themen oder zum Beispiel Gesellschaftsspiele oder irgendeinen miteinander zu bewältigenden Schulstoff ein und besteht darauf, dass der Patient kollaboriert. Es empfiehlt sich auch, die selber gewählten Themen nicht so auszusuchen, dass sie wiederum die Probleme und Konflikte des Patienten anstossen, sondern einmal etwas ganz anderes aufs Tapet zu bringen.

Ein letzter Rat: Bei der beschriebenen Patientengruppe ist es unbedingt erforderlich, am Anfang des Gesprächs dezidiert mitzuteilen, wieviel Zeit zur Verfügung steht. Und diese Zeit ist dann in jedem Falle einzuhalten. Der Patient muss lernen, dass man ihm Zeit einräumt, dass diese Zeit aber auch ein Ende hat, an dem nicht zu rütteln ist und das auch nicht zu verlängern ist. Ich habe bei solchen Patienten schon die Methode angewendet, einen Wecker aufzustellen, der dann rasselte, wenn die Zeit verstrichen war. Auch empfiehlt es sich, besonders bei über einstündigen Unterredungen, den Patienten von Zeit zu Zeit darauf hinzuweisen, wieviel Zeit bereits vorbei ist und wieviel noch zur Verfügung steht. Eine Wanduhr ist hierbei hilfreich. Sollte der Patient nach Verstreichen der Zeit einfach weiterreden und sitzenbleiben, hat sich für mich am besten bewährt, mich von ihm per Handschlag zu verabschieden und das Zimmer zu verlassen. In der Regel nehmen einem das die Patienten nicht übel, sondern verlassen dann das Zimmer auch. Langes Auffordern und Drängen und womöglich noch brachiales Hinauskomplimentieren bewährt sich in der Regel nicht, sondern steigert nur die unguten Gefühle auf beiden Seiten. Ich sage zu den Patienten, die nicht enden wollen, nach Ablauf der Zeit etwa folgendes: "Unsere Zeit ist um, Herr Müller. Ich verabschiede mich von Ihnen und muss jetzt wieder weiter. Sie können gerne noch ein bisschen hier im Büro sitzen bleiben. Wir sehen uns dann in der nächsten Woche zum vereinbarten Termin wieder. Ich danke Ihnen für das Gespräch. Auf Wiedersehen, Herr Müller."

Fallgeschichte Nr. 10: Vera H.

Wir alle, die wir mit Vera zu tun hatten, waren eine verschworene Gemeinschaft, gezeichnet als Leidensgenossen, Vera-Geschädigte gewissermassen - äusserlich erkennbar an Wundmalen wie herausgerissenen Haarbüscheln (betraf mich als Glatzenträger weniger), abgebrochenen Brillenbügeln (betraf mich als Myopen ausgesprochen) und zerkratzten Handrücken (betraf uns alle). Und noch etwas einte uns: wir alle hatten Vera gern.

Die Geschichte Veras fällt insoweit aus dem Rahmen der übrigen Geschichten, als in ihr nicht die Schilderung eines Krankheitsverlaufes und der ausführliche Bericht über die Lebensgeschichte im Mittelpunkt steht, sondern die Beschreibung einer, wie ich hoffe, *lege artis* durchgeführten Verhaltenstherapie bei einem halbwüchsigen Mädchen. Für einmal erfährt der interessierte Leser also nicht, wie man psychotherapeutisch eklektisch bzw. multimethodal bzw. integrativ bzw. polypragmatisch in der Psychiatrie arbeitet, sondern wie man streng schulengebunden ein bestimmtes Denk- und Interventionsmodell bei einem bestimmten Störungsbild anwendet.

Vera H. befand sich insgesamt dreimal in unserer Klinik. Zur Erstaufnahme kam es 1969 wegen eines akuten aggressiven Erregungszustandes. Vera war damals 10½ Jahre alt. Sie wurde dann nach vier Monaten auf Wunsch der Eltern wieder entlassen. Ihre damalige Diagnose lautete: "Chronische schwere schizophrene frühkindliche Entwicklung".
Zur zweiten Aufnahme in unsere Klinik kam es ein Jahr später, im Juli 1970, wegen akuter Angriffigkeit, Inkontinenz, autistisch-repetitiver Handlungen (z.B. stundenlang Sand durch die Hand rieseln lassen) und Erregungszuständen. Auch diesmal erfolgte die Entlassung sehr schnell, nämlich bereits zwei Monate später. Die Diagnose lautete jetzt lakonisch: "Frühkindliche Schizophrenie".

Die dritte Aufnahme in unsere Klinik geschah ein Jahr später, im September 1971, wegen rapider Verschlechterung des Zustandes, Zerstörungswut und Negativismus. Diese dritte Hospitalisation dauerte 7 Jahre, nämlich bis Mai 1978; dann wurde Vera wegen Erschöpfung des Personals und Aussichtslosigkeit der Behandlungsmethoden in eine andere psychiatrische Klinik transferiert, in der sie 18 Jahre weilte. Die damalige Diagnose lautete: "Exazerbation einer chronischen kindlichen Schizophrenie"

Die äusseren Familienverhältnisse der Vera H.: alles ganz normal und "bürgerlich"; der Vater Magaziner, die Mutter Hausfrau, keine Psychosen in der Verwandtschaft beider, geordnetes äusserliches Leben.

Die Psychodynamik des familiären Milieus hingegen war hochgradig gestört: Vera wurde nämlich von der Mutter ausserehelich empfangen, da der Ehemann zeugungsunfähig war (ungeklärt, ob physiologische Sterilität oder psychologische Impotenz). Zunächst wusste der Ehemann nichts von der ausserehelichen Schwängerung, erklärte sich jedoch später damit einverstanden und anerkannte das Kind gesetzlich. Der leibliche Vater Vera H.s wäre gerne bereit gewesen, die Mutter zu heiraten und zeigte sich auch nach seiner eigenen Eheschliessung noch am Geschick der Patientin interessiert. Der Stiefvater Veras, mit dem sie aufwuchs, imponierte als schwer gestörte Persönlichkeit mit homosexuellen Neigungen, die durch übermässige religiöse Strenge im Rahmen einer orthodoxen Glaubensgemeinschaft bekämpft werden sollten. Vera erinnerte ihn ständig an seine eigene männliche Unfähigkeit und erweckte in ihm deshalb unterschwellige Aggressionen. Die Mutter ihrerseits ging eine enge Symbiose mit dem Kind ein, wollte es auf säuglingshafter Entwicklungsstufe behalten und so gegen die Unbill der Umwelt schützen. (Diese Erkenntnisse ergaben sich aus psychoanalytisch orientierten Elterngesprächen eines behandelnden Psychiaters, als Vera 7 Jahre alt war.)

Inwieweit diese ungewöhnliche Familiendynamik das Krankheitsbild von Vera pathoplastisch oder gar pathogenetisch beeinflusst hat, kann und soll hier nicht abgehandelt werden - und wäre ohnehin Tummelplatz zügelloser Spekulationen.

Veras Geburt war komplikationslos; sie konnte nach 6 Monaten sitzen, nach 9 Monaten stehen und nach 15 Monaten frei gehen. Sie erlitt auch keine körperliche Erkrankung bis zum Alter von 14 Monaten, danach häufig febrile Infektionen, jedoch eindeutig keine Hirnhaut- oder Gehirnentzündung. Auch Spastizität bzw. choreatische[1] und atethotische[2] Bewegungsformen kamen nicht vor. Die sprachliche Entwicklung war normal, ebenfalls die Sauberkeitsentwicklung. Erst im 5. Lebensjahr treten die ersten Auffälligkeiten auf: Die Sprachfunktionen Veras regredieren im Wechsel zwischen Mutismus und singend lallenden Lautäusserungen sowie uneinfühlbaren Schreianfällen. Die Motorik ist tänzerisch gelockert und bizarr. Vera kapselt sich autistisch ein, "verpuppt sich" und spricht mit halluzinierten Partnern. Sie behält ihren Schnuller fest im Mund, will nicht mehr selbständig essen, entwickelt einen übertriebenen Ordnungssinn. Im Kindergarten stellt man fest, dass sie teilnahmslos und zu nichts, auch nicht zu Manuellem, zu motivieren ist und Kameraden schlägt. Ein Entwicklungsstillstand und sogar Entwicklungsrückschritte stellen sich ein: Wortschatzverarmung, Kontaktscheu, merkwürdige Selbstgespräche, sie bleibt durch aktuelles Geschehen unberührt und unbeteiligt, sie wird widerspenstig und renitent, lebt nur noch von und in Vergangenem. Also: Nach einem vielversprechenden Entwicklungsbeginn bis zum vierten. Lebensjahr ein Knick in der Lebenslinie und ein zunehmender Rückzug aus der Realität.

1964 wird Vera zum ersten Mal in einer Kinderklinik untersucht. Man findet keinerlei körperliche Krankheiten und stellt die Diagnose: "Schizophrenes Zustandsbild". 1965 erhält Vera einmal wöchentlich Spieltherapie in der Kinder-Poliklinik, sie lebt wieder

---

1) choreatisch = Muskelzucken
2) atethotisch = Spreiz- und Beugebewegungen

bei den Eltern. Es kommt zum Auftreten gehäufter Weinkrämpfe. 1965/66 Aufenthalt in einer psychiatrischen Kinderklinik in Süddeutschland, danach ist Vera etwas zugänglicher. 1966/67 befindet sie sich in einem heilpädagogischen Heim in einem Vorort von B., hat keinerlei schulische Erfolge, lernt nie Lesen oder Schreiben. Gewisse kleinere Kommunikationsaufhellungen lassen sich durch Eurhythmie[1] erzielen. Der Wortschatz verarmt aber erneut; Vera bildet neue Wörter; sie macht auch wieder höchst aggressive Perioden durch. 1967 wird sie in einer schweizerischen Epilepsie-Klinik untersucht. 1968 ist sie in einer privaten psychiatrischen Klinik stationiert und erhält dort vor allem eine medikamentöse Behandlung. 1969 ist sie wieder zu Hause, zunehmend verschlechtert, wird untragbar, kommt im Frühling des gleichen Jahres erstmals zu uns und bleibt nach der dritten Einweisung langfristig in unserer Klinik. Insgesamt hat sie also 6 Kliniken oder klinikähnliche Institutionen durchlaufen. Alle diese Fachinstitutionen fanden keine organische Ursache für die schweren Störungen bei Vera.

Aus dem Jahr 1964 liegt ein Bericht der Kinderklinik vor, welcher Vera wie folgt schildert: "Schwerst kontaktgestörtes, negativistisch eingestelltes, teils apathisch, teils gereizt-aggressives Kind, welches plötzlich einschiessende Impulshandlungen und Gefühlsausbrüche, namentlich unmotivierte Angstreaktionen zeigt. Seine Motorik ist unangepasst, oft bizarr und stereotyp. Seine Hauptbeschäftigung besteht in dissoziierten[2] Selbstgesprächen, die möglicherweise unter halluzinatorischem Einfluss stehen. Auffassungsgabe und Merkfähigkeit der intellektuell wahrscheinlich normal begabten Patientin scheinen dagegen intakt zu sein. Progredienter Verlauf".

Folgende Behandlungen erhielt Vera im Lauf ihrer Krankheitsgeschichte:

- Psychagogische und kindertherapeutische Massnahmen;
- analytisch orientierte Elterngespräche;
- Dämmerkur;[3]
- Antiandrogen-Behandlung;
- Elektrokrampf-Behandlungen;
- neuroleptische Behandlung;
- antiepileptische Behandlung;
- drei stereotaktische[4] Operationen in der Neurochirurgie;
- Verhaltenstherapie

---

[1] Eurhythmie: heilpädagogische Technik bei übererregten Kindern durch Rhythmisierung von Verhaltensabläufen
[2] dissoziiert: wie wenn sie mit verschiedenen Personen verhandelt
[3] Dämmerkur: wochenlange Ruhestellung des Patienten durch hohe Tranquilizer-Gaben
[4] Stereotaktische Operation: Früher angewendetes neurochirurgisches Verfahren zur Milderung äusserst schwerer aggressiver und autoaggressiver psychotischer Störungen, auch von Zwangsstörungen. Dabei wird eine Sonde in ein bestimmtes Hirnareal eingeführt, welches lokalisatorisch für Aggressionsenthemmung verantwortlich gemacht wird, und mittels thermischer Einwirkung werden die in diesem Areal befindlichen Nervenzellen zusammengeschmolzen bzw. zerstört. Diese Operationen haben nicht den erhofften Erfolg gebracht, weshalb man von dieser Methode wieder ganz abgekommen ist. Der Hauptmangel dieser Methode liegt darin, dass es bis heute und wohl auch in Zukunft nicht möglich ist, komplexen psychischen Verhaltens- und Erlebensweisen bestimmte umschriebene Hirnareale zuzuordnen.

Die Verhaltenstherapie bei Vera H.

1974 begann ich in Zusammenarbeit mit dem Stationsteam und besonders mit einer engagierten Schwester eine Verhaltenstherapie bei Vera H. Zunächst wurde, wie sich das gehört, eine ausführliche Analyse des spontanen und reaktiven Verhaltensrepertoirs erstellt. Schwester D. schrieb über 190 Schreibmaschinenseiten umfassende Protokolle, welche das Verhalten von Vera, die zu diesem Zeitpunkt 16 Jahre alt war, präzis und vollständig wiedergeben. Ich möchte aus diesen Protokollen zwei Ausschnitte zitieren, den ersten für eine schlechte, den zweiten für eine gute Phase Veras.

Protokoll vom 20.6.1974:

Die Stimmung ist heute sehr geladen. Schon nach kurzer Zeit liegt Vera mir heftig in den Haaren. Mit ziemlichem Kräfteaufwand und energischen Worten konnte ich mich befreien. Es erfolgt gleich ein weiterer Angriff, welchem ich wiederum Widerstand leistete und Vera anwies, sich aufs Bett zu setzen. "Vera, warum tust Du das? Du weisst doch, dass ich wieder aus dem Zimmer gehe, Du brauchst doch keine Angst zu haben. Ich habe Dich gerne". Dies sage ich zu Vera, die weitmöglichste Entfernung zu ihrem Bett einhaltend. Nun eilt Vera an mir vorbei zur Türe, erfasst draussen die nächststehende Blumenvase und wirft diese zu Boden. Ganz ruhig und bestimmt fordere ich sie auf, die Vase aufzuheben, was sie schliesslich auch tut, doch nur, um diese aus dem Fenster zu werfen. "Nun putzen wir noch den Boden auf" - "Nicht putzen!". - Ich fasse Vera an den Händen, sie versucht zu kratzen, lässt sich aber doch ins Badezimmer führen, holt mit mir Kübel und Lappen, schlüpft wieder ins Zimmer und dort sofort ins Bett. Ich heisse sie in ihrem Zimmer den Boden aufwischen, während ich selbst vor ihrem Zimmer saubermache. Vera kommt aus dem Bett und wirft den Putzlappen in den Saal, stösst den Eimer um, geht wieder ins Bett zurück. Ich sage: "Nun hast Du noch mehr zum Aufwischen". - "Türe zumachen!" - "Erst wenn der Boden aufgewischt ist, werde ich die Türe zumachen". - Vera kommt wieder aus dem Bett, fährt mit dem Lappen ein paar Mal hin und her, versucht den Eimer ein zweites Mal umzuwerfen und geht wieder ins Bett. "Türe zumachen!" - "Vera, jetzt wird hier aufgeputzt. Du hast das Wasser auf den Boden geleert, und darum wirst Du es auch aufputzen". Nun kommt Vera langsam aus dem Bett, putzt, wringt den Lappen aus, schliesslich werden wir doch noch fertig, Vera in ihrem Zimmer und ich draussen. Das Ganze scheint für Vera etwas ungewohnt, aber doch nicht unverständlich zu sein. "Nun holen wir noch die Blumenvase im Garten, die Blumen müssen doch wieder ins Wasser". Vera lässt sich von mir in den Garten führen, ich halte ihr dabei beide Hände fest. Sie nimmt die Vase, wirft sie wieder zu Boden, füllt sie dann auf meine Aufforderung hin mit Wasser, dann stellt sie schliesslich auch noch die Blumen hinein. Die Aggression hat sich inzwischen ziemlich gelegt. Vera scheint den Sinn und die Berechtigung meiner Forderungen sehr wohl begriffen zu haben. Meine Anordnungen sind in sehr bestimmtem Ton, doch möglichst natürlich, nicht scheltend, eher erklärend, gehalten.

Soweit das erste Protokoll. Nun das zweite vom 15. Juli 1974:

Vera liegt im Pyjama im Bett; sie lacht verschmitzt, gibt mir die Hand und versucht beim Händedruck ihre Fingernägel in meine Hand zu bohren. Das macht sie öfters. Ich frage: "Wie geht es Dir?" Vera: "Gut, gut". "Ich habe Dir Musik mitgebracht - willst Du Musik hören?" "Musikhören, Musikhören". Ich stelle das Tonband an und setze mich auf die Bank im Zimmer. Vera bleibt im Bett und macht rhythmische Bewegungen. Sie sagt: "Musik lauter machen". "Du möchtest, dass ich die Musik lauter einstelle?" "Lauter, lauter". "Sag so, Vera: Bitte stell die Musik lauter ein!" Darauf erfolgt keine Antwort. Ich nehme Papier und Farbstifte aus der Tasche und sage: "Vera, ich werde jetzt etwas zeichnen". Keine Reaktion - Vera sitzt vergnügt im Bett. "Ich male eine Blume. Wir können sie an die Wand kleben, wenn Du das willst". Ich zeige ihr das gemalte Blümchen und frage sie, was das sei. "Blume". Nach einer gewissen Zeit sage ich: "So, jetzt werde ich wieder gehen". "Mehr Musik, mehr Musik". "Ich komme übermorgen wieder". "Mandarinli, Orangen, Mandarinli, Orangen". "Ich habe keine Mandarinli und keine Orangen, ich habe Dir Musik mitgebracht!" "Mehr Musik". "Übermorgen komme ich wieder, ich lasse Dir die Blümli hier". Als ich bei der Türe bin, verlässt Vera das Bett und will mir die Zeichnung geben: "Hinausnehmen, hinausnehmen". Ich lasse sie trotzdem im Zimmer. Vielleicht hätte ich sie hinausnehmen sollen? Vera war während des ganzen Besuchs gelöst und fröhlich.

Die Verhaltensanalyse und die Auswertung der Beobachtungsprotokolle ergab folgende Resultate:

1. Aggressionen: Aggressionen treten auf, wenn von Vera geäusserte Befehle und Aufforderungen nicht befolgt bzw. ihre Wünsche nicht respektiert werden. Ein Prototyp dafür ist, wenn man das Zimmer auf ihr ausdrückliches Verlangen oder ihren Wunsch hin nicht verlässt. Werden aggressive Ausbrüche mit Gegenaggressionen abgewehrt, erfolgt Weinen und Verzweiflung. Es scheint, dass es Vera nachträglich leid tut, die übermächtigen aggressiven Impulse nicht kontrollieren zu können. Die Aggressionen steigern sich, falls das Ziel nicht gleich erreicht wird. In einem Falle, als es Vera nicht sofort gelang, mich als unerwünschten Besucher aus dem Zimmer zu vertreiben, defäzierte sie ostentativ vor mir auf den Boden, tauchte die Hände in die Fäzes und kam dann mit gespreizten und braunen Händen in Gesichtshöhe auf mich zu. Es kommen alle Arten von Aggressionen vor: hauptsächlich Kratzen, Kneifen, Petzen, Haare-reissen, Brille-herunterschlagen - nur vereinzelt allerdings Beissen und Treten. Letzteres tritt auf, wenn Vera durch eine Übermacht von Personen an den Armen immobilisiert und festgehalten wird.

2. Sprache: Vera benützt fast ausschliesslich Zwei-Wort-Sätze, z. B. "Doktor bleiben" oder "nicht baden" oder "Musik hören". Vera versteht und begreift wesentlich mehr, als es ihre eigenen spärlichen sprachlichen Äusserungen vermuten lassen. Sie erfasst alle einfachen und konkreten Sätze und hat ein völlig normales Situationsverständnis, sofern keine Angst- und Aggressionsaffekte vorliegen. Vera echolaliert[1] häufig. Die spontanen Äusserungen Veras bestehen in einem eigenartigen Singsang, einem autistisch-larmoyanten Parlando. Teilweise bringt sie die Anfänge ihrer spontanen Äusserungen nur stockend und abgehackt hervor, wobei ihr ganzer Körper in einer Art "konvulsivischen Ladehemmung" zittert. Es stottert dann gewissermassen der ganze Körper von Vera.

---

[1] echolalieren: Worte und Sätze nachsprechen (normal als Spiel bei Kindern!)

3. Potentielle Verstärker: Worauf spricht Vera an? Jegliche Art von Esswaren, vor allem Früchte, Säfte, vor allem Apfelsaft, Musik, vor allem Schweizer Volksmusik, Taschentücher aus Stoff, welche sie für autistische Spielereien benützt, indem sie sie stundenlang um den Daumen wickelt. Schweigend dastehen ist auch ein positiver Verstärker für Vera, da umgekehrt Reden und Ansprechen immer eine Auf- oder Anforderung für Vera bedeutet, auf die sie negativ reagiert. Schreibzeug wie Filzstifte und auch bunte Heftchen haben für Vera keine Verstärkerwirkung.

4. Soziale Kontakte, Ängste und Bedürfnisse: Vera legt grössten Wert darauf, dass sie im Zimmer eingeschlossen wird. Einer ihrer Lieblingssätze ist: "Türe schliessen". Sie verlässt ihr Zimmer freiwillig lediglich zu Ausfahrten im Rollstuhl mit der Mutter. (Den Rollstuhl braucht sie nicht aus somatischen Gründen, sondern er dient nur dazu, Vera so weit zu disziplinieren, gleichsam partiell zu immobilisieren, dass man sich mit ihr in die Öffentlichkeit wagen kann.) Direktes Verbalisieren ihrer Angstgefühle zeitigt nicht die geringste Wirkung. Ein momentan guter Sozialkontakt kann urplötzlich ins Gegenteil umschlagen, wenn man Vera zu nahe tritt im buchstäblichen Sinn oder sich zu lange bei ihr aufhält. Also sowohl räumliche wie auch zeitliche Überbeanspruchung wirken sich negativ aus. Vera ist ambivalent im Akzeptieren von kleinen Geschenken: Sie nimmt z.B. eine Zeichnung an, gibt sie aber sofort wieder zurück. Die Angst vor anderen Menschen kann so stark sein, dass sogar "symbolische Vertretungen" dieser Menschen im Zimmer nicht geduldet werden, sobald der wirkliche Mensch das Zimmer verlassen hat. So gab mir Vera einmal einen Birnenstiel, der von meiner verzehrten Birne zu Boden fiel, ausdrücklich beim Hinausgehen wieder mit.

Im Zusammenhang mit diesen Sozialängsten steht ein deutlicher Ordnungs- und Aufräumzwang Veras, indem sie das Wenige, das sie im Zimmer duldet, in stets gleicher Weise anordnen muss. Nur eine geordnete Welt ist eine halbwegs ungefährliche Welt - das weiss der Zwangskranke so gut wie der Psychotiker. Vera duldet nicht die geringste Veränderung in ihrem Zimmer. Es gelang z.B. nicht, einen Duschvorhang vor ihrem Abtritt anzubringen. Gegenstände, die man im Zimmer lässt, spült sie in der Toilette hinunter. Deswegen gibt es oft Überschwemmungen im Zimmer.

5. Motorisches Verhalten: Vera läuft, wenn sie im Zimmer oder auf der Abteilung hin und her geht, stets auf den Zehenspitzen, ganz gespreizt, mit bizarrer, tänzerischer Körperhaltung. Sie "liest" Illustrierten oder Bücher, indem sie sie ritualisiert zwischen Daumen und Zeigefinger durchblättern lässt. Beim Zeichnen oder Malen zeigt sie kein feinmotorisches Geschick und kommt über grobes Anstreichen von Flächen und ungezieltes Linieren und Kreisen nicht hinaus. Ihr Taschentuch wickelt sie sich in einem genau ritualisierten und stereotypisierten Modus um den Finger, um daran zu riechen. Sie kann minutenlang autistisch Wasser aus dem Abtritt oder Sand im Garten durch die hohle Hand laufen oder rieseln lassen.

6. Einstellung zum eigenen Körper und Sexualität: Der Kontakt zu männlichen Bezugspersonen vollzieht sich vor allem über die sexuell-erotische Sphäre; Vera fasst ostentativ an die Genitalregion des Besuchers oder sie kann demonstrativ vor der männlichen Kontaktperson mit herausforderndem Gesichtsausdruck onanieren. Intendierte sexuelle Annäherungsversuche können meist schadlos sanft umgelenkt werden in harmlose, tolerable Kontaktnahmen, wie z.B. Händestreicheln. Körperkontakt seitens der Bezugsperson wird nicht regelhaft beantwortet; einesteils wird er abgewehrt, andererseits auch spontan herbeigeführt, beispielsweise gibt Vera dem Besucher einen Handkuss. Handhalten und Kopfstreicheln sind diejenigen Körperkontakte, die Vera noch am ehesten toleriert. Vera duldet keinerlei körperliche Untersuchungen, z.B. keine Zahnuntersuchung; dementsprechend ist auch der Zustand ihrer Zähne ... Bei vertrauten Kontaktpersonen kann eine spontane Umarmung vorkommen; dies ergreift Vera total - ihr ganzer Körper zittert dabei wie bei einem Orgasmus. Vera duldet keine einengenden Kleider am Leib; so ist es unmöglich, sie an einen Büstenhalter oder eine Monatsbinde zu gewöhnen. Sie trägt als einziges Kleidungsstück einen Pyjama. Während der Menstruation hat Vera starke Bauchkrämpfe - davon abgesehen scheint sie unter keinen körperlichen Schmerzen zu leiden. Vera liebt äusserste Reinlichkeit. Dies steht nicht im Widerspruch zu symbolisch zu verstehenden "Bemalungen", die Vera mit eigenem Kot, Urin, Menstruationsblut und Laktat (Vera leidet infolge postpubertärer endokrinologischer Veränderungen an starkem Milchfluss aus den Brüsten) vornimmt. Vera neigt dazu, in regressiver Weise alles, was ihr in die Finger kommt, zu essen, auch eigene Körpersekrete.

Die Verhaltensanalyse zeitigte insgesamt folgende Ergebnisse: Es besteht kein Zweifel daran, dass endogen-psychotisches und neurotisch-reaktives Verhalten nebeneinander und ineinander verschränkt bestehen. Gerade bei den Aggressionshandlungen gibt es solche, die sich beim Einschiessen der beherrschenden Kontrolle von Vera entziehen, und andere, die bewusst als provokatorisches Mittel eingesetzt werden.

Vieles im Verhalten von Vera ist als regressiv einzustufen; der Rückzug auf ein kleinkindhaftes Verhaltensmuster garantiert Wohlverhalten und Sympathien der Erwachsenen sowie Ungefährlichkeit der Beziehung, weil die Anforderungen an ein Kind normalerweise zurückgeschraubt werden. Daraus ergibt sich gerade das Dilemma des Umgangs mit Vera: Zwischen wohldosierten Anforderungen und wohldosiertem Gewährenlassen muss laviert werden.

Vera zeigt nur wenig regelhafte und damit vorhersehbare Reaktionen. Es ist im übrigen bei ihr unmöglich, über rationale Argumentation eine Einsicht zur Selbstkontrolle zu erreichen. Die Aufstellung eines orthodoxen, "lehrbuchhaften" Verhaltenstherapieplans verbietet sich somit, weil weder innere Zustimmung noch äussere Kollaboration vorliegt.

Vera hält andere Menschen nur bis zu einem gewissen Grad aus, zeitlich und räumlich. Darin liegt das grosse Paradoxon zwischen Ziel und Mittel: Wir möchten die Kontaktfähigkeit erhöhen, müssen das aber auf einem Wege versuchen, der Vera unter Umständen wieder zurückwirft. Die Beachtung der Individualdistanz ist das herausforderndste Umgangsproblem bei Vera.

An die Frustrationstoleranz der Kontaktpersonen, besonders jüngerer, unerfahrener Schwestern und Pfleger, werden höchste Ansprüche gestellt. Das Anspruchsniveau hinsichtlich Besserungserwartung kann nicht tief genug angesetzt werden, ansonsten resultiert resigniertes Abwenden des Betreuers.

Als erste unmittelbare Konsequenz, die aus den Ergebnissen der Verhaltensanalyse gezogen wurde, erstellte ich einen Plan für den Umgang mit Vera für neues und unerfahrenes Pflegepersonal auf der Station. Dieser Plan - gewissermassen eine "Gebrauchsanweisung" - wurde vor der endgültigen Fassung in mehreren Teamsitzungen diskutiert und revidiert. Schliesslich sah er so aus:

Anregungen zum Umgang mit Vera H. für neu eingetretenes Pflegepersonal
Vera H. ist eine schwerkranke Patientin, zu deren eigenem Schutz und zu dem ihrer Betreuer einige elementare Umgangsregeln zu beachten sind:

1. *Vera hält keinen intensiven oder langdauernden Kontakt zu ihr nicht vertrauten Bezugspersonen aus; man kann deshalb nur kurz bei ihr im Zimmer bleiben (aber dafür öfter zu ihr gehen). Wenn Vera einen zum Verlassen des Zimmers auffordert, sollte man dem unbedingt Folge leisten - aber vielleicht einige Minuten später noch einmal nach ihr schauen. Für mich persönlich hat es sich bewährt, wenn ich beim Betreten des Zimmers sage: "Vera, Du darfst sagen, wann ich wieder gehen soll".*

2. *Wenn Vera im Zimmer aggressiv wird, sollte man dieses sofort verlassen und sich nicht auf ein Handgemenge einlassen. Vera ist stark und blitzschnell in ihren Angriffen. Man verlässt das Zimmer aber nicht im Zorn, sondern sagt etwa: "Ich komme später noch einmal zurück, wenn Du ruhig geworden bist". Diese Ankündigung sollte man einige Minuten später umsetzen, wieder in das Zimmer hineinschauen und Vera sagen, dass man ihr wegen des Angriffs nicht böse ist. Kommt es trotzdem einmal zu Tätlichkeiten, kann man Vera mit Esswaren ablenken, indem man z.B. einen Apfel aus der Tasche zieht.*

3. *Trotz der vielen Aggressionen sollten alle Schwestern auf der Abteilung Vera immer wieder einladen, aus ihrem Zimmer auf die offene Abteilung oder in den Garten zu kommen. Dort überlässt man sie dann am besten völlig sich selbst. Falls sie andere Patientinnen angreift, ist sie sofort und, wenn nötig, mit Hilfe mehrerer Schwestern in ihr Zimmer zurückzubringen.*

4. *Alltägliche Verrichtungen, wie Putzen, Bettmachen, Essenbringen und -holen, Aus- und Anziehen etc. sollten möglichst natürlich und ohne Angst erledigt werden. Vera fühlt sich nicht bedroht, wenn man keine unmittelbaren Forderungen an sie richtet. Wir dürfen sie immer wieder zur Kooperation einladen, z.B.: "Vera, hilfst Du mir beim Bettenmachen?" Man kann auch einmal ohne jegliche Anforderung an Vera zu ihr ins Zimmer kommen und einfach still und etwas entfernt von ihr stehen bleiben.*

5. *Vera muss unbedingt wie eine Erwachsene behandelt werden - wir verkindlichen also nicht den Kontakt mit ihr. Wir übernehmen nicht ihre Kindersprache, sondern reden sie in ganzen Sätzen an. Begleitendes Reden, während man im Zimmer ist, beruhigt Vera, sofern es mit ruhiger Stimme geschieht.*

6. *Das tägliche Baden soll nicht von einer Schwester allein durchgeführt werden. Es soll darauf geachtet werden, dass Veras Fingernägel ganz kurz geschnitten sind, damit sie beim Kratzen niemanden allzu sehr verletzen kann.*

7. *Die Verhaltensstörungen von Vera schwanken periodisch. - Aus guten Phasen kann kein ungerechtfertigter Optimismus, aus schlechten Phasen kein ungerechtfertigter Pessimismus abgeleitet werden. Wem etwas mit Vera gelingt, der soll sich nichts darauf einbilden; wem etwas mit Vera misslingt, der muss deswegen nicht traurig sein. Während ihrer Menstruation ist der Umgang mit Vera besonders schwierig.*

In regelmässigen Abständen führte ich immer wieder mit dem Personal Standortbesprechungen durch, vereinzelt auch mit Veras Eltern gemeinsam, nachdem diese von mir in Paargesprächen dafür vorbereitet worden waren. Der Einbezug der Eltern in das gesamte Therapieprogramm hatte sich als dringend nötig erwiesen, da sich eine Frontenstellung zwischen ihnen und den Abteilungsschwestern herausgebildet hatte. Die Eltern warfen den Schwestern einen zu rüden Umgangsstil mit Vera vor - diese hielten jenen die verwöhnend-permissive Haltung entgegen.

Im Oktober 1974 kam es **zum ersten konkreten Verhaltensplan** für Vera H.

1. Bestrafen[1] nach dem sogenannten "timing-out"
Bei aggressivem Verhalten (dann und nur dann) sollte nach dem Prinzip des sogenannten *timing-out* vorgegangen werden. Die Definition für aggressives Verhalten war:

a) Ein tätlicher Angriff auf Personen durch erfolgtes (nicht bloss intendiertes) Schlagen, Kratzen, Haare-, Brille-, Kleider-reissen, Kneifen.
b) Ein massiver Angriff auf Sachen und Gegenstände, wobei diese in die Brüche gehen oder schwer beschädigt werden müssen (z.B. Essenstablett herunterreissen, Vase herunterschlagen, Putzeimer umstossen, Zeitung zerreissen, Kugelschreiber zerbrechen).

Das Unterscheidungskriterium, ob ein Angriff als massiv oder als harmlos und im letzteren Falle als nicht bestrafungswürdig gilt, ist, ob der Angriff auf die Person dieser wehtut oder sie schädigt und ob der Angriff auf die Sache deren Zerstörung zur Folge hat. Von daher wäre z.B. nicht zu bestrafen: ein festerer Händedruck oder ein in Wut auf den Boden geworfenes Kleidungsstück.

Wie soll die Bestrafung geschehen? Vera wird in einem leeren Zimmer der Station, in dem sich lediglich eine Gummimatte auf dem Boden befindet, für genau fünf Minuten isoliert. Die konkrete Durchführung: Unmittelbar nach erfolgter Aggression und jedesmal nach erfolgter Aggression wird Vera in das Isolierzimmer geführt und dabei folgender standardisierter Satz gesprochen: "Wie ich sehe, hast Du Dich eben sehr erregt.

---

[1] Verhaltenstherapeuten suchen das Wort "bestrafen" zu vermeiden und sprechen etwa von "negativer Verstärkung". Ich finde, man sollte die Dinge auch im Zeitalter der *political correctness* beim Namen nennen - wie wollen wir ansonsten je eine De-Mystifizierung in der Psychiatrie erreichen?

Es ist gut, wenn Du Dich in einem anderen Raum für fünf Minuten beruhigen kannst". Nach fünf Minuten ist Vera aus dem Isolierzimmer zu holen und in ihr Zimmer zu bringen. Erfolgen dabei weitere Aggressionen oder hat sie sich nach fünf Minuten im Isolierzimmer noch gar nicht beruhigt, ist die ganze Prozedur um weitere fünf Minuten zu wiederholen, bis Beruhigung eintritt.

2. Belohnung mit unmittelbarer Verstärkung nach sozial erwünschtem Verhalten
Verstärkt wird immer dann, wenn Vera, nachdem man das Zimmer betritt, lacht, grüsst oder den Gruss erwidert, die Hand zum Gruss entgegenstreckt, einen korrekten Händedruck macht und wenn Vera bei Verrichtungen, welche die Schwester in ihrem Zimmer durchführen müssen, mit Hand anlegt (z.B. Bettmachen, Putzen, Lüften etc.). Wie wird verstärkt? Es wird ein Stück Schokolade oder ein Mandarinenschnitz unmittelbar nach dem erwünschten Verhalten und jedesmal nach dem erwünschten Verhalten verabreicht. Diese orale Belohnung darf nur in den vorgenannten Situationen angewendet werden, sonst nicht! Dabei ist folgender standardisierter Satz zu sprechen: "Vera, Du hast mich eben sehr freundlich begrüsst etc. etc. - dafür bekommst Du ein Stück Schokolade etc. etc."

Die Anwendung und das Resultat dieses ersten Verhaltensprogrammes war desillusionierend. Der erste Teil gelangte nämlich überhaupt nicht zum Einsatz, aus einem theoretischen, aus einem wertmässigen und einem praktischen Grund. Und der zweite Teil des Programms ging später in weiteren Revisionen auf.

Der theoretische Grund für das Scheitern des ersten Teils war, dass wir bei der Planung der Bestrafungsreaktion übersehen hatten, dass Isolation und Alleinsein für Vera gar keine Bestrafung, sondern im Gegenteil eine attraktive Belohnung darstellen: Sie **möchte** ja alleine sein. Insofern würden wir mit dieser Methode eine verhängnisvolle Zieluntergrabminierung verursachen. Überdies kollidierte diese Methode mit unserem in den Stationsbesprechungen herausgestellten Fernziel, die Zimmerisolation Veras zu durchbrechen.

Der Wertgrund für das Scheitern bestand darin, dass bei verschiedenen Mitarbeitern der Klinik emotionale Widerstände gegen eine Methode entstanden, die mit systematischer Bestrafung durch Isolierung operierte. Aversives Vorgehen weckte in einigen Mitarbeiterinnen ungute Assoziationen hinsichtlich repressiver Psychiatrie, die man überwunden glaubte.

Der praktische Grund und schliesslich der ausschlaggebende für das Nicht-in-Krafttreten des ersten Programmteils war, dass sich herausstellte, dass auf der Station, einer Abteilung für Schwerkranke und Erregte, gar kein Patientenzimmer durchgängig frei gehalten werden konnte, welches als Isolierzimmer für Vera hätte dienen können. Und ein temporär freies Zimmer nützte uns wenig, da wir ja ständig mit Aggressionen Veras rechnen mussten. So zeigte sich (ein Vorkommen, das sicher keinen Einzelfall darstellt!), dass ein am grünen Tisch sorgfältig ausgedachtes Programm schliesslich an einer äusserlichen, an sich belanglosen Kalamität scheitert, die schlicht und einfach vergessen worden war.

Nach diesem Fiasko trat eine gewisse Ernüchterung und eine Dämpfung des thera-peutischen Enthusiasmus aller Beteiligten ein, wobei dennoch weitere Möglichkeiten von Verhaltensprogrammen diskutiert wurden:

Wäre es denkbar, den Aufbau sozial erwünschten Verhaltens und den Abbau aggres-siven Verhaltens mittels Münzökonomie zu erreichen dergestalt, dass Vera für jedes sozial erwünschte Verhalten eine Münze erhält und für jedes unerwünschte eine Münze weggenommen bekommt und nach Sammlung einer bestimmten Anzahl eine bestimmte Belohnung verabreicht wird? Diese Technik scheiterte an der Überlegung, dass Vera nicht in der Lage sein würde, spätere Belohnungen zu antizipieren bzw. niedere Bedürfnisse um höherer willen aufzuschieben - letztlich also an der Tatsache, dass Vera zu schwer krank ist, um den relativ komplizierten Ablauf eines *economy systems* zu begreifen.

Ferner wurde überlegt, ob ein Abbau von Aggressionen durch Reizentzug und Reiz-abschirmung möglich wäre (es gibt ja Theorien, die den kindlichen Autismus auf Über-sensibilisierung von Sinnesbahnen zurückführen). Dies überprüften wir in drei Wo-chen experimentell, indem ich alle verbalen Interaktionen mit Vera im Flüsterton darbot ("auditiver Schirm"). Das Ergebnis war gleich Null: Im Verhalten Veras änderte sich nichts.

Nach diesen teilweise stümperhaften, teilweise zaghaften und sicher in jedem Falle probatorischen Vortherapieversuchen wagten wir nun einen zweiten Verhaltensplan für Vera, welcher zum Ziel hatte: erstens Aufbau von positivem Kontaktverhalten, zweitens Durchbrechung des Rückzugs- und Isolationsverhaltens und drittens Abbau des Aggressionsverhaltens.

Er bestand aus drei Einzelteilen und einem vierten allgemeinen Umgangsteil, wobei der dritte Teil das Kernstück darstellte.

3. Einzeltraining Sprachverhalten
Die Sprache von Vera sollte direkt verbessert werden, und indirekt sollte das Ausmass sozialer Kontaktfähigkeit in einer dualen Beziehung erhöht werden. Die dabei ange-wendete Methode richtete sich nach den Prinzipien der *shaping*-Technik: richtiges Antworten auf Fragen und adäquates spontanes Sprachverhalten wurde unmittelbar durch Gabe von Mandarinenschnitzen verstärkt. Echolalien wurden ganz besonders nicht belohnt.

Ferner kam die Methode des Imitationslernens zur Anwendung: Agrammatismen und fragmentarische Satzbildungen wurden durch Vorsprechen der richtigen Syntax zu korrigieren versucht. Erfolgreiches Imitieren wurde unmittelbar durch Mandarinen-schnitze belohnt. Hier wurden allmählich und stetig die Anforderungen gesteigert. Dieser erste Teil des Therapieplans, also das Einzeltraining 'Sprachverhalten', sollte einmal täglich fünf bis zehn Minuten vor dem Mittagessen praktiziert und ausführlich nach jeder Sitzung protokolliert werden.

4. Einzeltraining der Verbesserung des Sozialkontaktes und des Durchbrechens der Selbstisolationstendenzen

Die Methode zur Erreichung dieses zweiten Hauptzieles bestand in Tanzen zu Ländlermusik mit dem Psychologen oder der Bezugsschwester zusammen auf der offenen Abteilung ausserhalb des Zimmers. Konkretes Vorgehen war, dass die Türe zu Veras Zimmer geöffnet und die Musik angestellt wird ("Köder- bzw. Lockphase"). Vera wird aufgefordert, zum Tanzen hinauszukommen. Während des Tanzens bleibt die Zimmertüre geöffnet, um Vera die Möglichkeit des Rückzuges offenzuhalten. Die Musik wird mittels eines Kassettengerätes abgespielt, welches um die Schulter gehängt wird. So ist gewährleistet, dass der Apparat von Vera nicht aus der Hand gerissen und zerstört werden kann (wie es früher bereits vorgekommen war). Wichtig war, dass die Musik niemals als hoch eingestufter positiver Verstärker **im** Zimmer appliziert wurde. Bei Aggressionen während des Tanzens wurde Vera sofort in ihr Zimmer gebracht. Zunächst sollte täglich fünf Minuten am Nachmittag getanzt und das Ereignis ausführlich protokolliert werden.

5. Gruppentraining zur Aufhebung der Selbstisolierung

Dies war das Kernstück des verhaltenstherapeutischen Programms. Vera soll lernen, alle Mahlzeiten draussen auf der Abteilung mit den anderen Patientinnen zusammen und nicht mehr allein in ihrem Zimmer einzunehmen. Damit sollte ein erster Schritt getan werden, sie schliesslich ganz aus der Zimmerisolation herauszuführen.

Man ging dabei folgendermassen vor: Alle Mahlzeiten werden Vera auf den Tisch vor ihrer Zimmertüre gestellt, das Frühstück, das Mittag- und das Abendessen. Die Türe wird geöffnet und Vera zum Einnehmen der Mahlzeit draussen eingeladen. Für jeden Tag wird ein Zeitintervall festgelegt, das Vera ausserhalb des Zimmers verbringen soll, und dieses Zeitintervall wird sukzessive gesteigert. Das jeweilige Zeitintervall wird Vera mündlich angekündigt, also z.B.: "Vera, komm jetzt zum Essen aus dem Zimmer. Heute sollst Du fünf Minuten draussen bleiben". Bei Einhalten des Zeitintervalls wird Vera belohnt:

a) verbal ("Das hast Du gut gemacht, dass Du so lange draussen geblieben bist");
b) durch Verabreichen eines Glases Süssmost, den Vera ausserordentlich liebt und sonst nie bekommt.

Bei Nichteinhalten des Zeitintervalls wird Vera bestraft durch:

a) Wegnehmen des Essens;
b) Zurückbringen ins Zimmer.

Holt Vera z.B. das Essen vom Tisch in ihr Zimmer hinein, wird es ihr ebenfalls wieder abgenommen, und sie muss bis zur nächsten Mahlzeit im Zimmer bleiben. Diese Bestrafungsreaktion tritt auch bei interkurrenten Aggressionshandlungen während des Essens draussen gegenüber Mitpatientinnen oder Personal in Kraft. Im Falle persistierender Aggression wird das Essenwegnehmen bzw. Nichtverabreichen maximal drei Tage lang praktiziert - danach muss Vera in jedem Falle zu essen bekommen. (Sie soll uns beim VT-Programm ja nicht unter den Händen verhungern!) Vera erhält auf keinen Fall mehr Essen oder Trinken im Zimmer (Ausnahme das Vorgenannte). Zur Medikamenteneinnahme, welche im Zimmer stattfinden darf, wird lediglich ein Glas Wasser gereicht - kein Süssmost.

Die Protokollierung dieses Verhaltensprogramms geschieht mittels standardisierter Blätter über die jeweilige Reaktion morgens, mittags und abends.

Wenn Vera ihr Zeitintervall nicht schafft, dürfen die Eltern nicht zum nachmittäglichen Besuch zu Vera kommen. Generell dürfen sie ihr auch keine Esswaren mehr mitbringen, um die Bestrafungswirkung des Essensentzugs nicht zu konterkarieren.

6. Weitere Erläuterungen und Ergänzungen zu diesem Verhaltensprogramm
Wir sind davon abgekommen, ein alleiniges Aggressionsabbau-Programm mittels Bestrafung durchzuführen, weil die Antizipation der Bestrafung bei Vera die generelle Angstbereitschaft erhöht, die Kooperationsbereitschaft erniedrigt und die Symptomatik lediglich verlagert. Isolierung kann als wirkungsvolle Massnahme nicht eingesetzt werden, weil sie unserem Ziel, nämlich der Durchbrechung der Isolation, widerspricht. Veras Aggressionen sind nicht direkt abbaubar, sondern nur über den Umweg des Aufbaus sozialer Kooperationsweisen, die mit ihren Aggressionen inkompatibel sind. Schlagen, auch nur in leichter Form (z.B. auf den Handrücken), kommt als Gegenreaktion auf Aggressionen nicht in Frage, weil es eine gruppenpsychologisch ungünstige Massnahme für die anderen Patientinnen auf der Abteilung darstellt und weil im Einzelfall nicht entscheidbar ist, was ein "leichter" und was ein "schwerer" Schlag ist. Das Aggressionsverhalten Veras wird unabhängig vom Essensprotokoll noch gesondert protokolliert, um genaue Daten über Häufigkeit und Intensität ihrer Angriffe zu erhalten. Um körperlicher Deprivation vorzubeugen, muss Vera regelmässig täglich gebadet werden; sollte dabei Gewalt vonnöten sein, so muss sie in Kauf genommen werden. Aggressionen während des Badens werden nicht in das Verhaltensprogramm einbezogen. Im Laufe der Zeit, als dieses Verhaltensprogramm lief, wurden einige Modifikationen notwendig:

• Neben den drei Hauptmahlzeiten wurde auch noch der Nachmittagskaffee einbezogen, so dass sich damit vier Gelegenheiten pro Tag ergaben, das Zimmer zu verlassen.

• Bezüglich des konstruktiven Einbezugs der Eltern in das Programm ergaben sich einige Schwierigkeiten, die in gemeinsamen Besprechungen behoben werden mussten. So wurde der nachmittägliche Besuch auch verweigert, wenn Vera bereits am Morgen ihr Programmsoll nicht erfüllt hatte, weil sie sehr schnell durchschaut hatte, dass sie nur mittags "lieb" sein musste, um in den Genuss des elterlichen Besuchs zu kommen.

• Die wichtigste Änderung war das Fallenlassen der Zeitlimite nach kurzer Zeit: Wir stellten fest, dass damit einerseits eine "Überbürokratisierung" vorlag, indem die Dauer des Verbleibs draussen bei Vera sehr stark schwankte, und andererseits das Pflegepersonal gar nicht in der Lage war, die Einhaltung der Zeiten genau zu kontrollieren.

Dieses Programm wurde während einer ersten Periode von drei Monaten, nämlich im März, April und Mai 1976, strikte durchgeführt. Während dieser Therapiezeit fanden einmal wöchentlich Abteilungsbesprechungen mit mir statt, in denen die Erfahrungen ausgetauscht und Verbesserungen, Änderungen oder Ergänzungen des Procederes gemeinsam abgemacht wurden.

Nach den Originalprotokollen des Pflegepersonals wurde eine vollständige Häufigkeitsstatistik des Effektes der Esstherapie aufgestellt. Das Pflegepersonal bewertete mit vier Stufen Veras Essverhalten:

Stufe 1:
Sehr gut gegangen, Vera war über fünf Minuten draussen, keinerlei Aggressionen, spontane Kooperationsakte.
Stufe 2:
Gut gegangen, aber nur kurzfristig draussen, mit kleinen Ansätzen zu Aggression, keine spontane Kooperation.
Stufe 3:
Schlecht gegangen, Vera kam kurzfristig heraus, aber es erfolgten sogleich Aggressionen, sie musste nach kurzer Zeit wieder ins Zimmer gebracht werden.
Stufe 4:
Sehr schlecht gegangen, Vera kam gar nicht erst aus ihrem Zimmer heraus, Aggression bereits im Zimmer.

Diese Vier-Punkte-Bewertung wurde über ein Vierteljahr lang viermal am Tag, nämlich morgens, mittags, nachmittags und abends vorgenommen.

Der Therapie-Effekt
Es ergab sich ein ganz eindeutiger Trend zur Besserung. Stufe 1 und Stufe 2 nahmen im Verlauf der Therapiezeit eindeutig insgesamt zu. Wenn man die einzelnen Tageszeiten vergleicht, so wird klar, dass es morgens eher schlecht und mittags und nachmittags eher gut ging. Aber gerade auch an der morgendlichen Entwicklung lässt sich der Trend zum Positiven gut erkennen. Abgesehen von diesen generellen Besserungstendenzen gibt es keine erkennbare Regelmässigkeit in der Verteilung, z.B. bezüglich Wochentagsschwankungen.

Über diesen schönen Erfolg des Kernprogramms hinaus ergaben sich aber noch ganz andere Verhaltensänderungen seitens Vera, die zum Teil fulminant waren: Die durchschnittliche Verweildauer von Vera ausserhalb ihres Zimmers stieg ganz erheblich an. Betrug sie zu Anfang des Programms erst ca. zehn Minuten, so stieg sie gegen Ende der Beobachtungsperiode auf ca. eine halbe Stunde an, wobei auch Aufenthalte von über einer Stunde ausserhalb des Zimmers keine Seltenheit waren.

In der Mitte des Therapieprogramms begann Vera etwas völlig Neues: Sie begann fehlerfrei alte Schlager zu singen, fehlerfrei sowohl textlich als auch von der Melodie her. Sie brachte es dabei auf ein beachtliches Repertoire von vielleicht zwanzig Schlagern. Wie ich feststellte, waren das alles Lieder, die ihr die Eltern früher einmal beigebracht hatten, die verschüttet gewesen waren und nun durch den positiven Sozialkontakt wieder zum Leben erweckt wurden.

Nach anfänglichen Aggressionsversuchen gegenüber anderen Mitpatientinnen entwickelte Vera einen im Durchschnitt recht positiven Rapport zu ihnen auf der Station. Sie duldete es nach wenigen Wochen ohne weiteres, dass an ihrem Tisch auch noch andere Patientinnen assen.

Als frappantes und unerwartetes Ereignis stellte sich ein, dass sich Vera Kleider inkl. Unterwäsche und des verpönten BH's anziehen liess und auch anbehielt, so dass sie nach vier Wochen stets ordentlich gekleidet war. Auch half sie beim Einordnen der Kleider in den Schrank selbst mit. Ich erinnere mich noch ganz genau, wie Vera einmal während eines Rapportes völlig angekleidet, adrett und smart, leicht tänzelnd wie eine Balletteuse ins Stationszimmer kam und ich sie zum allerersten Mal völlig "normal" erblickte: ich konnte kaum meine Rührung verbergen, und alle schwiegen lächelnd.

Sie fing auch an zu tolerieren, dass man ihr Schuhe anzog (dies allerdings erst ganz am Schluss des Programms); die Folge davon war, dass sie ihren Spitzgang völlig verlor und ganz normal ging.

Im Sprachverhalten zeigten sich Entwicklungslinien, die vor Inkrafttreten der Therapie niemand für möglich gehalten hätte: Vera lieferte einer Schwester eine klare Beantwortung einer Entweder-oder-Frage. Vera kennt alle Schwestern beim Namen, auch viele Mitpatientinnen. In den letzten beiden Wochen des Therapieprogramms gebraucht sie verschiedentlich das Wörtchen *Ich* (z.B.: "Ich will nicht spazierengehen"), was ich, seit ich sie kannte und kenne, noch nie vorher beobachten konnte. Allerdings muss man mit voreiligen Schlüssen auf eine sich neu bildende Identität vorsichtig sein, da es sich mehr um ein reines Imitationsverhalten zu handeln schien. Im gleichen Zeitraum traten auch vereinzelt ganze Sätze auf: z.B. "Der Zeiger geht herunter" beim Betrachten einer Kirchturmuhr. Auch diese ganzen Sätze waren ein absolutes Novum.

Nicht erreicht wurde hingegen z.B. die Farbenunterscheidung, obwohl gerade auf dieses Training sehr viel Mühe verwendet wurde. Auch die Echolalien konnten nicht beseitigt werden. Es war insgesamt eher so, dass neben dem neuen Sprachverhalten das alte vollkommen unverändert erhalten blieb, als dass es durch das neue ersetzt wurde.

Vera machte Gymnastik und Ballspiele nach Musik meistens brav mit. Was allerdings noch völlig ausblieb, war die Ausdauer und Stetigkeit bei solchen Unternehmungen.

Auch in der Körperpflege machte Vera grosse Fortschritte: Sie putzte sich selbst die Zähne und wusch sich selbst, wenn sie in der Badewanne sass. Gerade der Akt des Badens hatte sich zu einer richtigen kleinen Zuberszene gestaltet, in der sie es offensichtlich geniesst, umringt von einer Schar Schwestern und dem Doktor, ihre Spässe zu machen. Ich hörte einmal, wie eine Schwester zur einer anderen sagte: "Die ist ja direkt charmant!"

Am Schluss des Programms unternahm Vera mit ein oder zwei Schwestern kleine Spaziergänge auf dem Areal, was sie früher nur ihrer Mutter gestattete. Sie besuchte unsere Cafeteria und unseren hauseigenen Kiosk mehrmals.

Im Zimmer duldete Vera jetzt auch an die Wand geklebte Zeichnungen und eine Toilettenpapierrolle, welche noch vor einigen Monaten unweigerlich abgerissen und ins WC gestopft worden wäre.

Einschränkend muss gesagt werden, dass die Aggressionen Veras insgesamt zwar bedeutend abnahmen, aber dass sie, wenn sie vorkamen, noch immer genauso gefährlich und unberechenbar waren. Zeitweise traten ganz massive Phasen von Autoaggressionen auf: z. B. reisst sich Vera ganze Büschel Haare selber aus oder bohrt so heftig in der Nase, dass es blutet. Nach ca. zwei Monaten der Therapie produzierte sie ein bis dahin nie beobachtetes Verhalten, nämlich einen markerschütternden tierischen Schrei, den sie mit ihrer ganzen Kraft im Zimmer ausstiess. Es war, wie wenn sie so schwerste verinnerlichte Aggressionen lösen wollte.

Wie ist nun der Therapie-Erfolg, der eindeutig vorhanden war, im Zusammenhang mit den gesetzten Zielen zu diskutieren und zu bewerten?

Die ursprünglich gesetzten Ziele des Abbaus der Aggressionen, der Durchbrechung der Isolation und des Aufbaus positiven Sozialverhaltens sind in einem Ausmass verwirklicht worden, wie es vorher noch nie der Fall war. Besonders die Durchbrechung der Zimmerisolierung (das Kernstück der Verhaltenstherapie) war ein voller Erfolg. Wir durften zuversichtlich sein bezüglich der weiteren Steigerung der verbrachten Zeit draussen auf der Abteilung ausserhalb des Zimmers.

Etwas ganz Entscheidendes ist beim Pflegepersonal passiert: Durch die hohe Strukturierung, wie sie die Verhaltenstherapie bietet, und durch die Beachtung kommunikationspsychologischer und betriebspsychologischer Prinzipien verloren die Schwestern allmählich die Angst vor Vera, lernten ihre immer noch vorhandene Gefährlichkeit richtig einschätzen und in den Griff zu bekommen. Dieser innere gefühlsmässige Wandel lässt sich zahlenmässig nicht belegen oder beweisen, scheint mir jedoch der am meisten ausschlaggebende Faktor für den Erfolg des Programms gewesen zu sein. Verglichen mit diesem Einstellungswandel ist das, was konkret an therapeutischen Techniken praktiziert wurde, sekundär. Besonders junge Schwestern nähern sich heute Vera mit einer Unbefangenheit, die mich immer wieder verblüfft (und wohl auch Vera selber!); viele von Veras Aggressionen sind heute erklärbar als Reaktionen auf eine vorausgespürte Angst der Bezugsperson. Fällt diese Angst weg, wirkt sich das unmittelbar spannungslösend auf Vera aus. (Typ: "Angstbeisser"!)

Ein weiteres positives Faktum, welches nur mittelbar mit der Verhaltenstherapie zu tun hat, ist der vermehrte Einbezug der Eltern in alle therapeutischen Massnahmen. Standen die Eltern vorher nur am Rande der Behandlung oder waren sie sogar deren Störenfried und innerlicher Gegner, so wird heute offen besprochen, was an gegenseitigem Unbehagen und Misstrauen in der Luft liegt. Anfangs hatten die Schwestern immer Angst, den Eltern den nachmittäglichen Besuch zu untersagen, wenn Vera das Programm nicht schaffte - heute geschieht dies in aller Selbstverständlichkeit.

Der Abbau von Erwartungsängsten hat sich bis zu den Mitpatientinnen fortgesetzt. Früher war Vera eine unbekannte und gefährliche Patientin, die zum Schutze anderer den ganzen Tag in einer Zelle eingesperrt sein musste. Jetzt kennen die anderen Patienten Vera, wissen wohl, dass sie manchmal zuschlagen kann, aber lernen sie mit der Zeit immer besser einschätzen. Spontane kotherapeutische Verhaltensweisen der

Mitpatientinnen waren in der letzten Zeit keine Seltenheit, so z.B. Öffnen der Zimmertüre und fragen, ob Vera nicht herauskommen wolle.

Ein Erfolg wie der beschriebene hängt ganz entscheidend davon ab, dass abteilungsgerechte und praxisnahe Verhaltensprogramme erstellt werden. Wir mussten selbst die Erfahrung machen, dass unser Programm anfangs teilweise noch zu hochgestochen und zu theoretisch war, als dass es sinnvoll hätte durchgezogen werden können. Verhaltensprogramme müssen den Stationsgegebenheiten und nicht umgekehrt angepasst werden - sonst herrscht in kürzester Zeit globale Opposition dem Programm gegenüber.

Schliesslich hat sich gezeigt, dass das reine Sprachtraining im Sinne einer "verbalen Dressur" bei Vera nicht die Erfolge gezeitigt hat, die ich mir davon versprochen hatte. Wesentlich positiver wirkten sich all die Bemühungen aus, die in einen natürlichen, alltäglichen Kontakt eingebettet waren. So gelang es mir durch ausgiebigstes Training mit Vera im Zimmer alleine nicht, ihr einen ganzen Satz zu entlocken, aber sehr wohl gelang das in der natürlichen Situation des Abteilungslebens.

Ich wagte einen Ausblick in die Zukunft: Die relativ kurze Beobachtungsperiode berechtigt noch nicht dazu, das jetzige Verhalten in die Zukunft zu extrapolieren. Aber doch ist eines mit Gewissheit festzustellen: Selbst wenn sich wieder langdauernde Rückschläge einstellen werden, ist das Erlebnis des Erreichten für das Pflegepersonal und die übrigen Betreuenden tiefgreifend und intensiv genug, um es nicht wieder zu jener allgemeinen Resignation kommen zu lassen, wie sie vor dem Verhaltensprogramm bestanden hat. Das Erreichte wird immer Ansporn sein und bleiben, Rückschläge zu überwinden. Und trotz allem Enthusiasmus auf Seiten der Schwestern bin ich bis jetzt noch nie auf unbegründete Euphorie gestossen. So dachte ich damals und schrieb es in die Krankengeschichte.

Dennoch trat das ein, was alle nicht wollten und niemand wünschte: Der schöne Erfolg des verhaltenstherapeutischen Programmes liess allmählich nach. Das hing vor allen Dingen damit zusammen, dass ich mich selbst nicht mehr intensiv um die Therapie und deren Supervision kümmern konnte und dass die wichtigste Bezugsperson von Vera, welche das ganze Therapieprogramm bei mir initiiert hatte, die Station wechselte. Weitere Fluktuationen im Team taten das übrige dazu, dass im Laufe der nächsten zwei Jahre alles mehr oder weniger im Sand versickerte und Vera den psychopathologischen Zustand *quo ante* wieder erreichte. Auto- und Fremdaggressionen nahmen wieder zu. Mitpatientinnen und Personal entwickelten wieder grosse Angst vor ihr. Sie konnte die Nähe anderer Menschen nicht mehr ertragen. Niemand hatte dann noch einmal den Mut und den Mumm, erneut ein derart aufwendiges Verhaltensprogramm oder eine andere Therapie zu versuchen. Nach einigen Diskussionen mit der Klinikleitung entschloss man sich, wegen Erschöpfung des therapeutischen Personals und mangels weiterer konstruktiver Ideen zur Behandlung Vera in eine andere kantonale psychiatrische Klinik zu transferieren, was zudem den Vorteil hatte, dass die neue Klinik wesentlich näher am Wohnort der Eltern lag, so dass diese ihre Besuchsfrequenz erhöhen konnten. Mit einem Krankenwagen wurde Vera im Mai 1978 in diese

Klinik überführt und im Bericht des Aufnahmearztes als "schwerer chronischer Pflege-fall, dessen Betreuung an das Personal höchste Ansprüche stellt", charakterisiert.

Anfangs ging es am neuen Ort auch nicht besser als bei uns. Vera hielt sich den ganzen Tag in ihrem Zimmer auf. Zwischenzeitlich kam es zu aggressiven Zwischenfällen, Zertrümmerung von Mobiliar, Herabreissen der Vorhänge, und die Medikation mit Haldol wurde erhöht.
Mit der Zeit lernte sie auch in der neuen Klinik ausserhalb des Zimmers zu essen, ihr Tablett selbständig in die Küche zu tragen und mit den anderen Patientinnen und Patienten zusammen einfachste soziale Kontakte herzustellen.

Das wechselhafte Verhalten blieb jedoch bestehen: Vera konnte tagelang friedlich sein, ruhig ihre Mahlzeiten einnehmen, in sich gekehrt im Zehengang auf dem Korri-dor auf und ab gehen, sich im Zimmer aufhalten. Andererseits konnte sie nach einer solchen ruhigen Periode unvermutet und ohne Anlass Pflegepersonal und Mitpatienten regelrecht anfallen, sie kratzen, sie an den Haaren reissen und sie beissen.

An Medikamenten erhält sie 500 Tropfen Haldol, 3 x 1 Tabl. Akineton und 5 Tabl. Tegretol. Die Mutter kommt zweimal pro Woche, verwöhnt Vera mit Süssigkeiten, fährt sie festgebunden im Rollstuhl aus.

Auch 1980 lauten die Einträge gleich: "Phasen von vermehrter Aggression mit Tätlich-keiten gegen Pflegepersonal und Patienten wechseln mit ruhigen Phasen; eine regel-mässige Periodizität ist nicht erkennbar".

Im gleichen Jahr verlief eine Konsultation beim Zahnarzt komplikationsreich: Vera zerschlug Instrumente und Gläser im Behandlungsraum und konnte nur mit Mühe ge-bändigt werden.

Lange war die letzte Eintragung und auch die letzte Information, die ich über Vera hatte: "Vera wird vorläufig als schwieriger Pflegefall weiterhin in unserer Klinik bleiben".

Der letzte "Austrittsbericht"
Halt, nein, über einen letzten Eintrag, einen allerletzten ist noch zu berichten:
Am 3. Januar 1996 wurde Vera H. vom Pflegepersonal neben der Toilette liegend unansprechbar gefunden. Ein sofort eingeleiteter Reanimationsversuch blieb erfolglos. Die Obduktion wurde von den Eltern abgelehnt.

So, mit ebenso unerwartetem wie unerklärlichem *exitus letalis*, endete das kurze und leidvolle Leben von Vera H.

Anhang

Fragen und Antworten zur Verhaltenstherapie in der psychiatrischen Klinik

"Warum hielt der Effekt dieser Verhaltenstherapie nicht an?"
Wie so oft in der Psychiatrie mit Schwerstkranken, wirkte bei Vera der "Nützt-solange-dauert-Effekt". Solange das Verhaltensprogramm eng und strikt war, solange den Therapeuten und Therapeutinnen nicht "der Schnauf ausging", solange Enthusiasmus auf heisser Flamme kochte und durch sichtbare Erfolge genährt wurde - solange wirkte die Therapie. Vera war zu krank, um die gemachten Erfahrungen über die eigentliche Interventionsphase hinaus zu generalisieren und wirkliche, verfestigte Lernerfahrungen zu machen (= "sich kognitiv umzustrukturieren"). Sie konnte gewissermassen "fürs Leben" nichts lernen, da ihre Lernfähigkeit, bedingt durch Autismus, beschränkt war, ist und blieb. Deswegen verflüchtigte sich der Effekt der Verhaltenstherapie, und niemand hatte die Kraft und den Elan, über lange Zeit durchzuhalten oder neu zu beginnen.

"Kann und wie kann Pflegepersonal in Verhaltenstherapie einbezogen werden?"
Bestimmte einzeltherapeutische Techniken aus der Verhaltenstherapie wie etwa eine Angstdesensibilisierung, ein Selbstsicherheitstraining, eine Reizüberflutung gehören in die Hand des Fachmannes, d.h. des verhaltenstherapeutisch ausgebildeten Spezialisten, in der Regel ein Psychologe. Dass aber das Pflegepersonal sehr sinnvoll in Verhaltens-programmen eingesetzt werden kann, zeigt der beschriebene Fall. Bei Vera H. lag ja die Therapie ganz wesentlich in den Händen der pflegenden Schwestern; ich selbst hatte zwar daran auch einen direkten Anteil, meine wichtigste Funktion war jedoch die der Supervision, Anleitung, Fachberatung und Koordination. In jeder Psychotherapie-schule gibt es Techniken, die nur jene anwenden sollen, die dafür ausgebildet sind. Dann gibt es aber immer Bestandteile des ganzen therapeutischen Procederes, die durchaus jedermann, der psychiatrische Grunderfahrung hat, anwenden kann. Aus der Gesprächspsychotherapie beispielsweise kann man die Technik der Verbalisierung von Gefühlen und Erlebnissen des Patienten ohne weiteres anwenden, auch wenn man nicht Gesprächspsychotherapeut ist. Aus der Tiefenpsychologie kann man auch einmal einen Traum eines Patienten deuten, wenn man nicht Daseinsanalytiker ist. Analoges gilt für die Verhaltenstherapie.

"Wann werden Verhaltenstherapieprogramme in der psychiatrischen Klinik einge-setzt?"
Verhaltenstherapeutische Programme werden eindeutig für die schwierigsten und am stärksten gestörten Patienten gemacht. Oft sind es Patienten, bei denen man schon alles versucht hat, die auf kein Medikament gut ansprechen, bei denen Rehabilitationsmass-nahmen gescheitert sind. Natürlich kann man ein Verhaltenstherapieprogramm nicht über den Kopf des Patienten hinweg verordnen, dann wird es nicht gelingen. Eine minimale innere Zustimmung zu dem, was passiert, muss vorliegen, und zwar weniger in bezug auf die Methode als im Hinblick auf das Ziel. Es ist ja gerade ein Merkmal der Verhaltenstherapie, dass sie ganz klare Ziele formuliert und den Patienten, sofern er kognitiv dazu in der Lage ist, um Stellungnahme fragt, ob er mit den Zielen einver-standen ist. Es gibt also eine Zieldiskussion. Erst wenn die Ziele definiert sind, kann man die Methoden ableiten. Oft ist es auch so, dass wir die Verhaltensprogramme

eigentlich für uns als Therapeuten und betreuendes Personal machen. **Uns** erleichtern die Programme auch den Umgang mit dem Patienten; und schliesslich profitiert er von unserer Erleichterung.

"Welche Kritik wird an der Verhaltenstherapie geäussert?"
Dass sie mechanistisch sei; dass sie auf tierexperimentellen Ergebnissen beruhe; dass sie Vergangenheit und Einsicht des Patienten vernachlässige; dass sie neue Symptome substituiere; dass sie unmoralisch, autoritär, repressiv und manipulativ sei. Diese Kritiken sind richtig, nur treffen sie mehr oder weniger auf sämtliche psychotherapeutischen Interventionen zu. Manipulativ beispielsweise sind alle Psychotherapien; bei guten Verhaltenstherapien weiss der Patient wenigstens jederzeit, warum der Therapeut eine bestimmte Methode anwendet. Der Therapeut muss die Methode ja erklären, damit der Patient sie üben kann, beispielsweise den Gedankenstopp bei Zwangskranken. Die Transparenz ist also in der Verhaltenstherapie sehr gross. Der Therapeut ist sicher aktiver als bei anderen Methoden oder auch direktiver, aber das ist kein Nachteil für den psychiatrischen Patienten. Manchmal kommt es tatsächlich zu einem Symptomwechsel. Man muss sich aber fragen, ob das neue Symptom für den Patienten nicht möglicherweise das kleinere Übel ist: Wenn jemand beispielsweise das Stottern loswird, dafür dann an den Nägeln kaut, ist das immerhin eine Verbesserung. Unmoralisch ist die Verhaltenstherapie ganz sicher dann nicht, wenn beachtet wird, dass der Patient an der Zieldefinition mitwirken darf. Es gibt hier nur sehr wenige Ausnahmen, beispielsweise idiotische Patienten, die aus Intelligenzgründen nicht mitentscheiden können.

"Welche Voraussetzungen müssen gegeben sein, damit ein Pflegeteam sinnvoll verhaltenstherapeutisch auf einer psychiatrischen Station arbeiten kann?"
Es gibt innere und äussere Voraussetzungen. Die äusseren Voraussetzungen sind leider sehr selten gegeben, nämlich Konstanz im Team und wenig Rotation und Fluktuation. Am ehesten ist dies noch in Kliniken gewährleistet, die eine verhaltenstherapeutische Station eingerichtet haben. Zu den inneren Voraussetzungen gehört, dass man die Ideologie, das Menschenbild, die Philosophie, welche der Verhaltenstherapie zugrunde liegen, mindestens partiell teilt. Sonst kommt es zu inneren Widerständen. Das Menschenbild der Verhaltenstherapie ist ein pädagogisches: Man will den Menschen erziehen, ihn formen, ihn in eine bestimmte Richtung bringen. Das pädagogische Menschenbild liegt einem beträchtlichen Teil des Pflegepersonals sehr und kommt ihm entgegen. Andererseits gibt es grundlegend andere Haltungen gegenüber Psychiatrie-Patienten: dass man sie gerade nicht erziehen soll, dass sie so sein dürfen, sollen, wie sie wollen, dass man ihnen einen Schonraum geben muss, dass sie regressiv sein dürfen, autistisch, in Ruhe gelassen werden müssen etc. Jemand mit einer solchen Auffassung hat wohl eher Mühe mit der Verhaltenstherapie. In anderen Fallgeschichten dieses Buches war und ist gerade die letztbeschriebene Haltung die wohltuende und heilsame.

"Worin liegen die Gefahren von Belohnungs- und Bestrafungsprogrammen?"
Bestrafungsprogramme bergen dann eine Gefahr in sich, wenn es zu unheilvollen Gegenübertragungen kommt, wenn also Zorn, Ärger und Aggressionen einem Patienten gegenüber entstehen. Dann können eigene negative Gefühle verhaltenstherapeutisch

"verbrämt" werden, und in Wirklichkeit wird der Patient nur schikaniert. Dann kommt es zu einem Machtkampf zwischen Personal und Patient. Und in einem Machtkampf ist der Patient immer am längeren Hebel, auch wenn er noch so krank ist. Er kann letztlich immer etwas machen, das uns kränkt, ärgert oder stört. Und er kann immer in seinem Störverhalten eskalieren bis zum Suizidversuch. Um diese Gefahr der Gegenübertragung eindämmen zu können, braucht es eine sehr gute und regelmässige Supervision durch einen externen Supervisor, welcher eine solche Entwicklung, die sich zusammenbrauen kann, erkennen muss. Beispielsweise erkennt man das an den Äusserungen des Personals, wenn gehässig und abschätzig über einen Patienten geredet wird.

Wenn man bestraft, soll man das auch nicht euphemisch ausdrücken und etwa vom "Entzug von Verstärkern" reden. Das ist eine verschleiernde Sprache. Wir setzen in der Psychiatrie oft und auch heute noch Sanktionen ein. Es ist günstig, wenn diese Sanktionen klar definiert sind, und klar definiert sind sie dann, wenn möglichst schriftlich festgehalten wird, auf welches konkrete Verhalten welche Reaktion erfolgt. Leider kann man nicht immer nur mit Belohnen und Verstärkern arbeiten und ganz ohne Bestrafungen und Sanktionen auskommen, weil die Verstärkungsmöglichkeiten in der psychiatrischen Klinik beschränkt sind. Das, was sich sehr gut eignen würde und auch für den Patienten attraktiv wäre, ist aus praktischen oder ethischen Gründen nicht einsetzbar. Das gilt etwa für orale (=Nahrungsmittel, besonders Süssigkeiten) oder sexuelle Verstärker.

Deshalb sind häufig gebrauchte Verstärkerlisten für Patienten wenig sinnvoll: das, was wirklich Spass macht, kann nicht verwendet werden; und das, was verwendet werden kann, macht keinen Spass. Leider.

Fallgeschichte Nr. 11: Herr S.

Diese Fallgeschichte zeigt exemplarisch, wie durch geduldige psycho-, neuro-, logo- und ergotherapeutische Betreuung ein schwerkranker Aphasiker so weit gebessert werden kann, dass er entlassen wird, wie es aber nicht gelingt, seine prämorbide anankastisch-schizoide Persönlichkeitsstruktur, welche durch einen Hirnschaden noch herausgemeisselt wurde, zu verändern. Im Anhang wird zu diskutieren sein, warum die Veränderung der prämorbiden Persönlichkeitsstruktur nicht nur nicht möglich ist, sondern auch gar kein Ziel der psychiatrischen Behandlung darstellen kann.

Zum zweiten möchte ich mit dieser Fallgeschichte den Psychologie-Praktikantinnen und -praktikanten, die im Rahmen einer halbjährlichen Übergabe-Betreuung (d.h. Weitergabe der psychotherapeutischen Behandlung an den Nachfolger) ungeheuer viel für Herrn S. geleistet haben, ein Kränzchen winden. Seit über einem Vierteljahrhundert widme ich mich der Ausbildung von Psychologie-Studenten; es ist von daher verständlich, wenn ich gewissermassen aus berufständischem Interesse heraus aufzeigen möchte, welch nützliche psychotherapeutische Arbeit diese Mitarbeitergruppe in der psychiatrischen Klinik verrichten kann und wie trotz dauernder Fluktuation dennoch eine Kontinuität in Zielsetzung und Methodik der Übergabe-Betreuungen hergestellt werden kann.

Die Anamnese von Herrn S. ist schnell erzählt: In seiner Familie sind keine psychiatrischen Krankheiten bekannt. Er wurde 1946 als einziges Kind eines Beamten und einer kaufmännischen Angestellten in einer mittelgrossen Schweizer Stadt geboren. Schwangerschaft der Mutter, Geburt und kindliche Entwicklung waren unauffällig. Er wuchs in behüteter Atmosphäre als Einzelkind ohne ausgiebige Kontakte zu Kameraden auf. Er erbrachte mittelmässige Schulleistungen, musste aber keine Klasse repetieren, schloss mit der mittleren Schulbildung ab und begann dann eine kaufmännische Lehre, die er auch zu Ende brachte. In der Folge war er als kaufmännischer Angestellter an diversen Stellen tätig, galt zumeist als pünktlich, zuverlässig, aber zurückgezogen. Man hatte den Eindruck, dass er sich in die Arbeit flüchtete. Besondere Hobbies oder Interessen traten nicht hervor. Nach einer kurzen Bekanntschaft zu einer jungen Frau, vermutlich ohne sexuelle Kontakte, pflegte er weder weitere Beziehungen zu Frauen noch zu Männern. Zuletzt lebte er in einer 1½-Zimmerwohnung, besuchte seine Mutter in monatlichen Abständen und hatte eine Stelle in einer Versicherungsgesellschaft inne.

Im September 1988 wird er nach einer Gehirnblutung im hinteren linken Schläfenbereich bei maligner Hypertonie[1] mit diffuser Hirnschädigung in verwirrtem Zustand in

---

[1] Der sehr hohe Blutdruck hat eine Gehirnblutung verursacht, weil ein Blutgefäss geplatzt ist.

ein Krankenhaus eingewiesen; an Symptomen sticht eine sensomotorische Aphasie (s.u.) hervor. Diese bildet sich unter logopädischer Behandlung zurück; dafür tritt aber ein wahnhaft-verwirrtes Zustandsbild mit schwerer Suizidalität zutage, weswegen er im Dezember 1988 in unsere Klinik verlegt wird. Bei uns ist er wach, aber fluktuierend bewusstseinsgetrübt, über seine Person, örtlich, zeitlich und situativ in wechselndem Ausmass desorientiert. Die mnestischen Funktionen sind stark eingeschränkt: er erreicht im Mini-Mental-Test von 30 nur 19 Punkte. Die gebesserte sensomotorische Aphasie äussert sich so: Herr S. kann die meisten Alltagsgegenstände nicht benennen, sondern gibt dafür Umschreibungen an (er sagt zum Beispiel: "warmes Material" für Essen); er hat Schwierigkeiten im Nachsprechen von Wörtern; er kann einzelne Wörter und Namen aufschreiben, jedoch keinen sinngebenden Satz; er kann einen geschriebenen Satz lesen und Aufträge befolgen. Im Denken ist er stark verlangsamt, eingeengt, streckenweise produziert er unzusammenhängende Sätze. Er perseveriert über Gedankeninhalte wie Fahren in angetrunkenem Zustand und Durcheinander in der Wohnung. Fluktuierende visuelle Halluzinationen treten auf: Er wähnt den Tod, die Mutter oder Gegenstände neben sich zu sehen. Affektiv ist er depressiv, verzweifelt, ängstlich, ruft dauernd um Hilfe. Er hat Schuldgefühle, glaubt seinen Zustand selbst durch unseriöse Lebensweise verursacht zu haben. Er mag nichts essen und äussert wiederholt Todeswünsche. Psychomotorisch sehr erregt, betätigt er sich ständig an der Eingangstüre, zieht die Kleider an und aus, braucht unablässige Einzelbetreuung, steigt in selbstschädigender Absicht auf Fenstersimse und Stühle, schlägt mit dem Kopf gegen die Wand. Allmählich klingt innerhalb weniger Wochen unter einer kombinierten medikamentösen Therapie (Neuroleptika, Anxiolytika, Antidepressiva) das delirante Zustandsbild ab, und es kommt zu einer Stimmungsaufhellung.

Er erhält die Diagnose: "Depressiv gefärbtes delirantes Zustandsbild bei POS[1] nach intrazerebraler Blutung bei hypertensiver Angiopathie".[2]

Der Therapie-Plan sieht schrittweise Tagesstrukturierung vor, vorerst mit Einzelergotherapie, später zusätzlich mit Einzelphysiotherapie. Man habe darauf zu achten, dass der noch rasch ermüdbare Patient nicht überfordert wird. Eine baldige Anmeldung in einer Rehabilitationsklinik für zerebral Geschädigte wird ins Auge gefasst.

Ein neuropsychologischer Bericht vom Januar 1989 beschreibt konkret die kognitiven Schwächen und aphatischen Beeinträchtigungen des Herrn S.:

Es liegt eine ausgeprägte Wortfindungsstörung vor, die sich in vielen sprachlichen Stereotypien und inhaltsleeren Redefloskeln äussert. Immer wieder unterbricht Herr S. seinen Redefluss, weil ihm offenbar das intendierte Wort nicht verfügbar ist. Die Sprechgeschwindigkeit ist leicht verlangsamt; er artikuliert jedoch gut. Lautes Lesen von Wörtern wie auch Sätzen gelingt recht gut. Ebenso kann er handschriftlich korrekt nach Diktat schreiben. Die Benennfähigkeit ist mittelschwer beeinträchtigt. Beim beschreibenden Benennen einer abgebildeten Situation kann Herr S. meist nur ein einzelnes Element des dargestellten Sachverhaltes sprachlich identifizieren. Das Sprach-

---

[1] POS = psychoorganisches Syndrom: siehe Anhang zu Fallgeschichte 13!
[2] Gefässverletzung wegen Bluthochdrucks

verständnis ist wie die Benennfähigkeit mittelschwer gestört. Bei der Prüfung der verbalen Lern- und Gedächtnisleistung resignierte Herr S. bereits nach der Darbietung der ersten fünf Reizwörter. Insgesamt wirkte Herr S. während der neuropsychologischen Untersuchung antriebsschwach und verlangsamt; er war aber kooperativ und verhielt sich situationsadäquat.

Die Neuropsychologin kommt zu dem diagnostischen Schluss einer amnestischen Aphasie[1] und empfiehlt intensive sprachtherapeutische Massnahmen.

Einen Monat später finden wir in der Krankenakte einen ausführlichen und konkreten Trainingsbericht der Ergotherapeutin. Dieser stellt heraus, dass sie mit ganz einfachen Wortschatz-, Konzentrations- und Merkfähigkeitsübungen mit Herrn S. zu arbeiten begann, um ihm so viele Erfolgserlebnisse wie möglich zu bieten. Es gelang der Ergotherapeutin auch, dass Herr S. am Abend und auch am Wochenende Übungen repetierte. Die Übungen wurden von Stunde zu Stunde systematisch erweitert.

Beispiele für solche im Schwierigkeitsgrad ansteigende Übungen:

1. Memory-Karten erkennen und mündlich benennen
2. Memory-Karten erkennen, mündlich benennen und Wörter niederschreiben
3. Memory-Karten erkennen, mündlich benennen, Wörter niederschreiben und einen Satz mit dem betreffenden Wort mündlich benennen
4. Memory-Karten erkennen, mündlich benennen, Wörter niederschreiben, einen Satz mit dem betreffenden Wort mündlich benennen und niederschreiben

Die Ergotherapeutin erwähnt, dass Herr S. oft mitten in einer Übung die eigentliche Aufgabenstellung vergessen habe. Immer wieder kommt es zu Phasen von Niedergeschlagenheit; er äussert sich dahingehend, dass sein Leben für immer verpfuscht sei. Einmal wird er in den Räumen der Ergotherapie aufgegriffen, wie er ziellos mit einem Schreibblock in der Hand umherirrt und sagt, er müsse sich nun "organisieren" und wisse nicht, wo er anfangen solle. Er stecke in einer tiefen Krise und wisse, die Nacht werde ganz schlimm, deshalb müsse er jetzt noch ruhen.

Die Verlegung in die neurologische Reha-Klinik zögert sich hinaus, weil Herr S. noch zu viele psychiatrische Symptome aufweist.

Im Sommerhalbjahr 1990 beginnt **Psychologie-Praktikantin Patrizia K.** mit ihm eine intensive Einzelpsychotherapie. Ihre Erlebnisse, Erfahrungen und Begegnungen mit Herrn S. sollen (genau wie die der nachfolgenden Betreuer und Betreuerinnen) ausführlich zu Wort kommen. Durch die regelmässige und hochfrequente Supervision der Einzeltherapien hatte ich persönlich regen und anschaulichen Anteil am Krankheitsverlauf und Besserungsprozess von Herrn S.

Patrizia K. sieht Herrn S. zum ersten Mal mit geschlossenen Augen im Bett liegen. In der Anfangszeit der Psychotherapie besucht sie ihn täglich am Bett, seine Augen

---

[1] amnestische Aphasie = "Wortvergessenheit"; gestört sind Wortfindung und Spontanschreiben.

bleiben geschlossen. Er scheint nicht richtig zu schlafen, und Patrizia K. versucht, ihn aus seinem Dösen oder Dämmern, welches Folge seines verlorenen Glaubens an Besserung ist, herauszuholen. Er kann immerhin seine aktuelle Verzweiflung und seine Perspektivenlosigkeit durch Sätze ausdrücken wie: "Ich bin verloren". "Ich bin in einer Irrenanstalt". "Ich werde nie mehr nach Hause können". "Ihr macht mich alle kaputt". Oft beginnt er mit zwei bis drei Wörtern flüssig zu reden, stockt dann, sucht nicht verständlich flüsternd nach einem passenden Fortsetzungswort oder verstummt. Zwischendurch schaut er Patrizia K. mit weit geöffneten Augen staunend-ratlos an. Sie spricht ihn darauf an, was er in diesen Momenten sehe, erlebe, fühle oder denke: Nie gibt er hierzu eine Auskunft. Er teilt Patrizia K. mit, dass es keinen Sinn habe, mit ihm zu sprechen, da er nichts zu sagen wisse. Er meint, er schlafe ja nur. Die Praktikantin bekommt den Eindruck, sein Dämmern sei vorwiegend eine Flucht. Auch wenn er während eines "Gespräches" öfters unvermittelt gähnt, bekommt sie nicht den Eindruck einer wirklichen Ermattung. Manchmal schliesst er plötzlich ein Auge, starrt, um darauf das andere zu schliessen. Nie kann er erklären, warum er etwas Bestimmtes tut. Einige Male nimmt er Patrizia K. an den Schultern und schiebt sie mit den Worten: "Ich danke für alles" einfach aus der Türe hinaus. Alles sieht er als trostlos an, sein Dasein nennt er einen Alptraum, und er schottet sich von seiner Umwelt ab.

Erst nach zwei Monaten kommt es zu einem wirklich längeren Gespräch zwischen Herrn S. und Patrizia K., in welchem Herr S. schildert, wie wichtig ihm das Autofahren sei, und den starken Wunsch äussert, wieder in seine Wohnung zurückzukehren. In dieser Zeit kommt er auch zum ersten Mal mit ins Büro der Praktikantin. Im Gang bleibt er abrupt stehen, sagt, dass er Angst habe - Angst vor dem Leben. Sein Gang ist langsam, wirkt automatenhaft. Oberkörper und Arme schwingen beim Gehen nicht mit. Zwischendurch bleibt er immer wieder stehen. Im Büro sitzt er lange schweigend am Tisch. Zwischendurch ballt er seine Hände zu Fäusten. Er wirkt innerlich sehr verzweifelt, äussert Angstgefühle, sagt, er käme sich wie bestellt und nicht abgeholt vor.

Patrizia K. versucht nun mit Herrn S. einfache neuropsychologische Funktionstrainings anhand von dazu geschaffenen Materialien durchzuführen. Manchmal gelingt es ihr, dass Herr S. sogar lachen kann. Er entwickelt einen gewissen Ehrgeiz in der Lösung der gestellten Aufgaben. Die Bestätigung, dass er eine Übung gut gemacht habe, kann er nicht annehmen. Einmal erzählt er, dass er zugesagt habe, vor Studenten zu sprechen, aber diese Zusage beim zuständigen Arzt zurückgezogen habe. Nun fürchte er Repressalien. Patrizia K. vermerkt, dass er, sobald er gegen jemandes Interesse verstossen oder die Wünsche anderer nicht berücksichtigt habe, Schuldgefühle und Angst vor Bestrafung entwickle. In einzelnen folgenden Stunden spricht Herr S. in ganzen Sätzen, sogar mehrere Sätze hintereinander. Wie schon früher, kann er solche Fortschritte nicht anerkennen. Er entdeckt immer einen Einwand, den er flugs vorbringt, z.B. dass er nicht schnell genug spreche.

Ende Mai kommt es zu einer Verschlechterung, indem Herr S. wieder vermehrt im Bett liegen bleibt. Er wirkt herzergreifend hilflos, wenn er seinen Kopf ins Kissen gräbt und "bitte, bitte, Papi" flüstert. Immer wieder erlebt Patrizia K. Momente grösster Hilflosigkeit und Einsamkeit bei Herrn S. und bei sich selber. Sie versucht, durch blosses

Dasein Herrn S. zu vermitteln, dass er nicht gänzlich von den übrigen Menschen abgeschnitten sei, und hält ihn manchmal zur Bestätigung an der Hand oder an der Schulter fest. Immer wieder gibt es Stunden, während derer er die Gegenwart von Patrizia K. gar nicht zur Kenntnis zu nehmen scheint und keine Reaktion auf ihre Anwesenheit zeigt, sondern das Gesicht tief ins Kissen drückt, höchstens ein bisschen mit dem rechten Fuss scharrt.

Auf den Vorschlag, doch aufzustehen, reagiert er mit den Worten und einem ärgerlichen Ton in der Stimme: "Jetzt bin ich wieder das Arschloch!" Patrizia K. muss schnell lernen, dass autoritäre Verhaltensweisen und Befehle nicht viel bringen; selbst wenn Herr S. gewisse verlangte Dinge verrichtet, zeigt er keinerlei Einsicht darein und auch keine nachträgliche Freude oder Befriedigung über das Getane. Patrizia K. sagt mit Recht, dass es ein grosses Problem sei, bei Herrn S. zu spüren oder zu ahnen, wo man ihn fordern und wo man ihn schonen solle. Sie stellt aber heraus, dass das Fordern bei Herrn S. behutsam zu geschehen habe. Er sei rationalen Argumenten gegenüber gar nicht immer widerspenstig, sondern könne diese, besonders wenn sie kompliziert formuliert seien, intellektuell nicht erfassen. Dieses Unvermögen drücke er dann durch hilflose Handbewegungen aus oder unterstreiche die Hilflosigkeit mit dem geflüsterten Satz, es habe keinen Sinn ...

Wieder einen Monat später beginnt Patrizia K., Herrn S. in seinem Zimmer Märchen vorzulesen - er stellt sich schlafend; sie lässt sich nicht abschrecken. Unerschütterlich bleiben, das ist das Wichtigste in der Psychiatrie. Sich nicht abschrecken lassen. Aus Rückfragen kann sie entnehmen, dass er ihr immer zugehört, aber nicht alles verstanden hatte. Manchmal kommt er auch wieder ins Büro mit, wirkt völlig in sich versunken, roboterhaft. Es gehe ihm schlecht; er macht hilflose Gesten mit den Händen und unkoordinierte Mundbewegungen, spricht ganz leise. Als das Märchen vom Froschkönig an die Reihe kommt, sagt er einmal: "Ich bin der Frosch, der nie zum König wird".

Alle Betreuer und Therapeuten sind hilflos. Aus dieser Hilflosigkeit resultiert, wie so oft in der Psychiatrie, untergründige Aggressivität und der Ruf nach vermehrter Aktivität. Patrizia K. hält dagegen, dass Herr S. nur Schonung und vorbehaltlose Zuwendung bräuchte, um in sich zu erstarken. Sie hat einen schweren Stand den Mitarbeitern gegenüber, die vehement Aktivierung fordern. Nach solchen "Aktivierungen" verlangt Herr S. oft nach der Todesspritze.

Herr S. wird wegen Suizidgefahr auf die geschlossene Abteilung zurückverlegt. Als Patrizia K. ihn dort besucht, flüstert er nur, er könne nicht sprechen und liegt stöhnend und wimmernd im Bett. In der darauffolgenden Stunde bittet er sie um Tabletten oder eine Spritze, um sterben zu können; sein Leben habe keinen Sinn mehr. In den weiteren Stunden sagt er der Praktikantin mit einem aggressiven Unterton, man wolle ihn hier in die Knie zwingen. Die einzige Hilfe, die wir ihm bieten könnten, wäre, ihn nach Hause zu lassen. Ein paar Wochen später fühlt er sich wieder hilflos wie ein "Baby" und äussert klar und deutlich, dass er Angst vor dem Leben habe und sich den Anforderungen draussen nicht gewachsen fühle. Manchmal kann er selbstironisch sein, dann wirkt er wieder verzweifelt. Als Patrizia K. ihn auf das Bedürfnis nach anderen

Menschen und Beziehungen anspricht, schlägt er mit dem einen Bein lange Zeit aufs Bett. Als ihn Patrizia K. dann direkt fragt, ob er wütend sei, sagt er nichts und schliesst die Augen fester, seine Wangenmuskeln treten hervor und bewegen sich.

Einmal meint er, die "Organisation des Spitals" hätte sich zu überlegen, ob sie die Patienten nicht unter- oder überfordere. Patrizia K. will wissen, wie er sich gefordert fühle. "Sowohl unter- wie überfordert", ist seine Antwort. Deutlich kommt seine Hilflosigkeit zutage, wenn er wiederholt ritualisierend äussert: "Papi, hilf!"

Im August versucht Patrizia K. erfolglos, Herrn S. zu täglichen Eintragungen in der Agenda zu bewegen, dass er etwa alle seine Therapietermine säuberlich vermerke. Während einer Übungsstunde im Büro (Gesichter und die dazu gehörigen Namen merken), ruft er auf einmal verzweifelt aus: "Ich bin verrückt!" Der Praktikantin schien, er erkannte in diesem Moment, dass er für andere Menschen Alltägliches zu erfassen nicht imstande war. Sein Schmerz über diese Erkenntnis zwang ihn zum Rückzug, er verstummte. Als sich Herr S. nach dieser Stunde bei der Praktikantin verabschiedet, dankt er herzlich für ihre Geduld und wirkt dabei, wie sie schreibt, "entsetzlich verloren".

Mit Misserfolg kann er gar nicht umgehen. Bei einer Übung steht er unvermittelt auf, geht zur Tür, berührt die Türklinke, ohne aber die Tür zu öffnen. Ein paar Sekunden bleibt er so stehen, setzt sich dann wieder und arbeitet weiter.

Gegen Ende des Praktikums erklärt ihm Patrizia K., dass sie ihm gerne ihre Nachfolgerin vorstellen möchte; da ruft Herr S. laut aus, dass diese Herumschieberei unerhört sei. Er erhebt sich schnell vom Stuhl, geht kräftigen Schrittes zur Tür hinaus auf seine Station. Als Patrizia K. ihn gleichentags im Gang wieder trifft, entschuldigt er sich bei ihr sehr, drückt ihr die Hand und sieht aus wie ein begossener Pudel.

Soweit die Beobachtungen von Patrizia K.
Während der ganzen Betreuungszeit wurde immer wieder geplant, und es wurden auch konkrete Schritte unternommen, Herrn S. in eine nahegelegene Rehabilitationsklinik zu transferieren. Die Verlegung scheiterte zunächst, da Herr S. die geplante Verlegung paranoid verarbeitete und zudem wegen Fluchtgefährdung von der Rehabilitationsklinik abgelehnt wurde. Nachdem er im Verlaufe des Sommers vermehrt selbständig wird, allein im Restaurant isst, nach vorgängiger Besprechung öffentliche Verkehrsmittel benützt, wird die Verlegung in die genannte Klinik erneut diskutiert. Man hebt hervor, dass sich Herr S. zwar in Überforderungssituationen zurückziehe und die Umgebung für seine Situation verantwortlich mache, aber auch in der Lage sei, seine Ängste und seine Verzweiflung zu artikulieren. Schliesslich wird er tatsächlich im September 1989 in die Rehabilitationsklinik V. verlegt.

Dort weilte er allerdings nicht lange: Es kam sehr schnell wieder zu intermittierenden Verwirrungszuständen; man ersetzte eine antidepressive Medikation durch eine neuroleptische. Physio- und ergotherapeutische Einzelbehandlung konnte nur beschränkt durchgeführt werden. Ein kontinuierlicher Kontakt zum Patienten war nicht aufzubauen, er war motorisch unruhig, blockierte bei schwierigen Aufgaben, zeigte schnell

Versagensängste. In der Sprachheiltherapie war er kaum motiviert, sah keinen Sinn in der Behandlung, verzweifelte an seinen Defiziten. Schliesslich äusserte er zunehmend Suizidgedanken, verschwand einmal spurlos aus der Klinik, wurde von der Polizei aufgegriffen, nachdem er versucht hatte, sich vor einen Bus zu werfen. Dieser Vorfall führte zur notfallmässigen Rückverlegung in unsere Klinik im November 1989.

Zurückgekehrt zu uns ist Herr S. verzweifelt wie zuvor, bedrückt und hoffnungslos, sieht keine Möglichkeit mehr für eine selbständige Lebensgestaltung, sieht sich selbst immer nur auf Hilfe von aussen angewiesen bei massivem Insuffizienzerleben. Die affektive Modulationsfähigkeit ist geschwunden, ein emotionaler Rapport gelingt nur sehr eingeschränkt. Massive Suizidgedanken persistieren. Die Rückverlegung aus der Rehabilitationsklinik zu uns in die psychiatrische Klinik hat er als massiv kränkend erlebt.

Seine Diagnose lautet nun: "Depressives Syndrom mit deutlich reaktiven Anteilen bei hirnorganischem Psychosyndrom bei Zustand nach intrazerebraler Blutung bei hypertensiver Angiopathie". Erneut beginnt man mit einer medikamentösen antidepressiven Therapie und versucht, für Herrn S. eine betreute Wohnmöglichkeit zu finden. Ferner werden weitere logopädische Spezialbehandlungsmöglichkeiten ins Auge gefasst und abgeklärt.

Eine Retestung in der Neuropsychologie im März 1990 ergibt ähnliche Befunde wie zuvor. In der Beurteilung heisst es: "Neben einer mittelschweren amnestischen Aphasie findet sich ein schweres anterogrades amnestisches Syndrom[1], und zwar für verbales wie figurales Material. Deutliche Beeinträchtigung frontaler Hirnfunktionen".

Eine umfangreiche somatische und neurologische Abklärung im April 1990 ergibt folgende Diagnosen:
a) Maligne Hypertonie essentiell mit Bluthochdruckkrisen bei metabolisch hypertensiver Enzephalopathie;
b) Status nach parieto-occipitaler Blutung links;
c) Retinopathie mit Status nach Blutungen;
d) Nephropathie mit mittelschwerer Niereninsuffizienz.

Ein Schädel-Computertomogramm ergibt: Links parieto-occipital alter Defekt nach Blutung, erweitertes Ventrikelsystem, Enzephalopathie, keine Blutung.

Ein EEG-Befund ergibt: Mittelschwere bis schwere Allgemeinveränderung mit wiederholt rhythmischen Deltawellen bifrontal, metabolische Enzephalopathie.

Eine neuroangiologische Untersuchung ergibt: Normaler perfundierter extrakranieller Carotis- und Vertebralis-Strom beidseits.

Eine ophthalmologische Untersuchung ergibt: Konzentrisch eingeschränkte Gesichtsfelder.

---

[1] = Gedächtnislücken für die Zeit **nach** dem Trauma (im Unterschied zu "retrograd" = **vor** dem Trauma)

All diese Diagnosen werden wohl nur dem Spezialisten anschaulich etwas sagen; für uns bedeuten sie immerhin, dass Herr S. nicht nur psychisch, sondern auch internmedizinisch, neurologisch und ophthalmologisch multipel behindert ist. Komorbidität nennt man das heute gerne.

Ein im Mai 1990 durchgeführter Token-Test ergibt den Befund einer leichten Aphasie. Der Token-Test besteht darin, dass in 5 Teilen Instruktionen mit wachsendem Schwierigkeitsgrad befolgt werden müssen, die anhand von verschieden geformten, verschieden farbigen und verschieden grossen Plättchen vorzunehmen und durchzuführen sind. Ein Beispiel für eine der eher schwierigen Instruktionen: "Nehmen Sie den grossen grünen Kreis in die Hand, nachdem Sie mit dem kleinen gelben Viereck das blaue Dreieck berührt haben". Von 50 solchen Aufgaben löst Herr S. deren 11 nicht, was einer leichten Aphasie entspricht.

In einem Übergabebericht eines Assistenzarztes an seinen Nachfolger vom Dezember 1990 lesen wir, dass Herr S. zweimal wöchentlich an einer Musikgruppe teilnimmt, viermal wöchentlich Einzelergotherapie nachmittags absolviert, einmal wöchentlich Physiotherapie und viermal wöchentlich ein Gespräch mit dem Psychologie-Praktikanten geniesst. Es heisst ferner in diesem Bericht: "Herr S. ist einer der am schwierigsten zu betreuenden Patienten der Station". Auf dem Hintergrund einer schweren hirnorganischen Wesensänderung zeige sich ein komplexes Krankheitsbild, in welchem die reaktiven depressiven Anteile von den ursprünglichen hirnorganischen Symptomen kaum getrennt werden können. Herr S. sei weitgehend initiativ- und antriebslos, so dass eine enorme Anstrengung notwendig ist, um auch nur Ansätze einer Tagesstruktur aufzubauen. Er beschäftige ständig mehrere Personen und habe häufig die Belastbarkeit seiner Betreuungspersonen überstrapaziert. Regelmässige Teambesprechungen sind deswegen installiert worden. Nicht einmal die arterielle Hypertonie mit multiplen Organschädigungen habe man während der nun fast zweijährigen Behandlung ausreichend gut bekämpfen können, obwohl er zahlreiche Antihypertensiva erhalten habe.

Ein Pflegebericht vom Frühling 1991 fügt hinzu: Herr S. lebe sehr zurückgezogen, habe aber noch Kontakt mit der Mutter, die sehr besorgt und betroffen über seinen Zustand sei und wöchentlich anrufe und sich nach seinem Wohlbefinden erkundige. Die Mutter verwalte auch sein Geld. Herr S. versuche, die durch die Hirnblutung eingetretenen Veränderungen in sein Leben zu integrieren und zu akzeptieren.. Er realisiere immer wieder seine Defizite, die ihn ängstigten. Er ziehe sich dann tagelang ins Zimmer zurück, sei bedrückt, verzweifelt und empfinde alles als sinnlos. Er zerbreche auch an zu hohen Anforderungen, die er an sich selber stelle. Er schäme sich wegen seiner Sprachstörungen. In den Gesprächen brauche er viel Zeit und Geduld. Er brauche Anerkennung und konkrete Unterstützung und Hilfe, um wieder selbständiger zu werden. Er beteuere immer wieder selber, wie wichtig es für ihn sei, dass man seine Bitten und Forderungen ernst nehme und ihm bei seiner Rehabilitation helfe.

Vom September 1990 bis zum März 1991 tritt nun die **zweite Psychologie-Praktikantin Sybille L.** auf den Plan. Ihr gelingt es, von Hern S. selbst recht viel über seine Lebensgeschichte zu erfahren.

Er sei schon in früher Zeit ein Einzelgänger gewesen. Er habe z.B. mit Rücksicht auf die herzkranke Mutter nie Schulkollegen mit nach Hause gebracht. Zum Vater habe er eine gute Beziehung gehabt. Dieser habe ihm nie dreingeredet, sondern ihn respektiert und mit ihm sehr schöne Ausflüge in die Berge unternommen. Nach dem Tod des Vaters blieb er noch fünf Jahre bei der Mutter und ordnete sich ihr stark unter. Er sagt: "Heute würde ich vieles anders machen". Endlich zieht er aus, um Distanz zur Mutter zu bekommen. Die Arbeit wird ihm dann sehr wichtig; er bewundert seinen letzten Chef ausserordentlich. Seine Wohnung wird zu seiner Zufluchtstätte, die er geradezu pingelig sauber und aufgeräumt hält und nach und nach mit allerlei technischen Hilfsmitteln wie Küchenmaschinen vollstopft[1]. Sein Auto wird sein Symbol für seine persönliche Freiheit. Er fährt leidenschaftlich gern Auto, auch schnell. Vielfach fährt er einfach nur so zum Spass in der Landschaft herum. Die Abende verbringt er allein in der Wohnung, mit einem Drink, hört Pop- oder Rockmusik, vervollständigt seine Sammlung von Zeitungsartikeln. Da er nicht gut kochen kann, geht er meistens auswärts essen in einem Restaurant in der Nähe seiner Wohnung. Einmal lernt er Monika kennen, eine junge Frau aus Bulgarien, die mit ihrer Schwester in die Schweiz gekommen war, um als Tänzerin zu arbeiten. Er verliebt sich in Monika, lädt sie zum Abendessen und zu Ausflügen ein und habe sogar einmal für sie ein Nachtessen gekocht. Monika kam aber nie allein zu ihm, sondern immer in Begleitung ihrer Schwester. Sie habe eigentlich gar nicht viel Zeit für ihn gehabt, ihre Karriere sei ihr wichtiger gewesen. Auch ihr strenger Katholizismus habe zu Problemen geführt. Die Mutter interveniert gegen diese Beziehung. Herr S. weiss nicht, weshalb seine Mutter gegen diese Bekanntschaft eingestellt ist und beugt sich trotzdem schliesslich ihren Wünschen. Heute bereut er, dass er Monika nie gefragt habe, ob sie ihn heiraten wolle.

Sybille L. resümiert, dass der einzig ernsthafte Versuch von Herrn S., eine Beziehung zu einer Frau aufzubauen, von seiner Mutter diskreditiert wurde. Das zweite Auffällige an seiner Anamnese sei der Mangel an Interessen und Hobbies, insbesondere an im weitesten Sinne sozialen Betätigungen. Maschinen interessierten ihn immer mehr als Lebendiges. Und als drittes wichtiges Charakteristikum hebt die Praktikantin das rigide und starr wirkende Wertsystem von Herrn S. vor. Dieses äussere sich in apodiktischen Aussagen, wie z.B. "Handarbeit ist weniger wertvoll".

Auch Sybille L. macht die gleichen Schwierigkeiten in der Begegnung mit Herrn S. durch wie ihre Vorgängerin: Er bleibt einfach im Bett liegen, kommt nur manchmal mit ins Büro, will keinen Spaziergang ausserhalb der Klinik machen. Auch mag er nie länger als eine halbe Stunde sprechen und schickt Sybille L., allerdings höflich, weg. Sie lernt, die zeitlichen Grenzen zu akzeptieren, die Herr S. den Gesprächen setzt, genauso wie die räumlichen. Sie verlangt aber von ihm, dass er eindeutig formuliere, was

---

[1] Ein Aperçu über die monomane Sammelwut eines schizophrenen Patienten, der seinen Kleiderschrank mit Büchern und Zeitungen zum Bersten vollgestopft hat:
Herr S. kommt heute in mein Büro, um mir, wie üblich, eine Taschenbuch-Neuerwerbung zu zeigen (Frauenkrimi: "Ladies first"). Neben einem Schwall halb- oder unverständlicher Erklärungen zu dieser *Trouvaille* (wie er sich ausdrückt) gibt er folgende sehr aufschlussreiche und bedenkenswerte Erklärung zu seiner Bücher- und Artikelsammelwut, welche immer wieder zu Zusammenstössen mit dem Personal auf der Station führt, ab: "Ich muss doch denen allen zeigen, was ich früher gelesen **hätte**, wenn ich dazu gekommen wäre". Das heisst: Herr S. will uns zeigen, wie belesen er wäre, wenn ihn die Krankheit nicht am Studium gehindert hätte. Das ist ein ehrenwertes Motiv für die Sammelleidenschaft!

er wolle. Sie ist traurig und betroffen gegenüber dem Schicksal von Herrn S. und gegenüber seiner momentanen trostlosen Situation in der psychiatrischen Klinik und versucht, Mitgefühl zu zeigen. Als Gegenpol seiner Hoffnungslosigkeit und Hilflosigkeit erlebt sie seinen ungeheuren Wunsch nach Autonomie, aber auch die Realitätsferne in den Mitteln zur Erreichung dieses Zieles. Herr S. will keine kleinen Schritte machen, um seine Ziele zu erreichen, und erzeugt dadurch Frustration und Wut seiner Betreuer.

Nach und nach wird Sybille L. mutiger, lässt seine Behauptungen und Selbstbeschreibungen nicht mehr einfach im Raume stehen und beginnt vorsichtig zu argumentieren. Doch immer wieder spürt sie bei Herrn S. Verzweiflung, Wut und Traurigkeit. Sie erlebt aber diese Gefühle nicht mehr wie früher als Trotzreaktion, sondern kann mitfühlen, wie traurig Herr S. darüber ist, dass ihm niemand wirklich helfen kann, dass es nie mehr so werden kann wie früher, dass er seine Chance verpasst hat usw. Sybille L. schreibt: "Herr S. weiss und spürt, dass und auch wie krank er ist. Es ist ihm nur unmöglich, weil absolut bedrohlich, die Konsequenzen, die sich aus seinem Kranksein ergeben, vor sich selber und vor anderen zuzugeben". Deshalb äussere er Sätze wie: "Wenn ich nicht mehr Auto fahren darf, dann bin ich verloren". "Leben bedeutet frei und unabhängig sein können, und das bin ich nicht". "In diesem Spital bin ich ein lebendiger Toter". Sybille L. erfährt, dass es nur in sehr geringem Masse möglich ist, auf dem bereits in früheren Stunden Besprochenen aufzubauen. Dies erschwert eine psychische Verarbeitung der Krankheit und den angestrebten Prozess von Einsicht, die zu Trauer, Akzeptanz und schliesslich zum Umlernen führt. Immer wieder gibt es Tage, an denen Herr S. überhaupt nicht reden will, sich nur müde und hoffnungslos in seine Kissen vergräbt und alle anderen für seinen desolaten Zustand verantwortlich macht. Sybille L. fallen auch die permanenten Schwankungen im Zustand von Herrn S. auf: Manchmal hat er erstaunliche Einsichten in guten Stunden.

Die Enttäuschung, dass alles nicht mehr von selber so gut wird wie früher und er niemals mehr so leben kann wie früher, ist zu gross für ihn. Alle Perspektiven, die noch möglich erscheinen, sind für ihn wertlos. Das ist auch der Grund, weshalb er keine Erfolge und eigenen Leistungen anerkennen kann. Wirkliche Erfolge desavouiert er mit den Worten: "Das ist nichts!" Als Sybille L. ihm einmal die Perspektive ausmalt, dass er noch auf der Geriatriestation landen werde, sagt er: "Das will ich auch. Lieber ein Baby sein, als mit den eigenen Grenzen und mit einer Änderung meiner Glaubenssätze konfrontiert zu werden". Herr S. wird zum Kind, und er verlangt nach den Vorteilen des Kindseins, resümiert Sybille L. Am Schluss ihres Berichtes schreibt sie: "Die Begegnung mit Herrn S. ist mir sehr nahe gegangen. Ich wünsche ihm für sein weiteres Leben sehr viel Kraft, aber auch Zuwendung und Anteilnahme. Meiner Nachfolgerin und all seinen anderen alten wie neuen Betreuern wünsche ich viel Ausdauer und Verständnis".

Im Sommerhalbjahr 1991 tritt als **Dritte die Psychologie-Praktikantin Mariebelle F.** auf den Plan. Auch ihr ergeht es nicht besser, und sie muss durch die gleichen Ödeneien gehen wie ihre Vorgängerinnen. Gleich am Anfang der therapeutischen Betreuung bittet Herr S. sie, ihn zu töten und zum Sterben zu verhelfen. Er habe schon alle Ärzte und das gesamte Pflegepersonal darum gefragt, aber alle hätten abgelehnt, nun müsse sie dies für ihn tun. Er habe schon versucht, sich von einer Autobahnbrücke zu stürzen, er sei aber dazu sowohl zu dumm als auch zu feige gewesen. Sein Leben sei nach der Hirnblutung sinn- und wertlos geworden: Nicht einmal den Busfahrplan könne er lesen. Jeweils am Schluss der Stunde bittet Herr S. Mariebelle F., künftig nicht mehr zu kommen, da für ihn sowieso alles umsonst und zu spät sei. Sie hält diese Nutzlosigkeitsproklamationen schwer aus, fühlt sich ohnmächtig und hat unbändiges Mitleid. Manchmal wird sie ganz müde und schwer, kann den Anklagen Herrn S.' kaum mehr folgen und traut sich nicht, die Stunde zu beenden.

Aber es gibt auch andere Begegnungen: Im Juni macht sie mit ihm einen Ausflug in den Botanischen Garten. Zur vereinbarten Zeit erscheint Herr S. schick angezogen vor der Bürotüre, hält ihr die Tür auf, holt ihr in der Cafeteria einen Kaffee, erzählt viel von seinem Vater und seiner Familie, beschreibt sich als einsamen Kauz, der eigentlich schon immer psychologische Hilfe nötig gehabt hätte. Mariebelle F. muss ihn drängen, nach zwei Stunden endlich wieder in die Klinik zurückzukehren.

Einmal vergisst sie einen Besprechungstermin mit ihm. Die Abteilungsschwester telefoniert ihr; und Herr S. erwartet Mariebelle F. aufgebracht. Er habe gar nicht gesagt, man solle ihr telefonieren, ihm sei es egal, ob sie auftauche oder nicht. Als sie am Nachmittag die Stunde nachholt, schimpft sie Herr S. richtig aus. Er würde ihr nie zutrauen, ihn psychologisch beraten zu können. Die ganze Klinik mit dem Psychologenpack tauge überhaupt nichts, sein behandelnder Arzt sei ein Kurpfuscher, und sie, Mariebelle F., könne sowieso grad gar nichts. Immer neue Wendungen und Formulierungen fallen ihm ein in der Beschimpfung, und lustvoll teilt er aus. Dabei grinst er sie schelmisch an. Trotz innerlichen Ärgers kann sie sich an seiner Vitalität freuen.

Der Beziehungskonflikt verschärft sich: Herr S. beginnt nach seiner Leier über die allgemeine Trostlosigkeit sich über die Ausbildung von Mariebelle F. lustig zu machen. Sie ist verletzt und kann das nicht verbergen. Sie erklärt ihm, es sei zu viel der Attacken. Bestürzt entschuldigt sich Herr S., sagt, er habe sie nur necken wollen, das hätte er früher gut gekonnt, und nicht einmal das sei ihm heute noch möglich, ohne dass die Leute beleidigt seien. Mühselig rechnet er jeweils die Minuten aus, die bis zum Schluss der Stunde bleiben, beschwert sich, Mariebelle F. hätte zu wenig Zeit für ihn. Fast gewaltsam muss sie die Stunde beenden, worauf er nicht versäumt, ihr noch unterm Türrahmen zu versichern, dass diese Gesprächstherapie gar nichts helfe. Dennoch lacht er sie an und verabschiedet sich mit einem starken Händedruck.

Als Mariebelle F. ihm ankündigt, dass sie Ende August nicht mehr da sein werde, quittiert er dies mit der Bemerkung, dann habe dieses Trauerspiel endlich ein Ende. Ihrem Nachfolger möchte er lieber nicht vorgestellt werden. Das nehme er selber in die Hand.

Im September 1991 erfolgt ein zweiter Retest der neuropsychologischen Abklärung. Er kommt im Vergleich zum März 1990 zum Urteil: Das Lernen, die Merkfähigkeit und das Gedächtnis für figurales und verbales Material haben sich nicht deutlich verbessert. Das Arbeitstempo und die Fehlerkontrolle sind leicht verbessert. Die Sprachfunktionen haben sich nicht wesentlich gebessert.

Interessant: Wie stark hat sich das Verhalten des Herrn S. im referierten Zeitraum verändert, und wie wenig Veränderungen sind in den diskreten Leistungstests der neuropsychologischen Abklärung sichtbar!

Patrick A. ist **der vierte Praktikant**, der sich in die Übergabetherapie von Herrn S. stürzt. Er reflektiert in besonders intensiver Weise seine eigenen Gefühle gegenüber Herrn S. und kann so beispielhaft aufzeigen, was Herr S. in anderen Menschen durch sein Verhalten und seine diskreditierenden Reden auslöst. Auch Patrick A. muss erleben, dass die verzweifelte Wut Herrn S.' sich stellvertretend auf die Therapie und den Therapeuten richtet. Und er muss erleben, dass Herr S. ein äusserst trostloses und hoffnungsloses Bild seiner gegenwärtigen und zukünftigen Lage zeichnet. Immer noch ist sein Sprechen sehr verlangsamt, er stockt häufig und ringt unter grosser innerer Spannung nach Worten. Manchmal ballt er verstummt und verzweifelt die Fäuste. Die körperliche Haltung, Pantomimik und Mimik wirken gleichermassen niedergedrückt wie auch angespannt und verkrampft. Lähmung überträgt sich auf Patrick A., eigene Angst und Hilflosigkeit korrespondieren mit der Verzweiflung von Herrn S. Nur selten kann Patrick A. helfen, die richtigen Worte zu finden; oft kann er nur mit Herrn S. schweigen.

Blättern wir das vorletzte Blatt der Praktikanten-Übergabe-Betreuung auf und schauen wir, wie **Mario V.** mit Herrn S. im Sommerhalbjahr 1992 zurechtkam.

Die Therapie beginnt dramatisch: Mario V. nahm an der gemeinsamen Einführung für Neueintretende in der Klinik teil. Als er zu seinem Büro zurückkam, fand er die Türe offen und Herrn S. vornübergebeugt vor dem Pult, mit angestrengter Haltung in den Therapiestunden-Protokollen über seine Person lesend ... Mario V. reagierte klug; er sagte: "Ich finde es gut, dass Sie sich für das, was wir über Sie schreiben, interessieren. Vielleicht können wir es einmal zusammen anschauen?"

Auch Mario V. erlebt Herrn S. als wütend-ärgerlichen Choleriker und Misanthropen in der Anfangszeit der Therapie, der sich als übelst gefoltertes Psychiatrieopfer sieht. Forderungen anderer Menschen, auch Alltagsforderungen, wie etwa ein Bad zu nehmen, erlebt er als erniedrigend und entmündigend. Solche Forderungen stossen ihn immer wieder nur auf seine Unselbständigkeit und sein Unvermögen, und er erlebt sie als von den andern extra inszeniert, nur um ihn zu ärgern und zu verletzen. Es ist für Herrn S. schmerzhaft zu erfahren und macht ihn wütend, wenn er sich klein und abhängig erlebt. Seine ungeheure Kränkbarkeit wird in den ersten Therapiestunden für Mario V. eine fast nicht zu meisternde Klippe. Lassen wir diesen Praktikanten etwas länger zu Wort kommen:

"Nahm ich ihm seine Rundumschläge gegen alle und alles nicht sogleich ab, sondern relativierte seine Anspruchshaltung, indem ich ihn auf eigenes Dazutun zum Geschehen verwies (dies immer sehr sanft und versuchend, innerhalb der Bandbreite dessen zu bleiben, was ich als therapeutisches Bündnis bezeichnen möchte), kippte Herr S. in die Rolle des Hilflosen und bot, am Tisch sitzend, ein Bild des Jammers. Mit grossen, mich entsetzt anschauenden Augen, dass ich mich getraue, so etwas von ihm zu erwarten, dann mich prüfend, ob mir das wirklich ernst gewesen sei, registrierend, dass dem

so war, weil ich ihn, ruhig und gelassen bleibend, von seiner Inszenierung des 'Lerne zu klagen, ohne zu leiden' nicht verunsichert, teilnehmend anschaute, winkte er mittels einer müden, kraftlosen Handbewegung ab, schüttelte dann leicht den Kopf ob dieses unglaublichen Unverständnisses für seine Situation, schaute mich nochmals, diesmal mit leicht zugekniffenen Augen an, schüttelte stärker mit dem Kopf, und mit abwendendem Blick zur Tischfläche hinunter schnaubte er gleichzeitig ein heftiges Nein hervor. Dann trommelte er mit der zur offenen Faust geballten Hand auf den Tisch."

Mario V. muss erleben, wie Herr S. auf ihm von aussen gesetzte Grenzen, Einschränkungen oder Strukturierungen mit einer ohnmächtigen Wut reagiert, die sich dann in massivster Ab- und Entwertung seines Gegenübers äussert. Mario V. bekommt dies besonders deutlich zu spüren, als er Herrn S. darauf hinweist, dass er gedenke, die Therapiestunden pünktlich zu beenden. Vom Vorgänger her war Herr S. ein anderes Setting gewohnt; er reagierte sehr brüskiert, stellte drohend die Frage in den Raum, ob dann das Ganze überhaupt noch einen Sinn mache? Er bleibt weiter, längere Zeit vor sich hinbrütend, am Tisch sitzen, murmelt Unverständliches vor sich hin. Erst nachdem Mario V. demonstrativ aufsteht und mit Nachdruck die Stunde für beendet erklärt, steht er nach geraumer Zeit wie gedankenverloren und in sich versunken auf und trottet, immer noch vor sich hinmurmelnd, zur Tür hinaus.

Die nächsten zwei Monate haut Herr S. Mario V. in den Stunden regelrecht in die Pfanne. Einem Trommelfeuer gleich prasselt eine spitze Entwertung nach der anderen auf ihn herab: "Märchenstunde ... wieder dieses Gequatsche ... Gesabber ... dieses Gewäsch hier ... Schmalspur-Therapeut ...Quacksalber ... was soll das hier überhaupt ... Sie mit Ihrer birnenweichen Maltherapie ... diese hochwichtigen Gespräche ... gnädiger Herr ..." Hatte Mario V. diese Invektiven jeweils überstanden, begannen eigentlich erst die Gespräche. Aber zur Exekution des Therapeuten erschien Herr S. immer pünktlich.

Auf Lob oder positives Feedback reagiert er reflexhaft abwehrend; das verdiene er nicht, das stimme gar nicht, das sei doch gar nichts. Gesunde Menschen könnten das auch alles und machten daneben noch viel mehr. Er vergleicht seinen aktuellen Gesundheitszustand immer mit dem Zustand vor der Hospitalisation und findet dann natürlich riesige Defizienzen. Lamentierend bemerkt er, dass alles keinen Wert habe. Ein ungeheuer hohes und starr verinnerlichtes Anspruchsniveau wird deutlich. Der Abneigung gegenüber dem alltäglich Banalen entspricht seine Grandiosität. Seine Abwertung der alltäglichen Handlungen und Tätigkeiten hat die Funktion des Schutzes vor dem Einbruch der Erkenntnis, selber doch nicht so grossartig zu sein. Deshalb ist eine banale Alltagssituation immer auch eine Gefährdung für sein sehr fragiles und labiles Selbstwertgefühl. Dies erkennt Mario V. richtig. Logischerweise wünscht er ihm am Schluss seines Berichtes, dass Herr S. weniger grossartig zu sein brauche, um vor sich und anderen bestehen zu können.

Im Winterhalbjahr 1992/93 versucht sich **als letzter Übergabe-Therapeut Peter B.** mit Herrn S. Er entwickelt zu ihm die intensivste und produktivste Beziehung und darf sogar den Austritt von Herrn S. vorbereiten helfen und miterleben.

Auch Peter B. erlebt die Inthronisation und Intonation von Herrn S. auf die gleiche Weise wie seine Vorgänger und Vorgängerinnen: Herr S. liefert eine deftige Schimpftirade über die "Klugscheisser von Psychologen", die sich erfrechen würden, ihr "laienhaftes, dilettantisches Gelaber" als Psychotherapie auszugeben und ihm auch noch glauben sagen zu müssen, was er tun solle.

Herr S. macht auf Peter B. einen nachhaltigen und bewegenden Eindruck mit seinen Wortfindungsstörungen, der dadurch bedingten Zerstückelung der Syntax, mit seinem gehemmten und umständlichen Denken und mit seiner zähen anankastischen Verbissenheit. Manchmal ist es für ihn als Zuhörer beinahe unerträglich, mit welch angestrengter Verquältheit er Wort für Wort hervorbringt und in minuziöser Planung Silbe an Silbe reihen will. Er kann sich dann fast der Versuchung nicht entziehen, den Satz für Herrn S. zu beenden oder ihm das gesuchte Wort in den Mund zu legen. Der Wunsch Herrn S.' nach einer gewählten und genauen Ausdrucksweise erscheint angesichts der Hirnblutungsfolgen absurd, obwohl Peter B. darin eine wichtige Stütze seiner Selbstachtung erkennen kann.

Die Welt Herrn S.' ist erfüllt von einer Unzahl widerspenstiger Details, die sich seiner Willensordnung partout nicht fügen wollen. Er kommt ins Büro, steht unmittelbar nach der Begrüssung wieder auf, sucht seinen Kugelschreiber in allen Taschen, geht wieder hinaus, wortlos, kommt wieder, ist so mit sich selber beschäftigt, dass er Peter B. kaum wahrnimmt. Das grosse Suchen, wo, wann, wie, warum, hat eine fast maschinelle Eigendynamik. Zettel vergessen, umhernuscheln, suchen, öffnen, schliessen, hingehen, hergehen, hinlegen, ausrichten, zurücknehmen, korrigieren. Die Geduld Peter B.'s wird bis an ihre Grenzen strapaziert. Herr S. scheint jegliche spontane Lebendigkeit verloren zu haben und in grösster Verkrampfung nur noch einem übermächtigen Bedürfnis nach Kontrolle zu gehorchen, das jeden noch so einfachen Handgriff in einen extrem komplizierten Vorgang verwandelt. Peter B. schreibt: "Die Gesprächstherapie verkommt zur Vereinssitzung: Unemotional erfüllt Herr S. als Präsident die Traktanden, ich habe als Aktuar das Geschehene zu vermerken. Weil ich nicht immer mitspiele, bleiben wir oft in Verfahrensfragen stecken, wie z.B.: Was ist Ihr Verständnis von Psychotherapie?"

Grundsätzlich sei Herr S. den Mitmenschen gegenüber misstrauisch. Irgendwie seien ihm die "lieben Mitmenschen" zutiefst unheimlich. Nicht, wenn sie als Rudel aufträten, sondern wenn er sich mit ihnen in einer nahen, vertrauensvollen Begegnung als Einzelwesen konfrontiert sieht. Die persönliche Nähe sei ihm unangenehm. Er vermeidet sie. Er stilisiert einzelgängerisches Verhalten zur distingierten Zurückhaltung.

Zum angekündigten Klinikaustritt äussert sich Herr S. wie folgt: "Die anderen wollen mich ausspucken. Echtes persönliches Interesse kann ich nicht erwarten, man will mich draussen haben. Die Ärzte und Therapeuten managen, und der arme Patient hängt im Netz. Jetzt muss man nur noch sagen, wo man mich deponieren will".

Originalton Herr S.: "Ich bin im Redenotstand, im Handlungsnotstand und im Beziehungsnotstand. Mein Leben ist und bleibt ein elendes Geknorze". Welche Formulierungsgewalt für einen, der als Aphasiker galt und gilt![1]

Weitere Originalaussprüche von literarischem Niveau: "Die anderen schlagen bei der Begegnung mit mir angeekelt wie von einer widerlichen Speise den Deckel wieder auf den Kochtopf". "Ich bin ja nicht neugeboren, meine Unfähigkeit muss ich leben". "Ich bin wunschlos unglücklich. Dies ist kein Zwischenstadium, sondern eine Endsituation". "Ich würde mich schon freiwillig verabschieden vom Diesseits. Zu klein geratene Schweinchen werden auch erschossen, wenn sie die Mutter nicht gleich wieder selber frisst. Es wäre die sauberste Lösung, wenn man mich erschiessen würde".

Herr S. hat es sich angewöhnt, Peter B. Zeitungsartikel mitzubringen, die in irgendeiner Weise Bezug nehmen auf vorgängige Gesprächsthemen. Seinem beeinträchtigten Lesevermögen zum Trotz studiert er jeden Tag ausführlich die Zeitungen. Zu vielen aktuellen Themen weiss er erstaunlich viel zu berichten. Er erweist sich auch als aufmerksamer und scharfer Beobachter, der kleinste Veränderungen im Büro und in der Klinik bemerkt. Durch jahrelange Zeitungslektüre hat sich Herr S. lebensgeschichtlich ein beachtliches Vokabular und eine exorbitante Sprachgewandtheit angeeignet, welche Talente durch die Wortfindungsstörungen nicht zerstört werden konnten. Herr S. erstaunt Peter B. durch prägnante und drastische Bildworte. Allerdings klingt sein Humor resignativ-bitter, weidet sich im Aufbauschen und Verspotten der Schwächen anderer, in Schadenfreude oder zynischer Selbstabkanzelung. Dennoch erkennt Peter B. bei Herrn S. wahre Selbstironie und wirklichen Humor - Eigenschaften, die ihm das Ertragen seines unglücklichen Lebens erleichtern können.

"Beim Anblick der bezaubernden und attraktiven Damenwelt geniesst der Gentleman und schweigt": das ein Motto von Herrn S. Ebenso wie: "Gekonnt aufgetakelte Damen sind eine Augenweide, das Auge kann schwelgen". Und über sich selber: "Dieser Pullover ist zwar noch nicht das Gelbe vom Ei, aber er ist doch das Beste, was ich hier in der Klinik je getragen habe".

Durch meine kontinuierliche Supervision aller Praktikantenübergabe-Therapien und manche persönliche Begegnung mit dem Patienten bestens auf dem laufenden gehalten, entschliesse ich mich, angesichts des fortgeschrittenen Stabilitätszustandes von Herrn S. diesen zu einem Gruppenunterricht als Vorstellungspatient einzuladen. Empört schimpft Herr S. bei Peter B. über mich: "Der glaubt wohl, ich hätte nicht gemerkt, dass er mich dazu überreden will, mich vor dem Studentenpack abzuschlachten. Ich möchte aber nicht vor Studenten als Psychozombie zerhackt werden". Genaueres Nachfragen ergibt, dass Herr S. im Studentenkreis eine intellektuelle Blamage fürchtet. Schliesslich entschliesst er sich aber doch zur Teilnahme. Als "Fürsorgempfänger" tue er diesen "Dienst an der Wissenschaft", obwohl ihm "unvorstellbar" sei, dass er als "ungebildeter Simpel" den "hochgelehrten Studiosi" einen Dienst erweisen könne. Im Gespräch vor den Studenten lässt sich Herr S. erstaunlich bereitwillig von mir führen und begreift den Anlass als Herausforderung und Übung zugleich. Seine Genugtuung

---

[1] In Wahrheit sind manche Aphasiker oft veritable Wortkünstler.

und sein Stolz, diese Expositions- und Prüfungssituation gemeistert zu haben, ist im Anschluss an das Gespräch spürbar und weckt sowohl bei ihm als auch bei mir Freude.[1]

Am Schluss seines Berichtes skizziert Peter B. einige Umgangsempfehlungen, quasi eine Gebrauchsanweisung für die Gesprächsführung mit Herrn S.:

- Ruhe hineinbringen ins Gespräch, ordnen, innere Distanz wahren, sich von der Hektik nicht anstecken lassen;
- Selbstverantwortung zugestehen und zumuten;
- Gefühle für Herrn S. verbalisieren;
- nicht die persönliche Nähe forcieren;
- ihn als Person respektieren und nicht zu entlarven und zu dekouvrieren versuchen.

Als Ziele für sein weiteres Leben formuliert Peter B. für Herrn S. folgende Maximen:

- sich für die Meinung des Gegenübers interessieren, ihm Fragen stellen und zuhören;
- bei anderen und bei sich selbst Schwächen akzeptieren lernen;
- den Orden wider den tierischen Ernst erwerben;
- spielerische Lebenselemente sehen;
- nicht unbeugsam und starr an Grundsätzen festhalten;
- nicht ständig mit dem eigenen Schicksal hadern;
- das menschliche Leben als unvollkommen und prinzipiell zum Scheitern neigend annehmen;
- ein gütiges Verständnis fürs allzu Menschliche entwickeln.

Ende 1992 rückt der Austritt von Herrn S. näher. In einer grossen Sitzung, in der alle Bezugspersonen anwesend sind, wird festgehalten, dass Herr S. im vergangenen Jahr enorme Fortschritte in verschiedensten Bereichen gemacht hat: weniger Wortfindungsstörungen, bessere Gesprächsbereitschaft und -fähigkeit, selbstverantwortliche Körperpflege, wachsende Bereitschaft, die Klinik wieder zu verlassen. Trotzdem zeige er in den letzten Monaten starke Schwankungen in der Selbständigkeit und lebenspraktischen Kompetenz, welche sich in zwiespältigen Gefühlen der Betreuenden hinsichtlich des Austritts spiegeln. Herr S. gibt einer eigenen Wohnung den Vorzug vor einem Wohnheim. Die anwesenden Betreuungspersonen sind sich einig, dass Herrn S. die Rückkehr und ein Leben in der eigenen Wohnung gelingen könne, obwohl es ihm auch Anstrengung abverlange. Herr S. hat sich früher in seiner Wohnung und auch während der Hospitalisation gut selber beschäftigen können. Seine Neigung zum Für-sich-allein-sein und zum zurückgezogenen Sich-selber-beschäftigen soll auch nach dem Austritt berücksichtigt werden: Arbeits- und Beschäftigungstherapie zum Zeitvertreib

---

[1] Oft während meiner praktischen Unterrichtstätigkeit habe ich erfahren dürfen, dass richtig geführte Gespräche zu Unterrichtszwecken vor Studenten mit Patienten durchaus therapeutisch wirken können und diese nachher ausserordentlich stolz darauf sind, sich der Prüfungssituation gestellt und sie bewältigt zu haben. Man kann also neben dem Ausbildungszweck tatsächlich auch noch ein Selbstsicherheitstrainingsziel mit der Vorstellung von Patienten verbinden. Voraussetzung dafür ist natürlich eine gute Beziehung zum Patienten, welche meist nur durch einen langjährigen Kontakt entsteht. Siehe dazu auch Anhang zu Fallgeschichte 12!

ist für Herrn S. nicht nötig. Bis zum Austritt sollen sich alle, die mit Herrn S. zu tun haben, gegen die mit einiger Regelmässigkeit auftretenden Beschimpfungs- und Abwertungstiraden immunisieren. Es wird festgehalten, dass diese seiner sardonischen Auffassung von Humor entsprechen und die Aussagen in vielen Fällen nicht so scharf gemeint seien, wie sie klingen. Als konkretes Betreuungsprogramm nach Austritt wird vereinbart:

- ärztliche Nachbetreuung bei einem erfahrenen Hausarzt;
- Beratung durch Diätassistentin, in der ersten Zeit evtl. Mahlzeiten-Lieferungen;
- ambulante Ergotherapie;
- ambulante Physiotherapie;
- psychologische bzw. psychotherapeutische Gespräche nur nach Absprache und auf Wunsch von Herrn S.

Und tatsächlich! Am 16. August 1993 wird Herr S., wie es immer so schön heisst, "in die alten Verhältnisse" entlassen. Der Schlussbericht führt aus, dass das stets vorhandene eigenbrötlerische und zurückgezogene Wesen des Patienten, fremdanamnestisch abgesichert, als bestehender Charakterzug angesehen werden kann und deshalb auf die Einführung einer rigiden Tagesstruktur in irgendeiner Form verzichtet werde. Chapeau! Die Kontrolle der Hypertonie wird mittels dreimal wöchentlichen Blutdruckmessungen durch die Spitex-Gemeindeschwester garantiert. Medikamente erhält er durch den Hausarzt. Eine ambulante Psychotherapie lehnt der Patient dezidiert ab. Unter der Zusicherung, dass er sich jederzeit wieder bei seinen Bezugspersonen melden könne, um aktuelle Probleme zu besprechen, lässt man ihn ziehen.

Wohin er gezogen ist, wissen wir nicht.

Wie alle meine Geschichten bricht auch diese plötzlich ab. Das ist für den Leser unbefriedigend. Es gibt aber keine abgeschlossenen Lebensgeschichten. Jede Katamnese ist unvollständig und ruft nach einer weiteren. Selbst wenn ich dem Leser noch einen Fortsetzungsband über meine fünfzehn Lebens- und Leidensgeschichten liefern würde, änderte das nichts am unbefriedigenden Gefühl. Abgeschlossen ist erst mit dem Tod. (Und auch das ist nicht ganz sicher.)

Wir wissen also nicht, Sie und ich, wie es Herrn S. jetzt geht. Ob er eine gute, stabile Phase hat oder ob er wieder in einer Klinik weilt; ob er autistisch vereinsamt lebt oder ob er Freunde hat; ob er sich suizidiert hat oder durch einen Unfall ums Leben gekommen ist. Alles bleibt offen. Wir fangen mit unseren Lebens- und Leidensgeschichten irgendwo an und hören irgendwo auf. Extrapolationen in die Zukunft sind statthaft, beruhen manchmal auf mehr oder weniger sicheren Prognosekriterien, bleiben aber stets willkürlich. Lassen wir es im Ungewissen stehen. Ignoramus et ignorabimus. Das ist die beste Haltung, will sagen: die Haltung, mit der es sich in der Ungewissheit des Lebens und der menschlichen Existenz am besten aushalten lässt.

Anhang I

Was nützen neuropsychologische Tests?

Im Verlauf der Krankheitsgeschichte von Herrn S. wurden immer wieder psychodiagnostische und neuropsychologische Abklärungen vorgenommen, um seine kognitive Fähigkeit, seine Hirnleistungskapazität abzuschätzen. Die Ergebnisse solcher neuropsychologischer Testungen sind mit grösster Vorsicht zu bewerten. Die Tatsache, dass sie, durch metrische Zahlen ausgedrückt, Labormessungen ähneln, bedeutet nicht, dass sie wie Laborwerte als objektive Abbilder einer wie immer gearteten seelischen Wirklichkeit angesehen werden können. Das Problem besteht nicht in der Herstellung einer bestimmten Kennziffer, eines bestimmten Kennwertes für eine Funktionsminderung oder einen Funktionsausfall, sondern es besteht in der Interpretation eben dieses metrischen Wertes. Was nämlich hat die Defizienz, die sich in einer schlechten Testleistung ausdrückt, letztlich verursacht? Ist es die genuine kognitive Einschränkung? Ist es eine dazukommende depressive Verstimmung? Ist es eine momentane Unpässlichkeit oder eine Tagesschwankung? Ist es ein Misstrauen gegenüber einem undurchschaubaren Testleiter? Ist es eine prämorbide intellektuelle Schwäche? Ist es ein Abgelenktsein durch quälende Gedanken? Und viele weiterer solcher Fragezeichen könnten gesetzt werden. Erst wenn alle sog. störenden Randbedingungen und intervenierenden und interferierenden Variablen ausgeschaltet wären, könnten wir mit Sicherheit davon ausgehen, dass der erfasste Wert einer wirklichen Minderleistung aufgrund einer zerebralen Noxe entspricht. Verlassen wir uns also nicht allzu stark auf die metrischen Ergebnisse von neuropsychologischen oder Organizitätstests. Die Kunst der Interpretation allein entscheidet darüber, ob ein solcher Wert verlässlich ist oder nicht. Und sie kann nur erworben, ausgebildet und beibehalten werden durch langjährige psychopathologische Kenntnisse und Erfahrungen. Um beispielsweise entscheiden zu können, ob in einem Demenztest ein schlechtes Ergebnis durch eine echte Demenz oder eine depressiv bedingte Pseudodemenz zustande gekommen ist, bedarf es weitreichender psychopathologischer Beobachtungsgabe, die die Kenntnisse, die zur Durchführung und Auswertung des Tests selber notwendig sind, weit übersteigt.

Ein Beispiel für das oben Gesagte:
Der auch in der Fallgeschichte 13 erwähnte Benton-Test zur Erfassung einer diffusen Hirnschädigung mittels der Beeinträchtigung der visuell-mnestischen Leistungsfunktionen gilt als einer der auch heute noch am meisten angewendeten psychodiagnostischen Tests zur schnellen Organizitätsabschätzung. Der Autor selber weist aber im Handbuch darauf hin, dass ein schlechtes Abschneiden bei diesem Test nur dann einer Hirnverletzung oder Hirnerkrankung zugeschrieben werden kann, wenn die folgenden fünf anderen Möglichkeiten, weshalb ein Mensch die Testaufgabe nicht bewältigt, ausgeschlossen werden können:

a) Mangel an genügender Mühegabe bei ablehnend eingestellten, asozialen oder paranoiden Patienten;
b) Unfähigkeit zur Reproduktion bei depressiven Patienten;
c) Unfähigkeit zur Reproduktion bei Patienten, die durch ernsthafte organische (= körperliche) Krankheiten behindert sind;

d) autistisches Verhalten bei schizophrenen Patienten, das zu irrelevanten Reproduktionen führt;
e) gestörte graphomotorische Fähigkeit und ungenügende Einstellung auf die Aufgabe wegen mangelnder Ausbildung und Fehlens entsprechender sozialer Erfahrung.

Diesen fünf Ausschlusskriterien könnten leicht weitere fünf hinzugefügt werden. Nun ist es verständlich, warum der erhaltene Testwert an sich nicht einfach telquel als Beweis für oder gegen eine Hirnschädigung interpretiert werden kann.

Anhang II

Die Verschränkung von prämorbider Persönlichkeitsstruktur und Hirnschädigungsfolgen sowie die Crux der Gruppentherapien

Die vorliegende Fallgeschichte zeigt, wie persönlichkeitsbedingte, neurotische und hirnorganische Faktoren bei Herrn S. ineinander greifen und das komplexe Erscheinungsbild seiner Krankheit prägen. Oft ist es so, dass hirnorganische Störungen prämorbid bestehende Persönlichkeitsmerkmale akzentuieren, gleichsam herausmeisseln und deutlicher werden lassen. Das marode Hirn kann gewissermassen die Persönlichkeitsdefizite, die vor dem Trauma schon bestanden, schlechter überspielen und überdecken. Wir wissen besonders aus den Untersuchungen von Goldstein über den Patienten mit Hirnverletzungen, dass dieser Mühe hat, einen willkürlichen, definitiven Standpunkt einzunehmen, eine Entscheidungsschwäche an den Tag legt, wechselnden Situationen und Umständen nur schwer folgen und verschiedene Aspekte einer Situation nicht mehr gleichzeitig im Auge behalten kann. Er hat also Mühe, das Wesentliche am Ganzen zu erkennen, aus Teilen ein Ganzes zu machen und zwischen der konkreten und abstrakten Betrachtungsweise zu wechseln bzw. beide zu verbinden. Es fällt ihm schwer, sich von aktuell emotionalen Erfahrungen zu distanzieren oder auch im Konjunktiv zu denken, d.h. etwas als bloss möglich anzuschauen (siehe auch Anhang zu Fallgeschichte 13!). Wenn nun eine solche Psychopathologie wie im Falle von Herrn S. auf einen Menschen trifft, der von seiner Persönlichkeit her schon vorher stark zum Kompliziert-Zwanghaften und Distanziert-Einzelgängerischen neigt, ist das ein besonderes Unglück. Herr S. wurde gleichsam durch die Hirnblutung gerade in jenen Bereichen beeinträchtigt, die ohnehin schon sein Problem darstellen.

Herr S. ist aber auch ein Beispiel dafür, sich wieder daran zu erinnern, dass wir in der Psychiatrie einen Behandlungs- und keinen Erziehungsauftrag haben: Nicht Veränderung der Person, nicht Pädagogik und Andragogik, sondern Therapie ist unser Auftrag. Das heisst mit anderen Worten: wir müssen uns immer wieder klarmachen, dass der Patient ein Recht hat, so zu bleiben und so zu sein, wie er immer war und wie er immer ist. War er im früheren Leben ein Einzelgänger und neigte er zu bizarr-autistischen Verhaltensweisen, so haben wir das so weit zu respektieren, als es seinem eigenen Wunsch entspricht und er durch sein Verhalten weder sich noch andere gefährdet. Es gibt also ein Recht auf gelebten Autismus genausogut wie es ein Recht auf Behandlung des Autismus gibt, sofern ein Leidensdruck vorliegt und aus diesem ein Behandlungsauftrag erwächst. Wenn man die moderne Klinikbehandlung anschaut, könnte man manchmal den Eindruck bekommen, Therapeuten wollten Patienten umerziehen. Es muss mit allem Nachdruck davor gewarnt werden: dies kann niemals der Auftrag der psychiatrischen Behandlung sein.

Im Zusammenhang mit der beschriebenen Persönlichkeit von Herrn S., die sich durch Einzelgängertum, Introversion, mildes bizarres Verhalten, Anankasmus, Sammeltrieb, Beziehungsscheu auszeichnet, möchte ich noch auf ein ganz konkretes Problem der mileutherapeutischen Gestaltung psychiatrischer Stationen kommen, nämlich auf die beim Personal so ungeheuer und allseits beliebten Patientengruppen, Gruppentherapien, Abteilungsversammlungen, die umgekehrt bei praktisch allen Patienten ausserordentlich unbeliebt sind.

Ich habe, seit ich in der psychiatrischen Klinik arbeite, noch niemals einen Patienten getroffen, der freudig über diese Gruppenaktivitäten, Gesprächs- und Diskussionsgruppen etc. berichtete, sondern immer nur solche, die darüber stöhnten. Dies hat auch mit dem oben angesprochenen Problem zu tun. Warum können wir nicht akzeptieren, dass viele unserer psychiatrischen Patienten nun einmal nicht mit anderen zusammen sein wollen, nicht nur nicht gruppenfähig sind, sondern es auch nicht werden wollen? Was hat diese Einstellung mit ihrer psychiatrischen Erkrankung zu tun? Wir können sie behandeln, je nach ihrer Grundkrankheit, mit den Methoden, die uns dafür zur Verfügung stehen, aber lassen wir sie doch in Ruhe mit ihrer sozialen Grundeinstellung und versuchen wir nicht, sie zu geselligen Lebewesen umzufunktionieren, wenn sie das nicht sein wollen und nicht sein können. Ich habe den Verdacht, dass viele unserer mit grossem Aufwand und intensiven Kosten betriebenen Gruppentherapien den stationären Patienten nicht sehr viel Nutzen bringen. (Ich denke dabei auch besonders an Suchtgruppen.) Solche Umerziehungsversuche verstecken sich sehr oft auch hinter schwer zu durchschauenden, verschleiernden Vokabeln, wie etwa "Kommunikationsfähigkeit schulen, soziale Kompetenz erhöhen, Beziehungsverhalten verbessern" etc. etc. All das sind durchaus erstrebenswerte Ziele. Sie sind aber nicht direkter Auftrag unserer Behandlung, welcher in der Bekämpfung definierbarer Krankheiten besteht. Erreichen wir bei der Erfüllung unseres Grundauftrages auch die Verbesserung der obengenannten Fähigkeiten, so ist dagegen gar nichts einzuwenden. Wir müssen aber aufpassen, dass die Veränderung der Grundstruktur der Persönlichkeit unserer Kranken nicht unser Ziel sein darf. Ich habe schon sehr viele Re- und Post-Patienten leiden gesehen, weil sie in hochbetreuten Wohnheimen und sozialtherapeutisch ausgerichteten Wohngemeinschaften einem ungeheuren Gruppendruck ausgesetzt waren und unter Zwang an gemeinsamen Unternehmungen wie z.B. Ferienlagern und Sonntagsausflügen teilnehmen mussten, ohne dass das auch nur in irgendeiner Weise ihrer inneren Struktur entsprochen hätte und ohne dass sie dabei natürlich auch nur einen Deut gesünder geworden wären. Sie wären froh gewesen, hätte man sie einfach für sich alleine leben lassen und nicht dauernd mit anderen zusammengeführt, mit denen sie in Wirklichkeit gar nicht zusammen sein wollten. Ich weiss, dass meine Ausführungen für viele Ohren sehr merkwürdig klingen und teilweise sogar ketzerisch sind; sie entspringen aber echter Sorge um die Patienten und vielen authentischen Aussagen von Kranken. Psychiatrische Patienten wollen selten mit ihresgleichen eng zusammenleben, zusammen feiern, zusammen Exkursionen unternehmen. Respektieren wir das doch einfach. Uns Gesunden räumen wir ja auch das Recht auf Single-Dasein ein ...

Fallgeschichte Nr. 12: Frau L.

Für einmal lassen wir die Patientin, Frau L., im Originalton selber zu Wort kommen; es liegen nämlich Lebensläufe vor, die anlässlich verschiedener Klinikeintritte von ihr geschrieben wurden. Wie schon früher erwähnt, ist es in unserer Klinik üblich, die Patienten bei Eintritt einen Lebenslauf schreiben zu lassen. Ich habe den Lebenslauf von Frau L. nur in den harten Fakten, nicht aber in der Diktion und Stilistik verändert.

Lebenslauf vom September 1984:
"Anscheinend wurde ich einmal geboren, und zwar (wie ich mich nicht mehr erinnere) am 14.6.1955 zu irgendeiner Zeit.[1]
Ein paar Sätze zu meinen Eltern: Mein Vater war Ingenieur, ein hohes Tier im Militär und häufig in Amerika tätig. Im Jahre 1965 ist er an einem Herzinfarkt gestorben, er litt aber schon längere Zeit an einer Herzkrankheit. Gekannt habe ich ihn nicht gut, da er nach der Scheidung von meiner Mutter (ich war damals 4 Jahre alt) uns nur ein paar Mal besuchte. Meine Mutter ist Ärztin und macht seit wenigen Jahren nur noch Vertretungen.
Und nun wieder zu mir: Ich besuchte 6 Jahre die Primarschule. Dort fühlte ich mich ziemlich als Outsider, ich hatte zu grosse Hemmungen, um von den anderen respektiert zu werden. Meist suchte ich vergeblich Anschluss.
Nach der Primarschule folgten 2 Jahre Ausbildung in einer privaten Handelsschule. Dort lernte ich Französisch, Englisch und Schreibmaschine schreiben. Ich hatte mit Lehrern und Mitschülern sehr guten Kontakt.
Anschliessend arbeitete ich 1½ Jahre in einer Bank im Tessin. Es gefiel mir recht gut.
Da mir die körperliche Arbeit in einem Reitstall, wo ich eine Lehre für eine Pferdepflegerin machen wollte, zu streng war, brach ich diese Lehre in der Probezeit ab. Danach folgten Arbeitseinsätze von je einem halben Jahr in verschiedenen Kliniken, aber nicht als Patientin! Inzwischen war ich ca. 17 Jahre alt und erledigte Büroarbeiten in einem Spital als Arztsekretärin, indem ich Berichte ab Diktaphon schrieb. Von 18 bis 21 absolvierte ich in einem privaten Institut in B. die höhere Schule und bestand im ersten Versuch die Matur im handels- und wirtschaftswissenschaftlichen Typ.
Danach immatrikulierte ich mich an der Universität B. im Fach Physik. Ich wollte jedoch schon immer eigentlich Psychologie studieren, liess mich aber von den hohen Studentenzahlen abschrecken. Bald merkte ich, dass Physik, so wie es an den Hochschulen gelehrt wird, nichts für mich ist, da viel zu abstrakt. Ich machte aber trotzdem 2 Jahre und fiel zweimal durch die gleiche Prüfung. Nach einem Zwischenjahr Arbeit als Arztsekretärin in einer Privatpraxis ging ich das Psychologie-Studium an und bin nun an der Vorbereitung für die Zwischenprüfung. Ich möchte dieses Studium unbedingt zu Ende führen und evtl. Psychotherapeutin werden.

---

[1] So könnte der erste Satz eines zeitgenössischen Romans lauten ...

Meine Hobbies: Reiten, vor allem Dressurprüfungen, Dauerlauf (3 bis 5 km), Skifahren (Riesenslalom), Konfitüren machen. "

Vom Dezember 1984 liegt ein weiterer Lebenslauf folgenden Wortlautes vor:
"Da ich bei meinem letzten Klinikaufenthalt hier schon einen ausführlichen Lebenslauf geschrieben habe, finde ich es nicht mehr nötig, dies nochmals zu tun (man soll ja schliesslich nichts übertreiben!)
*Ich möchte jedoch folgendes schriftlich festhalten: Ich bin froh, dass ich mich doch noch in **erster** Linie als Psychologie-Studentin fühle und erst in zweiter Linie als Psychiatrie-Patientin (dies soll jedoch nicht als Kritik an der psychiatrischen Institution verstanden werden, sondern rein gefühlsmässig). "*

Vom Januar 1985 finden wir den dritten Lebenslauf, lakonisch und knapp:
"Da ich schon einen Lebenslauf geschrieben habe, finde ich es nicht mehr für nötig, dies noch einmal zu tun. Ich hoffe einmal mehr, es ist dies mein letzter Aufenthalt als Patientin in dieser Klinik. "

Und schliesslich der letzte von ihr handgeschriebene, konzise und selbstpersiflierende Lebenslauf vom April 1985:

> *"Lebensläufe, ach Ihr Lieben,*
> *hab ich schon so viel geschrieben.*
> *Dass Ihr alles wisst von mir,*
> *Freunde nehmt mich ins Visier,*
> *Schicksal dafür dank ich dir!*
> *Lebe gern und lebe gut,*
> *steck die Sorgen an den Hut. "*

Und noch ein eindrückliches Dokument liegt uns von ihr vor, nämlich die Zeichnung eines Dämons, welche sie selber als "Dämonenbild" tituliert hat. Auf einem A4-Blatt, in Hochformat, findet sich ein Geist, der die Form eines Kürbisses oder einer gestauchten Gurke hat, eine völlig geschlossene Körperform aufweist, die braun-schwarz schraffiert ist und an deren oberem Teil sich zwei dunkle Augen und ein Mund in Form eines Z befinden. Das ganze Bild wirkt düster, aber nicht eigentlich bedrohlich, sondern eher lustig-burlesk, so wie ein Geist in einem Kartoffelsack, der umherhüpft. Frau L. schreibt dazu: "Die Dämonen sind Realität. Ich kann deshalb nicht verstehen, warum andere sie nicht auch sehen. Sie befinden sich im Raum wie irgendein anderer Gegenstand. Die Grimassen machen mir Angst, auch bedrohen sie mein Leben. Es sind so unheimliche Gestalten, dass ich mich vor ihnen fürchte. Ich kann mit diesen Dämonen nicht mehr weiterleben. Warum muss ich es trotzdem? Ich halte diese Gestalten einfach nicht mehr aus. Es ist ein Scheissleben mit diesen Dämonen. Für mich ist das Leben zu Ende. Daran kann niemand etwas ändern."

Soweit die Selbstzeugnisse von Frau L. Das erste Fremdzeugnis liegt uns in Form eines Résumés vom September 1984 vor, zu welcher Zeit Frau L. zum ersten Mal in unserer Klinik hospitalisiert wurde. Im Zeitraum von 5 Jahren bis zum Herbst 1989 kommt es nun zu insgesamt 19 Hospitalisationen allein bei uns, weitere noch in anderen Kliniken. Erst danach kommt es zu einer Beruhigung, indem Frau L. nun nicht mehr entlassen wird, sondern seit dieser Zeit kontinuierlich bei uns weilt. Immer wieder findet man in den lebenslangen Anamnesen und Krankheitsgeschichten von Patienten und Patientinnen dieses Verlaufsmuster: dauernde Wiedereintritte und Wiederaustritte über Jahre, bis endlich aus den verschiedensten Gründen Ruhe einkehrt, die kranken Menschen langfristig in der Klinik bleiben und sich so stabilisieren. Besonders bei jungen geistes- und gemütskranken Patienten und Patientinnen ist dieses Verlaufsmuster gang und gäbe, wie wenn man sich von Helferseite nicht eingestehen kann, dass es der junge Patient oder die junge Patientin draussen nicht mehr schafft, und man mit Rehabilitationsbemühungen zurückhaltend sein muss, um ihnen nicht eigentlich zu schaden. Irgendwann tritt dann dadurch Ruhe ein, dass ein vorausschauender und erfahrener Klinikmitarbeiter sagt: "So jetzt nicht mehr, jetzt hierbleiben in der Klinik, Betreuungs- und Behandlungskonstanz vermitteln und so allfällige positive Ressourcen wieder wachsen lassen".

Aus fremdanamnestischer Sicht stellt sich die Lebensgeschichte von Frau L. wie folgt dar: Sie ist als Einzelkind in N. geboren und aufgewachsen. Der Vater war Ingenieur, die Mutter Ärztin; diese hat ihren Beruf aber nur sporadisch und vertretungsweise ausgeübt. Die elterliche Ehe wurde geschieden, als die Patientin 4-jährig war; der Vater starb 1965.

Es gibt keine familiäre Belastung durch Geisteskrankheiten oder Süchte. Die Geburt und die frühkindliche Entwicklung von Frau L. waren unauffällig. Sie wuchs vorwiegend in der Gemeinschaft mit der Mutter auf. Als Kleinkind war sie fröhlich, hatte jedoch in der Primarschule Kontaktschwierigkeiten und Hemmungen, aber keine eigentlichen kinderneurotischen Symptome von Krankheitswert. Nach der Primarschule besuchte sie eine private Handelsschule und war in der Folge an verschiedenen Arbeitsstellen als "Mädchen für alles" tätig, vor allem auch in Spitälern. 18-jährig begann sie mit dem Besuch einer privaten höheren Schule, die sie 21-jährig mit der Handelsmatur abschloss.

Sie studierte dann zunächst 2 Jahre lang Physik, fühlte sich aber durch die trockene Materie nicht befriedigt und wechselte nach zweimaligem Prüfungsversagen auf Psychologie. In diesem Fach steht sie bei der Erstaufnahme vor der Zwischenprüfung. Sie wohnt zu dieser Zeit noch immer bei ihrer Mutter und wird auch durch diese finanziell unterstützt.

Ihre Persönlichkeit wird von der Mutter als sehr sensibel, leicht verletzbar und schüchtern, aber durchaus auch als ehrgeizig beschrieben. Sie tendiere zum Rückzug in Kränkungssituationen. Ende 1983 war sie zum ersten Mal in ärztlicher poliklinischer Behandlung wegen Hirsutismus[1] und Akne vulgaris. Seither regelmässige Konsultationen beim immer gleichen Arzt in der Medizinischen Poliklinik. Klagt dort über alle möglichen Beschwerden, vor allem allergischer Natur, wird als mühsam, weitschweifig

---

[1] Hirsutismus = überstarke, quasi männliche Behaarung bei Frauen als Folge einer endokrinologischen Störung und in der Regel mit sekundären psychischen Problemen, da dieser Behaarungstyp bei Frauen in unserer westlichen Kultur sehr stark diskriminiert wird.

und umständlich erlebt. Im Zusammenhang mit einer ersten Enttäuschung durch diesen Arzt (er wollte das Konsultationsintervall nicht verkürzen) im April 1984 überdosierte Einnahme von Melleril und Dalmadorm, ohne klare suizidale Absicht. Frau L. bricht aber auf der Strasse zusammen, wird auf der Notfallstation behandelt und anschliessend erstmals psychiatrisch gesehen. Seither einmal pro Woche psychiatrische Konsultationen in der Poliklinik, in denen sie vor allen Dingen Angst vor dem Alleinsein und auch nächtliche Angstzustände äussert. Als eine Konsultation bei dem Arzt der Medizinischen Poliklinik, welcher die endokrinologischen Störungen behandelt, wegen extremer Überziehung der Sprechstunde durch den Arzt abgebrochen werden musste, fühlt sich die Patientin massiv verletzt, nimmt erneut Dalmadorm und Melleril und wird von der Psychiatrischen Poliklinik zwei Tage später wegen akuter Suizidalität zu uns in die Klinik eingewiesen.

Auf der Station ist sie immer wach und allseits orientiert, im Gedankengang aber weitschweifig, umständlich, perseverierend und in ihren Äusserungen allgemein und wenig anschaulich. Ohne psychotische Symptomatik, in den Gefühlen starr und wenig moduliert, zeigt sie ein verlegen wirkendes Dauerlächeln. Stimmungsmässig ist sie in der Mittellage, zeitweise leicht gereizt, anspruchsvoll und dysphorisch. Nächtlich ein unruhiger Schlaf und leichte Angstzustände, die mit einem leichten Neuroleptikum kupiert werden können. Die Diagnose lautet damals: "Persönlichkeitsstörung mit starker Selbstwertproblematik und konversionsneurotischen[1] Tendenzen". Eine längere Hospitalisation in unserer Klinik wird für nicht indiziert angesehen, wohl aber eine ambulante Psychotherapie. Auch eine medikamentöse Dauerbehandlung bei uns wird nicht vorgenommen. Frau L. wird nach wenigen Tagen auf ihren eigenen Wunsch wieder entlassen.

Zu einer ebenfalls nur wenige Tage währenden erneuten Hospitalisation zum Jahreswechsel 1984/85 kommt es, nachdem Frau L. an akuten Prüfungsängsten litt und sich mit einer Prüfungsvorbereitung übernommen hatte, indem sie Nächte durch lernte und sich keine Ruhe gönnte, nicht einmal am Sonntag. Auch diese seelische Erschöpfungsreaktion klingt nach wenigen Tagen ab, und Frau L. wird wieder entlassen.

Wenige Wochen später, noch im Januar 1985, kommt es zur dritten Hospitalisation bei uns. Der Anlass war eine Kränkung durch die Hausärztin der Patientin, die ihr Einblick in die Berichte unserer Klinik versprochen hatte, sich dann aber eines anderen besann. Durch diese Zurückweisung entwickelte Frau L. massive Abwertungs- und später Angstgefühle, befürchtete, suizidale Impulse nicht mehr kontrollieren zu können, rief selber den Notfallpsychiater zu sich, welcher sie dann zu uns einwies.

Bei der Aufnahme in unsere Klinik ist sie ängstlich, innerlich unruhig, stottert ausgesprochen, redet sehr umständlich, fühlt sich von etwas Innerem getrieben, was sie eigentlich nicht will. Frau L. ist nun auch einverstanden, vorerst in der Klinik zu bleiben und von hier aus Psychologie-Vorlesungen zu besuchen, wie es dann auch später gehandhabt wird.

---

[1] konversionsneurotisch = seelische Probleme drücken sich körperlich aus, ohne dass das dem Betroffenen bewusst ist.

In den Gesprächen mit ihr fällt ihre ausweichende, sich verbergende Art auf, ein fast ständiges verlegenes Lächeln mit vielen ebenso verlegenen Gesten; bei affektbetonten Themen gerät sie leicht ins Stottern. Andererseits ist Frau L. aber sehr aussprachebedürftig, zum Teil weitschweifig und detailverhaftet. Sie berichtet immer wieder über ihr geringes Selbstvertrauen, ihre grosse Kränkbarkeit, betont immer wieder die Wichtigkeit, die das Psychologie-Studium für sie hat. Aus ihm allein bezieht sie ihr Selbstwertgefühl. Es ist der Garant ihrer Gesundheit nach aussen.

Die Diagnose wandelt sich nun in: "Ängstlich-depressive Reaktion bei neurotischer Persönlichkeitsentwicklung mit starker Selbstwertproblematik".

Man plant im Verlauf des Aufenthaltes, Frau L. einen Platz in einer Psychotherapie-Station der Psychiatrischen Poliklinik zu organisieren.

Sie tritt auch tatsächlich Ende Februar 1985 auf diese Psychotherapie-Station über und bleibt dort vorerst für knapp zwei Monate. Im April des gleichen Jahres nimmt sie eine unbekannte Menge eines Antiepileptikums in suizidaler Absicht ein und wird nach kurzem Aufenthalt in der Medizinischen Klinik wegen akuter Suizidalität wieder zu uns eingewiesen.

Diesmal drängt sie auf sofortigen Austritt, möchte unter keinen Umständen auf die geschlossene Abteilung kommen, da dies für sie eine schwere Kränkung bedeute und ein Rückschritt sei.

Schnell kehrt sie aber ihre freundliche, emotional kontrollierte, in den Schilderungen etwas ausschweifende Persönlichkeitsseite hervor und ist wiederum die liebenswürdige, angepasste Patientin von früher. Sie weigert sich trotz wiederholten Anratens, eine ambulante Psychotherapie zu versuchen; sie könne schon für sich selber sorgen, und Gespräche mit Psychiatern und Psychologen nützten ihr nichts. Sie will nicht in Abhängigkeit von Therapeuten geraten.

Am dritten Tag ihres jetzigen vierten Aufenthaltes bei uns gerät sie nach einem Telefongespräch mit ihrer Mutter, welches nicht in ihrem Sinne verläuft, in einen Ausnahmezustand, kann ihre Gefühle nicht mehr kontrollieren, wird innerlich unruhig, sieht keinen Sinn mehr im Leben, will nicht mehr weiterstudieren und droht mit Suizid, bleibt aber immerhin gesprächsfähig. Sie verweigert die Einnahme von Prazine (= mildes Neuroleptikum zur Beruhigung von akuten Erregungszuständen), wehrt alles starr ab, verlangt schliesslich die Verlegung auf eine geschlossene Station. Will dann aber gleich darauf wieder zurück auf die offene Station, wirkt entschlusslos, weint vor Verzweiflung. Einen Tag später erklärt sie ihren Erregungszustand als aus Eifersucht und Bedürfnis nach Zuwendung entstanden und bekennt, dass sie solche Zustände zum Teil selber provoziere und bei den bisherigen Suizidversuchen auch nur geringe Medikamentendosen geschluckt habe. Sie möchte sofort austreten, aber keine ambulante Nachbehandlung geniessen; ihrem Wunsch kann nicht widersprochen werden, und man lässt sie ziehen. Die jetzige Diagnose lautet: "Neurotische Persönlichkeitsentwicklung mit starker Selbstwertproblematik und Borderline-Persönlichkeitsstruktur".

Man argumentiert erneut, dass Frau L. unbedingt eine kontinuierliche Langzeitpsychotherapie aufnehmen müsse, dass sie aber zur Zeit die Kooperation mit Ärzten, Psychiatern und Psychologen ganz ablehne und Möglichkeiten der Autotherapie suche.

Es kommt, wie es nicht anders kommen kann, nämlich zur fünften Hospitalisation einen Monat später, im Mai 1985. Frau L. hat zunächst ein paar Tage zu Hause bei der Mutter ruhig für ihr Studium gearbeitet. Sie entwickelte aber zunehmend ein Gefühl des Eingeschlossenseins in der Wohnung ohne Kontakt zur Aussenwelt, fühlte sich schliesslich nicht mehr imstande, die Wohnung zu verlassen, empfand ein Lähmungsgefühl, geriet in Angstzustände, war unfähig, den Prüfungsstoff für eine Nebenfachprüfung zu lernen. An einem Wochenende traten wieder massive Suizidgedanken auf, welche um das Thema der Medikamenteneinnahme kreisten. Sie wollte schliesslich freiwillig wieder bei uns eintreten, trug Tabletten bei sich. Der Tagesarzt nahm sie aber nicht sogleich auf, sondern vereinbarte ein Gespräch für den darauffolgenden Tag in Anwesenheit des Oberarztes. Nach Absprache mit der Mutter vereinbarte man, Frau L. nicht aufzunehmen. Am folgenden Tag musste sie in der Medizinischen Klinik nach Einnahme von ca. 20 Tabletten Mysoline (ein Antiepileptikum) hospitalisiert werden. Sie wurde von dort gleichentags zu uns überwiesen. Mit anderen Worten: Sie hat sich den Eintritt auf Umwegen doch noch organisiert ...

Diesmal ist sie weinerlich und bedauert, dass die Tablettenmenge nicht gereicht habe, um sich umzubringen. Sie gibt auch an, in der Nacht Stimmen zu hören; sie glaube, es sei ein Mann bei ihr im Bett. Sie zeigt wieder das bekannte verlegene, scheue Lächeln im Gesicht, welches zum Inhalt der Gespräche teilweise parathym[1] wirkt. Sie zeigt sich in der Klinik ausgesprochen ambivalent, will aber doch auf der geschlossenen Station bleiben, wo sie sich in Sicherheit fühlt, will auf jeden Fall ihr Studium weiterführen. Im Verhalten wirkt sie gehemmt, verkrampft, ausgesprochene Insuffizienzgefühle und Selbstvorwürfe sind evident.

Jeweils kurz vor den Wochenenden verlangt sie imperativ nach Wochenendurlaub, was man ihr zunächst verweigert. Daraufhin tritt Frau L. gegen Tische und Stühle, muss isoliert und sogar einmal gegen ihren Willen gespritzt werden.

In Gesprächen mit Arzt und Oberarzt und anderen behandelnden Personen sagt sie, dass sie ihrer eigenen Person ablehnend gegenüberstehe, dass sie keinen Sinn im Leben sehe, dass sie verzweifelt sei, dass sie merke, wie wenig sie zu Freude, Kontaktfähigkeit und Ausgeglichenheit befähigt sei im Gegensatz zu anderen, die diese Fähigkeiten wie selbstverständlich hätten. Oft ist sie in den Gesprächen den Tränen nahe, zwischendurch wirkt sie aggressiv und wütend. Es ist aber für die Gesprächspartner spürbar, wie sich eigentlich diese Wut gegen sie selber richtet. Auf diesem Hintergrund wirkt ihre Suizidalität durchaus glaubhaft und bedrohlich. Hinweise auf psychotisches Erleben zeigen sich nicht. Der affektive Rapport ist gut, wenn auch zeitweise distanziert.

---

[1] parathym = Gesichtsausdruck passt nicht zum Inhalt des Erlebens und des Berichteten

Die jetzige Diagnose heisst: "Depression mit Suizidalität bei schwerer Persönlichkeits-störung mit Verdacht auf Borderline-Persönlichkeitsstruktur". Man argumentiert, dass eine langjährige Fehlentwicklung im Sinne einer Persönlichkeitsstörung bestehe, mit den Hauptaffekten der Wut, der Angst, der Spaltung von Bezugspersonen in gute und böse, dass auch hysterische Zustände vorgekommen seien, dass auf der anderen Seite eine deutlich depressive Symptomatik nicht zu übersehen sei. Ferner stellt man fest, dass verschiedene Versuche mit Neuroleptika bisher keinen Erfolg gezeitigt hätten (was *ex invantibus* gegen eine Psychose spricht) und ein Versuch mit Antidepressiva noch nicht unternommen wurde.

Die bisherigen kurzen Hospitalisationen mit dem Versuch, Frau L. für eine Psycho-therapie zu motivieren, waren erfolglos. Auch wenn die bisherigen Suizidversuche nie gefährlich waren, besteht bei Frau L. eine chronische Suizidalität. Deswegen möchte man sie länger hospitalisieren, auch auf der geschlossenen Abteilung, eine Tagesstruk-tur mit Ergotherapie und Arbeitstherapie etablieren und die Ausgänge restriktiv hand-haben. Auch soll ein Verhaltensplan aufgestellt werden, damit sich das Personal auf der Station konsistent gegenüber Frau L. verhält und nicht in Sympathische und Anti-pathische aufgespalten wird. Schliesslich soll eine antidepressive Behandlung auspro-biert werden.

Leider kommt es nicht zu der vorgesehenen längeren Hospitalisation, sondern im Gegenteil: Es beginnt eine Phase kurzer Hospitalisationen, was sich äusserlich darin manifestiert, dass manchmal die Résumés kurz nach Eintritt gleichzeitig schon die Austrittsberichte sind.

Bereits nach dreimonatigem Aufenthalt wird Frau L. wieder entlassen, diesmal endlich in die Psychotherapie-Station der Psychiatrischen Poliklinik, wo sie sich aber nur schlecht einlebte. Sie habe von einer Therapie eigentlich nichts wissen wollen, lief oft davon, weil man ihren Sonderwünschen nicht entsprechen konnte. Zweimal musste sie erneut wegen Tabletten-Intoxikation mit Mysoline in der Medizinischen Klinik hospi-talisiert werden. Beim dritten Mal wird sie vom Notfallpsychiater wegen akuter Suizi-dalität wieder zu uns eingewiesen, und zwar im Oktober 1985. Der Einweisungsgrund war ein handgreiflicher Streit mit ihrer Mutter. Frau L. gibt auch an, sich durch Möbel bedroht zu fühlen, oft Stimmen zu hören, teils kommentierende, teils befehlende, und die Präsenz von Dämonen zu spüren, die sie aber in Ruhe lassen würden. Sie bejaht auch das Erlebnis der Gedankeneingebung. Obwohl sie einerseits zugibt, unter Fluan-xol (= hochpotentes Neuroleptikum) weniger aggressive Ausbrüche, Beeinträchti-gungsideen, Derealisationsgefühle und akustische Halluzinationen zu haben, will sie doch andererseits ohne Medikamente und ohne Psychotherapie auskommen. Dennoch willigt sie in eine Fluanxol-Behandlung ein, welche eine spürbare Beruhigung bringt. Unruhe und gestaute Aggressionen kann sie in kämpferischen Spielen mit dem Pflege-personal und mittels Jogging gut ausagieren.

Nach einer schnellen Entlassung kommt es im November 1985 erneut zu einer Hospi-talisation bei uns nach Einweisung durch die Medizinische Poliklinik, nachdem sich Frau L. erneut in suizidaler Absicht 40 Tabletten Mysoline verabreicht hatte. Das Medikament beschafft sie sich unter einem Vorwand in der Apotheke, indem sie eine leere Packung vorweist. Sie erklärte sich für gelenkt und beherrscht von Elementen, die sie nicht benennen könne. Sie höre Stimmen, höre etwas im Kopf, finde aber keine Wörter, um ihre Stimmung oder Wünsche zu beschreiben. Sie habe keine Kontrolle über sich, wisse nicht, warum "es" immer wieder über sie komme. Der Ausnahmezustand klingt sehr schnell ab, und am anderen Morgen ist Frau L. in keiner Weise beeinträchtigt. Man begrenzt die Hospitalisationsdauer erneut auf ein Minimum und legt ihr einen Austritt innerhalb des nächsten Tages nahe. Frau L. kann weiterhin Kontakt zur Klinik halten, indem sie an der Fördertherapie als externe Patientin teilnimmt und auch zweimal wöchentlich eine Physiotherapie- sowie eine Gesprächsgruppe besuchen kann. Erneut erhält sie als Krisenschutz Fluanxol-Depot.

Aber auch diesmal geht es nicht lange: Ende November 1985 kommt sie wieder zu uns, wiederum nach Androhung eines Suizides mit Medikamenten, nachdem sie bei ihrer inzwischen kranken und überforderten Mutter gewohnt und sporadisch die diversen Therapien als externe Patientin besucht hat. Laut Aussagen der Mutter fühlte sie sich jedoch stets depressiv und verzweifelt. Schliesslich drohte sie bei ihrer Hausärztin so eindrücklich und glaubhaft mit Suizid, dass diese sie *stante pede* bei uns einwies.
Beim Eintritt sitzt Frau L. zusammengesunken auf dem Stuhl, lächelt verlegen, wirkt verklemmt. Sie fühle sich von etwas Unbekanntem gelenkt und beherrscht, was sie veranlasse, immer wieder Medikamente zu nehmen. Frau L. ist nicht in der Lage, diese Zustände zu beschreiben, sie habe sie halt einfach immer wieder. Sie kann auch über die Stimmen keine präzisen Angaben machen. Am folgenden Morgen nach dem Aufnahmetag gerät sie in einen Raptus[1] und aggressiven Ausnahmezustand und wirft Stühle zu Boden. Nach einer Isolierung, die sie beruhigt, wirkt sie depressiv, hoffnungslos, verzweifelt und stark ambivalent hinsichtlich Zukunftsplänen und Behandlungsmethoden. Sie erzählt wiederum ihre merkwürdigen und schwer fassbaren Beeinflussungsgefühle (Angst vor Möbeln und vor Menschen), jemand anderer sei in ihr. Ihr werde eingegeben, sich mit Mysoline intoxizieren zu müssen, sie höre gelegentlich ein Murmeln im Kopf. Schliesslich ist sie mit einer Depot-Medikation einverstanden, will aber nach der Injektion sofort austreten.

Man entlässt die Patientin nach Rücksprache mit der Mutter, die sich bereit erklärt, ihre Tochter ein letztes Mal unter der Bedingung bei sich aufzunehmen, dass sie die Depot-Injektion regelmässig über sich ergehen lasse. In der Psychiatrischen Poliklinik wird sie zu Gruppen- und Einzelgesprächen angemeldet.

Mitte Januar 1986 taucht sie nach Verweigerung der Medikamente wieder bei uns auf. Die Hausärztin hatte eine perorale Therapie versucht. Die entsprechenden Rezepte löste Frau L. jedoch nicht ein. Wegen eines unklaren halluzinatorischen Zustandsbildes weist sie die Hausärztin dann zu uns ein.

Frau L. sitzt bei der Aufnahme zusammengekrümmt auf dem Stuhl, vermeidet den Blickkontakt, erzählt mit gepresster Stimme, dass sie sich seit drei Tagen durch dunkle, unverständlich murmelnde Gestalten bedroht fühle, speziell durch deren ständiges Grimassenschneiden. Die Gestalten seien jetzt wieder verschwunden; sie wolle deshalb

---

[1] Raptus = Tobsuchtsanfall

auf keinen Fall in der Klinik bleiben. Auf dem Weg zur Abteilung leistet Frau L. ostentativen Widerstand, betont immer wieder, sie wolle nicht in der Klinik bleiben, wenn sie dies schon müsse, dann wenigstens langfristig (sic!).

In einem zweiten Gespräch am nächsten Tag meint Frau L., ihre Angaben würden gar nicht stimmen. Sie habe von "Visionen" gesprochen, weil sie sich damit Zuwendung verschaffen wollte. Schon früher habe sie von Halluzinationen gesprochen, aber nie solche gehabt. Sie widerruft also. Affektiv ist sie weinerlich, ambivalent, fordernd und gespannt sowie psychomotorisch unruhig. Sie drängt nach Hause.

Die jetzige Diagnose lautet: "Abgeklungenes, angeblich paranoid-halluzinatorisches Zustandsbild bei bekannter Borderline-Persönlichkeit".

Frau L. wird nach Absprache mit der Mutter, die - wie könnte es eine Mutter anders - doch wieder schwankend geworden ist und ihre Tochter erneut bei sich aufnimmt, zu ihr in die alten Verhältnisse entlassen.

Eine nur zweitägige Kurzhospitalisation findet Mitte Februar 1986 statt. Ihr voraus gingen wieder geäusserte Suizidgedanken bei der Hausärztin. Als diese ihr eine Fluanxol-Depotspritze machen wollte, lief Frau L. einfach davon, um aber vier Tage später selber den Notfallpsychiater zu rufen und wegen akut psychotischen Zustandsbildes mit visuellen und akustischen Halluzinationen sowie ängstlicher Verstimmung zu uns eingewiesen zu werden.

Es sei wieder sehr schlecht gegangen, äussert sie sich, sie habe ständig optische Halluzinationen (sie benutzt selber diesen Fachausdruck), sehe böse Gestalten, kann jedoch bei genauerem Nachfragen nichts Konkretes schildern, sondern fühle sich einfach nicht gut. Auch bezüglich der Suizidalität bleibt sie undurchsichtig, sie habe zwar Selbstmordgedanken gehabt, will sich aber doch nicht umbringen.

Nach Verabreichung von Fluanxol-Depot meint Frau L. noch am gleichen Abend, es gehe ihr wieder viel besser, sie wolle nicht lange bleiben und müsse unbedingt wegen eines Kurses austreten. Sie drängt nach Hause, die Halluzinationen seien verschwunden, sie habe keine Angst mehr. Sie wird auch prompt in die alten Verhältnisse entlassen.

Am Schluss des Berichtes über diese Zeit heisst es: "Da sich Frau L. immer gleichzeitig an verschiedene Stellen wendet und meist nichts über die jeweiligen Vereinbarungen an der andern Stelle berichtet, ist zur Koordinierung der Behandlung eine dauernde gegenseitige Information notwendig". Dem ist nichts hinzuzufügen.

Anfangs März 1986 kommt es zu einer erneuten Kurzhospitalisation von zwei Tagen, die in der Diagnose mündet: "Verdacht auf simulierte Psychose bei bekannter Borderline-Persönlichkeit".

Es stellte sich heraus, dass Frau L. im vergangenen Monat dreimal einen Notfallpsychiater konsultiert hatte, was einmal zur Hospitalisation in einer anderen psychiatrischen

Klinik führte, weil sie die Einnahme einer grösseren Menge von Tabletten angegeben hatte. Später stellte sich der Suizidversuch als simuliert heraus. Die Mutter der Patientin ist nun ebenfalls überzeugt, dass die psychotischen Episoden und die Halluzinationen simuliert seien. Sie gründet ihren Verdacht darauf, dass ihre Tochter, durch etwas Interessantes abgelenkt, das Vorhandensein von Halluzinationen negiert, auch wenn sie Minuten vorher deren Existenz bejaht hat. Zudem studiere sie mehrere psychiatrische Lehrbücher.

Zur jetzigen Kurzhospitalisation führte, dass sie nach altem Muster erneut durch die Hausärztin zu uns eingewiesen wurde, weil diese ein bedrohliches psychotisches Zustandsbild zu erkennen glaubte. Nach Fluanxol-Depotmedikation klingt dieses psychotische Zustandsbild am nächsten Tag vollständig ab; Frau L. ist aufgehellt, betont ihr Wohlbefinden, drängt auf sofortige Entlassung, die ihr auch gewährt wird.

Sie lebt dann wieder bei ihrer Mutter, befasst sich mit ihrem Psychologie-Studium, hält die wöchentlichen Gesprächstermine, inzwischen wieder in der Psychiatrischen Poliklinik, ein und geht zusätzlich zweimal wöchentlich zu einer Psychologin zu Gruppengesprächen. Ende März 1986 wendet sie sich wieder an ihre Hausärztin mit der Angabe, 20 Tabletten Mysoline eingenommen zu haben. Es kommt zur üblichen Rundtour: Via Stadtspital kommt sie am 21. März wieder zu uns, aber auch diesmal vermutet der Einweiser eine Simulation, da Frau L. gar nie somnolent[1] war, wie man es nach der Tabletteneinnahme erwarten müsste.

Bei uns spricht sie wie bei den früheren Hospitalisationen von Halluzinationen in Form von grauen, Grimassen schneidenden Gestalten, an deren Vorhandensein aber erhebliche Zweifel bestehen, da schon nach Minuten und nach Ablenkung der Patientin diese die Sinnestäuschung wieder negiert. Mal will sie austreten, dann wieder bleiben. Sie wünscht aber keinesfalls eine weitere neuroleptische Therapie zur bestehenden Depot-Medikation, welcher sie zustimmend gegenübersteht.

In der gemeinsamen Untersuchung mit dem Oberarzt spricht sie mit piepsiger, kindlicher Stimme, ist jammerig, macht wegwerfende Handbewegungen und geht auf keinen Vorschlag ein. Sie ist die wandelnde Ambivalenz. Die Vorwurfshaltung gegen alles, was ihr vorgeschlagen wird, ist undurchbrechbar. Sie kann sich zu nichts entschliessen. Mit der Realität konfrontiert, will sie davon nichts wissen, besteht darauf, weiter zu studieren und im Herbst die Abschlussprüfung zu machen. Dass die Mutter mit ihrer weiteren Unterbringung zu Hause überfordert ist, schiebt sie einfach beiseite. Sie führt sich während der ganzen Unterhaltung wie ein dreizehnjähriger trotziger Backfisch auf. Klare Abmachungen lassen sich nicht treffen, ausser sie werden von Klinikseite her autoritär angeordnet.

Die Diagnose lautet nun: " Depressiv-hysteriforme Dekompensation bei Borderline-Persönlichkeit bei angeblichem Suizidversuch mit Tabletten". Sie erhält ihr Fluanxol-Depot und eine feste Tagesstruktur, die sie zuhause einhalten soll.

---

[1] somnolent = mildeste Stufe einer Bewusstseinstrübung

Erneut wird seitens der Klinik die Notwendigkeit der Zusammenführung und Koordination der verschiedenen involvierten Stellen betont: Hausärztin, Notfallpsychiater, diverse Psychologen, Psychiatrische Poliklinik, Tageszentrum, Tagesklinik, zwei psychiatrische Kliniken. Frau L. ist zu dieser Zeit immer noch an der Universität immatrikuliert und hält die Fiktion des Weiterstudierens und des Abschlusses aufrecht. Etwas maliziös heisst es in der Krankengeschichte, dass man sie im Herbst, in dem sie sich dem Examen stellen will, "auflaufen lassen will", weil sie sonst von ihren Wünschen nie ablassen wird. Also: Therapie durch harte Realitätskonfrontation.

Ende April / Anfang Mai kommt es erneut zu einer wenige Tage dauernden Kurzhospitalisation (die dreizehnte bei uns): Frau L. wurde zu Hause in der mütterlichen Wohnung zunehmend depressiv; anlässlich eines Besuches bei der Hausärztin weigerte sie sich, ohne Medikamente die Praxis zu verlassen; die Ärztin musste die Polizei benachrichtigen, die Frau L. auf den Posten abführte und wegen Suiziddrohungen via Notfallpsychiater zu uns in die Klinik einwies. Schon am nächsten Tag verlangt Frau L. vehement nach der Entlassung. Diesmal stellt ihr die Mutter für die Rückkehr in die gemeinsame Wohnung genaue Bedingungen: Bei der ersten irregulären Arztkonsultation werde sie ihr ihren bereits gepackten Koffer vor die Türe stellen und das Schloss an der Wohnungstüre auswechseln, ferner werde sie sich an die Vormundschaftsbehörde wenden. Frau L. nimmt diese harten Bedingungen der Mutter mit trotziger Verzweiflung und jammernd entgegen, beharrt aber auf dem Austritt nach Hause. Die gemeinsame Suche nach einer neuen Tagesstruktur verwirft sie, besteht vielmehr darauf, sofort wieder vormittags die Vorlesungen an der Universität aufzunehmen und sich nachmittags dem Studium zu widmen. Auch eine psychiatrische Nachbetreuung will sie nicht. Man erhofft sich nun durch die klare Grenzsetzung seitens der Mutter eine Veränderung bei Frau L. Sollte sie tatsächlich obdachlos werden, weil die Mutter sie hinausgeworfen hat, besteht vielleicht die Aussicht, dass sie während einer längeren Hospitalisationszeit kollaborativer mit der Klinik zusammenarbeitet. Ob sie wirklich aus Schaden lernt???

Schon Ende Mai 1986 taucht sie wieder in der Klinik auf, nachdem sie gegenüber ihrer Hausärztin von Dämonen gesprochen hatte. Sie ist in einem solch panikartigen, von Angst erfüllten Zustand, dass sogar die Mutter den Notfallpsychiater ruft und dieser in Anbetracht der Unmöglichkeit, Frau L. ambulant zu behandeln, sie wieder bei uns einweist. Bei der Aufnahme beteuert sie, sie wolle sterben, ihr Leben habe keinen Sinn. Plötzlich erklärt sie, sie sehe gar keine Bilder von Dämonen mehr vor sich und wolle nach Hause. Nun ist aber definitiv klar, dass die Mutter sie nicht mehr aufnimmt; diese hat sich an die Vormundschaftsbehörde gewandt und fühlt sich hilflos und endgültig mit ihrer Tochter überfordert.

Auf der Station zeigt Frau L. wieder ihr bekanntes verlegenes Dauerlächeln, trotzige und ablehnende Phasen wechseln mit kooperativen ab. Die einzige Person, sagt sie, zu der sie eine engere Beziehung habe, sei ihre Mutter. Sie wisse, dass sie nicht mehr zu ihr zurückkehren könne. Wohin sie sich jetzt wenden solle, wisse sie aber nicht. Medikamente wolle sie wegen der Nebenwirkungen keine nehmen; Psychotherapie bringe auch nichts. Wegen der Verweigerung der Fluanxol-Therapie fasst man eine Leponex-Behandlung ins Auge, die Frau L. vielleicht eher akzeptieren könnte, weil extrapyramidale Nebenwirkungen nicht oder kaum auftreten. Das Dämonensehen, wie man nun schon lange weiss, scheint eher den Charakter von lebhaften Tagträumen als von eigentlichen visuellen Halluzinationen zu haben. Mit Hilfe des klinikinternen Sozialdienstes sucht man für Frau L. eine auswärtige Unterkunft.

Ein ausgiebiges Verhaltens- und Tagesstruktur-Programm wird im Herbst 1986 erstellt und zeigt, dass man sich diesmal auf eine längere Hospitalisation einstellt. Dieses Programm regelt ganz genau den Ausgang von Frau L., die therapeutischen Aktivitäten (vormittags Mithilfe in der Gärtnerei, zweimal wöchentlich Turngruppe, Zeit fürs Hausstudium Psychologie nachmittags von 13 bis 15 Uhr, zweimal wöchentlich eine halbe Stunde Gespräch mit der behandelnden Ärztin). Es regelt ferner alle Einzelheiten der Körperpflege (täglich über Mittag Duschen - bei Verweigerung wird der Mittagsausgang gesperrt; frische Unterwäsche täglich; zweimal wöchentlich, mittwochs und sonntags, frische Kleider und Haare waschen; frisches Nachthemd mindestens jeden Sonntag; Kleiderschrank-Kontrolle täglich). Und es regelt die Aggressionssanktion: Wird Frau L. gegenüber dem Pflegepersonal tätlich, wird der Ausgang des nächsten Tages gesperrt.

Dennoch ist die Zeit der Kurzhospitalisationen immer noch nicht vorbei. Frau L. wird nun im Oktober 1986 nach einem 5-monatigen Aufenthalt wieder entlassen, nachdem ein Eintritt in die klinikinterne Wohngemeinschaft wegen fehlender Motivation nicht zustande kam. Nach dem Austritt wohnt sie in einem gemieteten Zimmer, bald aber wieder bei der Mutter, die alle vorgängig gestellten Bedingungen über Bord geworfen hat. Sie widmet sich erneut voll dem Psychologie-Studium und will die Abschlussprüfung machen. Zeitweise liegt sie tagelang apathisch im Bett; zeitweise lernt sie bis tief in die Nacht hinein in der Bibliothek. Dort lernt sie einen englischen Germanistikstudenten kennen, es entwickelt sich eine Freundschaft, Frau L. verbringt viel Zeit mit ihrer neuen Bekanntschaft. Die medizinische Nachbetreuung erfolgt wiederum durch die Hausärztin, bei der Frau L. meist unangemeldet, jedoch mehr oder weniger regelmässig erscheint.

Der folgende Einweisungsgrund ist dramatisch: Als Frau L. in den ersten Januartagen 1987 von einem kurzen Urlaub mit ihrem Freund zurückkehrt, findet sie, nachdem die verschlossene Wohnungstüre von der Polizei geöffnet worden war, die Mutter tot in der Wohnung. Vor der Abreise der Tochter hatte die Mutter über starke Bauchschmerzen geklagt, den Beizug eines Notfallarztes jedoch abgelehnt, da am folgenden Tag eine Konsultation im Spital vorgesehen war. Frau L. gerät auf das plötzliche Ableben der Mutter hin in einen Erregungszustand und wird über ein somatisches Spital notfallmässig zu uns überwiesen. Auch bei uns gerät sie in der Nacht und am folgenden Morgen auf der Station in eine verzweifelt aggressive Erregung, innerhalb derer sie Stühle umwirft und andere Patienten umstösst. Im Gespräch bleibt sie eingeengt auf massive Selbstvorwürfe, weil sie den Notfallarzt nicht gegen den Willen der Mutter beigezogen hatte. Stimmungsmässig wechselt sie zwischen verzweifeltem Weinen und wütender Erregtheit, in der sie auch Ärzte und Personal unvermittelt gegen die Schultern boxt. Unter Seresta beruhigt sie sich in den folgenden Tagen, sie vermeidet das Thema "Tod der Mutter" und konzentriert sich ganz auf den Plan der Wiederaufnahme des Studiums und des Austritts aus der Klinik. In diesem Sinn und in dieser Stimmung lehnt sie es auch ab, an der Beerdigung der Mutter teilzunehmen. Sie plant, ein Zimmer in der Nähe ihres Freundes zu mieten. Zu einer Beistandschaft oder Vormundschaft nimmt sie in ambivalenter Weise Stellung, argumentiert aber durchaus realitätsorientiert, wenngleich auch entschlussunfähig und hilflos. Emotional setzt sie sich mit dem Tod ihrer Mutter weiterhin überhaupt nicht auseinander. Am Ende einer Unterredung mit dem leitenden Arzt der Klinik über eine Vormundschaft versetzt sie diesem am Schluss einen Boxhieb, der halb strafend, halb jovial ausfällt.

Die jetzige Diagnose lautet: "Abklingender, durch den Tod der Mutter ausgelöster Erregungszustand bei bekannter Persönlichkeitsstörung vom Borderline-Typ".

Im März 1987 kommt Frau L. vom Ausgang nicht in die Klinik zurück, geht in die Medizinische Klinik und verlangt dort eine endokrinologische Abklärung. Als man ihr diese nicht gewähren will, kommt es zu einem akuten Erregungszustand mit Weinkrämpfen und Aufschlagen des Kopfes auf den Boden. Schliesslich muss sie wegen des sie selber und andere Patienten gefährdenden Erregungszustandes zu uns eingewiesen werden.

Nun ist sie in ganz desolatem Zustand: Sie wälzt sich im Bett, ist nicht dazu zu bewegen aufzustehen. Sie klagt über Dämonen, die sie zu zerstören versuchen. Sie weicht jeglichem Blickkontakt aus. Sie beschimpft die Klinik und das Pflegeteam, welches sie als "Hurensöhne" bezeichnet. Sie klagt über starke Schmerzen im rechten Bein, die sie am Aufstehen hinderten.

Im weiteren Verlauf wird sie dann zunehmend kooperativer, mit Ausnahme von kurzen, heftigen Ausbrüchen wegen Kleinigkeiten im Abteilungsalltag. Sie besucht wieder Kurse an der Universität und trifft sich mit Studienkollegen zur Gruppenarbeit und paukt eifrig den Lernstoff für die Abschlussprüfung.

Man fasst erstmalig eine Tegretol-Behandlung wegen ihrer Verhaltensstörungen als antiaggressive Medikation einerseits und als stimmungsstabilisierende Behandlung andererseits ins Auge.

Vom August 1987 liegt ein Bericht über die Teilnahme von Frau L. an einem Ferienlager vor. In diesem Bericht heisst es, dass Frau L. wohl die schwierigste der insgesamt 18 Teilnehmer war. Sie verlangte am meisten Zuwendung, fing bei der kleinsten Zurückweisung sofort massiv zu protestieren an, indem sie verbal äusserst ausfällig und unflätig wurde und sogar zu randalieren begann, indem sie zum Beispiel einen Blumentopf aus dem Fenster warf oder Pflanzen aus den Blumentöpfen vor dem Haus herausriss oder einen Sonnenschirmsockel den Abhang vor dem Haus hinunterrollen liess, der dann gegen das Auto eines Team-Mitglieds prallte und einen erheblichen Schaden verursachte, oder Stühle umwarf oder gegen Mobiliar trat und dauernd die Team-Mitglieder in den Bauch boxte. Auch die Medikamenteneinnahme bereitete Schwierigkeiten. Die ins Ferienlager mitgereiste behandelnde Ärztin verbrachte teilweise zwei bis drei Stunden mit ihr mit Gesprächen abends bis in die Nacht und in den Morgen hinein. Eindeutig war zu verzeichnen, dass sich im Rahmen einer solchen enormen Zuwendung die Psychopathologie besserte und auffallend gute Gespräche mit ihr zu führen waren und auch die Verhaltensstörungen deutlich zurückgingen. Frau L. erzählte viel von sich und gewährte ihrer Ärztin einen tiefen Einblick in ihr Leiden und Leben. Am zweitletzten Tag des Ferienlagers begann sie aber erneut zu randalieren und bedrohte die Team-Mitglieder, so dass ihr schliesslich Neuroleptika gespritzt werden mussten. Frau L .wehrte sich gegen diese Behandlung gegen ihren Willen kaum; man hatte den Eindruck, sie sei eigentlich froh, dass es jetzt endlich dazu gekommen sei.

Im Januar 1988 wird sie erneut aus der Klinik entlassen, und zwar in ein Wohnheim. Die Hausärztin betreut sie weiterhin, ebenso ist sie immer noch an der Universität in Psychologie eingeschrieben. Sehr schnell stellt sich aber heraus, dass sie sich an die Strukturen im Wohnheim nicht halten kann; es kommt zu einer auffälligen Vernachlässigung der Körperpflege. Ein Erregungsausbruch infolge kleiner Meinungsverschiedenheiten führt zu aggressiven Handlungen gegenüber der Heimleitung und Mitpatienten und erneut zum Herausreissen von Pflanzen. Man schickt Frau L. nicht sogleich zu uns, sondern verwarnt sie. Wenige Tage später kommt es zu einer gleichartigen brachialen Entgleisung, und nun kann man sie zu einem freiwilligen Eintritt in unsere Klinik bewegen. Es ist seit 1987 die siebzehnte Hospitalisation.

Es will und will kein Frieden einkehren in dieses gebeutelte Leben ...

Diesmal ist Frau L. sehr aufgebracht über die Hospitalisation, weint, will davonlaufen, möchte es doch noch ambulant probieren und wieder in ihrem Zimmer wohnen. Sie beschimpft die Aufnahmeärztin, wirkt sehr verzweifelt; ein eigentliches Gespräch ist wegen mangelnder Kooperation nicht möglich. Sie meint, man habe sie mit dieser Einweisung hintergangen, sie hat ausserordentlich Mühe im sprachlichen Ausdruck und der Phonetik, kommt immer wieder ins Stottern. Sie berichtet von Episoden, in welchen sie ihr Zimmer voller Schlangen gesehen habe.

Im weiteren Verlauf ist sie wechselhaft, zeigt grosse Ambivalenz, will einerseits aus der Klinik in einen geschützten Rahmen entlassen werden, möchte andererseits trotzdem in der Klinik bleiben. Sie droht im Gespräch, sie würde draussen einmal ein Kind umbringen, nur damit sie ins Gefängnis kommen würde, aus dem man sie sicher nicht rausschmeissen würde. Bei kleinsten Konflikten im Gespräch verfällt sie in sehr regressives Verhalten, wälzt sich auf dem Boden, tritt gegen Wände und Türen und droht immer wieder damit, Pflanzen auszureissen.

Nun lautet die Diagnose: "Rezidivierende Erregungsausbrüche mit depressiver Färbung und unklarer suizidaler Gefährdung bei bekannter Persönlichkeitsstörung".

Schon 14 Tage später, Mitte Februar 1988, wird sie wieder in ihr Zimmer in der Stadt entlassen, nimmt ihr Psychologie-Studium wieder auf, meldet sich von der Abschlussprüfung ab, nimmt regelmässig noch an der Theatergruppe in der Klinik teil. Es folgt ein fluktuierender Verlauf mit Angstzuständen, Wutausbrüchen bis zu Tätlichkeiten, Auseinandersetzungen mit Vermieterin und Mitbewohnern, Selbstbeschädigungen (Schnittverletzungen mit Schere), Heroinkonsumation, Beizug des Notfallarztes und des Notfallpsychiaters, ein Kurzaufenthalt im Kriseninterventions-Zentrum. Frau L. bezieht eine Invalidenrente in Höhe von ungefähr Fr. 1.500,-- und hat noch eine Geldreserve in Form einer Erbschaft von seiten der Mutter.

Als ihr das Zimmer kurzfristig gekündigt wird, stürzt sie in eine neuerliche Krise und tritt im November 1988 mit dem erklärten Ziel einer Krisenintervention erneut bei uns ein.

Beim Eintritt wirkt sie ungepflegt und verweigert die körperliche Untersuchung. Im Gespräch ist sie misstrauisch, aufbrausend und spricht hastig und aufgeregt. Sie schwankt zwischen Ablehnung der Behandlung und hilfesuchendem, forderndem Verhalten. Auf der Abteilung ist sie unberechenbar und stört die Mitpatienten mit lautem Schreien, schlägt den Kopf gegen die Wand, äussert Suizidgedanken. Andererseits ist sie streckenweise aufgeräumt und freundlich, nimmt am Abteilungsgeschehen teil und zeigt auch Krankheitseinsicht. Eine auch nur einfachste Tagesstruktur lässt sich nicht etablieren; Frau L. zieht sich häufig ins Bett zurück und überlässt auch die Besprechung vor dem Mietgericht in Sachen Kündigung ihres Zimmers ihrem Beistand.

Die Diagnose lautet nun: "Erregungszustände bei Borderline-Persönlichkeit".

Frau L. bleibt wiederum nur eine gute Woche lang. Im nächsten Jahr 1989 kommt es zu zwei weiteren Hospitalisationen in anderen psychiatrischen Kliniken. Sie geht in dieser Zeit keiner Beschäftigung mehr nach, verbringt grosse Teile ihrer Zeit mit Drogenabusus, wohnt im übrigen vereinsamt und zurückgezogen in einem neu gemieteten Zimmer. Den einzigen Kontakt hält sie zu einer Seelsorgerin unserer Klinik, bei der sie auch durch ungerichtete Aggressionsäusserungen beeindruckt. Anlässlich einer Krisenintervention im Kriseninterventions-Zentrum tobt sie dort, wälzt sich am Boden, wirft mit Gegenständen, wirft schliesslich sogar einen Container um und kommt nach Reklamationen der Nachbarschaft notfallmässig wieder zu uns Ende August 1989. Jetzt soll die Odyssée ein Ende haben ...

Wiederum ist sie verwahrlost, Körper und Kleider sind ungewaschen, sie riecht schlecht. Das Drogenscreening ist positiv auf Kokain. Sie befindet sich in einer wütenden Verleiderstimmung, kann höhnisch parathym lachen. Sie berührt den Gesprächspartner oft distanzlos, bei Kontroversen schlägt sie ohne weiteres drein, allerdings nicht schwer oder gefährlich. Sie berichtet über männliche Dämonenstimmen, die ihr immer wieder befehlen, einen Säugling oder ein kleines Kind zu töten. Sie sieht dann das Gesicht des Gesprächspartners zur Fratze werden, sich ihr immer mehr annähern und schliesslich in ihren eigenen Augen verschwinden. Sie bringt aber diese pathologischen Erlebnisse in einer Weise vor, die an deren Echtheit bzw. Ernsthaftigkeit zweifeln lassen, so, wenn sie einen geordneten Brief schreibt, in dem sie die Entlassung verlangt, damit sie jetzt endlich ein Kind in der Stadt töten könne. Unter Nozinan (= mittelstarkes Neuroleptikum) beruhigt sie sich einigermassen. Anlässlich einer Unterredung mit dem Chefarzt, in der ihr mitgeteilt wird, dass sich die Klinik an die Vormundschaftsbehörde wenden werde, gerät sie in eine schwere tätliche Erregung mit Dreinschlagen und Herumwerfen, beruhigt sich jedoch nach kurzer Zeit wieder und kann kohärent ein Gespräch führen. Sie lehnt jede vormundschaftliche Intervention ab, kann andererseits keine realitätsnahen Zukunftspläne vorbringen.

Die Diagnose lautet nun: "Erneuter psychotischer Erregungszustand". Man erwägt die Differentialdiagnosen der paranoiden Schizophrenie gegen eine schwere hysterische Neurose bzw. Borderline-Erkrankung und argumentiert, dass es sich in bezug auf die sozial verheerenden Auswirkungen praktisch um eine Psychose handelt, mit Verschlimmerungstendenz seit mehreren Jahren.

Wegen früherer ungünstiger Erfahrungen auf offenen Abteilungen fasst man eine längerfristige Behandlung auf der geschlossenen Abteilung ins Auge, so lange es deren Überfüllung erlaubt. Regelmässige ärztliche Kurzgespräche werden verordnet, mit dem Ziel zu vermeiden, dass Frau L. immer nur dann ärztliche Zuwendung erhält, wenn sie sich störend benimmt. Lange psychotherapeutische Sitzungen werden nicht empfohlen, weil sie die Erregungstendenz erfahrungsgemäss eher gefördert haben. Eine Leponex-Behandlung mit täglicher Leukozyten-Kontrolle (da sie früher mit Leukopenie[1] auf Leponex-Behandlungen reagierte) wird ebenfalls verordnet.

Man ist sich im klaren, dass Frau L. sozial und hinsichtlich Drogen immer mehr in eine gefährliche Richtung abgleitet und dass die kurzen Hospitalisierungen die soziale Verschlimmerung nicht aufzuhalten vermochten. Frau L. vermag wegen ihrer Geisteskrankheit seit Jahren ihre Angelegenheiten nicht mehr selbständig zu besorgen und bedarf ständig des Beistandes und der Fürsorge. Immer wieder musste sie in psychiatrischen Kliniken zwangsbehandelt werden, ohne dass eine auswärtige Bezugsperson verantwortlich für sie mitentscheiden kann. Ihre beiden Eltern sind gestorben, Geschwister sind keine da. Auf die Dauer, heisst es in der Krankenakte, ist die Entmündigung nicht zu umgehen, wenn der Krankheitsverlauf immer wieder zu Zwangsbehandlungen führt.

Dennoch wird in einem Gutachten an die Vormundschaftsbehörde vom September 1989 die Entmündigung nicht verlangt, sondern auf unbestimmte Zeit hinausgeschoben. Im einzelnen wird wie folgt argumentiert: Frau L. leidet an einer Geisteskrankheit, welche aus Episoden wahnhafter Angst und Verzweiflung besteht und die möglicherweise einer wellenförmig verlaufenden, depressiv-schizophrenen Mischpsychose entspricht. Eine Geistesschwäche sowie ein Hirnschaden liegen nicht vor. Die Geisteskrankheit ist eine seelische Krankheit, die auf einer wahrscheinlich angeborenen Verletzlichkeit beruht. Die individuelle Ausprägung der Krankheit und die Auslösung ihrer Episoden ist durch lebensgeschichtlich begründete Fehlentwicklungen und Konflikte verursacht. Die Krankheit kann nicht als unheilbar bezeichnet werden, aber es ist nicht möglich, eine ungefähre Heilungsdauer vorauszusagen. Die klinische Behandlung muss fortgesetzt werden, bis sie ambulant weitergeführt werden kann. Man kann immer noch hoffen, dass es nicht zu einer Langzeithospitalisation kommt, da sich der Gesundungswille, die Einsicht und die Kooperationsbereitschaft von Frau L. in den letzten Monaten positiv entwickelt haben. Grad und Dauer der Arbeitsfähigkeit nach der Entlassung aus der Klinik lässt sich nicht voraussagen. Günstigenfalls wird es

---

[1] = Abfall der Leukozytenzahl mit der Gefahr einer Knochenmarksschädigung

zunächst zu einer bescheidenen Erwerbstätigkeit bei einer anspruchslosen Arbeit kommen. Zur Zeit sind keine vormundschaftlichen oder fürsorgerischen Massnahmen angezeigt. - Eine Beurteilung, die dem leidvollen Leben und der havarierten Persönlichkeit von Frau L. gerecht wird, wie ich finde.

Im September 1989 stellt man einen erweiterten Verhaltensplan auf, der insbesondere die ungezielten und immer wieder vorkommenden brachialen Aggressionen regulieren soll. Es wird Frau L. die Möglichkeit eingeräumt, aggressive Impulse durch Zerschlagen von Gegenständen im Klinikhof auszuleben. (Nach meiner Erfahrung bewähren sich solche Abreaktionsprogramme in der Regel nicht, da sie die immer wieder neu sich aufladenden aggressiven Impulse nicht wirklich und wirkungsvoll neutralisieren können. Man kann gar nicht so viel Druck herauslassen, wie neu aufgebaut wird.)

Der Verhaltensplan in seiner erweiterten Form bewährt sich nicht schlecht; dazu scheint eine Kombinationsbehandlung mit Leponex und neu Lithium recht gut anzuschlagen. Dennoch versucht Frau L. immer wieder, mit Drohungen ihre Umgebung unter Druck zu setzen und lehnt sich oft verbal gegen das Verhaltensprogramm auf, hält sich aber doch im grossen und ganzen an die Vereinbarungen. Ausserdem macht sie wieder mit Freude in der klinikinternen Theatergruppe mit.

Im psychopathologischen Erscheinungsbild stehen Dämonen im Vordergrund, von denen sich Frau L. besetzt fühlt und die sie auffordern, jemanden umzubringen. Sie sieht diese Dämonen zeitweise auch als Fratzen vor sich. Zudem wähnt sie sich in der Stadt von Spionen beobachtet und verfolgt und begründet dies mit dem Besitz eines programmierbaren Taschenrechners. Sie meint, Spione in beliebigen Passanten zu erkennen. Beim Berichten über diese Dinge lacht sie parathym, das Lachen ist am ehesten mit einer Art Galgenhumor vergleichbar. Die beschriebene psychotische Symptomatik fluktuiert von Tag zu Tag, scheint aber latent fast immer vorhanden zu sein. Symptome depressiver Art (Angst, Morgentief, Antriebsarmut, Suizidgedanken) kommen hinzu, obwohl sich eindeutig depressive Phasen nicht abgrenzen lassen. Die Schwierigkeiten im Umgang mit Frau L. in der Klinik, aber auch ausserhalb, entstehen vor allem dadurch, dass sie auf geringfügige Frustrationen mit Erregungszuständen und Tätlichkeiten antwortet und auch häufig Drohungen in trotzig-theatralischer und erpresserisch anmutender Weise äussert, wie zum Beispiel: "Wenn ich entlassen werde, bringe ich einen Säugling um". Ständig fordert sie enorm viel Zuwendung von Ärzten und Personal. Immer wieder wurde die Echtheit der Halluzinationen und des Wahns bezweifelt, was aber im Rückblick angesichts deren Konstanz und inhaltlicher Gleichförmigkeit nicht gerechtfertigt ist. Die Symptomatik, die mit 28 Jahren begonnen hat, und der Verlauf sprechen für das Vorliegen einer Mischpsychose. Deshalb wird nun auch erstmalig die Diagnose "Mischpsychose" gestellt.

Man dekretiert nun einen Verbleib in der Klinik und sagt, dass eine Entlassung erst in Betracht gezogen werden kann, wenn sich die Symptomatik grundsätzlich bessert. Eine konsequente Lithium-Behandlung soll durchgehalten werden, zusätzlich zu einer neuroleptischen und antidepressiven. Frau L. erhält auch tatsächlich zu Leponex und Lithium noch Gamonil (ein Antidepressivum).

Nachdem ich die Patientin von passageren Begegnungen über all die Klinikaufenthalte schon sehr gut kannte und mit ihr mehrfach im Rahmen von Vorstellungen im Unterricht zu tun hatte (siehe dazu den Anhang), trete ich erstmals aktiv in die Behandlung ein anlässlich einer Supervisionsbesprechung im Februar 1990 auf der Station. Alle Beteiligten sind sich einig, dass Frau L. nicht mehr in der Lage ist, Entscheidungen irgendwelcher Art selbständig und für sich allein zu treffen. Sie hat einen Versorgungsanspruch an die Klinik, der auch ernstgenommen werden soll. In ihrer notorischen Art schafft sie es mit sehr viel Energie immer wieder, negative Gegenübertragungen entstehen und die Gespräche sich im Kreis drehen zu lassen. Daher ist es unbedingt nötig, dass man den Inhalt und die Dauer der Gespräche nicht ihr überlässt, sondern beides streng strukturiert. Es soll ein Themenkatalog erstellt werden, aus dem bestimmte Themen besprochen und bearbeitet und andere völlig ausgeklammert werden, so zum Beispiel Austrittswunsch und Wohnungssuche. Frau L. soll möglichst zwei feste Gesprächstermine in der Woche mit festgelegtem Zeitlimit bekommen. Administrative und disziplinarische Regelungen sollten vom Oberarzt übernommen werden, damit der behandelnde Arzt frei ist von solchen sanktionierenden Interventionen.

Im Juli 1990 kommt es zu einem Zwischenfall dergestalt, dass Frau L. gegenüber ihrer Zimmernachbarin auf der Station Morddrohungen äussert. Sie sagt, dass die Dämonen von ihr wollten, dass sie eine Massenmörderin werde; eigentlich sei sie es schon, solange sie aber in der Klinik lebe und nicht auf der Gasse, hätten die Dämonen nicht so viel Macht über sie, dass sie Amok laufen würde. Sie habe ihrer Zimmernachbarin nur deswegen gedroht, sie mit einem Messer im Schlaf zu erstechen, weil diese selber vom Teufel besessen sei und sie, Frau L., bedrohe. Eigentlich wolle sie nicht wirklich aggressiv werden, am liebsten wäre es ihr, wenn sie in ein Einzelzimmer umziehen könne. (Später wird ihr dieser Wunsch erfüllt.)

Gegen Ende des Jahres 1990 muss ein fester Rahmen mit Ausgangsregelung, Drogenurinproben und zusätzlicher Medikation mit einem Tranquillizer festgelegt werden, da Frau L. zunehmend einen positiven Drogenurin auf Morphin und Kokain aufweist. Es droht das völlige Abgleiten in unkontrollierte Einnahme verschiedenster Drogen, also Polytoxikomanie. Sie beschafft sich die Drogen auf erlaubten und unerlaubten Ausgängen und finanziert sie mit ihrer mütterlichen Erbschaft.

Unter grossem Aufwand seitens des Betreuungspersonals kann sie Ende des Jahres 1990 auf einer offenen Station betreut werden. Auch dort zeigt sie zwar weiterhin ihr forderndes Verhalten, droht ständig mit Davonlaufen auf die Gasse, daneben werden aber auch immer wieder ihre Bedürfnisse nach Sozialkontakten deutlich spürbar. Durch ein abhanden gekommenes Kleidungsstück geriet sie einmal in einen solchen Ausnahmezustand, dass sie versuchte, sich auf der Station Drogen zu injizieren.

Im Juni 1991 findet man im Besitz von Frau L. folgende Drogen, Medikamente und Gegenstände, welche in der Krankenakte fein säuberlich wie in einem Indizienprozess photographisch dokumentiert sind:

- 201 Tbl. Rohypnol à 2 mg
- 19 Tbl. Valium à 10 mg
- 13 Tbl. Ponstan à 500 mg
- 24 Tbl. Leponex à 100 mg
- 1½ Tbl. Lithiofor
- 1 Tbl. Xanax à 0,5 mg
- 1 Schachtel mit 20 Noveril-Tbl. à 240 mg
- 9 Tbl. Motilium à 10 mg
- mehrere Kohletabletten
- 7 Plastiktütchen mit beigefarbenem Pulver
- 3 Plastiktütchen mit weisslichem Pulver
- 1 mutmasslicher Klumpen Haschisch
- 8 Aluminiumbriefchen mit unbekanntem Inhalt
- 1 Zeitungspapierbriefchen mit unbekanntem Inhalt
- 26 Tbl. unklarer Substanz
- 13½ Tbl. Valium à 5 mg
- 60 ml Schnaps
- 7 angeschwärzte Löffel
- 1 Waage
- 1 Stauschlauch
- 76 verpackte Insulin-Spritzen
- 1 Plastiktüte mit benützten Tupfern und gebrauchten Kanülen

Die disziplinarische Folge dieses "Missbrauchs-Lagers" besteht in einer dreiwöchigen Rückversetzung auf die geschlossene Station.

Ende 1991 ist sie auf der offenen Station schon wieder recht gut eingewöhnt. Sie geht allen verordneten Therapien im Hause nach, besucht neuerdings auch zweimal wöchentlich die Suchtgruppe. Der Drogenkonsum ist kein Thema mehr: niemand weiss, warum. Auch die generelle Besserung lässt sich keinem äusseren oder inneren Auslöser schlüssig zuordnen. Sie ist unternehmungslustig geworden, geht ins Theater, ins Kino und in diverse Ausstellungen, organisiert sich sogar manchmal Busfahrten mit Reisegruppen. Es gibt keine grossen Probleme mehr auf der Station; Frau L. hält sich an alle Abmachungen, lediglich hinsichtlich Hygiene und Zimmerordnung gibt es manchmal kleine Auseinandersetzungen. Von Zeit zu Zeit muss wegen intolerabler Unordnung eine "Zimmerrazzia" durchgeführt werden (in ihrem Beisein), die sie zähneknirschend über sich ergehen lässt. Frau L. wäscht sich nicht gerne, trägt am liebsten immer die gleichen Kleider. Manchmal fühlt sie sich durch Mahnungen gekränkt und bedrängt, dann droht sie mit der Gasse und will austreten. Sobald sie hört, dass die Türe zur Freiheit offen ist, ist dies kein Thema mehr. Im formalen Denken ist sie verlangsamt, streckenweise gesperrt, wiederholt häufig einzelne Wörter wie auch ganze kurze Sätze. Frau L. äussert einschiessende diffuse Ängste, vor allem im Tram, Kino oder Theater. Manchmal spricht sie von den sie plagenden "bösen Mächten", die sie zu kriminellen Taten treiben, vor denen sie in der Klinik jedoch weniger Angst habe, weil die bei uns nicht so viel Macht über sie hätten. Sie höre häufig deren Stimmen, diese verlangten von ihr, dass sie auf die Gasse geht, dealt, fixt und einen Säugling totmetzelt. Frau L. ist überzeugt, diese Mächte könne man nicht mit Medikamenten vertreiben. Sie spreche auch nicht immer über diese Mächte aus Angst, dass wir von der Klinik sofort mit Medikamentenerhöhung reagieren würden. Sie bedauert, dass die Stimmen ihr nicht gleich befehlen, sich selber den "goldenen Schuss" zu setzen. Den Säugling müsse sie "zerhacken", weil dieser eine unschuldige Seele symbolisiere, die die bösen Mächte haben wollten. Fixen müsse sie, weil das illegal sei und die bösen Mächte alles Illegale liebten. Auf die Frage, was passieren würde, wenn die Drogen legal würden, meint sie, dass es dann nicht mehr interessant für die bösen Mächte wäre und sie dann sehr wahrscheinlich nicht mehr zu fixen brauche.

Im Februar 1995 heisst es in der Krankenakte, dass Frau L. viel Zuneigung brauche und Gespräche suche. Sie kommt nun auch von selbst ihre Reservemedikamente holen und sage, das sei die Schutzgarantie, dass sie nicht auf die Gasse laufen müsse. Sie ist seit langer Zeit nicht mehr tätlich geworden. Sie nimmt neu zweimal in der Woche an einer Malgruppe teil. Es kommt immer wieder zu Medikamentendiskussionen über Reduzierungen und Präparatewechsel. Im allgemeinen ist Frau L. lenkbar und einsichtig, und es lässt sich immer ein *gentleman agreement* und ein Kompromiss oder wenigstens ein Kuhhandel finden.

Die von ihr eingenommenen und verordneten Medikamente zu dieser Zeit sind:
- 50 mg Anafranil
- 4 mg Akineton retard
- 125 mg Nozinan
- 30 mg Seresta
- 1 mg Temesta.

Ein Eintrag vom April 1995 blendet noch einmal zurück: Frau L. erzählt einem Assistenzarzt von einer "grauen Gestalt", die sie vor Jahren, ca. 1987, vor der Klinik gesehen habe und die dann in ihren eigenen Augen verschwunden sei. Seither wisse sie, dass das Böse in ihr sei. Dieses Böse wolle, dass sie wieder auf die Gasse gehe. Sie werde auch oft von Stimmen aus der Stadt in die Stadt gerufen, das sei auch dieser böse Geist.

Andererseits gibt es viel Gutes zu berichten: Frau L. hat in diesem Jahr begonnen, eine Arbeit in einem hauseigenen "Kaffi-Treff" aufzunehmen, die ihr sehr gut gefällt. Sie sagt sogar, dies sei die beste Arbeit in der Klinik, die sie je gehabt habe. Sie wirkt tatsächlich, seit sie im Kaffi-Treff arbeitet, zufriedener, offener und macht einen ausgeglichenen Eindruck. Zwar sagt sie mir, wenn ich sie unterwegs treffe, oft, sie sei eine "Gassenmieze", aber sie sagt es so, dass man darüber schmunzeln muss und ihr das eigentlich nicht so recht abkauft; viel eher würde man ihr das Prädikat "bürgerliche Angestellte in einem Restaurationsbetrieb" attestieren. Im neuen Kaffi-Treff ist sie geschätzt, verdient dort mehr Geld als in anderen Therapien und hat gute Beziehungen zu Mitarbeitern und der neuen Vorgesetzten. Die positive Stimmung wirkt sich auch auf die Abteilung aus. Da der Drogenurin immer seltener positiv ist, werden die Urinproben wieder langsam reduziert. Auch über vorsichtige Reduktionen der Neuroleptika und Antidepressiva kann man verhandeln. Ferienausflüge mit dem Reisebus in ganz Europa machen Frau L. grosse Freude. Sie klagt zwar immer noch ein bisschen über die bösen Mächte, die sie bedrängen, besonders wenn sie sich ausserhalb der Klinik aufhält; sie kann diese Angstsituation aber gut mit Temesta aus der Reserve kupieren und mit nachträglichen beruhigenden und ordnenden Gesprächen glätten. Für 1996 plant sie mit einem neugewonnenen Freund von der Abteilung eine Island-Reise.

Frau L. hat endlich Frieden mit sich und der Klinik gefunden. Wünschen wir ihr und uns, dass es so bleibt.

Anhang

Zur Psychodynamik von Patienten-Vorstellungen im Unterricht bei Psychologie- und Medizin-Studenten

Neben unzähligen sporadischen Begegnungen lernte ich Frau L. besonders gut im Rahmen von etwa 20 Vorstellungsgesprächen im Gruppenunterricht für Psychologie-Studenten kennen. Sie war die Patientin, auf die ich immer zurückgreifen konnte, wenn mir ein anderer vorgesehener Patient kurzfristig absagte oder aus Angst sogar davongelaufen war: Frau L. liess mich nie im Stich, nachdem sie einmal die für sie offenbar wohltuende Atmosphäre eines solchen Unterrichts erlebt hatte. Sie genoss es, ihr Schicksal und ihren ebenso aufregenden wie verschlungenen Lebensweg vor den Studenten zu erzählen; wahrscheinlich spielte auch die Sympathie für die das gleiche Fach studierenden Kommilitonen und Kommilitoninnen eine Rolle. Im Unterschied zu vielen anderen Patienten brauchte ich die Vorstellung von Frau L. auch nicht besonders stark zu strukturieren in Frage- und Antwortdialog; Frau L. sprach lange frei in einem Monolog, stellte ihre Lebensgeschichte von sich aus vollständig dar, fragte bei den Studierenden nach, ob sie alles verstanden hätten und managte die ganze Veranstaltung souverän. Es war aber keineswegs so, dass sie auf die Zuhörer unecht, hysterisch, ostentativ, theatralisch oder aggravierend wirkte. Ich weiss noch ganz genau, dass sie einen tiefen Eindruck hinterliess und Mitleid, Rührung und Erschütterung bei den Studierenden erweckte.

Ich benütze die Gelegenheit, anlässlich Frau L.'s etwas Allgemeines zur Patienten-Vorstellung in der Psychiatrie zu sagen. Psychiatrie-Patienten im Rahmen von Vorlesungen und Unterrichtsveranstaltungen vorzustellen, ist eine heikle Angelegenheit, sicher heikler als das auch nicht unschwierige Vorstellen von somatischen Patienten. Je nach Diagnose ist die Bereitschaft zum Mitmachen bei den Patienten unterschiedlich: Am liebsten kommen Maniker; diese geniessen die "Vorführung" vor den versammelten Studenten und bauen das Vorlesungsgespräch bzw. das Interview mit dem Dozenten zu einer kleinen oder grossen Theaterszene aus. Depressive Patienten kommen zwar manchmal mit; man hat aber oft den Eindruck, dass sie nur mitmachen, weil sie nicht nein sagen können. Bei schizophrenen Patienten sind *compliance, goodwill* und Kollaboration unterschiedlich und hängen vom Ausmass des Negativismus gegenüber der Institution und der Psychiatrie im allgemeinen und von der Sympathie zum Dozenten im speziellen sowie von der Krankheitseinsicht ab. Ich habe die Erfahrung gemacht, dass schizophrene Patienten, die man langjährig kennt, in aller Regel für solche Unterrichtsveranstaltungen zu gewinnen sind.

Dennoch, und hier werden mir besonders Studierende zustimmen, hängt alles vom Geschick des Interviewers ab, eine solch angstfreie Atmosphäre zu schaffen, dass der Patient oder die Patientin sich öffnen kann und nachher ein gutes Gefühl mit nach Hause nimmt. Dieses Geschick ist nicht nur Frucht einer speziellen Interventions-, Gesprächs- oder Interviewtechnik, also quasi Managementtaktik und -strategie, sondern beruht ganz wesentlich auf ethisch unbestechlicher Grundüberzeugung und moralischer Integrität des Untersuchers und Dozenten. Ich glaube, man muss seine Patienten, die man vorstellt, wirklich gern haben, damit man so mit ihnen umgehen kann, dass dieses Vorstellen für sie nicht schädlich und im günstigsten Fall sogar therapeutisch ist. Man steht als Dozent immer in der Versuchung und natürlich auch ein bisschen in der Aufgabe, psychopathologische Symptomatik aus dem Patienten hervorzulocken, um so einem Ausbildungsinteresse der Studierenden gerecht zu werden. Dies führt manchmal zum "Manege-Syndrom" im Unterricht: man führt den Patienten regelrecht vor. Das therapeutische Interesse muss aber stets höher gewichtet werden als das Ausbildungsinteresse, besonders dann, wenn beide Interessen miteinander im Konflikt liegen.

Ich habe in meiner langjährigen Unterrichtstätigkeit schon so manche Sternstunde erlebt, in der es mir gelang, den Patienten so weit zu öffnen und einen wirklichen Dialog mit ihm zu finden, dass alle Zuhörer plötzlich wie weggetaucht waren und wir ein therapeutisches Gespräch unter vier Augen führten. Ich habe aber auch schon Höllenstunden erlebt, in denen trotz guter Vorbereitung und Antizipation möglicher Klippen ein Gespräch völlig missglückte, ich den Patienten oder die Patientin nicht erreichte, sie verstockt machte und das Gespräch abgebrochen werden musste. Es ist mir gelungen, Angst zu lösen, und es ist mir leider auch gelungen, Angst zu erzeugen.

Ich bin nicht für Patienten-Vorstellungen im Rahmen grosser Vorlesungen, schon gar nicht, wenn dafür nur sehr wenig Zeit zur Verfügung steht und im Verlauf einer oder zwei Vorlesungsstunden mehrere Patienten "durchgenommen" werden. Diese Art von Patienten-Vorführung sollte abgeschafft werden. Man kann bei grossen Vorlesungen durchaus mit Videobändern arbeiten, die auch einen genügend anschaulichen Eindruck von Patienten vermitteln. Was hingegen beibehalten und vielleicht sogar ausgebaut werden kann, ist der Gruppenunterricht, d.h. die Vorstellung von Patienten innerhalb einer Gruppe von Studierenden, die möglichst die Zahl von etwa 12 Personen nicht übersteigen sollte. Ich selbst halte es so, dass ich mit den Studenten und den Patienten in einem Kreis sitze, so dass jeder jeden anschauen kann, wenn er das möchte. Ich beginne das Gespräch in der Regel mit einer Rückschau auf den gerade vergangenen Tag (es handelt sich bei meinem Gruppenunterricht um eine Abendveranstaltung), was eine relativ unschwierige Einstiegsfrage für den Patienten ist. Je nach dem, wie weit er sich im Gespräch öffnet und zutraulich wird, komme ich auch auf heiklere Dinge in seinem Lebenslauf und in seiner Krankheitsgeschichte bis sogar zum Besprechen einzelner psychopathologischer Symptome wie etwa Halluzinationen oder gar der Diagnose. Es hat sich für mich auch ausserordentlich bewährt, das Gespräch mit Patienten in der Regel sehr stark zu strukturieren, keine lange Schweigepausen entstehen zu lassen, präzise Fragen hintereinander zu stellen, so dass sich so etwas wie Rede und Gegenrede ergibt. Die Patienten schätzen es, strukturiert und direktiv im Vorstellungsgespräch geführt zu werden. Nur wenige ziehen das monologartige Halten eines Referates vor und wollen nicht durch Fragen unterbrochen werden. Wenn die Vorstellungssituation gelingt, ist es im allgemeinen auch völlig unproblematisch, die Studierenden in das Gespräch mit einzubeziehen; nicht selten kommt es zu echten Zwiesprachen zwischen dem Patienten und den Studierenden, und ich als Dozent bin ganz vergessen.

Man muss sich auch Zeit nehmen für ein solches Patientengespräch: eine Viertelstunde ist zu wenig. In meiner Veranstaltung ist es so, dass ich eine Dreiviertelstunde lang mit dem Patienten spreche und wir dann noch einmal eine Dreiviertelstunde Zeit haben, um über das Gespräch, die Anamnese, die Diagnose und die Therapie ohne den Patienten zu diskutieren.

Wenn das Gespräch mit dem Patienten gelingt, ist er hinterher ausserordentlich stolz auf sich und erlebt die Vorstellung wie ein Selbstsicherheitstraining. Sehr oft bringe ich dieses Argument schon bei der Anfrage bei Patienten, ob sie mitmachen wollen, und sage ihnen, sie könnten die Vorstellung vor Studenten wie eine Bewährungs- oder Prüfungssituation anschauen, durch die sie durchmüssten, in der sie ihre Angst bändigen müssten und nach der sie sich aber sehr gut und wohl fühlen würden und stolz auf sich seien.

Patienten gewinnen für Vorstellungs- und Unterrichtsveranstaltungen kann man nur dann, wenn man sie als Dozent selbst fragt und die Rekrutierung nicht durch irgendwelche Vorlesungsassistenten oder subalterne Mitarbeiter organisieren lässt. Dies ist leider in sehr vielen Universitätskliniken der Fall. Ich finde aber, dass der Dozent sich so viel Zeit nehmen muss, den Patienten selber zu fragen, selber einzuladen, evtl. sogar das Vorstellungsgespräch mit ihm noch unter vier Augen vorzubesprechen; geht man dergestalt umsichtig und einfühlsam vor, wird man sich auch nicht viele Absagen einhandeln.

Im Grunde genommen ist es ganz einfach: Es gelten für das Vorstellungsgespräch mit psychiatrischen Patienten die gleichen ethischen Regeln, wie sie für alle Gespräche unter einfühlsamen und sich gegenseitig achtenden und wertschätzenden Menschen gelten: Niemand ist zu überfahren; alles beruht auf Freiwilligkeit; die Würde des Menschen ist zu achten; Takt, Einfühlung, Behutsamkeit hat zu walten; Blossstellung, Vorführung, Sensationsgier, narzisstische Selbstdarstellung hat fern zu bleiben; in erster Linie ist der Mensch mit seinen positiven und liebenswürdigen Eigenschaften und nicht der Fall mit seinen pathologischen Symptomen darzustellen.

Fallgeschichte Nr. 13: Frau G.

Die vorliegende Lebens- und Leidensgeschichte von Frau G. ist von zwei Aspekten her interessant: Erstens trat diese Patientin nur einmal in unsere Klinik ein und lebte dann 16 Jahre bei uns; zum zweiten handelt es sich um ein differentialdiagnostisch lehrreiches Beispiel, weil eine schwere degenerative Hirnerkrankung zuerst das Vollbild einer endogenen Depression bot und als solche fehldiagnostiziert worden war. Zum Glück wurde bei Frau G. die zerebrale Ätiologie ihres Krankheitsbildes schnell entdeckt, so dass keine Behandlungsfehler vorkamen. Nichtsdestoweniger kann bei einem bestimmten Patienten das Übersehen einer organischen Hirnerkrankung ausserordentlich folgenreich sein und im extremen Fall sogar zum Tode führen.[1] Psychologen, die Medizinern sehr gerne vorwerfen, Psychisches zu übersehen und zu somatisieren, müssen sich also umgekehrt auch die Vorhaltung gefallen lassen, Somatisches zu übersehen und zu psychologisieren. Beide Fehlhaltungen sind anprangernswert und immer zum Schaden des betroffenen Patienten.

Anamnese
Frau G. wird im Frühling 1973 von der Neurologischen Universitäts-Poliklinik zu uns eingewiesen. Es handelt sich um eine 44-jährige Frau mit feinen Gesichtszügen und gepflegtem Äusseren. Bei der Aufnahme sitzt sie rat- und hilflos da, hat beim Ausfüllen der Personalien die grösste Mühe, kann sich nicht konzentrieren, weiss das Datum nicht, weiss den Namen des sie einweisenden Arztes nicht. Sie redet langsam und stockend, verliert den Faden. Sie gibt an, unter Gedächtnis- und Merkfähigkeitsstörungen zu leiden, dauernd Dinge zu vergessen, keinen Appetit zu haben und wirkt auch abgemagert. Sie weint, als man auf ihren Mann zu sprechen kommt, der eine Freundin habe und sich von ihr scheiden lassen wolle. Sie sei freudlos, denke an Freitod, weil sie den Haushalt nicht mehr schaffe; sie habe Angst vor den Leuten und ziehe sich zurück. Aus dem Einweisungszeugnis geht hervor, dass sich ihre Symptomatik mit zahlreichen vegetativen und funktionellen Beschwerden seit 1969, also innerhalb von vier Jahren bis zum nunmehr vorliegenden schwer depressiven Bild entwickelt hat.

Zur Lebensgeschichte: Der Vater von Frau G. starb 67-jährig an Krebs, war Alkoholiker und von Beruf Maurer. Die Mutter starb 73-jährig, sei eine einfache und liebe Frau gewesen, musste viel erdulden und ständig arbeiten, um die Schulden des Vaters abzuzahlen. Frau G. hat keine näheren Erinnerungen an ihre Kindheit, weiss aber, dass sie Angstträume hatte und sich bei der Nachbarsfrau wohler fühlte. Sie besuchte acht Jahre die Volksschule, war eine mittelmässige Schülerin und machte in verschiedenen organisierten Jugendgruppen während der Kriegszeit mit. Nach der Schule wäre sie gerne Säuglingsschwester geworden, was aber wegen der Nachkriegswirren und der

---

[1] Etwa wenn eine Hypothyreose jahrelang als Depression psychotherapeutisch fehlbehandelt wird.

Armut ihrer Herkunftsfamilie nicht möglich war. Durch Vermittlung einer Freundin konnte sie eine Schneiderinnenlehre in B. beginnen. Dort lernte sie ihren späteren Ehemann kennen und wurde schwanger. Seine Eltern waren gegen eine Heirat. 1951 wurde ihre erste Tochter geboren, 1952 heirateten sie dann doch. Frau G. schloss noch ihre Lehre ab. Ihr Ehemann war von Beruf Chemielaborant und hatte später zwanzig Jahre die gleiche Stelle inne.

1957 wurde eine zweite Tochter geboren, 1965 noch ein Sohn. Immer wieder legte sich der Ehemann Freundinnen zu, was er als selbstverständliches Recht des Mannes anschaute. Dennoch war das Familienleben bis Ende der Sechziger Jahre mehr oder weniger intakt, was sich äusserlich an gemeinsamen Ferien und Sonntagsunternehmungen zeigte. Als die älteste Tochter schwanger wurde, setzte sich der Ehemann von Frau G. von der Familie ab und zog Weihnachten 1969 von zu Hause weg zu einer festen Freundin, die er heiraten will. Anfangs 1970 wurde die gerichtliche Trennung vollzogen. Im gleichen Jahr starb der Bruder von Frau G. an Herzversagen erst 51-jährig und im Folgejahr 1971 auch noch ihre Mutter, die ihr immer wieder beigestanden war. Seither fühlte sich Frau G. völlig isoliert, zumal auch noch die älteste Tochter mit ihrem Freund und ihrem inzwischen geborenen Sohn in eine eigene Wohnung zog.

Bereits seit 1969 fühlte sich Frau G. apathisch, litt ihren Aussagen nach an Nervenzusammenbrüchen, hatte plötzliche Weinanfälle bis zu tagelanger Dauer, gab für unnütze Dinge viel Geld aus, nahm Kleinkredite auf. Eine neurologische Untersuchung mit EEG, Szintigramm und Schädel-Röntgen im November 1971 erbrachte unauffällige Resultate. In der Folge verschlimmerte sich der Zustand von Frau G.; es kam zum Konsum von zwei bis drei Schlaftabletten pro Tag, zusätzlich begann sie abends eine Flasche Bier und eine Flasche Wein zu trinken. Zweimal nahm sie in suizidaler Verstimmung mehrere Schlaftabletten ein, einmal nach einer Auseinandersetzung mit dem Ehemann. Auffällig war ferner, dass sie laufend mit ihrem Fahrrad stürzte, woraufhin ihr der Ehemann dieses wegnahm. Der Ehemann beschwerte sich auch über zunehmend nachlässige Haushaltsführung; er habe mehrfach zu Hause "ausmisten" müssen, die Unordnung nicht mehr ausgehalten und deswegen auch die Familie verlassen. Auch sei seine Ehefrau immer vergesslicher geworden, äusserlich verwahrlost und lasse die Wohnung verlottern. Schliesslich verlangte der Ehemann eine erneute neurologische Untersuchung, weil er sich die Veränderungen seiner Frau überhaupt nicht erklären konnte. Noch vor Abschluss der zweiten neurologischen Untersuchung wurde Frau G. dann vom untersuchenden Neurologen wegen suizidaler Verstimmung zu uns eingewiesen.

Auf der Station ist sie zeitweise ganz gesprächsunfähig, zeitweise spricht sie sehr stockend; sie kann nur wenig konkrete Angaben zur Vorgeschichte machen, hat im Gespräch Wortfindungsstörungen und leidet subjektiv stark an ihrer Gedächtnisschwäche. Sie wirkt ausserordentlich selbstunsicher, bezweifelt ihre eigenen intellektuellen Fähigkeiten und auch die mnestischen in extremem Masse, überlegt sich beispielsweise lange, ob der Zweite Weltkrieg 1945 oder 1955 aufgehört hat. Sie schreibt einen orthographisch schlechten Lebenslauf, spricht aber, wenn sie ihre Angst etwas verloren hat, differenziert und geordnet und wirkt auch durchschnittlich intelligent. Im Kontakt ist sie äusserst scheu und zurückhaltend, wagt kaum, aus sich herauszugehen, spricht zum Teil sehr undeutlich-nuschelnd, so dass man sie kaum versteht. Sie hat Einsicht in ihre Situation, fühlt sich seit langem massiv in der Ehekrise und durch die Erziehung der Kinder überfordert, leidet an ihrer Einsamkeit und ihrem sozialen Abstieg (arbeitete zuletzt als Putzfrau) und leidet darunter, dass sie niemanden hat, mit dem sie ihre Sorgen besprechen kann.

Es wird folgende Diagnose gestellt: "Depressiv-apathisches Zustandsbild bei Erschöpfungsdepression bei vermutlich neurotischer Persönlichkeit mit Suchtgefährdung".

Frau G. erhält in der Klinik Arbeits- und Beschäftigungstherapie sowie Aussprachemöglichkeit mit Fürsorgerin, Arzt und Psychologen.

Erste psychologische Untersuchung
Im Mai 1973 sehe ich Frau G. persönlich zum ersten Mal zu einer ausgiebigen psychologischen Untersuchung mit der Fragestellung der Differentialdiagnose Hirnschädigung - Schizophrenie - endogene Depression - reaktive Depression. Ich komme zu folgenden Schlüssen:

l. In der Verhaltensbeobachtung bietet Frau G. ein eindeutig depressives Zustandsbild: Ängstlich, verschüchtert und scheu betritt sie das Zimmer; es dauert lange, bis sie Zutrauen zum Gesprächspartner findet. Ihre Gefühlsäusserungen sind zum traurig-niedergedrückten Pol hin nivelliert - nur selten entschlüpft ihr ein maskenhaftes Lächeln der Konvention halber. Mit niedergebeugter Haltung berichtet sie monoton über ihre Lebensgeschichte, wobei ich sie unterbrechen muss, um sie gezielt auf Themen zu manövrieren. Viel darf ich ihr nicht zumuten: nur vorsichtig dosiert kann sie einen Leistungstest absolvieren. Trotzdem vermag sie auch betonte Indulgenz und Permissivität nicht aus ihrer Traurigkeit herauszulocken. Antriebslos und ladegehemmt wirken ihre Sprache und ihre Motorik; Bewegungen wie Worte sind verhalten, langsam, mühevoll.

2. Sowohl aus dem Rorschach-Test als auch aus dem Benton-Test geht hervor, dass Frau G. nicht an einer Hirnschädigung leidet.

a) *Rorschach-Test:* Für eine Depression spricht die überaus starke Deutungsunsicherheit, die sich nicht in beschwörenden Zuwendungen zum Versuchsleiter äussert und dessen Hilfe bei der Deutungsfindung erbittet, sondern die sich nur um die ubiquitäre Kompositionsschwäche und Versagensangst der Patientin selber dreht. Mit monotoner, leiser Stimme redet Frau G. für sich und vor sich allein hin, ihre Deutungsunsicherheit hat keinerlei appellativen Charakter. Es ist, als erzähle sie völlig unbeteiligt und wie von ferne sich selbst zuschauend, dass eigentlich eher dies in Frage käme, aber vielleicht fast doch das Gegenteil, man etwa dieses sagen könne, kaum aber jenes und so fort.

Zur Tafel IV bringt sie ein hoch angstbesetztes Thema ("ein schreckliches Monster"), aber berichtet das objektiv aufwühlende Erlebnis (man spricht ja auch vom "Dunkelschock", welcher die angstvolle, manchmal zur Deutungsblockierung führende Reaktion auf die Schwarzfärbung dieser Tafel meint) mit einem dem Inhalt nicht entsprechenden Ausdruck; ich habe Mühe, mich in ihre erlebte Bedrohung, ihre erlebte Angst einzufühlen. Die Schwarzqualität der Tafel als Symbol der Trauer, des Unheils, der Angst, der Bedrohung, der Schwere beeindruckt Frau G. Vielsagend ist auch die Deutung der "nachgezogenen Raupenfüsse". Die subjektive Bedeutung und Bedeutsamkeit scheint mir hierbei im Symbolwert der Hemmung, der Antriebslosigkeit, des Sich-schleppen-müssens, des Am-Boden-klebens zu liegen.

Bei Tafel VII und bei Tafel III kommt Frau G. nicht zu einer ganzheitlichen Menschendeutung, sondern nur zu einem Menschendetail ("Hände und Füsse"). Ein ganzer Mensch ist auch ein intakter Mensch: in diesem Selbstkonzept lebt Frau G. nicht mehr. Ein ganzer Mensch ist auch ein schlagkräftiger Mensch, vor dem man sich allenfalls in acht nehmen muss: Menschenteile sind weniger gefährlich und angsterregend.

Zu einigen einfachen, häufig gesehenen Antworten benötigt Frau G. unverhältnismässig lange Zeit, bis zu 40 Sek. Reaktionszeit. Sie ist in unserer selbstverständlichen Welt mit ihren Regeln und Vereinbarungen nicht mehr heimisch, zumindest nicht mehr unbefangen und sicher heimisch. Sie braucht lange, bis es ihr gelingt, den Standpunkt der Mehrheit einmal einzunehmen - und es gelingt ihr noch nicht einmal immer.

Auch im Rorschach-Test zeigen sich zahlreiche Wortfindungsstörungen. Diese sprechen eher für eine depressive Hemmung als für ein organisches Unvermögen. Ich habe den Eindruck, Frau G. müsse gegen eine Sperre, einen Widerstand ankämpfen, der ihr die Besinnung auf einen bekannten Namen verunmöglicht.

Frau G. ist auf eine ängstliche Weise um die Richtigkeit ihrer Deutungen besorgt. Dies geschieht aber wiederum nicht mit fragendem Blick zum Versuchsleiter, sondern diese furchtsame Besorgtheit spielt sich ganz allein in und mit ihr selbst ab. Die Unbefangenheit, die Spontaneität, das frohgemut-draufgängerische Deuten - all dessen ist Frau G. verlustig gegangen.

Gegen ein Protokoll, das typisch für eine hirnorganische Erkrankung wäre, sprechen folgende Zeichen:

- in der Regel präzisierte und differenzierte Antworten, genaue Namen, keine vagen Benennungen;
- Steigerung der Ausdrucksmöglichkeiten auf den Farbtafeln, keine Ermüdung, kein Abfall, kein Versanden;
- inhaltlich nicht verarmtes Protokoll, wenn auch kein originelles;
- relativ hohe Antwortzahl;
- keine Wiederholung von Antworten, keine Perseverationen;
- Antworten können verbessert und ausgestaltet oder kommentiert und erklärt werden in der Nachbefragung, sie sind nicht vergessen;
- keine Lokalisationsunfähigkeit (die Antworten können auf den Tafeln wiedergefunden werden);
- kein Streben nach Rückversicherung beim Versuchsleiter über die Güte und Korrektheit der Deutungen.

Insgesamt im Rorschach-Test also nicht ein Unvermögen zu guten Leistungen, sondern eine Hemmung zu flüssiger (Formalseite) und unbeschwerter (Inhaltsseite) Produktion.

b) *Benton-Test*: Bei diesem Test wird verlangt, insgesamt 10 Vorlagen mit geometrischen Figuren in ansteigendem Schwierigkeitsgrad aus dem Gedächtnis nach 10 Sekunden Präsentation nachzuzeichnen. Frau G. hat äusserste Mühe, die geforderten Figuren nachzuzeichnen. Sie setzt den Bleistift an, zögert, malt dann mit grösster Anstrengung, Unbeholfenheit und Ungelenkheit einen Strich, stockt wieder, verharrt sekundenlang still. Sie kann sich keinen Ruck geben; sie macht keine Anstalten zu sagen, jetzt sei die Zeichnung fertig - das halbfertige Gebilde bleibt im Raum stehen, bis ich es ihr wegnehme. Dazu kommen eine grosse motorische Ungeschicklichkeit und die Mühe und Anstrengung der visuellen Auffassung der Vorlage. Es flimmere ihr vor den Augen, sagt sie. Frau G. hat grösste Mühe, sich überhaupt zum Nachzeichnen aufzuraffen, sich anzuspannen, sich für eine Aufgabe zu engagieren. Sie wirkt wie fernab von der Testinstruktion; sie versucht, dieses Entfremdungsgefühl mit folgenden Worten zu schildern, wobei ich ihr bei der Formulierung geholfen habe: "Ich kann mir gar keinen Ruck geben anzufangen; ich weiss gar nicht recht, was ich da eigentlich schreibe oder male; ich glaube, ich bringe Figuren von vorhergehenden Tafeln und die jetzigen völlig durcheinander; es ist alles so weit weg; es betrifft mich eigentlich gar nicht richtig; das kommt alles so wie durch einen Schleier auf mich zu; ich bin gar nicht recht dabei".

Diesen letzten Satz betont Frau G. mehrmals, auch bei anderen Gelegenheiten. Sie möchte damit zum Ausdruck bringen, dass das Weltgeschehen und die Aktualität neben ihr vorbeiläuft und sie wie in einem dunklen Kino auf das Geschehen schaut, das sich ohne ihre Mitwirkung vollzieht. Sie spricht von einem "Gedächtnisloch", davon, dass alles "wie weg ist". Das Zeichnen bereitet ihr eine wahnsinnige Mühe; es kostet sie eine ungeheure Anstrengung, eine Figur zu zeichnen. Sie spricht von einer Hemmung, von einem Widerstand, gegen den sie ankämpfen müsse.

Hemmung, Leere, Antriebslosigkeit, Entfernung vom natürlichen Aufforderungscharakter der Dinge: das scheinen mir die zentralen zu beobachtenden Phänomene zu sein.

Auch das Versagen beim Benton-Test ist offenbar nicht auf eine Hirnschädigung zurückzuführen, sondern auf eine Unfähigkeit zur Reproduktion bei depressiven Patienten. Diese Möglichkeit zieht Benton als Testautor auch ausdrücklich selber in Betracht.

3. Folgende Phänomene sprechen für mich für einen eindeutig **endogenen** Charakter der Depression:

a) der nicht zustande gekommene gefühlsmässige Rapport, der Riss in der Empathie mit dem Leid der Patientin;
b) die Totalität der Hemmung, Verlangsamung und Antriebslosigkeit, welche in keiner Relation zur umschriebenen lebensgeschichtlichen Auslösesituation steht; die Sperrungen, Blocks und Barrieren im Sprechen und Handeln;

c) die Veränderung der Welt für Frau G. - Ansätze für Depersonalisationsphäno-
mene: "Ich bin nicht mehr recht dabei; ich schaue mir selbst wie durch einen
Schleier zu, wenn ich etwas mache";
d) der vitale Charakter[1] der Depression, wie er sich ausdruckspsychologisch zeigt;
e) die Konstanz aller dieser Phänomene über die Untersuchungszeit hinweg.

4. Gegen die Diagnose einer Schizophrenie spricht die schlichte Tatsache, dass ich
nicht genug Hinweise auf schizophrene Denk-, Gefühls- und Willensstörungen fand.

Also: Die erste psychologische Untersuchung vom Mai 1973 ergibt überwältigende
Hinweise für eine endogene Depression.

Entdeckung und Korrektur der Fehldiagnose
Im Juni 1973 fällt dem behandelnden Arzt auf, dass Frau G. immer mehr einen "organischen" Eindruck macht: Sie entwickelt einen ataktischen Gang, produziert unwillkürliche ausfahrende Bewegungen und zeigt ein gelegentliches Zucken am Mund. Immer
noch klagt sie über enorme Vergesslichkeit und darüber, dass sie nicht fliessend sprechen könne.

Der zu dieser Zeit durchgeführte Neurostatus ergibt unauffällige Hirnnerven und sym-
metrische Sehnenreflexe, hingegen eine träge Lichtreaktion beim Pupillenreflex. Die
Sensibilität an Füssen und Unterschenkeln ist vermindert. Beim Romberg-Test[2] zeigt
sich eine deutliche Unsicherheit, aber kein Hinfallen. Mit den notorischen neurolo-
gisch-psychiatrischen Testwörtern zum Nachsprechen "dritte reitende Artilleriebrigade
und "liebe Lilli Lehmann" hat Frau G. enorme Mühe. Gelegentlich nässt sie ein, ohne
dass sie spürt, wenn Harn abgeht. Auch klagt sie über plötzlich auftretende ziehende
Bauchschmerzen.

Der behandelnde Arzt erwägt als Differentialdiagnose: Chorea[3] (wegen der ausfahrenden Bewegungen) und Neurolues.

Eine Nachuntersuchung im Juli 1973 in der Neurologischen Poliklinik ergibt eindeutig
das Frühstadium einer Chorea. Ein letzter Beweis dafür ist die aus einer anderen
Klinik eingetroffene Krankengeschichte des Vaters von Frau G., aus welcher hervor-
geht, dass dieser unter einer progredienten Chorea litt. Die neue Diagnose lautet nun
also: "Chorea Huntington, Frühstadium". Bei einem Zusammensitzen aller Bezugspersonen in der Klinik und behandelnder Fachleute von Frau G. diskutiert man: - Wann
braucht Frau G. einen Beistand oder sogar einen Vormund (bevorstehende Eheschei-
dung)? - Welche Massnahmen sind hinsichtlich der Kinder zu treffen? - Muss eine fürsorgerische Betreuung ins Auge gefasst werden? - Wer muss von wem wann und wie
über die Diagnose informiert werden?

---

[1] Vitalzeichen einer endogenen Depression: leibliche Missempfindungen in Form von Druck, Schwere,
Schmerz, Taubheit und Steifigkeit.
[2] Neurologische Prüfung: Stehen mit offenen und geschlossenen Augen.
[3] Chorea = "Veitstanz" = unwillkürliche, arrhythmische, schnelle Kontraktionen von Muskelgruppen in allen
Körperregionen, progressiv-hirnatrophisch

Erneute psychologische Untersuchung im Juli 1973

Nach Feststehen der Diagnose wird mir nun Frau G. noch einmal zur Nachtestung und Intelligenzmessung überwiesen. Ich komme jetzt zu einer ganz anderen Ätiologie als vor einem Vierteljahr.

Intelligenztest: Es zeigt sich eine grosse Diskrepanz zwischen dem Verbal- und Handlungsteil des angewendeten Intelligenztestes HAWIE. Die Untertestresultate verteilen sich auf eine Weise, wie man sie typisch bei Hirngeschädigten findet; man spricht deshalb auch von einem sogenannten "Organikerprofil". Qualitative Auswertungen und Beobachtungen bei einzelnen Untertests ergeben folgendes:

a) Frau G. vergisst dauernd Namen. Beim Schulwissenstest kann sie sich nur noch erinnern, wenn mit der Frage ein gefühlsmässig stark aufwühlendes Erlebnis verbunden ist; dann erzählt sie ausführliche Geschichten, anstatt präzis auf die Frage zu antworten.

b) Ihr Denken, besonders im Zusammenhang mit Rechnen, ist stark verlangsamt.

c) Beim Zahlensymbol-Test, in dem die visuell-motorische Koordination geprüft wird, sagt sie: "Es hat mir Mühe gemacht, immer wieder nach oben zu sehen und das richtige Zeichen unten einzusetzen".

d) Beim Bilderergänzungs-Test hat sie Wortfindungsstörungen.

e) Beim Mosaik-Test kann sie sich nicht von einmal konstruierten falschen Teilfiguren lösen. Sie macht dauernd Figur-Hintergrund-Vertauschungen. Auch nach Vorlegen durch den Versuchsleiter ist sie nicht imstande, die Figur richtig zu konstruieren. Sie lernt nicht aus begangenen Fehlern, sondern beginnt bei jeder Aufgabe wieder von vorn. Sie übersieht völlig, dass die vorgegebenen Klötzchen aus zwei Farben zusammengesetzt sind. Sie zerlegt die Muster im Geiste in keiner Art und Weise.

f) Beim Figurenlegen (Puzzle zusammensetzen) legt Frau G. immer wieder die gleichen nicht passenden Teile zusammen und kann sich auch wiederum von falschen Teillösungen nicht frei machen. Sie legt die Figurenteile nach dem aufgezeichneten Inhalt und nicht nach der Kontur der Kanten zusammen, d.h. also, dass sie sich konkret und nicht abstrakt orientiert.

Der Gesamt-IQ mit 67 Punkten weist Frau G. als debil aus, was sie aber von der Verhaltensbeobachtung, Schulbildung und Anamnese her gar nicht sein kann. Der niedrige IQ-Wert kann also nur durch eine bereits progredient verlaufende organische Defizienz erklärt werden, in dem Sinne, dass ihre ursprüngliche intellektuelle Leistungsfähigkeit zunehmend abgebaut wurde.

Bei den Rechenaufgaben klagt Frau G.: "Manchmal ist es so, wie wenn alles weg wäre. Es ist dann wie eine Wand in meinem Kopf. Dann weiss ich gar nicht mehr, was

Sie gefragt haben. Ich spüre diese Leere im Kopf, wie wenn alles zusammengedrückt ist. Es ist wie ein Anfall, der plötzlich kommt. Ich habe dann Angst vor dem Versagen, aber dann geht alles wieder weg. Das kommt immer nur, wenn ich angestrengt nachdenken soll. Je mehr ich mich anstrenge, umso weniger geht es".

Das Ergebnis der Befundung vom Mai 1973 muss also revidiert werden: "Das depressive Zustandsbild der Patientin hat eindeutig nachgelassen. Dies hat es ermöglicht, dass hirnorganische Zeichen jetzt deutlicher in den Vordergrund treten. Die gleichen Zeichen, die ich ehemals als depressive diagnostizierte, müssen jetzt auf dem Hintergrund einer organischen Beeinträchtigung gedeutet werden. Der Fall zeigt exemplarisch die Schwierigkeit der differentialdiagnostischen Entscheidung zwischen schwerer Depression und Hirnschädigung auf".

Die psychiatrische Nachuntersuchung und Zusammenfassung aller Untersuchungsergebnisse durch den leitenden Arzt vom August 1973 stellt nochmals klar: Der Verlauf des Krankheitsbildes von Frau G. seit ihrem Eintritt bei uns hat die neurologischen Störungen eindeutig hervortreten lassen: Dysarthrie[1], choreiforme Bewegungen der mimischen Muskulatur und der oberen Extremitäten, unsicherer Gang und positiver Romberg-Test, gelegentliches Einnässen. Die Krankengeschichte des Vaters enthüllte, dass er an einer sicher diagnostizierten Chorea gelitten hat. Der IQ nach Wechsler ist mit 67 Punkten auffallend tief, der Hirnschädigungstest nach Benton ergibt einen deutlichen Verdacht auf ein psychoorganisches Syndrom. Ebenfalls in diese Richtung weisen Schrift, Orthographie, Grammatik, Syntax, welche unvollständige Wörter und Sätze enthalten. Auf der Station wird die Patientin wegen ihres unsicheren Ganges von Mitpatientinnen oft der Trunkenheit bezichtigt, was sie sehr kränkt. Sie arbeitet gerne in der Arbeits- und Ergotherapie. Besuche übers Wochenende zu Hause, bei denen sie auch ihre Kinder sieht, schienen einigermassen zufriedenstellend zu verlaufen. Am vergangenen Sonntag weinte Frau G. nach eigenen Angaben zu Hause viel, weil sie beim Fensterputzen realisierte, dass sie dieser Aufgabe nicht mehr gewachsen war.

Der weitere Verlauf in der Klinik
Frau G. drängt mit keinem Wort auf Entlassung. Sie akzeptiert sogar mit sichtlicher Erleichterung die Errichtung einer Beistandschaft. Sie ist froh, dass die Ärzte mit dem Ehemann und der erwachsenen Tochter über ihre Krankheit und deren Folgen sprechen wollen. Sie fühlt sich sichtlich pflegebedürftig und fürchtet Überforderungen. Nach der Prognose fragt sie nicht; man bekommt aber aus verschiedenen Gesprächen den Eindruck, dass sie sich mit einer unbeschränkten Krankheitsdauer abfindet.

Nun endlich wird auch bei uns die richtige Diagnose zugrundegelegt: Chorea Huntington. Da Frau G. an den Bewegungsstörungen selber nicht leidet und diese erst sehr schwach ausgeprägt sind, soll vorläufig noch kein Versuch mit einer entsprechenden neuroleptischen Therapie unternommen werden. Auch ist keine Indikation für ein Antidepressivum gegeben, da Frau G. auf gesprächsweise Zuwendung und stützende Psychotherapie gut anspricht.

---

[1] Dysarthrie = Störung der Artikulation, z.B. verwaschene Aussprache

Der Ehemann und die erwachsene Tochter sollen einbestellt werden, damit beiden die Natur der Krankheit erklärt werden kann: nämlich ein Erbleiden, das bei etwa der Hälfte der Kinder auftreten kann, dessen Manifestationsalter aber ungewiss ist. Dem Ehemann soll die Chance gegeben werden, die Verhaltensstörungen seiner Ehefrau nach richtiger Information besser verstehen, wenn nicht sogar verzeihen und sich richtig auf sie einstellen zu können, auch auf die Gefahr hin, dass er das Ehescheidungsverfahren einleitet und die Wohnung, in der er die Patientin nicht mehr pflegen will, aufgibt. Der erwachsenen Tochter muss die Diagnose im Hinblick auf ihre Familienplanung mitgeteilt werden. Man sieht also, welch umsichtige Überlegungen notwendig sind, nicht nur hinsichtlich der Diagnosenmitteilung an die Patientin selbst, sondern vor allen Dingen auch an ihre Angehörigen und nicht nur hinsichtlich der Tatsache der Information, sondern auch des Zeitpunktes und der Art und Weise, wie diese gegeben werden soll. Diagnoseninformation ist viel, viel mehr als nur die Mitteilung eines Krankheitsnamens - besonders in der Psychiatrie!

Noch im gleichen Monat findet ein persönliches Gespräch mit dem Ehemann und der ältesten Tochter von Frau G. statt. Beiden wird mitgeteilt, dass es sich bei der Krankheit ihrer Mutter und Ehefrau um ein Erbleiden handle, an dem auch schon deren Vater gelitten habe, dessen Vererbungsrisiko für Kinder 50% betrage.

Der Ehemann zeigt sich überhaupt nicht erstaunt; er habe schon lange gedacht, dass da etwas nicht stimme. Offenbar habe man ihm das Leiden des Schwiegervaters verheimlicht; wenn er das gewusst hätte, dann hätte er nicht so viele Kinder mit seiner Frau gezeugt. Ob sich wenigstens seine älteste Tochter jetzt auch auf Chorea testen lassen könne?

Die Tochter protestiert und fragt den Vater herausfordernd, ob das heisse, dass sie gar kein Kind mehr auf die Welt bringen dürfe. Sie habe doch gerade das Aufgebot für ihre Hochzeit bestellt. Der Vater findet sogar, dass die Diagnoseneröffnung für den Freund der Tochter Konsequenzen haben müsse; vielleicht wolle er sie unter diesen Umständen gar nicht mehr heiraten.

Man spricht dann noch über die jüngere Tochter, der die Patientin inzwischen in keiner Weise mehr gewachsen ist und die kurz vor dem Schulabschluss steht. Und man spricht über die Scheidung. Der Ehemann gibt an, er habe eigentlich im Sinn gehabt, sich dieses Jahr endgültig scheiden zu lassen, wolle aber jetzt noch zuwarten, um klare Verhältnisse zu schaffen, wolle aber die Scheidung auf jeden Fall eingeben. In die von der Klinik einzurichtende Beistandschaft willigt er ein. Er wird noch gebeten, die Patientin in Gesprächen beim Friedensrichter möglichst zu schonen.

Die Wohnung seiner Ehefrau möchte der Ehemann auflösen, da diese finanziell eine zu grosse Belastung für ihn darstellt. Man bittet ihn, mit seiner Ehefrau noch nicht darüber zu sprechen, bevor der Arzt mit ihr darüber gesprochen hat. Auch will er wissen, ob seine Frau eine Invalidenrente bekomme, da sie ja jetzt nicht mehr arbeitsfähig sei.

Während des ganzen Gesprächs sind erstaunlich wenig Emotionen spürbar. Die Krankheit von Frau G. und ihre Folgen für die Restfamilie werden sehr geschäftsmässig diskutiert. Verständliche Abwehr - und auch Schutzverhaltensweisen ...

Einige Tage später spricht der sehr engagierte Assistenzarzt persönlich mit der Patientin Frau G. Sie ist völlig aufgelöst, fängt sofort an zu weinen, als er sich zu ihr setzt. Ihr Mann habe sie gestern abgeholt, habe mit ihr eine Autofahrt gemacht und ihr nachher die Scheidung angedroht. Sie habe halt immer noch gedacht, er bleibe bei ihr. Und dann habe er ihr auch gesagt, man müsse die Wohnung auflösen, und sie habe doch so schöne Spannteppiche ... Ihr Mann habe ihr auch gesagt, ab nächsten Frühling habe er eine grössere Wohnung, und dann könne sie zu ihm kommen und ihm den Haushalt machen, wenn er und seine neue Frau arbeiten gehen. Es gelingt Herrn Dr. K. mit Mühe, Frau G. zu trösten. Sie gibt nochmals ihr Einverständnis für eine Beistandschaft. Dann weint sie wieder wegen der Kinder. Sie kann aber zugeben, dass sie mit der Fürsorge für ihre jüngste Tochter überfordert ist. Der Sohn hänge aber sehr an ihr und habe schrecklich Heimweh nach ihr. Frau G. kann am Schluss des Gespräches auch einsehen, dass ein eigener Haushalt im Moment einfach zu viel für sie wäre und sie in der Klinik bleiben und die Betreuung ihrer Kinder in andere Hände legen muss.

Eine Woche später findet ein erneutes Gespräch des behandelnden Arztes mit dem Ehemann der Patientin statt. Der Ehemann möchte noch einmal die genaue Diagnose wissen, um sich in medizinischen Lexika selber zu informieren. Er redet immer noch sehr kühl und ohne emotionale Anteilnahme über die Erkrankung seiner Frau. Er beschwert sich darüber, dass man ihm das Erbleiden seines Schwiegervaters verheimlicht habe, fühlt sich betrogen und rechtet mit seinen Schwiegereltern. Hätte man ihm rechtzeitig von der Erblichkeit der Erkrankung erzählt, dann wären zumindest die beiden jüngeren Kinder nicht mehr geboren worden. Die finanzielle Situation sei für ihn derzeit nicht mehr tragbar; er rechnet genau vor, wieviel er für was ausgeben muss. Er habe die Scheidung wegen Geisteskrankheit eingereicht und will seine Frau schon heute abend zum ersten Termin beim Friedensrichter mitnehmen. Er spricht äusserst distanziert über das weitere Schicksal seiner Frau, so als ob er als Beamter einer Fürsorgebehörde den Fall zu regeln hätte. Seine Frau könne ja nach der Scheidung und nach seiner Heirat mit seiner jetzigen Freundin zu ihnen ziehen und ihnen den Haushalt machen, so lange sie dazu in der Lage sei. Auf den Einwand des Arztes hin, dass das ja wohl für seine Frau gefühlsmässig eine Zumutung sei, meint er, sie würde sich schon daran gewöhnen. Die Wohnung wolle er so bald wie möglich auflösen. Er möchte auch einen Anwalt nehmen, um seine Rechte richtig vertreten zu wissen, vor allem auch, damit er nicht einen zu grossen monatlichen Unterhaltsbeitrag an seine Frau leisten müsse. Auch will er sich mit dem neu ernannten Beistand seiner Frau in Verbindung setzen. Er habe selbst den Freund der ältesten Tochter auf die Erblichkeit des Leidens hingewiesen; die beiden wollten aber trotzdem heiraten. Auch habe er die zweitälteste Tochter eingehend über das Leiden der Mutter informiert. Lediglich der Sohn wisse noch nichts. Noch am gleichen Abend nach dem Gespräch mit dem behandelnden Arzt nimmt der Ehemann Frau G. mit zum Friedensrichter.

Am folgenden Tag fragt der behandelnde Arzt Dr. K. Frau G. nach dem Ergebnis der Besprechung beim Friedensrichter: Beide hätten in die Scheidung eingewilligt, meint sie, ohne ein weiteres Wort zu verlieren. Die Wohnung solle aufgelöst werden. Dr. K. verspricht Frau G. für den Fall, dass sie in absehbarer Zeit doch noch austreten würde, die Hilfe der Klinik bei der Suche nach einer kleineren Wohnung. Dazu sollte es nicht mehr kommen.

Im Oktober 1973 verliebt sich Frau G. unglücklicherweise in einen Mitpatienten, der unter einer Mischpsychose leidet und zu dieser Zeit manisch krank ist. Frau G. bittet uns sogar um Antikonzeption! Der Gedanke an eine Bevormundung wird virulent: was wäre, wenn sich Frau G. durch uns nicht mehr betreuen liesse, sondern zum Beispiel zu ihrem neuen Freund zöge und sich von ihm schwängern liesse! Wie ethisch schwierig sind derlei eugenische und psychiatrische Entscheidungen ... Kann man Frau G. einfach eine Beziehung eingehen lassen, in welcher sie und der Freund überfordert wären? Darf man sie andererseits daran hindern?

Zum Krankheitsbild in dieser Zeit
Die unwillkürlichen Bewegungen haben sich deutlich verstärkt. Frau G. kann sie noch recht gut kaschieren, lässt aber andererseits in der Kochgruppe gehäuft Geschirr fallen. Psychisch wirkt sie weiter hirnleistungsgeschwächt und auch sehr kraftlos und entscheidungsarm, ohne jegliche Initiative. Eine Nachkontrolle 1974 in der Neurologie ist vorgesehen. Auch wegen der Inkontinenz soll sie weiter untersucht und abgeklärt werden. Man überlegt sogar noch, ob Frau G. nicht via Familienpflege in einer Familie untergebracht werden könnte, bevor sie in einer psychiatrischen Klinik oder in einem Pflegeheim Dauerpatientin wird. Bei uns besucht sie weiterhin Ergotherapie, Arbeitstherapie und Physiotherapie.

Im November 1973 (man vergegenwärtige sich, dass Frau G. jetzt erst ein gutes halbes Jahr hospitalisiert ist!) hat sich das Zustandsbild deutlich verschlechtert. Die choreatischen Bewegungen wie auch der Abbau der kognitiven Kapazitäten haben deutlich zugenommen. Frau G. kann das Perniziöse und Progrediente ihrer Krankheit nicht verstehen. Sie ist depressiv, insbesondere im Zusammenhang mit der laufenden Scheidung und der Wohnungsauflösung. Es muss geklärt werden, wo die Möbel von Frau G. untergestellt werden können. Der manische Freund wurde glücklicherweise entlassen, so dass die Beziehung auf diese Art und Weise ein Ende fand. Frau G. hatte zunächst in völlig unrealistischer Weise die Absicht geäussert, zusammen mit diesem neu gewonnenen Freund in ihrer alten Wohnung zu wohnen, wobei sie völlig ausser Acht liess, dass sie den Anforderungen eines Haushalts nicht mehr gewachsen ist. Auf der Station hat sie hinsichtlich Körperpflege nachgelassen, ist stark verlangsamt und hat in der Beschäftigungstherapie Mühe, kleinere Handarbeiten anzufertigen.

Der Ehemann der Patientin, der seine Freundin unmittelbar nach der Scheidung heiraten will, ist gegenüber Frau G. rein äusserlich immer noch völlig ohne Mitleid und Mitgefühl. Er hat ihr erneut angetragen, nach seiner Heirat ihm und seiner neuen Frau als Dienstmagd den Haushalt zu führen. Er kommt auch nicht darüber hinweg, dass ihn die Verwandtschaft von Frau G. betrogen hat, indem sie ihm das Erbleiden verheimlicht habe. Er will seiner Frau eine monatliche Rente von 500 Franken bezahlen.

Im subjektiven Beschwerdebild von Frau G. steht die Harninkontinenz im Vordergrund. Frau G. war deshalb schon mehrmals in der Gynäkologischen Poliklinik vorgestellt worden, in der man zunächst eine Inkontinenzoperation ins Auge fasste, sich aber schliesslich doch nur zu konservativen Massnahmen wie Sphinkter-Gymnastik durchringen konnte, was jedoch keine Besserung brachte. Frau G. braucht augenblicklich pro Tag 10 bis 15 Binden, und sie und ihre Umgebung sind durch ihre Inkontinenz geruchlich sehr stark belastet. Die Patientin ist für jedes fürsorgliche und liebe Wort, und sei es auch nur ein kurzes anlässlich einer Visite, sehr dankbar. An Medikamenten erhält sie 25 mg Leponex abends; eine stärker sedierende neuroleptische Medikation ist im Augenblick nicht erforderlich.

Hinsichtlich der Prognose heisst es, dass Frau G. wohl weiterhin bei uns in der Klinik bleiben und mit der Zeit zum Pflegefall werden wird. Die ursprünglich beabsichtigte Plazierung im Rahmen der Familienpflege kommt nicht mehr in Frage. Ihr müsste mindestens die Operation der Inkontinenz vorausgehen. Aber auch die starke kognitive Beeinträchtigung scheint eine Familienpflege-Plazierung auszuschliessen. Frau G. hat weiterhin übers Wochenende Ausgang und kann ihre Kinder besuchen. Die beiden ältesten sind über die Diagnose informiert, das jüngste immer noch nicht. Die älteste Tochter hat vor einigen Wochen geheiratet. Über die Plazierung des jüngsten Kindes, eines nun 8-jährigen Sohnes, an dem Frau G. sehr hängt, ist noch nicht entschieden worden. Die Diskussion geht dahin, ob er bei der ältesten Schwester oder beim Vater unterkommen kann.

Im Januar 1974 hält eine gemeinsame Besprechung aller beteiligten Betreuer und Betreuerinnen fest, dass Frau G. in der letzten Zeit immer wieder Männerbekanntschaften in der Klinik pflegte und auch tatsächlich Mitpatienten findet, die sie heiraten wollen. Einer dieser Patienten, ein chronischer Alkoholiker, äussert sich in Wahrheit sehr abfällig über Frau G. und sucht in ihr, wie ihr Ex-Ehemann, vor allem eine Haushaltshilfe. Frau G. ist äusserlich immer noch eine ansehnliche Frau, welche Männer anzieht. Sie sieht aber nur teilweise ein, dass eine erneute Ehe für sie keine Lösung ist, schon gar nicht mit einem kranken Partner, den sie bei uns in der Klinik findet und der ihr noch weniger beistehen könnte als ein gesunder.

Frau G. leidet an ihrer fortdauernden Hospitalisation; sie wirkt deprimiert und ohne Hoffnung. Sie möchte jetzt aus der Klinik austreten. Auf eine Bevormundung angesprochen meint sie, dass ein Beistand genüge, wobei man aber den Eindruck hat, dass sie den Unterschied zwischen beiden nicht richtig erfasst.

Im Gespräch ist sie schwerbesinnlich, gelegentlich stockend; die ausfahrenden Bewegungen haben nicht zugenommen. Im Aussehen hat sie sich allerdings verändert: Ihr Gesicht ist gröber und aufgedunsen. Die vermutlich neurologisch bedingte massive Inkontinenz ist wieder etwas abgeklungen.

Bevormundung?
Im Juni 1974 wird in unserer Forensischen Abteilung diskutiert, ob Frau G. bevormundet werden muss. Das Krankheitsbild hat sich in körperlicher wie psychischer Hinsicht in den letzten Monaten stabilisiert. Körperlich liegen hauptsächlich Artikula-

tions- und Phonationsstörungen vor, während die choreatischen Bewegungszuckungen in den Hintergrund getreten sind. In psychischer Hinsicht befindet sich Frau G. jetzt in einer euphorischen Grundstimmung. Daneben bestehen mnestische Störungen, die vor allem das Frischgedächtnis betreffen. Sie ist immer noch urininkontinent, aber sehr darauf bedacht, sich körperlich und auch in ihrem Äusseren zu pflegen. In der Arbeitstherapie leistet sie nur Unzureichendes; sie ist nicht mehr fähig, ihren Lebensunterhalt zu verdienen.

Zweifellos, heisst es in den gutachterlichen Überlegungen, ist Frau G. nicht in ausreichender Weise in der Lage, ihre Angelegenheiten selbständig zu besorgen. Deswegen hat sie bereits einen Beistand. Für die nötige Betreuung und Pflege sind durch die jetzige Hospitalisation alle notwendigen Vorkehrungen getroffen. Es stellt sich daher die Frage, ob mit einer Entmündigung eine entscheidende Verbesserung der Fürsorge und der Betreuung der Patientin eintreten würde. Man bespricht mit Frau G. die Situation und stellt ihr anheim, womöglich ein eigenes Begehren auf einen Vormund zu stellen. Sicherlich braucht Frau G. zur Zeit institutionelle Betreuung. Dabei ist es nicht unbedingt notwendig, dass diese durch eine psychiatrische Klinik geschieht, doch fühlt sich Frau G. bei uns in der Klinik wohl und möchte eigentlich am liebsten auch hierbleiben - wie sie jetzt sagt.

Eine Verlaufsbeobachtung vom August 1974 relativiert die relativ günstige Beurteilung der Patientin vom Juni wieder: Die Bewegungen von Frau G. sind zunehmend ataktisch und unsicher, vor allem in der Feinmotorik. Frau G. hat Schwierigkeiten beim Essen, bei der Körperpflege, verspritzt zum Beispiel beim Duschen das ganze Badezimmer. In allen Tätigkeiten ist sie stark verlangsamt. Die Inkontinenz ist gleich geblieben. In der Arbeitstherapie kann sie nur unter intensiver Mithilfe der Gruppenleiterin und mit äusserster Mühe Gegenstände einpacken. In bezug auf ihren Zustand und ihre nachlassenden Fähigkeiten ist sie völlig uneinsichtig und kritiklos. Nach wie vor hängt sie sich an männliche Patienten, die sie im Grunde genommen nur ausnützen, nicht wirklich gernhaben und bald wieder verstossen. Immer noch pflegt sie sich körperlich selber.

Im Juni 1975 treffen sich erneut alle betreuenden Personen und bilanzieren den jetzigen Zustand und Verlauf. Der Beistand beklagt sich, dass es ihm nicht gelungen sei, das Abheben grosser Geldbeträge von der Bank durch Frau G. zu verhindern. Frau G. verschenke das Geld an diverse männliche Mitpatienten. Es besteht effektiv die Gefahr, dass Frau G. ihr gesamtes Guthaben und monatliches Einkommen (das an Rente und Alimenten Fr. 1.100,-- beträgt) fortlaufend aufbraucht, um sich die Freundschaft von Männern zu sichern. Diese Männer stellen die wichtigsten Bezugspersonen für sie in der Klinik dar und helfen mit, ihr Selbstwertgefühl zu erhalten und ihre Freizeit etwas weniger trostlos zu gestalten. Man will so lange wie möglich verhindern, dass Frau G. in eine geschlossene Abteilung kommt, weil das die endgültige Abschliessung bedeuten würde. Man will nun doch an die Vormundschaftsbehörde gelangen, um die sozialen Auswirkungen des Leidens von Frau G. zu mildern. Entscheidend ist auch die Tatsache, dass sich ihre Angehörigen kaum mehr für Frau G. interessieren. Auch bei einer allfälligen Bevormundung müsse gewährleistet bleiben, dass die finanziellen Ansprüche von Frau G. grosszügig geregelt werden, damit sie nicht der ihr wichtig scheinenden sozialen Kontakte verlustig ginge. Einerseits könne eine Bevormundung Frau G. vor gänzlicher Verarmung und Ausnützung durch Mitpatienten schützen, andererseits könne vielleicht eine einschränkende Verlegung auf eine geschlossene Abteilung noch längere Zeit hinausgezögert werden.

Psychologische Betreuung
Im September 1975 beginnt eine Übergabetherapie durch Psychologie-Praktikantinnen und -Praktikanten, die bis zum Jahre 1980, also fünf Jahre lang dauert. Insgesamt betreuen in diesen fünf Jahren sage und schreibe 32 Psychologie-Studierende Frau G. Sie sahen, jeder für sich und für einen kleinen Querschnitt, den Verfall einer Frau im mittleren Lebensalter bis zu dem Punkt, an dem eine psychologische Betreuung überhaupt nicht mehr möglich war. Ich selber hatte als Supervisor dieser Betreuungen den Längsschnitt-Überblick über die schreckliche Progredienz der degenerativen Hirnerkrankung von Frau G.

Im April 1980 musste ich die psychologische Therapie aussetzen, was gar keine leichte Entscheidung war und auch auf Widerstand in der Klinik stiess. Für die Station, auf der Frau G. damals weilte, bedeutete der Abbruch der Psychologie-Praktikanten-Betreuungen eine zusätzliche Belastung und das Gefühl, dass wieder mal eine uninteressante Patientin "abgeschoben" worden sei. Man musste aber schliesslich doch folgende Beweggründe anerkennen:

1. Eigentliche psychologische Gesprächstechniken sind bei Frau G. zum Zeitpunkt des Jahres 1980 nicht mehr einsetzbar. Die unerfahrenen Praktikanten sind mit den pflegerischen Problemen, die jetzt im Vordergrund stehen, überfordert.

2. Der Ausbildungsauftrag gegenüber den Psychologie-Praktikanten kann nicht mehr gewährleistet werden. Frau G. ist zum Psychopathologie-Lernen keine geeignete Patientin mehr. Auch dies ist ein Aspekt, vor allem in einer Universitätsklinik.

3. Es stellt sich ein leidiges, aber doch reales Problem der Triage: Es ist nicht verantwortbar, dass wir therapeutische Anmeldungen zurückweisen, die wir fachlich/ sachlich gut durchführen können zugunsten einer Aktivierungstherapie mit einer jetzt geriatrischen Patientin, die auch durch anderes Personal geleistet werden kann. Triage ist in der Psychiatrie immer hart, aber eine Realität.

Ich finde folgende Kompromisslösung: Eine diplomierte Schwester einer anderen Station als diejenige, auf der Frau G. weilt, betreut sie einmal wöchentlich, indem sie mit ihr spazierengeht, mit ihr Fernsehen schaut, Illustrierte durchblättert, Spiele zu spielen versucht - also Aktivierung des Erhaltenen -, und ich übernehme die Supervision dieser Therapie. So erhält Frau G. wenigstens noch eine konstante Bezugsperson.

Information der Kinder
Im März 1980 kommt es zu einem interessanten Gespräch mit allen drei Kindern von Frau G. und dem leitenden Arzt, der die Leidensgeschichte von Frau G. überblickt, seit sie bei uns im Hause ist.

Die älteste Tochter ist nun schon lange verheiratet; ihr Kind war schon zur Welt gekommen, bevor die Diagnose der Mutter bekannt war. Auf weitere Kinder hat sie verzichtet, nachdem sie sich noch einmal mit einem Arzt über die eugenische Situation beraten hat.

Die zweite Tochter ist ebenfalls über die Natur des Leidens orientiert und ist sich im klaren darüber, dass sie keine Kinder haben sollte. Zu einer endgültigen Lösung der Antikonzeption im Sinne einer Tubenligatur konnte sie sich aber bisher noch nicht entschliessen.

Der nun 15 Jahre alte Sohn lebt bei seinem Vater und der Stiefmutter (der Vater hat inzwischen seine Freundin geheiratet); er ist bisher mit der Diagnose noch gar nicht konfrontiert worden und wird im Laufe dieses Gespräches über die Situation orientiert. Allen drei Kindern wird noch einmal erklärt, was man über dieses Leiden und seine Erblichkeit weiss. Sie werden insbesondere darauf hingewiesen, dass das erste Auftreten von Krankheitserscheinungen sich sehr spät, bis zum 45. Lebensjahr und darüber, hinauszögern könne. Die älteste Tochter wird darauf aufmerksam gemacht, dass sie zu gegebenem Zeitpunkt und in angemessener Form ihren eigenen jetzt ca. 10-jährigen Sohn auf das familiäre Leiden hinweisen sollte, allenfalls unter Zuzug eines erfahrenen Arztes.

Vor allem die beiden Töchter setzen sich intensiv und angemessen mit der Situation auseinander. Es zeigt sich, dass sie gut über die Natur des Leidens orientiert sind, aber dennoch froh, mit einem Arzt darüber sprechen zu könenn. Sie machen weder einen überbesorgten, noch einen bagatellisierenden Eindruck. Der 15-jährige Sohn verhält sich eher ruhig und abwartend; der leitende Arzt ist sich aber sicher, dass er das Wesentliche begriffen hat. Er bietet allen drei Kindern an, bei allfälligen späteren Fragen hinsichtlich Familienplanung sich wieder an ihn wenden zu können.

1984 ist die Krankheit von Frau G. erheblich fortgeschritten. Sie hat nun seit einigen Jahren eine konstante Medikation mit Trilafon (Neuroleptikum) und Lithiofor (Lithium). Da sie nicht mehr sicher gehen kann und des öfteren stürzt, trägt sie einen Schutzhelm wie eine Epilepsie-Patientin, wenn sie alleine geht. In Begleitung einer Schwester kann man auf den sie verunstaltenden Helm verzichten. Das Verhalten insgesamt ist fluktuierend; in schlechteren Zeiten verlangt sie nach mehr Zuwendung, klagt häufig über Schmerzen und erhält auch genügend Schmerzmittel. Eine Kommunikation ist noch knapp möglich, die Sprache ist aber grösstenteils unverständlich. Die motorisch-ausfahrenden Störungen stehen immer noch eher im Hintergrund[1]. Eine Verlegung in eine andere Institution ist nicht vorgesehen.

1988 lautet die Diagnose: "Chorea Huntington in dementiellem Stadium sowie zeitweiliges postprandiales[2] Erbrechen". Zum Verlauf heisst es, dass Frau G. nicht mehr sprechen kann. Eine affektive Regung beim Begrüssen sei nicht immer sicher spürbar.

---

[1] Dies ist für eine fortgeschrittene Chorea ein untypischer Befund.
[2] postprandial = nach den Mahlzeiten

Die neuroleptische Medikation ist gleich geblieben; bei Unruhe verordnet man Valium in wechselnder Dosierung. Auf Emesis[1] spricht sie mit Medikamenten schlecht an. Im Dezember 1988 erhöht man die neuroleptische Medikation von 32 auf 48 mg Trilafon täglich, weil man sich davon eine antiemetische Wirkung verspricht. Das Erbrechen nach dem Essen ist nämlich unvermindert stark geblieben. Gegen dysphorische Gespanntheit bekommt Frau G. 3 mal 2 mg Valium. In Reserve kann diese Dosis auch noch gesteigert werden.

Im Krankenheim

Im Juni 1989 wird sie nun doch noch verlegt, und zwar in ein kantonales Krankenheim in eine andere Stadt. Die Schlussdiagnose lautet: "Chorea Huntington in schwerem dementiellem Stadium mit entsprechender Pflegebedürftigkeit". Durch grosse Hingabe des Pflegepersonals konnte bis zum Übertrittstag in das Krankenheim auf das Einlegen einer Magensonde verzichtet werden. Man konnte auch bis anhin ohne Blasendauerkatheter auskommen. Im Austrittsbericht heisst es jedoch, dass aus pflegerischen Gründen beide Mittel zu erwägen sind. Das seit einigen Monaten verordnete Motilium erbrachte hinsichtlich des häufigen postprandialen Erbrechens nur eine sehr mässige Wirkung. Frau G. wird also mit Trilafon, Valium und Motilium ins Krankenheim verlegt.

Im ärztlichen Zeugnis zur Aufnahme ins Krankenheim finden wir die letzte ausführliche Beschreibung des Zustandes von Frau G., nachdem sie 16 Jahre lang in unserer Klinik geweilt hat. Vergleicht man nun dieses Zustandsbild mit demjenigen aus gesunden Zeiten, so ist erschütternd zu sehen, welches Wrack aus einer blühenden Frau geworden ist:

Frau G. sitzt tagsüber in einem Sessel, kann aber nicht mehr selbständig sitzen, sondern muss gehalten werden. Geschweige denn kann sie stehen. Arme und Hände sind spastisch vom Tonus erhöht ("Pfötchenstellung"). Frau G. reagiert nicht mehr erkennbar auf Ansprechen oder Händeschütteln, blickt einem nicht in die Augen, gibt nur gepresste Laute von sich und grimassiert ab und zu. Seit Ende 1985 ist sie schwer pflegebedürftig. Die Pflegebedürftigkeit zeigt sich in folgenden Bereichen:

- Sie ist teilweise bettlägerig, tagsüber kann sie in einem Sessel liegen, nicht sitzen;
- sie kann nicht selbständig an Stöcken oder am Böckli[2] gehen;
- sie benötigt einen Rollstuhl;
- sie kann sich nicht selbst ankleiden;
- sie kann nicht selbständig auf die Toilette gehen;
- sie ist inkontinent für Urin und Stuhl;
- sie kann nicht selbst essen.
Frau G. benötigt zum Essen weiche Kost.

Der Grund der Einweisung wird wie folgt angegeben: "Die Patientin ist in ihrem Endstadium der Chorea Huntington nicht mehr einer psychiatrischen Hospitalisierung

---

[1] Emesis = Erbrechen
[2] Böckli = "Eulenburger" = Stützvorrichtung zum Gehen

bedürftig, sondern kann auch in einem Pflegeheim untergebracht werden. Die Aufnahme ist dringend".

Beim Konzipieren dieser Fallgeschichte Nr. 13 wusste ich, dass ich für einmal eine Up-to-date-Katamnese machen und mich im Krankenheim erkundigen würde, wie es Frau G. gehe. Am 1. Dezember 1995 rief ich dort an. Man teilte mir mit, dass Frau G. am 16. April 1995 im Krankenheim gestorben sei. Sie hat also nach der Verlegung von uns dorthin noch genau 6 Jahre lang gelebt, sofern man das, was sie in dieser Zeit noch durchgemacht hat, als Leben bezeichnen will. Der Tod hat sie und die sie Pflegenden und Liebenden erlöst.

Anhang I

Die differentialdiagnostische Abgrenzung zwischen depressiver Pseudodemenz und Demenz

Wie man an dieser Fallgeschichte sehen kann, ist die Differentialdiagnose zwischen Depression und Hirnschädigung besonders am Anfang einer degenerativen zerebralen Erkrankung nicht so einfach. Über differenzierte psychodiagnostische Verfahren hinaus gibt es aber einige ganz konkrete Verhaltensbeobachtungen, welche darüber Aufschluss geben können, ob ein Patient eher an einer depressiven Pseudodemenz oder an einer echten Demenz leidet. Dieser Unterschied ist ausserordentlich wichtig, weil völlig andere Behandlungsmassnahmen erfolgen, je nachdem, welches die richtige Diagnose ist. Es handelt sich also nicht nur um eine rein akademisch-theoretische, sondern um eine äusserst konsequenzenträchtige Unterscheidung.

Bei der **depressiven Pseudodemenz** liegen folgende Phänomene vor: Die Angehörigen des Patienten erkennen seine Verhaltensstörungen sehr deutlich. Sie können oft deren Beginn recht genau feststellen. Schon bald wird ein Arzt um Hilfe aufgesucht. Anfänglich schreiten die Störungen schnell voran. Unter Umständen liegen in der Lebensgeschichte schon ähnliche Krankheitsperioden vor. Subjektiv klagt der Patient über kognitive Einschränkungen und kann die kognitiven Störungen und Defizienzen auch recht detailliert beschreiben. Er betont subjektiv stark sein Unvermögen. Oft traut er sich auch an einfache Aufgaben nicht heran und bemüht sich erst gar nicht, sie zu bewältigen. Er gibt sich auf und versucht nicht, leistungsfähig zu bleiben. Seine Stimmung ist bedrückt oder gequält, und er wertet sich permanent selbst ab. Die depressive Grundstimmung hält an. Die soziale Aufgeschlossenheit ist markant und früh verloren gegangen. Eine nächtliche Zunahme der Störungen findet nicht statt. Aufmerksamkeit und Konzentration sind eigentlich noch gut erhalten, wenn sie zentriert werden können. Oft gibt der pseudodemente Patient "ich weiss nicht" zur Antwort und versucht nicht, etwas Vages oder Ungefähres zu antworten. Die Erinnerungsschwäche ist für kurz und weit zurückliegende Ereignisse gleich ausgeprägt. Spezielle Zeiträume und spezielle Ereignisse unterliegen oft Erinnerungslücken. Bei Aufgaben des gleichen Schwierigkeitsgrades kann es zu auffälligen Leistungsschwankungen kommen: einmal werden sie bewältigt, ein anderes Mal nicht.

Demgegenüber sieht der **echte Demenzkranke** ganz anders aus:

Seine Angehörigen erkennen die Störungen und ihr Ausmass zu Beginn oft nicht und können auch den Beginn der Erkrankung nicht genau datieren. Es kann lange gehen, bis ein Arzt zur Hilfe aufgesucht wird. Die Symptome nehmen schleichend zu über die gesamte Krankheitsdauer. Psychiatrische Störungen liegen vor Erkrankungsbeginn nicht vor. Der Patient klagt normalerweise nicht über seine kognitiven Einschränkungen und wenn, dann nur sehr vage. Er versucht eher, sein Unvermögen zu vertuschen. Er freut sich, wenn ihm die Bewältigung auch einfachster Aufgaben gelingt. Er versucht, Defizite durch Eselsbrücken und Erinnerungshilfen auszugleichen. Seine Stimmung ist eher gleichmütig als depressiv. Er neigt zur Selbstüberschätzung. Seine soziale Aufgeschlossenheit ist meist unbeeinträchtigt. Nächtlich nehmen seine Störungen eher zu. Seine Aufmerksamkeit und Konzentration sind dauerhaft und immer gestört. Er gibt keine Ich-weiss-nicht-Antworten, sondern versucht, irgendetwas zu sagen, und sei es auch nur halbrichtig. Seine Erinnerungsschwäche ist für frische Ereignisse weit ausgeprägter als für lange zurückliegende. Erinnerungslücken für bestimmte Zeiträume und Ereignisse sind bei ihm ungewöhnlich. Bei Aufgaben gleichen Schwierigkeitsgrades zeigt er immer eine gleichmässige Leistungsminderung, er bewältigt also die gleiche Aufgabe nicht einmal und dann ein anderes Mal nicht.

Anhang II

Die Phänomenologie der Demenz oder: das psychoorganische Syndrom (POS)
Die Symptome des POS betreffen die vier Felder:
Affektivität, Gedächtnis, intellektuelle Leistungsfähigkeit, allgemeines Verhalten.

a) Affektive Veränderungen:
Eine vermehrte Affektlabilität liegt vor: Der Patient reagiert unangemessen (exzessiv) auf kleine Enttäuschungen, Versagungen und Vereitelungen; dabei ist die affektive Reaktion schnell und kurz = "Kindlichkeit".

Der Patient hat weniger Einsicht in seine Gefühle und weniger Kontrolle über sie. Folge sind impulsive Handlungen mit zum Teil antisozialem Charakter (z.B. Sexualvergehen). Eine solche Handlung bei sonst untadeligem Verhalten kann das erste Zeichen einer Hirnschädigung sein.

Eine Gefühlsoberflächlichkeit kann sich verbinden mit erhöhter Suggestibilität (man kann dem Patienten alles Mögliche einreden). Bei fortgeschrittener Krankheit kann der Patient nicht mehr den äusseren Ausdruck seiner Gefühle im Griff behalten (unangemessenes Lachen oder Weinen). Es besteht Affektinkontinenz: "Beim harmlosen Sturz eines unbekannten Ski-Rennfahrers im Fernsehen füllen sich die Augen mit Tränen". Die Patienten sind reizbar und leicht verärgert; sie sind nörglerisch, moros (mürrisch) und querulatorisch (beklagen sich dauernd). Schon bei kleinsten, auch nur vorgestellten Ärgernissen reagieren sie sehr gereizt. Es tritt eine Tendenz zu wahnhaftem Argwohn auf (Beziehungs- oder Verfolgungswahn). Häufige Stimmungswechsel überlagern ein meist depressives Zustandsbild hypochondrischer Tönung. Neben depressiven sind auch hypomanische oder paranoide Bilder möglich (Verwechslung mit endogenen Psychosen!).

In fortgeschrittenem Stadium kommt es zu Affektverarmung; der Patient ist apathisch, zeigt kein Interesse mehr an seinen alten Hobbies oder Familienangelegenheiten; er wird klagsam, schwerfällig und zunehmend egozentrisch.

Der Verlust der geistigen Spannkraft führt zur Unfähigkeit, Entscheidungen zu treffen; der Patient ist bei den kleinsten Aufgabenstellungen unschlüssig; er ist auch nicht in der Lage, einen Handlungsverlauf konsistent durchzuhalten.

Im Endzustand der Krankheit dominiert der affektive Verfall; die ehemals labilen und brüsken Gefühle sind jetzt stumpf, flach, unbeholfen.

b) Gedächtnisstörungen (dysmnestisches Syndrom oder Korsakow-Syndrom)
Gegenüber den Merkfähigkeitsstörungen treten alle anderen mnestischen Defekte zurück; kennzeichnend sind:

- Unfähigkeit, frische Eindrücke zu behalten,
- Auffüllung der amnestischen Lücken mit konfabulatorischem Material,

- Desorientierung zeitlich und örtlich, die der Patient selbst nicht gewärtigt.

Behaltene Erlebnisse können oft nicht auf Abruf bereitgestellt werden, sondern sie tauchen erst mit Hilfe eines Fingerzeiges, eines Losungswortes auf. Wiedererkennen bleibt oft besser erhalten als Reproduzieren (bekannte Tatsache aus der Lernpsychologie!). Das Frischgedächtnis ist stark in Mitleidenschaft gezogen, während Ereignisse der fernen Vergangenheit erinnert werden.

Zum Teil ist eine solche Erinnerungsunfähigkeit auch durch Auffassungs- und Verständnisschwierigkeiten, durch verminderte Aufmerksamkeit bei erhöhter Ablenkbarkeit bedingt. Bei Krankheitsfortschritt werden die "Gedächtnishallen" zunehmend entleert bis zu einem dementen Zustandsbild mit einem "Wegwaschen" oder "Auslaugen" des Identitätsgefühls.

Auch wenn die Möglichkeit, neue Eindrücke aus der Umwelt aufzunehmen, schwerst angegriffen ist, verstehen es die meisten Patienten, sich einzurichten, lernen einfache Aufträge auszuführen und überraschen ihre Mitwelt durch recht sinnvolle, passende Verhaltensweisen, begleiten beispielsweise einen Besucher auf der Station zum WC.

Die Beurteilungsfähigkeit und das logische Denken ("judgement" und "reasoning") sind nicht beeinträchtigt, aber das Neulernen oder das Bilden frischer Denkkonzepte.

Die Patienten zeigen eine hohe Empfindlichkeit für Unterbrechungen (z.B. bei Testaufgaben durch eine äussere Störung) und können die begonnenen Aufgaben dann nicht konstruktiv fortsetzen.

Sie bringen die übergreifende geistige Anspannung nicht auf, die nötig ist, um neu Aufgenommenes mit schon Erfahrenem zu vergleichen und zu verweben.

c) Beeinträchtigung anderer intellektueller Bereiche
Die Intelligenz leidet immer, wenn ein Gedächtnisdefekt vorliegt, auch wenn dies oft nicht leicht nachzuweisen ist. Der Patient kann nicht mehr mit neuen Ideen umgehen - er wird sie verwerfen zugunsten alt eingefahrener Denkweisen. Die Fähigkeit, etwas Neues zu schaffen, schwindet. Die Gedanken sind verarmt, später nur noch banal und klischeehaft. Es fällt ihm besonders schwer, mit abstrakten Vorstellungen umzugehen. Konkrete Sachverhalte werden noch gut erfasst. Spezifische Gedanken werden besser verarbeitet als allgemeine. Der Patient lebt auf, wenn man ihn auf Dinge anspricht, die ihm nahe gehen; schliesslich interessieren ihn nur noch ganz eng gefühlsmässig-ichbezogene Gegebenheiten. Weitere Charakteristika fortgeschrittener Zustände sind:

- Verlust der geistigen Flexibilität und Umstellungsfähigkeit
- Verlust der Fähigkeit, sich adäquat auf Umgebungsänderungen einzustellen
- Mängel im Auffassen und Begreifen
- auffällige Konzentrations- und Auffassungsstörungen
- Wortfindungsstörungen
- allgemeine Verlangsamung und Neigung zu Perseverationen im Reden und Tun.

d) Verhaltensbeobachtungen

Der hirngeschädigte Patient versucht, so gut er kann, allen Anforderungen aus der Umwelt nachzukommen. Wird er Situationen ausgesetzt, die er nicht bewältigen kann, wird er ängstlich, erregt, trotzig, zornig, ausweichend, ruhelos, zittrig und bricht in Tränen aus ("Katastrophenreaktion"). Um diese zu vermeiden, restringiert der Patient seine Umweltbegegnung dergestalt, dass er solchen provozierenden Situationen nicht begegnet - er wird einsam, zurückgezogen, Appellen gegenüber unzugänglich. Oder aber er entwickelt eine zweck- und sinnlose Überaktivität ("Beschäftigungsdelir").

Die Habe des Patienten wird stereotyp und übergenau angeordnet, ohne dass in solchen Arrangements irgendeine Logik erkennbar wäre ("organische Ordentlichkeit" mit unter Umständen zwanghaftem Charakter, die sich auch fordernd an Mitmenschen richten kann (z.B. an die eigenen Kinder)).

Es zeigt sich ferner eine Erhöhung der Anregungsschwelle - nur längere und stärkere Reize bewirken eine Reaktion. Ist "der Funke aber einmal gezündet", vollzieht sich ein exzessiver Reaktionsablauf, etwa ein massiver Wutanfall beim Bemerken des Nicht-Verstehens eines Gesellschaftsspiels.

e) Konkrete und abstrakte Haltung

Die Patienten sind von aussen kommenden Anregungen stark unterworfen; sie sind aber eher ablenkbar als aufmerksam; die Aufmerksamkeit kann nicht auf verschiedene Situationen verteilt werden - sie kann nicht willentlich ihr Objekt wechseln. Einerseits schweift die Aufmerksamkeit des Patienten hin und her, andererseits bleibt sie unverrückbar auf einen Punkt fixiert. Der Patient ist nicht in der Lage, zwischen Figur und Hintergrund bei wahrgenommenen Gegenständen zu unterscheiden; er erlebt die Unsicherheit und das Schwanken eines mit mehrdeutigen Reizen konfrontierten Menschen (Schwierigkeit, Wesentliches von Unwesentlichem zu unterscheiden). Der Hirngeschädigte kann nicht die "abstrakte Haltung" einnehmen; u.a.:

- willentliches Aspektwechseln innerhalb einer Situation
- gleichzeitig mannigfaltige Situationsaspekte im Auge behalten
- Erfassen eines Ganzen, Zerlegen dieses Ganzen in Stücke, Isolieren dieser Stücke
- von Gewohntem absehen, nach Plänen vorgehen, das nur Mögliche vom
  Erwünschten unterscheiden, symbolisch denken.

Je nötiger es zur Lösung einer bestimmten Aufgabe ist, sich vom konkret Gegebenen freizumachen, desto höher ist die Versagenswahrscheinlichkeit beim Hirngeschädigten. Patienten können die Schere richtig benutzen, die Tür mit einem Schlüssel öffnen, eine Zigarette rauchen - aber diese Tätigkeiten nachahmen können sie nicht ("tun Sie mal so, als ob ...").

Fallgeschichte Nr. 14: Herr N.

Herr N.: Das ist der Patient, der sich ausnehmend und angelegentlich für neue hübsche Praktikantinnen von mir interessiert, auf uns zuläuft, wenn wir über den Hof in die Cafeteria gehen und sich artig nach dem Namen der Damen erkundigt und ihnen die Hand reicht.

Herr N.: Das ist auch der Patient, der auf der Langzeit-Station manchmal über Mittag oder am Abend Klavier spielt. Wenn ich zufällig über die Station laufe und Zeit habe, setze ich mich ganz leise auf einen Sessel in der Nähe und höre ihm beim Spielen zu. Er merkt ganz genau, dass ich den Raum betreten habe, tut aber so, als hätte er mich nicht gesehen und spielt weiter. Er spielt mit Vorliebe und Hingabe alte Schlager aus der Zeit zwischen den beiden Weltkriegen. Er weiss genau, dass ich besonders gern von ihm "Sag' beim Abschied leise Servus" von Peter Kreuder höre und stimmt irgendwann dieses Lied an. Er spielt auf eine nostalgische Art und Weise Klavier, mit vielen Fehlgriffen, aber mit Inbrunst, Herz und romantischem Sinn. Und er spielt die alten Schlager so, wie die Komponisten sie komponiert haben; das ist deutlich hörbar. Manchmal wird mir beim Zuhören ein bisschen schwummrig, es fängt im Bauch an zu ziehen, und es ist so, wie wenn die gute alte Zeit, die, wie wir alle wissen, gar keine gute, sondern nur eine alte Zeit gewesen ist, plötzlich wieder lebendig würde.

Herr N.: Das ist auch der Patient, der schrecklich eifersüchtig wurde, als ich begann, mich intensiver um seinen Zimmernachbarn im Rahmen einer Einzelbegleitung zu kümmern. Herr N. gab mir deutlich zu verstehen, wie sehr er missbilligte, dass ich seinen Kollegen ihm vorgezogen hatte und schaute monatelang weg, wenn wir uns begegneten. Ich bin froh, dass er mich auf die Kränkung nie angesprochen hat; denn ich hätte nicht gewusst, was ihm antworten.

Herr N.: Das ist aber auch der Patient, der mich als Schutzpatron erkoren hat. In den vielen Jahren, die wir uns schon kennen, kommt er von Zeit zu Zeit immer wieder auf mich zu und sagt zu mir: "Gell, Herr Dr. Zöllner, Sie sorgen schon dafür, dass ich auf meiner Abteilung bleiben kann und nicht von der Klinik weggehen muss". Ich antworte ihm dann jeweils: "Ja, Herr N., dafür sorge ich und dafür gebe ich Ihnen mein Wort, dass Sie hier bei uns Ihren Lebensabend verbringen dürfen". Ich bin wild entschlossen, dieses Versprechen auch einzulösen, weil ich glaube, dass es Herr N. nirgendwo anders so gut hat wie bei uns.

Wie sehr er an seiner Station hängt und jede Veränderung verabscheut, zeigt eine Episode anlässlich des Besuches von meiner Frau und mir im Ferienlager der Station im September 1994: Etwa zehn Patienten weilten mit drei Betreuern und Betreuerinnen am Lago Maggiore im Tessin. Es herrschte eine gute Stimmung; das Ferienlager war sehr schön domiziliert, direkt am Gestade des Sees. Vor der Abfahrt ins Ferienlager hatte mir Herr N. schon avisiert, dass ich, sofern ich zu Besuch käme, damit rechnen müsse, dass er wieder mit mir in die Klinik zurückfahren wolle, da das Lager für ihn eine zu grosse Strapaze bedeute. Beim Besuch belagert er meine Frau und mich unaufhörlich, erklärt mir in langen und breiten Worten, wie sich der Lagerstress bereits in psychosomatischen Symptomen zeige und fordert imperativ, mit mir in die Klinik zurückzukehren. Er bezieht sich klugerweise auf ein ähnliches Ereignis im Jahr zuvor, als ich bei einem Besuch im damaligen Ferienlager eine seiner Mitpatientinnen tatsächlich wieder mit in die Klinik nehmen musste, allerdings wegen ganz anderer Komplikationen. Erst mit Hilfe des Lagerleiters, der dezidiert mit Herrn N. spricht, gelingt es uns, ihn davon abzubringen, in meinen Wagen einzusteigen. Er kann diesen Entscheid letztlich nicht akzeptieren, sondern fügt sich ihm nur grollend. Was schliesslich den Ausschlag gibt, dass er sich fügt, ist meine Zusicherung, dass auf der Station, wenn er zurückkommt, alles beim alten ist, er nicht auf eine andere Abteilung gehen muss und ihm sein Platz so gut wie lebenslang garantiert ist. In der Ferne, zweihundert Kilometer weit weg vom schützenden Daheim, hatte sich in ihm wohl die Phantasie eingenistet, man könne ihm während seiner Abwesenheit seinen angestammten Platz wegnehmen.

Die Geschichte Herrn N.'s unterscheidet sich insofern von den anderen in diesem Buch zusammengefassten Lebensgeschichten, als er beim Schreiben dieser Zeilen ununterbrochen ziemlich genau 40 Jahre in unserer Klinik weilt. Er ist nämlich im Jahre 1956 eingetreten und hat seit dieser Zeit die Klinik nie verlassen.

Psychologisches Gutachten aus dem Jahre 1946
Ein psychologisches Gutachten aus dem Jahre 1946 attestiert dem damals 18-jährigen jungen Mann (Herr N. ist also 1928 geboren) hinsichtlich der Intelligenz, dass er aufmerksam sei, zwar langsam begreife, aber alle Einzelheiten wahrnehme. Er unterscheide nur wenig das Wesentliche vom Unwesentlichen, überlege nicht selbständig, habe aber Verständnis für Zusammenhänge und lerne aus den Erfahrungen. Er sei manuell nicht ungeschickt, habe aber nicht viel Übersicht. Wenn er Routine anwenden könne, arbeite er ruhig, sachlich und ordentlich. Er lasse sich aber leicht irritieren, verliere schnell den Faden, "pröble" aber geduldig weiter, bis er die Lösung einer Aufgabe finde. Er verwende Hinweise gut, wage aber nur wenig zu äussern und bleibe, wenn er sich selbst überlassen ist, oft auf halbem Wege stecken.

Hinsichtlich des Gefühlslebens attestiert ihm das psychologische Gutachten, dass er noch sehr kindlich sei, abwarte, was man ihm zu tun gebe. Er gehe heiter und unbesorgt an die Dinge heran, mache recht gut und eifrig mit, so lange die Anforderungen sein Fassungsvermögen nicht überstiegen. Er lasse sich beeinflussen und ablenken, sei im ganzen fleissig, gutartig und "dienstfertig" (wie es in alter Sprache heisst). In fremder Umgebung sei er ausserordentlich gehemmt und in sich versunken, ängstlich und eingeengt, doch finde er sich mit der Zeit zurecht und entfalte sich still und unbemerkt.

Und hinsichtlich des Willens (auch dies ein verschwundener Begriff aus der Psychologie) heisst es: Herr N. setze sich sehr anstellig ein, probiere mit Innigkeit und Vertieftheit an seinen Aufgaben herum. Von sich aus unternehme er wenig, es fehle ihm an

Zielrichtung und Bewusstheit. Er lasse sich treiben und müsse ein Ziel vorgeschrieben bekommen, damit er sich darauf einstellen könne. Er habe wenig Durchsetzungsvermögen, dagegen ziemlich viel Beharrlichkeit in Kleinigkeiten. Er fühle sich am wohlsten, wenn er ständig die gleiche Arbeit verrichten müsse, strenge sich dafür willig an, könne aber mehrere Aufträge auf einmal nicht übersehen. Die innere Sicherheit sei noch wenig entwickelt. In naivem Selbstvertrauen lasse er sich führen und leiten. Er benehme sich sehr liebenswürdig, höflich und entgegenkommend, wenn er einmal Zutrauen gefasst habe, aber steif und umständlich, solange er noch nicht wisse, was man von ihm erwarte. Er sei aufmerksam, begreife seine Sachen, wenn man sie ihm ausführlich erkläre. Er bemühe sich ehrlich, Aufträge gewissenhaft zu erledigen, und entwickle Ausdauer und Geduld. Er komme nur langsam, behutsam und sehr bedächtig voran, eigne sich aber mit der Zeit Routine an und arbeite sehr sorgfältig, genau und in Einzelheiten exakt.

Das psychologische Gutachten, welches offensichtlich zum Zwecke der Berufsberatung angefertigt wurde, kommt zum Schluss, dass Herr N. ein fleissiger und gutartiger Mensch sei, der intelligenzmässig zwar etwas zurückgeblieben, aber im Praktischen bis zu einem gewissen Grad lern- und entwicklungsfähig sei und sich ordentlich anstelle. Er käme grundsätzlich für eine angelernte Tätigkeit, die sich stets mehr oder weniger gleichbleibe, in Frage. Da er Musik als Freizeitbeschäftigung liebt, wird eine Musikalienhandlung als Ort der Anstellung empfohlen. Von einer Lehre in einem Betrieb wird abgeraten.

Die erste und einzige Aufnahme bei uns im Jahre 1956
Es tritt in unsere Klinik ein orientierter und besonnener[1], aber sich in zitternder Aufregung an seine Mutter klammernder junger Mann ein. Er verweigert zuerst sämtliche Auskünfte, redet nur mit seiner Mutter, die er unermüdlich beschwört und anfleht, ihn nicht in der Klinik zu lassen, er halte es ohne sie nicht aus. Als die Mutter ihn nicht wieder mit nach Hause nehmen will, stösst er sie mit einer wütenden Gebärde von sich, wendet sich ihr dann aber entschuldigend und um Hilfe heischend sofort wieder zu. Schliesslich kann er auf die Station geführt werden. Dort ist er Minuten später ruhig und vernünftig, diskussionsfähig, will sich gut halten, um möglichst bald wieder entlassen zu werden.

Die Schilderung der Lebensgeschichte durch Herrn N. selbst (Autoanamnese)
Die aufnehmende Ärztin spricht mit Herrn N. wenige Tage nach Eintritt über seine Lebensgeschichte. Herr N. schildert sein Leben wie folgt:

Er sei in W. geboren und aufgewachsen. Als er 4-jährig gewesen sei, habe sich die Mutter vom Vater scheiden lassen, warum, wisse er nicht mehr genau, er könne sich nicht mehr gut an seinen Vater erinnern. Er habe mit der Mutter zusammen eine schöne Jugendzeit verlebt. Er sei fünf Jahre lang zu einem Lehrer in eine Schule gegangen, in die neben ihm noch fünf andere Schüler gingen. Das sei eine Art Privatschule gewesen, aber keine Sonderschule. Jedes Jahr habe er eine Prüfung ablegen müssen. Die Aufnahmeprüfung in eine höhere Schule sei für ungültig erklärt worden,

---

[1] "besonnen" meint hier als psychopathologischer Fachausdruck: nicht bewusstseinsgetrübt.

da er eine Privatschule besucht habe. Nach neun Schuljahren sei er für ein Werkjahr in eine Cartonage-Fabrik gegangen. Danach, 1944, habe er in einer anderen Cartonage-Fabrik eine Stelle angenommen und im Monat Fr. 230,-- verdient. 1945 sei er in ein Musikgeschäft gegangen, weil er sich immer für Musik interessiert habe, sei aber nur kurz dort geblieben, da man ihm nur Reinigungsarbeiten an Klavieren zugemutet habe. Dann sei er wieder zur Cartonage-Fabrik zurück, danach habe er es erneut in einem Musikaliengeschäft versucht; weil das nicht gut ging und es ihm nicht gefallen habe, sei er erneut zur gleichen Cartonage-Fabrik zurückgegangen. 1954 sei er "in den Nerven aufgeregt" gewesen; im Geschäft sei er für alles der Sündenbock gewesen, habe für alles herhalten müssen, daher sei er in eine private Klinik eingewiesen worden. Er sei aber nach wenigen Monaten wieder nach Hause entlassen worden und habe wieder in der Cartonage-Fabrik gearbeitet. Er sei aber wieder "aufgeregt" geworden, so dass man ihn wieder in die Privatklinik geschickt habe und er erneut einige Monate dort geblieben sei. Danach habe er noch kurz in einer anderen Cartonage-Fabrik gearbeitet. Der Vorgesetzte in dieser Fabrik sei pensioniert worden, sein Nachfolger habe ihm keine entsprechende Arbeit mehr zuweisen können, so dass er, Herr N., entlassen worden sei.

Zu Hause habe er sich in zunehmendem Masse "schwere Gedanken" gemacht; er glaube, man nenne das Depressionen. Er glaube, das stehe damit in Zusammenhang, dass er oft allein gewesen sei, weil seine Grossmutter nicht mehr auf der Welt war. Wenn seine Mutter nach Hause gekommen sei, sei er aufgeregt gewesen, habe oftmals die Türen und die Fenster zugeschlagen. Als Grund für diese Gewaltakte gibt Herr N. an, dass während der Abwesenheit der Mutter irgendetwas vorgekommen sei; dann sei sie nach Hause gekommen, und er habe nicht mehr genau gewusst, was eigentlich geschehen sei, und das habe ihn entsprechend aufgeregt. Schliesslich habe man ihn zu uns in die Klinik eingewiesen. Herr N. verneint, dass er Stimmen höre, glaubt sich auch nicht irgendwie beeinflusst und hypnotisiert. In der Freizeit habe er sich viel mit Musik abgegeben, habe Schallplatten laufen lassen oder Klavier gespielt. Er kann auch einfache musiktheoretische Fragen richtig beantworten. Militärdienst habe er nie geleistet. Wie es mit Mädchenbekanntschaften stehe? Er habe einmal in der Cartonage-Firma ein Mädchen kennengelernt, aber keine intimen Beziehungen zu ihr gepflogen. Ob er der Mutter auch gedroht habe? Er habe sie nie geschlagen; wenn er aufgeregt gewesen sei, habe er Türen und Fenster zugeschlagen; manchmal sei dabei ein Fenster zu Bruch gegangen. Was er denn Wichtiges niederschreibe? Zu Hause habe er Schallplatten; er schreibe nun ein Inventar und vermerke die Abnützung der Platten. Er habe einige Grammophone; er müsse kontrollieren, aus welchem Material diese seien, ob evtl. noch Kriegsware dabei sei. Ausserdem schreibe er auch noch Erinnerungen auf. Wieso diese Notizen unverständlich und unleserlich seien? Er habe eben einen besonderen Schlüssel und besondere Abkürzungen; er werde das später ins Reine übertragen, so dass man es lesen könne.

Was die Mutter Herrn N.'s über seine Lebensgeschichte erzählt (Fremdanamnese)
Herr N. sei 14 Tage zu früh auf die Welt gekommen, habe nur 4½ Pfund gewogen, sei ihr einziges Kind. Die Geburt sei normal verlaufen, doch sei das Wasser vorzeitig gebrochen. Als Säugling habe er ständig geschrien, sei nicht zu beruhigen gewesen; in der Entwicklung sei er immer hintennach gewesen; so habe er mit einem Jahr noch

nicht richtig sitzen können. Als Herr N. 4 Jahre alt gewesen sei, habe sie, die Mutter, von ihrem Hausarzt erfahren, dass er bei der Geburt eine Hirnblutung erlitten habe. Er sei deshalb in der Kinderklinik untersucht worden. Schon als Kind sei er wegen Kleinigkeiten wütend geworden, habe nachts oft geschrien, sei bis zum 6. Lebensjahr Bettnässer gewesen. Er habe nie mit anderen Kindern spielen wollen; diese hätten ihn als "Spinner" bezeichnet. Wegen seiner Reizbarkeit habe er Privatunterricht bis zur 6. Klasse genossen, sei nie sitzen geblieben. Die Schulbehörden hätten jedes Jahr eine Prüfung verlangt. Er habe acht Jahre lang die Schule besucht. Mit 14 Jahren sei er in eine Cartonage-Fabrik gekommen. Da er sich aber sehr für Musik interessiert habe, habe sie, die Mutter, ihm eine Stelle bei einer Musikalienhandlung verschafft. Anfänglich habe er Klaviere reinigen müssen; es sei aber nicht mehr gegangen, da er Putzmaterial verschwendet habe. So sei ihm eine Arbeit im Magazin zugewiesen worden. Er sei nur acht Monate im Musikgeschäft gewesen. In der Cartonage-Fabrik, wohin er anschliessend kam, sei er oft gehänselt worden, so dass er schliesslich in der Wut Schachteln zerrissen und man ihm gekündigt habe. Dann sei er in ein anderes Musikhaus gekommen, wo er Notenhefte habe sortieren müssen. Oft habe er ein Schlagerheft mit einem Frauenbildnis auf der Umschlagseite mit nach Hause gebracht und der Mutter gesagt, sie solle es kaufen. Er habe diese Hefte nur der Titelseite wegen gewollt. Dann habe er angefangen, im Geschäft die Schlagerhefte mit Frauenbildern auf der Titelseite auf die Seite zu schaffen und habe der Geschäftsleitung erklärt, man solle diese nicht verkaufen. Schliesslich sei es nicht mehr gegangen, und nach einem Jahr sei ihm gekündigt worden. Im Hause, wo sie wohnen, wären noch drei junge Frauen im Alter von ca. 16 bis 20 Jahren gewesen. Herr N. habe die Mutter ständig gebeten, sie solle die Mädchen einladen, damit er sie streicheln könne, überhaupt sollten alle drei Mädchen bei ihnen in der Wohnung bleiben. Sie habe ihn jeweils vertröstet, doch er habe ständig wieder "gestürmt". Er sei zu scheu gewesen, um eines der Mädchen selbst anzusprechen; diese hätten natürlich auch nichts von ihm wissen wollen. Pfingsten 1954 sei eines dieser Mädchen Arm in Arm mit einem Mann nach Hause gekommen, was Herr N. gesehen und woraufhin er einen Wutanfall bekommen habe. In zunehmendem Masse habe er nun die Mutter bestürmt, diese oder jene fremde Frau nach Hause einzuladen. Er sei wegen jeder Kleinigkeit gereizt und böse geworden, habe getobt und Scheiben eingeschlagen. Das sei der Grund gewesen, weshalb man ihn in die Privatklinik eingewiesen habe. Nach der Entlassung dort ging es für kurze Zeit besser; dann seien aber erneut wieder Wutanfälle aufgetreten, so dass eine zweite Einweisung in die Privatklinik notwendig wurde. Nach der Entlassung sei er auch in der Cartonage-Fabrik schnell wieder gereizt gewesen und habe begonnen, ständig irgendwelche unverständlichen Dinge aufzuschreiben, so dass es auch dort schliesslich nicht mehr gegangen sei. Zehn Tage vor der Einweisung in unsere Klinik habe er nicht mehr gearbeitet. Oft habe er seine Wut am Klavier ausgelassen und laut und falsch gespielt. Auch zu Hause habe er ständig unverständliches Zeug geschrieben, oft auch nachts. Er sei zunehmend gereizt gewesen. Die Mutter hat das Gefühl, dass sich der Zustand ihres Sohnes im Laufe der Jahre ständig verschlechtert habe. Er habe auch angefangen, sie zu korrigieren, wenn sie etwas gesagt habe, und zwar auf unsinnige, unverständliche Weise. Er habe alles auf einen bestimmten Mädchennamen bezogen, habe verlangt, dass ein Platz in der Stadt auf diesen Namen umgetauft werde und lauter wirres Zeug geredet.
Soweit die Schilderungen der Mutter von Herrn N.

Die ersten Klinikjahre

Das Résumé der sogenannten Gemeinsamen aus dem Jahre 1955, wenige Wochen nach der Einweisung: Körperlich fand man nichts Wesentliches. Motorisch war Herr N. unruhevoll, maniform und erregt. Sehr unstet bei der Arbeit, rannte umher, kritzelte Briefe in einer Geheimsprache. Kontrastierend zum äusseren motorisch erregten Bild ist die völlige Ordnung des Denkens im Gespräch. Auch die kursorische Intelligenzprüfung ergibt keinen ausgesprochenen Schwachsinn, sondern eher eine ungleichmässige Intelligenz an der unteren Grenze der Norm. Der affektive Rapport ist gut, es kommt zu kindlich-undifferenzierten Affektäusserungen, z.B. hilfeheischend am Jacket des Betreuers ziehen. Herr N. zeigt grosse manuelle Ungeschicklichkeiten. Es wird folgende Diagnose gestellt: "Schwere Charakterstörung im Sinne des Kindischen, der Unselbständigkeit, der Erregbarkeit und Zappeligkeit mit Exazerbationen der Erregtheit". Die Grundlage dafür sei nicht sicher klärbar, eine Hirnkrankheit zu vermuten. Herr N. steht zur Zeit in einer Serpasil-Kur[1]. Fürs Procedere wird vermerkt: Wenn die Beruhigung anhält, Versuch auf offener Abteilung und Entlassung zur Mutter. In den folgenden Jahren bleibt es im wesentlichen bei der Diagnose der Charakterstörung, auch wenn immer wieder einmal die Differentialdiagnose einer schizophrenen Psychose erwogen wird.

Jahre später ist das klinische Bild geprägt durch infantiles Verhalten und läppische Erregungszustände, die damals immer noch auf ein Hirntrauma bei der Geburt zurückgeführt wurden. So geriet Herr N. einmal in einen Erregungszustand, als ein Pfleger einen Zeitungsausschnitt mit dem Bild einer Frau, den Herr N. in den Händen hielt, ins Feuer warf. Daraufhin drohte Herr N. dem Pfleger, er werde ihm eine Axt über den Kopf schlagen. Immer wieder macht Herr N. Schwierigkeiten, weil er seinerseits erregbare Mitpatienten hänselt. Er arbeitet wenig in der Arbeitstherapie, steht immer wieder vom Arbeitsplatz auf, läuft umher, schreibt in sein Notizbuch. Er erwartet, dass ihm nur oberflächlich bekannte Frauen ihn besuchen kommen werden. Er schreibt seiner Mutter ständig Briefe, sie solle ihm eine bestimmte Frau beschaffen. Er gerät in einen schweren Erregungszustand, wenn man diese Briefe mit ihm diskutiert. Die Mutter gibt aus Angst ihrem Sohn an, sie leite die Briefe weiter und kümmere sich um die Angelegenheit.

Protokoll eines ausführlichen Gesprächs mit der Mutter Herrn N.'s aus dem Jahr 1958: Es zeigt sich, dass Frau N. ihrem kranken Sohn und seinen Launen ganz verfallen ist, heisst es in der Krankengeschichte. Sie hat schrecklich Angst, es könne einmal herauskommen, dass alle ihre Versprechungen hinsichtlich Frauen und Beschaffung von Frauen nur Schwindel seien. Sie habe immer zu ihrem Sohn gesagt, in soundsovielen Jahren werde diese oder jene Frau zu ihm kommen. Sie leidet darunter, mit dieser Lüge belastet zu sein. Sie habe aber nicht den Mut, ihren Sohn über den wahren Sachverhalt aufzuklären. Was nämlich dann geschehen würde, schiene ihr grauenhaft: Er würde toben und noch viel kränker werden, er müsste auf eine andere Abteilung versetzt werden, auf der er unter lauter noch kränkeren Mitpatienten wäre, man müsste ihn

---

[1] Serpasil = Reserpin, ein Vorläufer der modernen Neuroleptika. Dass man einem "charaktergestörten" Patienten dieses Medikament gab, würde heute als Kunstfehler gelten. Damals war man froh, überhaupt etwas Sedierendes zur Hand zu haben.

spritzen, nach Absetzen der Medikation würde alles wieder neu ausbrechen, und nach Hause nehmen könne sie ihn ja gar nicht mehr. Es wird sehr deutlich, wie sehr sie an ihrem Sohn hängt, wie alle ihre Interessen und ihr ganzes Leben nur ihm gelten. Sie habe jetzt zum Beispiel drei Wochen Ferien gehabt, aber sie habe nicht länger als ein paar Tage fortgehen können, um die Besuchstage in der Klinik nicht zu versäumen. Sie empfinde das Verhalten ihres Sohnes nicht als Schinderei oder Schikaniererei oder Sklaverei; sie opfere sich gerne. Sie merke es gar nicht mehr. Alles im Leben ihres Sohnes hänge an diesen Frauen: Jede Schallplatte, die er zu Hause habe, sei für eine bestimmte Frau bestimmt; er lasse sie nur für diese laufen, ohne diese Frauen habe alles keinen Sinn. Seine Ansprüche seien total: Als seine Tante, die Schwester der Mutter, zu Besuch weilte, hätte sie sich ausschliesslich mit ihm abgeben müssen. Es gefielen ihm besonders Frauen mit einem weiten Kleid; er frage dann gleich, ob sie auch ganz weich seien, diese Frauen, und ob sie das gleiche fühlten wie er.

Zwei Briefdokumente des Herrn N. aus dem Jahre 1958:
"Meine liebste, beste Mamma, sei so gut und sorge dafür, dass alles für mich in Ordnung kommt. Bete auch dafür zum Heiland. Herr E. meinte, ich solle doch in den Konzertsaal an die Fasnacht, zum Tanzen. Ich sagte ihm, dass ich mich nur aufregen würde, ich blieb auf der Abteilung. Rede mit der Fräulein B., wegen dem Kleid, und wegen dem Kommen 1961. Schaue nach dem offenen Jupe und nach dem dunkelblauen Kleid mit den weissen Tupfen, bete, dass diese Kleider weich, weit und kühl sind. Bete für mich. Liebe Grüsse, Dein U."

"Meine liebste, beste Mamma, ich muss Dir leider berichten, dass ich immer tiefer sinke mit meinem schweren Leiden, nun bitte ich Dich: Sei doch so gut und hilf mir, rette mich vor dem schrecklichen und furchtbaren und grausamen Leiden und vor den schrecklichen und furchtbaren und grausamen und rücksichtslosen und unbarmherzigen Mächten und Dingen, die mir alles zerstören wollen, sie zerstören vielleicht auch Gott (vielleicht gehört Gott zu ihnen). Denke an Gottes Prophezeihung: Alles wird vergehen, Himmel und Erde! Die Erde wird eine Feuerkugel werden und dann in Asche vergehen! Ist das nicht Sünde, was ich von Gott und vom Heiland verlange? Erfüllt er mir alles? Ist das in ihm? Sind auch meine innersten Wünsche und das, was ich mit Dir heute vormittag besprach, in seiner Allwissenheit und in seiner Allmacht und in seiner Barmherzigkeit enthalten? (Ist das in Gott und im Heiland drin?) Auch die Ängste, Leiden, die noch viel tiefer gehen, als das, was ich mit Dir besprach? Zum Beispiel, ich habe Angstgedanken, Zweifel etc. Zum Beispiel, ich möchte beim Auftreten solcher Angstgedanken und Zweifel wissen, ob das etwas ist, was Gott und der Heiland wissen und machen können und machen müssen. Wenn Zweifel und Angstgedanken kommen, bin ich mir immer im unklaren, weil ich nicht fragen kann: Weiss das Gott und der Heiland? Die Ängste und Zweifel steigern sich immer mehr. Glaube mir, was ich Dir gestern sagte. Sehr oft weiss ich nur, dass ich mich ängstige und dass ich zweifle, sehr oft weiss ich nicht einmal, an was ich zweifle etc. Sei so gut und sorge dafür, dass alles für mich in Ordnung kommt, bete zum Heiland, auch er solle dafür sorgen, dass alles für mich in Ordnung kommt."

Dieser zweite Brief des Patienten Herrn N. ist formal und inhaltlich erstaunlich: formal, weil er eine differenzierte und gewandte Sprache enthüllt; inhaltlich, weil er von einem infantilen Gottesverständnis spricht - wenngleich die (philosophische) Suche nach dem Wesen Gottes auch spürbar wird (aber auch Kinder sind ja Philosophen ...). Herr N. hat Angst, ob er Gott um Erfüllung seiner geheimsten Wünsche (nämlich: ihm Mädchen zu beschaffen) bitten darf und fürchtet dessen Strafe und Vergeltung für sündige Begehren. Andererseits fragt er schon beinahe sophistisch, ob nicht alle Wünsche, Hoffnungen und Sehnsüchte auch von Gott seien und damit - sogar als ruchlose - nicht gottlos. Das ist schon beinahe augustinisch gedacht ... Am Schluss wieder ein naiv-kindlicher Appell, die Mutter möge durch Fürbitte alles nach Gottes Wohlgefallen richten.

Standortbesinnung aus der Mitte der Sechziger Jahre
Eine Standortbesinnung und Manöverkritik der leitenden ärztlichen Kräfte der Klinik Mitte der Sechziger Jahre ergibt, dass Herr N. seit Jahr und Tag keine groben psychotischen Symptome gezeigt hat und dass es dennoch bis dahin unmöglich gewesen ist, ihn auswärts zu plazieren. Der Chefarzt erlebt ihn in seiner Stimmung als flach und wenig modulierend, im Grunde genommen aber als recht selbstzufrieden. In einfachen Belangen spricht er klar. Sobald man seine Situation näher anschaut, wird er vage und leicht verworren. Er weicht auch aus, wenn man die entscheidenden Fragen stellt, hinter denen man Wahnvorgänge vermuten könnte: Er behauptet dann nicht, dass hinter den Neckereien und Plagereien ein System oder eine geheime Macht steht, sondern stellt sie so dar, als ob es sich um natürliche Hänseleien zwischen Patienten handeln würde. Wenn man ihn häufig besucht, kann man trotzdem den Eindruck gewinnen, dass er sich von bösen Mächten verfolgt fühlt und wähnt, dass hinter den Neckereien der Mitpatienten ein System stecke. Er kann sich auch zu einem Lippenbekenntnis durchringen, dass sein Wunsch, die Mutter möge ihm ein Mädchen verschaffen, unausführbar sei. Er redet nach, was man ihm wohl tausendmal vorgebetet hat, dass er nämlich erst um eine Frau werben könne, wenn er einen Beruf und einen Verdienst habe. Er lässt sich aber nicht darauf ein, weshalb er nie einen tatsächlichen Schritt in diese Richtung unternommen hat. Herr N. möchte unbedingt in der Klinik bleiben und freien Ausgang haben. Bei den Visiten ist immer wieder auffallend, wie wenig einfühlbar er reagiert, wenn ihm ein Wunsch oder ein Ausgang versagt oder auch zugebilligt wird. Auch die Mutter drängt immer heftiger darauf, dass ja nichts anderes unternommen werde als die Fortsetzung der Hospitalisierung. Die Standortbesinnung und -bestimmung ergibt, dass man sich mit dem gegenwärtigen Regime auf unbestimmte Zeit zufriedengeben muss.

Anfang der Siebziger Jahre
Wir machen einen Sprung in die Anfänge der Siebziger Jahre und vergewissern uns, wie Herr N. nun auf der offenen Station lebt. Der damalige behandelnde Arzt schildert ihn als einen der unzugänglichsten Patienten auf der Station, bei dem man sich immer wieder frage, weshalb er eigentlich noch hier sei. Selten findet man ihn mit einem anderen Patienten in einem Gespräch; meist redet er leise vor sich hin, mit gespreiztem, etwas breitspurigem, auffälligem Gang geht er auf der Abteilung auf und ab, den Kopf leicht schief gehalten, oder steht in einer Fensternische und schreibt dort Briefe an die Mutter. In den Briefen bittet er die Mutter, für ihn zu beten und zu schauen, dass alles in Ordnung kommt und dass bestimmte Frauen 1975 endgültig zu ihm kommen.

Manchmal lächelt er verschämt, ist freundlich und zugänglich, dann plötzlich ist er wieder schwer verstimmt, erzürnt, erbost, beklagt sich über andere Patienten, die ihn hänselten. In guten Momenten spielt er ausgezeichnet Klavier im Aufenthaltsraum. Am Stationsfest hat er auch eine kurze Zeit Handharmonika gespielt, fühlte sich dann aber durch Frauen von anderen Stationen, die am Fest teilnahmen, sehr beunruhigt. Von Zeit zu Zeit verliebt er sich in eine Schwester, eine Patientin, eine andere weibliche Angestellte, ist dann ziemlich zappelig und unruhig. Die Mutter beschwert sich dann beim behandelnden Arzt, dass diese auserwählten Frauen ihren Sohn nicht einmal grüssen und ihm nicht die Hand geben; das sei doch für ihn sehr schlimm. Immer am Wochenende geht er nach Hause zur Mutter, die in einer 3-Zimmerwohnung wohnt. Die Mutter holt Herrn N. jeweils in der Klinik ab.

Der behandelnde Arzt stellt am Schluss seines Berichtes resigniert fest, dass immer wieder versucht wurde, das bestehende Arrangement von Herrn N., seiner Mutter und der Klinik irgendwie zu durchbrechen und eine Änderung herbeizuführen, die jedoch sowohl am Widerstand des Patienten selbst als auch an dem seiner Mutter gescheitert ist. Wie sehr die Mutter eine beschützende Rolle wahrnimmt, zeigt auch der Umstand, dass sie bei Abteilungsfesten als einzige Angehörige erscheint und den ganzen Abend neben ihrem Sohn sitzt und beruhigend auf ihn einredet, damit er nicht durch die fremden Frauen beunruhigt werde.

Die Bevormundung
Wir machen wiederum einen Sprung um ein halbes Jahrzehnt und befinden uns im Sommer 1976. Die Mutter starb im Juni des gleichen Jahres, und Herr N. stellte selber das Begehren nach einem Vormund und schlug auch eine langjährige Bekannte für dieses Amt vor. Seinem Begehren wird durch die Vormundschaftsbehörde stattgegeben. Im Protokoll der Behörde heisst es, dass Herr N. an einer schweren Charakterstörung leide, deren Ursache nie sicher eruierbar war. Sein Krankheitsbild sei als schizophrener Defektzustand und Infantilismus diagnostiziert worden. Die Intelligenz von Herrn N. sei an der unteren Grenze der Norm. Er neige zu schweren Erregungszuständen, welche jedoch mit den Jahren immer seltener geworden seien und seit etwa zwei Jahren nicht mehr in Erscheinung träten. Allerdings habe sich im Laufe der Jahre auch immer stärker ein Kontrollzwang herausgebildet.

Das Zustandsbild 1977
Herr N. erhält inzwischen ein Depot-Neuroleptikum (Dapotum in 3-wöchentlichem Abstand 25 mg intramuskulär gespritzt), eine leichte abendliche Leponex-Medikation und Artane gegen die parkinsonoiden Nebenwirkungen des Depot-Neuroleptikums.

Er nimmt mit den schnell wechselnden behandelnden Assistenzärzten von sich aus einen täglichen losen Kontakt auf, wobei er äusserst freundlich ist, diesen gerne morgens und abends die Hand gibt und einen schönen Tag oder schönen Abend wünscht. Er arbeitet in der offenen Arbeitstherapie; am Wochenende hat er freien Ausgang, in dem er vor allen Dingen seine Vormündin besucht. Wahn oder Halluzinationserlebnisse treten nicht in Erscheinung. Herr N. gibt sich väterlich gegenüber Mitpatienten, ist freundlich zum Personal, ist kooperativ und kollaborativ auf der Abteilung, sehr zuverlässig, kennt alle Schlüssel, verteilt einmal die Woche die ganze Wäsche der Patienten in verschiedene Schränke und Schubladen, ohne dass je irgendetwas abhanden gekommen wäre. In der Freizeit führt er Gespräche mit den Mitpatienten, wobei er häufig eine dozierende, beratende, bisweilen altkluge Rolle einnimmt. Er spielt ausserordentlich gut Klavier, kann einmal Gehörtes direkt auf dem Klavier nachspielen. Er hat ein exorbitant genaues Zahlen- und Datengedächtnis. Er führt über jeden Rappen Buch, macht wöchentlich und monatlich Abrechnungen, die er dann devot und fraternalistisch vorlegt. Hintergründig besteht bei Herrn N. immer noch der "Frauenwahn" dergestalt, dass er ausserhalb der Klinik gesehene Frauen unbedingt bei sich zu haben wünscht. Auch kann er mehrmals täglich seine Vormündin anrufen, sie möge ihm dieses oder jenes Mädchen zuhalten und gefügig machen. Es hat den Anschein, dass er den Tod seiner Mutter im vergangenen Jahr gut überwunden hat.

Das Befinden Herrn N.'s im Jahre 1985
Herr N. hat sich zu einem problemlosen Dauerpatienten entwickelt. Die Wochenenden und auch übrige Freizeit verbrachte er oft in einem Zimmer bei einer früheren Bekannten, zu der er eine gute Beziehung unterhielt. Diese Bekannte (eine Freundin einer Tante) musste ins Altersheim, und Herr N. musste deshalb sein Zimmer bei ihr aufgeben. Dies war eine grosse Umstellung für ihn, und er reagierte darauf mit einer Phase verstärkten Missmutes. Seine grosse Schallplattensammlung und seinen Plattenspieler, die sich in diesem Zimmer befanden, konnte er zum Glück bei uns auf der Station unterbringen. Er spielt immer noch gerne für sich oder auch bei festlichen Anlässen Klavier. Begegnet man ihm, streckt er einem mechanisch zur Begrüssung die Hand hin, ist aber für ein längeres Gespräch nicht zugänglich. Aufgrund der jahrelangen neuroleptischen Medikation hat er einen ataktischen Gang entwickelt und periorale Distorsionsmitbewegungen beim Sprechen (= "Mümmeln").

Patienten-Ferienlager in den Bergen im gleichen Jahr
Herr N. fühlte sich im Ferienlager wohl, fügte sich problemlos und unauffällig in die Lagergemeinschaft ein, war stets freundlich und hilfsbereit. Er hatte auch Freude an gemeinsamen Ausflügen. Oft erzählte er stundenlang von früher, sogar von den Arbeitsstellen, die nun mehrere Jahrzehnte zurückliegen. Trotz seiner Überfreundlichkeit und Unterwürfigkeit wirkt er doch sehr distanziert und stereotyp in seiner Art. Am liebsten war er mit älteren Mitpatienten zusammen, mit denen er viel zu besprechen und die er ausgiebig zu beraten hatte. Körperliche Anstrengungen hasste und mied er.

Psychodiagnostische Untersuchung aus dem Jahre 1989
1. *Rorschach-Befund:* Das Rorschach-Protokoll von Herrn N. zeigt einen sehr geringen Pathologiegrad und erstaunlich gute intellektuelle Ressourcen. Menschenbewegungen und Tierbewegungen kommen überdurchschnittlich viel vor. Dennoch ist Herr N. in der Differenzierungsfähigkeit eingeschränkt, bringt vage Ganzbeantwortungen und wenig Präzisierungen in den Deutungen. Einige aggressive und Explosionsantworten weisen auf untergründig heftig zum Ausbruch drängende, impulsiv-dysphorische Affekte hin, die aber kontrolliert werden können. Abnorme Ängste in Form von Schocks finden sich keine. Konflikte im Bereich der Sexualität legen einige Antworten nahe sowie Hemmung gegenüber dem weiblichen Geschlecht. Ein hoher Anteil der Antworten an Pflanzen- und Naturinhalten weisen auf kindliche Gefühle und Sehnsüchte und eine unterentwickelte seelische Reife hin. Die Beziehungen, die in den Deutungen zum

Ausdruck kommen, sind kooperativ und konstruktiv. Insgesamt zeigt das Rorschach-Protokoll nichts Psychotisches, nichts Organisches, nichts Neurotisches[1] und nichts Psychopathisches. Es entspricht auch keiner Oligophrenie; es zeigt die intellektuellen Ressourcen Herrn N.'s auf, andererseits aber auch die wahrscheinlich durch Hospitalismus bedingte Einengung und Verflachung des Denkens (siehe dazu Anhang II). Sein Gefühls- und Gemütsbereich ist auf einer kindlichen Stufe retardiert.

2. *Raven/Progressiver-Matrizen-Test*: Dieser Intelligenz-Test misst die theoretische schulbildungs- und kulturunabhängige Intelligenz, wie sie in Kombinationsvermögen, Abstraktionsfähigkeit, deduktivem und induktivem Denken, logischem Schliessen und Hypothesenbildung zum Ausdruck kommt. Der Test ist sprachunabhängig. Herr N. schneidet in diesem Test durchschnittlich ab und erreicht sogar einen IQ von 110, was bedeutet, dass 75% seiner Altersgenossen weniger intelligent sind als er. Er arbeitet im Test konzentriert und motiviert und braucht eine durchschnittliche Zeit.

Die psychodiagnostische Untersuchung kommt zum Schluss, dass Herr N. in keiner Weise als debil bezeichnet werden kann, sondern in der theoretischen Intelligenz im gut durchschnittlichen Bereich liegt. Sein kognitives Potential ist ebenfalls durchschnittlich; der Gemüts- und Affektbereich ist hingegen kindlich geblieben. Diagnostisch kann man von einer dysharmonischen Persönlichkeit sprechen. Es besteht ein erheblicher Verdacht, dass ein Grossteil der gefundenen Defizienzen hospitalismusbedingt sind. In jedem Falle ist Herr N. förderungswürdig und förderungsfähig, was bei einer allfälligen Plazierung auch berücksichtigt werden sollte. Also: ein sehr positiver Befund über Herrn N., der seine gesunden Seiten herausstreicht.

Eine ein Jahr später durchgeführte Intelligenz-Retestung mit einem anderen Intelligenz-Test, welcher ein Leistungsprofil ergibt und nicht nur einen Gesamtwert (der ZÜWIE als Parallel-Test zum HAWIE), erzielt Herr N. ein knapp durchschnittliches Resultat mit einem Verbal-IQ von 89 Punkten und einem Handlungs-IQ von 83 Punkten. Der letztere IQ fiel nur deshalb so niedrig aus, weil Herr N. in zwei Untertests unverhältnismässig viel Zeit brauchte und in einem anderen Untertest zu schnell aufgab. Wenn man diese beiden Artefakte berücksichtigt, ist auch in diesem Intelligenz-Test, welcher stark kultur- und schulbildungsabhängig ist im Unterschied zum ersten Intelligenz-Test, seine intellektuelle Fähigkeit als durchschnittlich einzustufen. Mit diesen beiden Intelligenz-Testungen ist also die Hypothese der Minderintelligenz ein für alle Mal vom Tisch. Herr N. ist ein Beispiel dafür, wie sich manchmal Urteile über Minderbegabungen in Krankengeschichten hartnäckig halten, obwohl sie nur Vorurteile sind, da nie eine seriöse Intelligenzdiagnostik vorgenommen wurde.

Das Zustandsbild anfangs der Neunziger Jahre
Die Medikation hat sich inzwischen geändert: Herr N. erhält kein Depot-Neuroleptikum mehr, sondern ausschliesslich eine perorale Medikation mit Leponex von 275 mg pro Tag, was einer milden bis durchschnittlichen stationären Dosis entspricht. Ein damals neu eingetretener Oberarzt durchforstet noch einmal die ganze Kranken- und Lebensgeschichte von Herrn N., um die immer noch offene Frage der Diagnose einer

---

[1] d.h. Hinweise für Angst-, Zwangs-, hysterische oder depressive Neurose

Lösung zuzuführen. Er schreibt, dass die Diagnosenstellung nicht einfach sei, weil eine eingehende Exploration von Herrn N. nicht möglich sei, da er sich ängstlich-beunruhigt den Fragen entziehe und nur ausweichend und floskelhaft antworte. Vielleicht war ihm der neue Oberarzt aber auch einfach nur noch zu unvertraut ...

Eine sichere Diagnose sei trotz des über Jahrzehnte hinweg überschaubaren Verlaufs immer noch nicht zu stellen. Das heute beobachtbare Zustandsbild lasse sich, ohne dass entscheidende Veränderungen deutlich würden, bis zu den frühesten Verhaltensbeschreibungen aus der Kindheit von Herrn N. zurückverfolgen. Die neuroleptische Dauerbehandlung habe zur Folge gehabt, dass keine Erregungszustände mehr aufgetreten seien. Die Freundin der Tante der Mutter des Patienten habe eine mütterliche Rolle übernommen. Er selber, Herr N., zeige ein völlig starres Verhaltensinventar.

Am ehesten sei die Diagnose einer **autistischen Psychopathie (Asperger-Syndrom)** zu erwägen: schwerwiegende Störung im Bereich sozialer Beziehung, ritualistische Verhaltensweisen und Veränderungsängste, motorische Ungeschicklichkeit, Sonderinteressen, Lern- und Aufmerksamkeitsstörung, aggressive Tendenzen bis hin zu massiven Wutanfällen. Die psychomotorischen Auffälligkeiten liessen sich weit zurückverfolgen und werden vom neuen Oberarzt nicht als Spätdyskinesien aufgefasst. Er sieht sie eher als Folge einer Kleinhirnatrophie. Ein progredienter hirnorganischer Prozess ist aus dem klinischen Bild jedoch nicht abzuleiten.

Fürs Procedere wird festgehalten, dass man immer wieder versuchen soll, die neuroleptische Dosis allmählich zu reduzieren, und dass sich die Frage nach einer extramuralen Plazierung angesichts fehlender ausserklinischer Betreuungsmöglichkeiten nicht stellt.

Ein Querschnittsbild aus dem Jahre 1993
Wieder ist von einem stabilen Verlauf die Rede. Herr N. sei mehr oder weniger gesprächig von freundlich-humorvoll bis fast abweisend und kurz angebunden. Trotz seines mehrheitlich autistischen Verhaltens (nun ist dieser Begriff durch die Diagnosenstellung gewissermassen salonfähig geworden) pflegt er ein gewisses soziales Leben auf der Abteilung, verliebt sich hin und wieder in neu eingetretene weibliche Pflegeteam-Mitglieder. Seine Avancen bleiben aber stets in manierlichen Schranken. Auch die früher beschriebenen Erregungszustände sind unter der seit langem gleichbleibenden Medikation mit 125 mg Leponex praktisch verschwunden oder beschränken sich auf gelegentliche, höchstens einen Tag andauernde dysphorische Zustände, wenn ihm etwas Unangenehmes widerfahren ist (zum Beispiel falsche Beschuldigungen oder unbeliebte Räumungsaktionen im Zimmer und ähnliches). Die Leponex-Dosis hat also innerhalb weniger Jahre fast um zwei Drittel abgenommen. Sie entspricht jetzt einer Erhaltungsdosis bei einem ambulanten schizophrenen Patienten. Wiederum heisst es am Schluss des Eintrages: Angesichts des stabilen und recht günstigen Verlaufes ist keine Änderung vorgesehen. Ein Glück für Herrn N.!

Ein Eintrag im gleichen Jahr von einem anderen Assistenzarzt schildert folgendes Bild: Herr N. spricht immer wieder von "depressiven" Zeiten, die wenige Stunden bis zwei Tage andauern. Damit bezeichnet er subjektiv die dysphorischen Verstimmungen. Er unternimmt dann von sich aus verschiedene Strategien, um diese Stimmungen zu beheben. Zum Beispiel Spaziergänge, Klavierspielen, Gebete zu Gott, die Erinnerung an frühere schöne Erlebnisse.

Einmal erzählt er seinem behandelnden Arzt auch von seinem Ärger und seinen Frustrationen. Niemand verstehe ihn wirklich, alle würden ihn unterschätzen und ihn nicht ernstnehmen. Er sei in Beziehungen oft enttäuscht worden. Es gebe hier in der Klinik zwar einige Menschen, die ihn gern hätten, jedoch längst nicht mehr so viele wie früher. Seit seine Mutter gestorben sei, hätte er auch die wichtigste Bezugsperson verloren, mit der er alles besprechen konnte. Er möchte auf keinen Fall, dass etwas an seinem Tagesablauf geändert werde. Er habe sehr Angst, dass er eines Tages nicht mehr in der Klinik bleiben dürfe. Auch habe er immer wieder den Eindruck, dass andere Leute schlecht über ihn redeten und ihn missachteten. Dies verletze ihn sehr.

Er erzählt auch viel von früheren Zeiten und wie es früher in der Klinik gewesen sei. Er kann sich erstaunlich gut an Daten und Ereignisse erinnern. Er macht einen äusserst sensiblen Eindruck; Wertschätzung und Anerkennung sind sehr wichtig für ihn. Obwohl er im Vorbeigehen seine Mitpatienten grüsst, ist dem behandelnden Arzt nicht klar, welcher Art seine Beziehungen zu Mitpatienten wirklich sind. Die Gespräche mit dem Arzt sind sehr unterschiedlich lang: einmal sehr kurz, er wirkt dann fast ungehalten; andererseits sehr gesprächig, dann will er das Gespräch kaum beenden. Letzter Satz des Eintrages: "Keine Änderung geplant".

Der letzte grössere Bericht in der Krankengeschichte zum Zeitpunkt, als ich diese Zeilen schreibe, besteht wiederum in einer Standortbestimmung, die ein neuer leitender Arzt vornimmt. Sie stammt aus dem Jahre 1995. Wiederum heisst es, dass der Verlauf der Krankheit stabil geblieben ist. Phasenweise habe Herr N. den Kontakt mit Ärzten über das Mass einer Begrüssung mit Händedruck hinaus vermieden, da er immer noch befürchtet, versetzt oder gar entlassen zu werden.

Er arbeitet regelmässig ganztags in der klinikinternen geschützten Werkstatt und hat noch zwei Nachmittage ergotherapeutische Gruppenbehandlung. Die Vormündin ruft er fast täglich an, um ihr zu erzählen, was er gegessen habe und wie der Tag verlaufen sei. Immer noch spielt er oft und gerne Klavier im Wiener Caféhaus-Stil. Zunehmende Zwanghaftigkeit wird von allen Beobachtern beschrieben. So nahm er einmal eine halbe Stunde lang den Rasierapparat aus der Verpackung heraus und legte ihn wieder hinein, bis er sich endlich rasieren konnte. Auch ist er dauernd dabei, persönliche Notizen in Ordnern abzulegen, dies sogar nächtelang. Wenn man ihn von solchen ritualisierten und stereotypen Handlungen abbringen will, wird er aufgeregt, angetrieben und verbal aggressiv. Mit der Reservegabe von Temesta (ein Tranquilizer) kann er jeweils gut beruhigt werden.

Die Ankündigung der Untersuchung durch den neuen leitenden Arzt hatte Herrn N. zunehmend nervös gemacht, und alle im Betreuungsteam spürten seine grosse Angst vor einer möglichen drohenden Veränderung. Auch im Untersuchungsgespräch selber ist er ausgesprochen motorisch unruhig, produziert viele stereotype Bewegungen, indem er sich etwa mit langgestreckten Fingern in den Augen reibt oder die Haare aus dem Gesicht streicht oder auf dem Stuhl hin und her rutscht. Die Beschränkung seiner Gedankenwelt auf vier/fünf Inhalte, die eben seine, Herrn N.'s Welt darstellen, wird im Gespräch deutlich. Einige Themata sind ihm wichtig, darüber spricht er etwas flüssiger, ansonsten jedoch entzieht er sich ängstlich-beunruhigt gezielt gestellten Fragen und antwortet nur ausweichend und floskelhaft, wie es von vielen früheren Untersuchern auch schon beschrieben wurde.

Die Diagnose wird nun endgültig verifiziert: "Autistische Psychopathie (Asperger-Syndrom)". Auch das Procedere lautet gleich: Beibehalten und individuelle Anpassung der aktuellen Leponex-Dosis; gelegentlich wieder CT-Kontrollen, um einen hirnatrophischen Prozess mit Sicherheit auszuschliessen; angesichts veränderungsbedingter Dekompensationsgefahr keine Plazierung anderweitig ins Auge fassen.

Und so wird unser ebenso liebenswürdiger wie zurückgezogener Patient Herr N. seinen Lebensabend bei uns verbringen dürfen - an dem Ort, der ihm zweifelsohne die meiste Lebensqualität in seiner Situation geben kann. Wünschen wir ihm einen friedlichen und aufregungsarmen Verlauf der Jahre, die ihm noch bleiben.

Anhang I

Zum Begriff des Autismus

Etymologisch kommt der Begriff des Autismus vom griechischen Wort *autos* = selbst, selber. Als Fachbegriff wurde er 1911 von Eugen Bleuler in die Psychiatrie eingeführt. Eugen Bleuler verstand unter ihm die Loslösung von der Wirklichkeit zusammen mit dem relativen oder absoluten Überwiegen des Innenlebens. Eugen Bleuler wandte den Begriff ausschliesslich auf das Verhalten sehr kranker schizophrener Patienten an. Er äusserte sich dergestalt, dass die schwerstkranken Schizophrenen, die gar keinen sozialen Verkehr mehr pflegen, in einer Welt für sich leben; sie hätten sich mit ihren Wünschen und mit ihren Leiden in sich selbst verpuppt und beschränkten den Verkehr mit der Aussenwelt so weit wie möglich. Diesen deutschen Terminus der "Verpuppung in sich selbst" halte ich für eine der gelungensten Übersetzungen des Fremdwortes 'Autismus'.

Manfred Bleuler, der Sohn Eugen Bleulers, hat den Begriff Autismus weiter differenziert und als die Grundverfassung schizophrenen Wesens beschrieben. Der autistische Schizophrene erscheint als der Mensch, der so sein möchte, wie er wirklich ist. Er will seine innere Widersprüchlichkeit nicht überwinden und sich konventionell als Mensch unter anderen einordnen. Seine geistige und seelische Welt passt zu ihm und nicht zur Wirklichkeit. Er will nicht Teile seiner Persönlichkeit unterdrücken oder an die Umwelt angleichen. Er verwirklicht sich in seiner Widersprüchlichkeit und überlässt die Welt, die ihn nicht versteht, sich selbst. Er ist des inneren und äusseren Zwanges überdrüssig geworden und lebt alles aus, was in ihm ist. Er lebt nicht in der Angleichung an die Welt, sondern kämpft darum, dass die Welt sich ihm angleicht. Schizophrenie ist so die extreme Ablehnung der bestehenden Konvention. Schizophrener Autismus ist also nichts anderes im Bleulerschen Sinne (Vater und Sohn) als der Mangel an Anpassung an die eigene Widersprüchlichkeit und die der Welt und das rücksichtslose Ausleben der eigenen Wesensart. Trotz allem autistischem Rückzug schwingt aber im Schizophrenen immer der Appell um Verständnis mit: "Nehmt mich doch bitte so, wie ich bin". Der Schizophrenkranke zeigt sich ehrlich und nackt und hofft auf Anerkennung dieser Aufrichtigkeit. Er hat eine leise Hoffnung, in der Zurschaustellung seines zerrissenen Wesens von seinem Nächsten besser angenommen zu werden als vorher. Er sehnt sich nach Gemeinschaft trotz aller Flucht aus der Gemeinschaft. Das ist der Ansatzpunkt für den helfenden Impetus des Therapeuten. Wir können und dürfen und sollen den autistischen Schizophrenen deshalb nicht allein lassen, weil mit der autistischen Ablehnung auch schon die Sehnsucht nach Zuwendung gepaart ist.

Eugen und Manfred Bleuler sehen also im Autismus das Elementarste an der schizophrenen Erkrankung überhaupt[1]. Trotz der aktiven Abkehr von der Mitwelt, die der Schizophrene vollzieht, bleibt er in der Abkehr auf die Mitwelt bezogen, wenn auch ambivalent und negativistisch. Der schizophrene Autist stellt sich also *quer* zur Um-

---

[1] Siehe vor allen Dingen das epochemachende Werk von Manfred Bleuler: Die schizophrenen Geistesstörungen im Lichte langjähriger Kranken- und Familiengeschichten. Thieme Verlag, Stuttgart 1972.

welt und baut sich eine Eigenwelt auf, was man eben als Einigelung und Verpuppung bezeichnen kann.

Wenn man von der psychoanalytischen Rezeption des Autismus-Begriffs absieht, sind drei Bedeutungsebenen des Begriffs zu unterscheiden:

1. Autismus als nosologischer = krankheitsgruppenbezeichnender Terminus.
   In diesem Verständnis ist vor allen Dingen die Diagnose des frühkindlichen Autismus nach Kanner und die der autistischen Psychopathie nach Asperger in der Kinder- und Jugendpsychiatrie zu nennen.

2. Autismus als psychopathologischer Terminus.
   Hier wird Autismus als Grundsymptom der Schizophrenie gebraucht (siehe oben).

3. Autismus als psychologischer Terminus.
   Hier meint autistisch eine bestimmte Form von Fehlverhalten im Sinne von Egozentrismus und einem Versponnensein in einer Eigenwelt mit Tendenzen zu magischen und animistischen Vorstellungen. Also eine Art bizarres und skurriles Verschrobensein. - In dieser Prägung kommt der Begriff Autismus dem am nächsten, was man in einer gehobenen Umgangssprache meint, wenn man einen Menschen als autistisch bezeichnet. Man meint eben damit exzentrisch und extrem individualistisch.

Die Daseinsanalyse und anthropologische Richtungen in der Psychiatrie haben dargelegt, wie beim Autismus das eigene über das gemeinsame, das *Idion* über das *Coinon* dominiert. Da, wo man bei einem Menschen *common-sense* erwarten würde (*common-sense* bedeutet hier eben das Sich-einlassen auf das allen Gemeinsame), kehrt der Autist seine Eigenweltlichkeit hervor. Und da, wo man vom anderen Menschen eine gewisse Eigenständigkeit und kreative Originalität erwarten würde, befremdet einen die Uneigenständigkeit, Schablonenhaftigkeit, Iteration und Stereotypie des Autisten. Eigentlich schöpferisch ist er nie. Wo es um Miteinander-sein geht, baut der Autist verschränkende Barrieren auf. Und wo andererseits Abgrenzungen und Barrieren für die Selbstbehauptung notwendig wären, ist er dünnhäutig, hüllenlos und unbewehrt seiner Umwelt ausgeliefert.

Autismus und Wahn sind nicht gleichzusetzen. Sehr viele Autisten haben keine Wahnvorstellungen; und viele Wahnkranke sind nicht in jedem Aspekt dieses Begriffes autistisch. Wenn Autismus nichts anderes heisst als verschrobenes Denken, Fühlen und Verhalten, dann ist damit noch nicht eine wahnhafte Umdeutung der Realität gemeint, sondern lediglich eine Abkehr von der Realität, ohne jedoch das eigene Ich durch eine neue Identität rollen- und bedeutungshaft zu erhöhen.

Dieses Sich-nicht-einlassen auf den Sozial- und Weltbezug und das Etablieren von Rückzugs-, Selbstschutz-, Abwehr- und Gegenwehrstrategien gegenüber einer als missbilligend oder widrig oder unwirsch erfahrenen Welt hat man auch schon mit einem sehr schönen anschaulichen Begriff als "Daseinsverweigerung" bezeichnet.

Blankenburg, einer der prominentesten Vertreter der anthropologischen Psychiatrie sprach davon, dass die Autisten, selbst nicht eingelassen in die Welt, sich auf nichts mehr einlassen.

Die daseinsanalytische bzw. existentialontologische Deutung des Autismus hat den finalen Sinn bzw. den teleologischen Zweck autistischen Verhaltens und Erlebens in verschiedenen Richtungen gedeutet:

1. Selbstschutz vor einer als überwältigend erlebten Flut von Eindrücken und Reizen aus der Umwelt (das ist auch immer der autistische schizophrene Rückzug);
2. aggressive Abwehr einer ebenfalls als überwältigend und bedrohlich erlebten Welt;
3. Ausdruck einer Isolierung infolge von mangelndem Geliebtwerden;
4. Schaffung eines Ausgleichs für äussere Leere durch überwuchernde Produktivität im Innenleben;
5. die Möglichkeit, sich in der phantastischen Eigenwelt als Handelnder und Produktiver zu erleben als Kontrast zum Unvermögen, das reale Leben bestehen zu können, also Autismus als Kampf gegen das Gefühl beschämender Hilflosigkeit.

Auf dem Hintergrund dieser theoretischen Überlegungen kann man nun etwas besser verstehen, weshalb Herr N. in seine verfehlte, misslungene, arme und verängstigte Welt Bilder von schönen Frauengestalten hineinbringen musste bzw. hereinschaffen wollte und sich so in seiner Innenwelt für die Rohheit der Aussenwelt entschädigte. Und man versteht auch ein bisschen besser, weshalb Herr N. der Sicherheit und des Gleichbleibens der äusseren Bedingungen existentiell bedurfte. Dem autistischen Menschen ist der Rückzug in seine Welt zu gewähren, nicht etwa zu nehmen: das wäre ein völlig falsches Verständnis von therapeutischer Hilfe. Psychiatrische Kliniken haben hierbei den Ort, die Zeit und den Rahmen für gelebten Autismus zur Verfügung zu stellen. Auch heute noch ist das eine ihrer Aufgaben. Wenn man in der psychiatrischen Klinik nicht mehr "spinnen" kann, wo soll man es denn sonst noch können?

Anhang II

Zum Begriff des Hospitalismus

Anhand der Krankheitsgeschichte von Herrn N. stellt sich auch die Frage, welche seiner Symptome auf einen jahrelangen institutionellen Hospitalismus zurückzuführen sind - neben der Frage, ob nicht doch eine psychotische Erkrankung, etwa eine Schizophrenie, vorlag. Das Endbild einer jahrzehntelangen psychischen Kranheit ist stets eine Summe aus ursprünglichen (= primären) Symptomen, die direkte Folge des "Morbus" sind, und aus hinzutretenden, überlagernden (= sekundären) Symptomen, welche Folge der Unterbringung, der Behandlung (auch der unterlassenen!) sind; beide Faktoren gehen ein schwer zu differenzierendes Mischbild ein. Dazu kommen noch die reaktiven, pathoplastischen Momente; das ist der Teil des Krankheitsbildes, der durch die Auseinandersetzung des Patienten mit seiner Krankheit entsteht, also quasi das, was er aus und mit seiner Krankheit macht.

Der Begriff des "Hospitalismus" wurde von Spitz in den Vierziger Jahren geprägt. Er beobachtete bei Kindern in Institutionen, welche getrennt von ihrer Mutter aufwachsen und leben mussten, einen Entwicklungsrückstand (= emotionale Deprivation) in körperlicher, affektiver und intellektueller Hinsicht. Solche Kinder sind aspontan, weisen keine Neugierde auf, sind kontaktarm, nicht spielfreudig, wirken apathisch; manche zeigen Anzeichen einer anaklitischen (= anklammernden) Depression. Spitz postulierte, dass es bei langdauernder Verbringung in gemütskalten und personell schlecht ausgestatten Institutionen zu irreversiblen Krankheitsbildern emotionaler Retardation kommt. In den Fünfziger Jahren erweiterte Bowlby dieses Konzept. Allerdings blieben die Folgerungen von Spitz und Bowlby nicht unwidersprochen - man argumentierte insbesondere, dass nicht das Fehlen der Mutter, sondern das Fehlen irgendeiner kontinuierlichen Bezugsperson das eigentlich Pathogene sei.

Später wurde der Begriff des Hospitalismus auch auf Erwachsene ausgedehnt. Besonders bei langjährig hospitalisierten Geistes- und Gemütskranken, insbesondere bei chronisch Schizophrenen, sprach man ebenfalls von sekundären Störungen im Sinne eines Hospitalismus, also ein durch schlechte Anstaltsbedingungen entstandenes zusätzliches Artefakt der Krankheit. Bei solchen Kranken käme es zu Symptomen wie Passivität, Mangel an Initiative, Abhängigkeit von anderen und von Aussenreizen, Entschluss- und Willenlosigkeit, Manierismen und Stereotypien, monomanischen Zügen (z.B. Sammelwut), Kontaktlosigkeit, Haltungsanomalien, abnorme und bizarre Gewohnheiten. Genau diese Symptome wurden aber auch als primäre Krankheitszeichen der Schizophrenie, besonders in ihrer katatonen Form, beschrieben. Immerhin verschwanden ein Teil dieser Symptome bei vielen Patienten (oder wurden wenigstens milder) durch die Öffnung und Liberalisierung der psychiatrischen Krankenhäuser, die neuroleptische Therapie und die sozialpsychiatrischen Bemühungen um Wiedereingliederung und Wiederbeschäftigung. Also stellt ein Teil dieser Symptome wohl tatsächlich ein milieubedingtes Artefakt dar - eine institutiogene Erkrankung gewissermassen. Man darf aber ganz gewiss nicht das Kind mit dem Bade ausschütten und nun sämtliche Krankheitszeichen, welche als reduktiv oder als Residualsymptome oder Minussymptome beschrieben werden, auf Hospitalismus zurückführen. Was genuin und was Folge schlechter Unterbringung ist - wer kann das unterscheiden? Wer wollte etwa im Falle von Herrn N. genau angeben, welche seiner Verhaltensstörungen durch bessere Behandlung hätte vermieden werden können? Und welche andere dafür erzeugt worden wären? Jede Behandlungsform hat ihre Fehlform von "Hospitalismus". Nur **keine** Behandlung ist ganz frei von dieser Gefahr ...

Fallgeschichte Nr. 15: Herr J.

Einleitung

Die letzte Fallgeschichte (oder soll ich besser sagen: Fallengeschichte) dieses Buches ist etwas Besonderes - wie die erste.

Sie erzählt von einer 17-jährigen[1] psychotherapeutischen Begleitung eines hebephrenschizophrenen Patienten: nämlich die Geschichte des Herrn J.

Während all dieser Zeit ist der Patient nicht gesund geworden; es ist schon als Glück zu bezeichnen, dass sein Therapeut wenigstens nicht krank geworden ist ... Schizophrenie ist nicht ansteckend, dafür bürge ich.

Mit Herrn J. habe ich wohl mehr Zeit verbracht als mit meinen eigenen Kindern; ich glaube, ich kenne ihn auch besser als diese (*mea maxima culpa*). Ich habe ihn durch zwölf Hospitalisationen hindurch begleitet; zweimal hatte er ungefähr für je vier Jahre ein relativ stabiles Intervall, während dem ich ihn ambulant betreute. Während seiner stationären Aufenthalte sah ich ihn täglich; ambulant jeweils für eine Wochenstunde. So um die 1.500 Therapiestunden werden es wohl bis heute gewesen sein - niedergelegt auf über zweihundert Seiten Stundenprotokollen.

Dass eine solche Therapie nicht ebenmässig und gradlinig verläuft wie eine gelungene Neurosenheilung (Problemklärung→Besinnung und Einsicht→Einüben von Konfliktbewältigungs-Strategien→Wiedergewinnung der Standfestigkeit), versteht sich von selbst. Psychosentherapie ist ganz anders: viel anspruchsvoller - aber auch viel dankbarer.

Ein futuristisches Auto?

Vor mir liegt das Bild des Herrn J., welches er für mich zu Beginn seiner letzten Hospitalisation bei uns gemalt hat. Es soll ein futuristisches Auto darstellen. Herr J. erlebt nämlich bisweilen in seinen psychotischen Phasen die Umwelt dergestalt verändert, dass sie ihm wie aus einer zukünftigen Zeit, etwa aus dem Jahre 2050 erscheint. Dann fahren alle Autos und Strassenbahnen schneller und geräuschloser und eleganter. Das in der Zeichnung dargestellte Auto aus einer zukünftigen Zeit sieht aber nun gar nicht futuristisch aus, im Gegenteil: es ist eckig wie ein alter Lieferwagen, hat ein Heck wie ein Vorkriegs-VW; die Türen sehen aus wie bei einem alten amerikanischen Buick; die Sitzlehnen sind vorsintflutlich; die Felgen der Reifen altmodisch; die Motorhaube kantig und in keiner Weise windschlüpfrig und stromlinienförmig. Das ganze

---

[1] Wenn Sie dies lesen, mögen es vielleicht auch schon 18 oder 20 oder 23 Jahre sein ...

Auto sieht aus wie ein altes Holzspielgerät. In diesem Widerspruch zwischen Benennung (futuristisches Fahrzeug) und Ausführung (vorsintflutliches, hölzernes Automobil) liegt für mich symbolhaft die ganze Tragik des Menschen Herrn J. Seine Krankheit gaukelt ihm im Wahn eine schöne Zukunftszeit vor; in Wirklichkeit hat sie ihn sklerotisiert, starr gemacht, wieder kindlich werden lassen.

Die Lebensgeschichte in Kürze
Die Lebensgeschichte des Herrn J., insoweit sie die gesunde Geschichte seines Lebens betrifft, ist schnell erzählt. Sie nimmt jäh, mit einem Lebensknick im 16. Lebensjahr, einen unheilvollen Verlauf. Was vorher geschah, ist kurz und bündig zu referieren, und im Unterschied zu den anderen Fallgeschichten dieses Buches brauche ich dazu auch keinerlei schriftliche Unterlagen. Ich habe seine Entwicklungsgeschichte im Kopf.

Herr J. wurde 1958 geboren. Er hat noch einen zwei Jahre jüngeren Bruder, der ebenfalls wie er schizophren ist und ebenfalls mehrfach hospitalisiert war. Im Unterschied zu ihm gelang seinem Bruder jedoch noch der Abschluss der gymnasialen Matur und der Beginn eines Theologiestudiums, welches er nach dem zweiten Semester wegen Ausbruchs der Krankheit abbrechen musste. Die Mutter stammt aus Irland; der Vater war ein aufs Geldsparen bedachter Steuerbeamter und ist inzwischen pensioniert. Die Familie lebte gut bürgerlich, ohne jegliche Auffälligkeiten und Besonderheiten. Die einzige Besonderheit, die sich Herr J., der Vater unseres Patienten, gestattete, war die Heirat einer ausländischen Frau.

Die frühkindliche Entwicklung des Herrn J. verlief völlig normal. Alle entwicklungspsychologischen Krisen und Anforderungen wurden gemeistert; er lernte zur rechten Zeit sprechen und laufen, besuchte den Kindergarten und die Primarschule. Nach der Primarschule trat er in die Sekundarschule über. Mit 16 Jahren fing die Krankheit an: Herr J. fühlte sich von seinen Mitschülern und vom Lehrer abgewertet und gehänselt; er begann Minderwertigkeitsgefühle zu entwickeln wegen seiner intellektuellen Fähigkeiten, wegen seines Aussehens, wegen seiner ganzen Person. Diese Gefühle des Zukurzkommens und Zurückstehens hinter anderen nahmen innerhalb weniger Wochen massiv zu und mündeten in ein blühendes Paranoid, in welchem Herr J. wähnte, dass alle gegen ihn seien, Komplotte gegen ihn schmiedeten und ihn kaputtmachen wollten. Er wurde in der Klasse untragbar und musste aus der Schule genommen werden. Nach wenigen Tagen zu Hause musste ihn der Vater via Arztzeugnis erstmalig in eine psychiatrische Klinik, es war damals noch nicht die unsrige, einweisen. Dort machte er eine floride paranoide Psychose durch, die mit potenten Neuroleptika hochdosiert behandelt werden musste. Seit dieser Zeit ist er unaufhörlich krank und kam dann bereits bei der zweiten Hospitalisation zuständigkeitshalber in unsere Klinik.

Das einzige Ereignis, welches man als Auslöser für seine Psychose namhaft machen könnte, war eine Phimose-Operation im Alter von 15 Jahren. Ich halte dieses Ereignis jedoch nicht für krankheitsverursachend, nicht einmal für krankheitsauslösend, sondern nur für zeitlich zufällig zusammenfallend mit dem Ausbruch der Erkrankung. Später baute Herr J. die Phimose-Operation allerdings in seinen Wahn ein: die Vorhautentfernung sei nur vorgeblich gewesen; in Wirklichkeit habe man ihn damals kastriert.

Unsere Begegnung

Im folgenden werfe ich Streiflichter auf zahlreiche und ungezählte Begegnungen mit Herrn J., die alle zusammen und jedes für sich die ungeheuer grosse Vielfalt der Facetten der Persönlichkeit dieses Patienten beleuchten. Bizarres findet sich neben Menschlichem, Lustiges neben Erschütterndem, Groteskes neben Langweiligem, Abstossendes neben Anziehendem, Gesundes neben Schizophrenem und Schizophrenes neben Gesundem. Wie die Seele aussieht, wenn sie nackt ist: das zeigt uns Herr J. (und die Psychiatrie allgemein ...).

Die erste Begegnungszeit im Jahre 1980 ist geprägt durch grosse Angst, die Herr J. mir gegenüber hat. Es ist am Anfang gar nicht möglich, ihn mit in mein Büro zu nehmen; die Kontakte mit ihm beschränken sich auf Kommunikation *en passant*, nachher auf gemeinsames Hin- und Herlaufen, manchmal auch Hinterherlaufen, auf der Station. Ich kann nicht viel mehr tun, als eben diese seine Angst, sich in Gespräche mit mir einzulassen, zu verbalisieren. Herr J. muss erleben, dass er mich jederzeit und jedenorts wegschicken darf, ohne dass er sich dadurch meine Sympathien verscherzt. Schliesslich kann er sogar manchmal stehen bleiben beim peripatetischen Wandeln auf der Station, mich kurz anschauen, einige Minuten konzentriert über alltägliche Dinge seines Tagesablaufes reden.

Nach einigen Wochen ist er bereit, mit mir einmal in die Cafeteria zu gehen. Dort hält er es immerhin eine halbe Stunde mit mir aus. Es wird klar, dass er ein Fülle von irrationalen Ängsten gegenüber der Therapie hat. Er versucht diese dadurch abzuwehren, dass er mich recht intensiv nach persönlichen Dingen ausfragt und so die Patienten-/Therapeutenrolle umkehrt. Damit kann er das Gesprächsheft gewissermassen in der Hand behalten und muss nicht heikle Fragen von mir fürchten, da er mich gar nicht zum Fragen kommen lässt. Diese Ablenkungstechnik, dass er bei heiklen Themen ganz plump und offensichtlich ausweicht und mich direkt etwas Privates fragt, hat er bis heute beibehalten, und sie ist eine bewährte Angstbewältigungsstrategie für ihn geworden. In der klassischen Psychopathologie nennt man dieses Symptom "Vorbeireden". So kann Herr J. zum Beispiel, wenn ich ihn frage, wie es mit seiner Kastrationsangst stehe, heute noch antworten: "Können Sie mir sagen, wie alt Ihr jüngster Sohn im Jahre 2010 ist?" Er kommt inzwischen also bereitwillig mit zur Therapiestunde, weicht jedoch bei jedem Versuch, auf affektiv belastende Inhalte zu reden zu kommen, massiv aus. Er entwickelt geradezu eine instinktive Antizipations-Raffinesse, indem er meinen Fragen mit Gegenfragen regelrecht zuvorkommt.

Erst nach Monaten im gleichen Jahr 1980 kommt er ein erstes Mal spontan von sich aus auf ein ernsthaftes Thema zu reden und will von mir wissen, was er nach dem Klinikaufenthalt machen soll. Tagesklinik oder Halbtagsarbeit? Was für einen Job? Lieber zu Hause wohnen oder ein Zimmer nehmen? Von nun an will er lange Gespräche, aber immer am liebsten noch ambulierend, wie es die aristotelischen Peripatetiker auch gepflogen haben: Es ist nun einmal so, dass uns die besten Gedanken beim Spazierengehen kommen. Er denkt sich weite Runden unseres Spazierganges rund um die Klinik aus und dehnt so die Zeit. Die Themen werden vielfältiger, Schweres ist mit Leichtem vermischt: Konkubinat und Ehe, Medikamenten-Einnahme, Epilepsie-Anfälle, Angst, in einer Gruppe zu reden, Busausflug zu einem schönen See, Beziehung zu Tieren, unser beider Wochenend-Gewohnheiten. Herr J. erweist sich je länger je mehr als ein geschickter und differenzierter *Parleur* und *Causeur*. Ebenfalls in dieser Therapiephase kristallisieren sich seine Hauptthemen heraus, die uns beide nie mehr loslassen werden, nämlich Ufo-Fragen, Religionsfragen und vor allen Dingen Fragen der Theodizee, also die Frage nach Gottes Gerechtigkeit, nach Gottes Güte angesichts der Übel der Welt. Zunehmender Blickkontakt dokumentiert äusserlich das wachsende Vertrauen zu mir. Ich mache die Erfahrung, dass die wichtigste Therapeutenhaltung meinerseits Echtheit sein muss, dass ich ihm keine Frage unbeantwortet lassen darf, dass er wissen muss, was ich im Moment denke und überhaupt. So versuche ich, ihm keine Antwort - so ich eine habe - schuldig zu bleiben.

In einer der nächsten Stunden fragt er mich, was ich von der Sünde halte, ohne mir zu sagen, woran er konkret dabei denkt (ich merke aber bald, dass es um Onanie geht). Ich versuche ihm den Unterschied zu erklären, wie ein Pfarrer Sünde versteht und wie ein Psychologe. Der Pfarrer interessiert sich für die Definition und Festlegung, was alles eine Sünde sei und was zu ihrer Tilgung zu tun sei, damit der Platz im Jenseits nicht verlustig gehe; der Psychologe interessiert sich für das Gefühl des Sündigseins bzw. Sich-sündig-Fühlens, was es in Geist und Körper anrichtet und was sich dagegen tun lässt. (Moderne Theologen mögen mir diese simplifizierende Polarisierung verzeihen ...)

Ebenfalls in dieser Zeit des Frühherbstes 1980 kommen wir zum ersten Mal auch auf den Begriff der Schizophrenie, also auf die Diagnose, zu sprechen. Herr J. fragt mich aus über Symptome bestimmter Patienten, die er kennt, will wissen, ob das schizophrene Symptome seien, ohne dann weiter Bezug auf sich zu nehmen. Später wird es so sein, dass ihn bereits die Versicherung, dass ein bestimmtes, ihn ängstigendes Symptom auch andere Schizophrene haben, beruhigt. Der Krankheit wird dadurch ein Stück Dämonie und Unberechenbarkeit genommen, indem es für die ungeheuerlichsten und unglaublichsten Erlebnisse Fachbegriffe und Namen gibt und dadurch, dass andere Menschen das Gleiche auch erleben. Etwas, das benamt und damit klassifiziert ist, kann so ganz gefährlich nicht mehr sein.

Metakommunikative Diskussionen, die uns unsere Beziehung beschreiben und klären helfen, sind in dieser Zeit noch nicht möglich. Herr J. geht darauf schlicht nicht ein. Hingegen ist ihm sehr daran gelegen, mir zu zeigen, dass er viel weiss. Wenn ich eine Anmerkung oder eine Ergänzung zu einer Aussage von ihm mache, fällt er mir wie ein Schüler dem Lehrer atemlos ins Wort, um zu beweisen, dass er selber fortsetzen kann.

Auch im Herbst 1980 versuche ich ihn zu motivieren, in einer Gruppentherapie junger Schizophrener mitzumachen. Herr J. lehnt das nicht von vornherein ab, lässt es offen. Er erzählt zum ersten Mal aus seiner Schulzeit, als er von Mitschülern geplagt und gehänselt wurde, als er Angst hatte, nicht intelligent zu sein und Angst, niemals einen richtigen Beruf ausüben zu können. Er wird dann später die Gruppe junger Schizophrener doch nie besuchen. In die gleiche Zeit fällt, dass er zum ersten Mal explizit psychotische Erlebnisse aus der Anfangszeit unserer Begegnung anspricht. Sie zentrieren sich um das Gefühl, dass die andern und auch ich ihm hätten schaden wollen und sich alle gegen ihn verschworen hätten. Daher rühre sein stetes Misstrauen gegenüber anderen Menschen. Herr J. fragt mich, ob seine damaligen Gefühle der Realität entsprochen hätten oder ob sie Einbildung gewesen seien. Ich betone sehr stark die Realität und deklariere diese Erlebnisse als krankhaft. Dieses Vorgehen rechtfertigt sich daher, dass zum Zeitpunkt, in dem ein schizophrener Patient die Realität wieder ins Auge fassen kann und um die "wirkliche" Realität ringt, der Therapeut entgegen sonstigen psychotherapeutischen Regeln ebenfalls stark die Realität herausstellen und den Wahn als absurd bezeichnen darf.

Erst im Oktober 1980 sitzt er mir erstmals im Büro gegenüber. Lächelnd und ein bisschen ängstlich stellt er mir die Frage, weshalb ich beim Spazierengehen so seltsam die Hand in der Tasche halte. Viel später gesteht er mir dann ein, dass er immer gedacht habe, ich hätte in der Tasche einen Revolver versteckt.

Stunden über Medikamenteneinnahme und -wirkung folgen in grosser Zahl. Er hat und wird immer Widerstände gegenüber Leponex haben, seinem neuroleptischen Dauermedikament. Viele Exazerbationen und Rehospitalisierungen und Rezidive der Krankheit werden später dadurch bedingt sein, dass er gegen alle Warnung dieses Medikament reduziert oder gar absetzt. Damals, im Herbst 1980, gehen wir anhand von Schriften und Beipackzetteln ganz genau die Wirkungsweise der Neuroleptika im allgemeinen und des Leponex im speziellen miteinander durch. Inzwischen habe ich gemerkt, wie erstaunlich gut und ausgedehnt sein Wissen in Geographie, Geschichte, Politik und Religion ist. So weiss er zum Beispiel, wieviel Quadratkilometer die Kleinstaaten Luxemburg oder Liechtenstein gross sind; er kennt das kommunistische System und seine Geschichte gut; er macht sich zu dieser Zeit über die Breschnew-Nachfolge in Russland Gedanken, er kann die päpstliche Politik hinsichtlich Fortschrittlichkeit oder Konservativismus beurteilen; er kennt den Theologen Hans Küng. Einmal kommt er mit einem grossen Bildband über Astronomie und Universum, den er mit mir anschaut und diskutiert. Er geniesst es offensichtlich, mir astronomisches Wissen beizubringen oder solches mit mir auszutauschen. Wie zufällig eingestreut, kommen in solche theoretische Diskussionen "hautnahe" Fragen aufs Tapet, zum Beispiel über die Mitpatienten und deren Krankheit oder darüber, ob er ein intaktes Hirn habe oder nicht. In der gleichen Stunde bittet er mich, ich möge meine Hände doch auf den Tisch legen, damit er sehe, dass ich keine Pistole darin verstecke. Trotz seines grossen Wissens, welches natürlich hauptsächlich angelerntes Schulwissen ist, hat er einen ausgeprägten Intelligenzkomplex, der, wie sich später herausstellen wird, auch psychotische Ausmasse annehmen kann, indem er glaubt, seine Intelligenz verflüchtige sich im Raume. Immer wird er unter diesem Minderwertigkeitsgefühl leiden, weniger intelligent, weniger hübsch und insgesamt weniger wert zu sein als andere Menschen.

Einmal sagt er zu mir: "Herr Dr. Zöllner, ich glaube, Sie können meine Gedanken lesen!" Ich versuche ihm klarzumachen, was der Unterschied ist zwischen der Fähigkeit, sich psychologisch geschickt in jemanden hineinzuversetzen, und wirklichem Gedankenlesen. Kurz vor Ende dieser Stunde fragt er mich eindringlich nach meiner Einstellung zum Gottesglauben und fügt hinzu: "Glauben Sie auch an den Teufel?" Ich entscheide mich in dieser Stunde, ihm ganz klar meine rationalistisch-atheistische Grundhaltung zu bekennen, und seit dieser Stunde wird er mich immer wieder fragen, ob ich inzwischen noch nicht gläubig geworden sei und meine verneinende Antwort mit leichtem Schmunzeln quittieren ...

Ende November des gleichen Jahres kommt er in eine florid-psychotische Krise; ich muss ihn auf der geschlossenen Station besuchen. Er hat einen handfesten Krankheitswahn entwickelt, glaubt, an Krebs zu leiden und andere damit anzustecken; deswegen gibt er mir auch nicht die Hand, will nicht aus dem Wasserglas trinken, weil er nicht andere Patienten und mich infizieren will. Ausserdem plagt ihn ein kosmischer Untergangswahn: Er glaubt, der Merkur habe die Erde getroffen, und Merkurianer unterjochten die Menschen. Auch mich kann er nicht mehr richtig identifizieren, wie er mir später bekennt; in dieser Zeit hielt er mich auch für einen Merkurianer und vermied den körperlichen Kontakt mit mir, weil er befürchtete, sich zu verbrennen. (Bekanntlich ist der Merkur ja der sonnennächste Planet mit grosser Hitze.) Schnell erreicht er aber wieder den *Status quo ante*, kann mit mir wieder spazierengehen; es bleibt lediglich eine Ideenflucht und Logorrhoe von der psychotischen Phase zurück[1]. Seine nachträgliche Stellungnahme gegenüber den psychotischen Erlebnissen ist: "Ich weiss, dass es Unsinn war, und doch ist es so". Damit hat er völlig recht. Die Hand will er mir immer noch nicht geben und meint: "Ich möchte noch etwas warten, bis ich Ihnen die Hand geben kann". Immer wieder diskutieren wir über die Realitätsmöglichkeit seiner psychotischen Erlebnisse. Sehr schnell tauchen auch wieder seine Lieblingsthemen auf: Gottesglaube, Ufos, Diagnose Schizophrenie, Wiedergeburt. Seine Remission macht so gute Fortschritte, dass er im Januar 1981 nach Hause entlassen werden kann. Die Psychotherapie wird also nun ambulant fortgesetzt.

Als eine der ersten Hausaufgaben, die ich ihm ambulant stelle, soll er in einer Tabelle aufschreiben, was ihm an sich gefällt und was er nicht zu ändern braucht und was ihm an sich nicht gefällt und was er ändern möchte oder muss. Er schreibt mir zu den positiven und beizubehaltenden Dingen auf: Der Wille, in die Stadt zu gehen und einzukaufen, Musik hören, fernsehen und im Sommer photographieren; Nachrichten hören im Radio und Nachrichten sehen im Fernsehen. Und zu den Dingen, die ihm schwerfallen und die er ändern muss, sagt er: Medikamente nehmen und mit Mädchen Bekanntschaft schliessen; zum Friseur und zum Zahnarzt gehen; mit der Schreibmaschine schreiben; Reisen machen mit der Familie; sich gehenlassen.

In der ersten Zeit der ambulanten Therapie redet er sehr viel, die Ideenflucht ist stärker geworden. Ich habe Mühe, ihn auf die wirklichen Alltagsprobleme zu lenken. Ich gebe ihm aber immer Hausaufgaben mit, wie zum Beispiel auch eine Verstärkerliste[2] zum Ankreuzen. In den Gesprächen stehen Auseinandersetzungen mit den Eltern, vor allen Dingen wegen der Dosierung des Leponex, im Vordergrund. Die Eltern drängen Herrn J. stets zur Tablettenerhöhung; Herr J. wehrt sich. Hier muss noch ein Kompromiss gefunden werden.

Leider überstürzen sich dann die Ereignisse sehr schnell. Bereits im Februar 1981 erfahre ich vom Vater, dass Herr J. kein Leponex mehr eingenommen habe und hoch

---

[1] Solche hypomanischen Residuen nach einer akuten Exazerbation der Psychose sind nicht selten.
[2] Verstärkerliste: siehe Anhang II

psychotisch sei. Er wird wieder in die Klinik eingeliefert. Er meint, es sei der Jüngste Tag, und die Toten seien aus den Gräbern auferstanden und liefen bei uns herum. "Gehen Sie ja nicht auf dem Friedhof nachsehen, es stinkt fürchterlich!" Er hält einen Mitpatienten für einen Abgesandten des Planeten Pluto. Immer wieder versucht er, mich zum Glauben zu bekehren, damit durch meine "Busse" das Schreckliche der Endzeit gemildert werden kann. Ängste vor der Verfolgung wegen Sünden, Angst vor dem Sterben, Angst vor dem Fegefeuer: das sind die Gefühle, die ihn plagen. Er sucht sein bisheriges Leben nach bösen Taten ab. Er glaubt an die Wiedergeburt und dass er in einem früheren Leben gemordet habe. Auch später wird er immer wieder die Krankheit Schizophrenie als Strafe für eine Missetat ansehen (dies tun sehr viele schizophrene Patienten, weil sie nur so das Schreckliche dieser Krankheit halbwegs rational erklären können). Auch coenästhetische Missempfindungen sind in Hülle und Fülle vorhanden: das Gefühl, das Blut kreise nicht mehr richtig im Kopf; das Gefühl, er sei von Atomstrahlen im Kopf durchbohrt; das Gehirn sei geschrumpft. Im Fernsehen habe er gesehen, wie Hitler auferstanden sei. An dieser letzten bizarren Idee hält er bis heute fest.

Eine hochdosierte Sordinol- (heute: Clopixol) Therapie kann die Psychose kupieren; Herr J. erholt sich sehr schnell im Verlauf von wenigen Wochen; wir können wieder zusammen spazierengehen; ich erinnere mich an eine Szene, in der wir uns gegenseitig mit Polaroid-Kameras photographieren, Herr J. eine riesige Freude hat und das als gutes Omen für seine vollkommene Wiedergenesung anschaut.

Er entwickelt nun das eigenartige Verhalten, jedermann, Männlein wie Weiblein, Fremde wie Vertraute, Kinder und Alte nach ihrem genauen Alter zu fragen. In der Regel erhält er bereitwillig Auskunft; manchmal erregt er Ärger; manchmal tippt man an die Stirn, wenn er diese Fragen stellt. Viel später bekomme ich heraus, dass hinter diesem Verhalten folgendes steht: Er rechnet jeweils die Differenz zu seinem eigenen Alter aus; ist er jünger, dann freut ihn das riesig, ist er älter, dann ist er traurig. Und dies wiederum hängt damit zusammen, dass er unter einem ständigen Zeitdruck steht, wie viele Jahre ihm noch bleiben, um vielleicht gesund und von seiner Krankheit geheilt zu leben.

Manchmal legt er sich bei mir im Büro müde auf den Boden, macht einen völlig apathischen und abulischen[1] Eindruck. Wir reden dann auch über den inneren "Schweinehund", der überwunden werden muss, und dass nicht sein ganzes Verhalten Symptom der schizophrenen Erkrankung sei, sondern auch Bequemlichkeit. Ich sage ihm ungeschminkt, dass man nicht alle seine Malaisen auf die Krankheit schieben kann, sondern dass einem die Krankheit auch einen Spielraum lässt, selber aktiv zu werden, zum Beispiel eine Freundin zu suchen oder dafür zu sorgen, dass man mit seinen Eltern in Frieden leben kann oder eine Arbeit zu suchen. Also: Bekämpfung des sekundären Krankheitsgewinns. Auch Schizophrene können wie alle anderen Kranken aus ihrer Krankheit Kapital schlagen.[2]

---

[1] Abulie = Willenlosigkeit und Entscheidungsunfähigkeit

[2] Ein anderer Schizophrener sagte mir einmal morgens grinsend: "Moses hat mir heute untersagt, in die Arbeitstherapie zu gehen". Ich antwortete: "Das ist schon möglich. Nur: Moses hat bei uns in der Klinik keine Befehlsgewalt".

Im Frühsommer 1981 bewegt ihn und viele andere Patienten der Selbstmord eines Mitpatienten. Ich halte es für sehr wichtig, bei Suiziden in der Klinik ganz offen und informativ mit den "überlebenden" Mitpatienten zu sprechen und die Suizide nicht zu verschleiern oder zu mystifizieren. Der sicherlich schützenswerte Wert der Diskretion hat hier hinter dem höheren Wert der angstreduzierenden und den 'Werther'-Effekt eliminierenden Information der Mitpatienten zurückzustehen.

In die gleiche Zeit fällt eine bizarre Frage von Herrn J. an mich, die ich niemandem vorenthalten will: "Was würden Sie machen, wenn das erste Wort Ihres neugeborenen Sohnes "Hitler" wäre?"

Gemeinsame Ausflüge in die Stadt zeigen mir, wie infantil Interessen und Werthaltungen von Herrn J. trotz seines Erwachsenenalters noch sind: Im Warenhaus interessiert er sich ausschliesslich für die Spielwarenabteilung; sein Verhalten dort ist so auffällig, dass auch andere Leute darauf aufmerksam werden.

Einmal frage ich ihn erneut nach dem Realitätscharakter von psychotischen Erlebnissen. Da meint Herr J.: "Zu 80% glaube ich daran. Die restlichen 20% sind Zweifel. Da muss der Therapeut ansetzen!" Wie recht er hat!

Herr J. entwickelt die Idee, er könne die Fahrprüfung machen, da sein Vater ein Auto kaufen will. Darüber freue ich mich sehr; wir beschaffen uns ein Theorie-Buch, lesen und trainieren in der Folgezeit verkehrstechnische Fragen. Leider wird es nie dazu kommen, dass er wirklich die Fahrprüfung absolviert. Auch wird jetzt bereits wieder diskutiert, welche Arbeit er nach der Klinikentlassung annehmen könnte: Zeitungen austragen wird ins Auge gefasst. Er hat den Wunsch, mit mir Englisch zu lernen, was wir auch eine gewisse Zeitlang verwirklichen. Selbständigkeit in der Geldverwaltung ist ein Ziel, welches ich ihm näherbringen möchte, was er jedoch nie, bis heute nicht, erreichte. Geld bekommt er wie ein kleiner Schulbub täglich von seinen Eltern. Woher es kommt, interessiert ihn - ebenfalls wie einen Schulbuben - nicht.

Im November 1981 hat sich Herr J. in eine Mitpatientin verliebt; er befürchtet aber, zurückgewiesen zu werden. Wir reden "ganz praktisch" und von Mann zu Mann darüber, wie er es anstellen könnte, die betreffende Person als Freundin zu gewinnen bzw. wie er überhaupt herausfinden kann, ob sie an ihm interessiert ist. Auch später werden wir noch viele Versuche machen, für ihn und mit ihm eine Freundin zu finden; es werden alle scheitern. Bis heute ist er ohne Freundin geblieben, und das macht einen Teil seines erbarmungswürdigen Lebens aus. Welche Frau könnte ihn lieben? Doch nur eine mit therapeutischen oder karitativen Motiven. Und das wäre keine Basis für eine gute Beziehung.

In einer Stunde sagt er zu mir: "Die Psychiatrie hat mich krank gemacht". Wir diskutieren angeregt und ausgiebig darüber. Mein Ziel ist, ihm deutlich zu machen, dass es tatsächlich krankmachende Bedingungen in der Psychiatrie gibt, dass es aber sehr darauf ankommt, diese von den wirklichen Krankheitssymptomen, die direkt von der Krankheit stammen, zu unterscheiden.

Vor Weihnachten geht es darum, welche Weihnachtsgeschenke welche Angehörigen bekommen sollen. Dies ist eine nicht so einfache Angelegenheit für einen schizophrenen Patienten, und es bedarf vieler Stunden, bis wir endlich die endgültige Liste erstellt haben.

Im neuen Jahr macht Herr J. auf seinen eigenen Wunsch einen Intelligenz-Test bei mir. Es stellt sich heraus, dass er in allen Bereichen gut durchschnittlich abschneidet. Er ist froh, dass damit bewiesen sei, dass er nicht schwachsinnig ist. Dies wird ihn aber nicht daran hindern, immer wieder, bis heute, den Argwohn oder den Verdacht zu hegen, er könne doch minderintelligent sein, und der Test könne ein falsches Resultat geliefert haben. Ich sage ihm darauf immer stereotyp: "Herr J., nach oben kann man nicht simulieren, nur nach unten".

Herr J. findet im Februar 1982 tatsächlich eine Stelle als Hilfstankwart halbtags. In der letzten Stunde vor der Entlassung besprechen wir seine Befürchtungen, was alles an dieser Arbeitsstelle passieren könne, was er nicht bewältigen würde. Bereits nach einer Woche hat er die Stelle verloren, da er zu langsam war und insbesondere das Scheibenputzen nicht lernte. Er lebt wieder zu Hause. Es geht relativ gut mit den Eltern, diese haben lediglich zu monieren, dass er am Morgen zu lange im Bett liegen bleibt. Im Vordergrund steht jetzt das reduktive schizophrene Bild der Antriebs-, Schwung- und Energielosigkeit. Im Frühling 1982 besuche ich Herrn J. zum ersten Mal zu Hause und lerne seine Mutter, eine zurückhaltende, feine, zartgliedrige Frau kennen und seinen Vater, einen grossen, energischen, jugendlich wirkenden Mann. Insgesamt erhalte ich den Eindruck einer intakten normalen Familie, die überhaupt nichts "Schizophrenogenes" aufweist.[1]

Er findet bald wieder eine feste Stelle als Zeitungsausträger; da es sich um ein Gratisblatt und nicht um eine Tageszeitung handelt, muss er auch nicht mitten in der Nacht die Arbeit aufnehmen.

In der letzten Stunde vor meinen Ferien ist er traurig, dass er mich lange Zeit nicht sieht. Er kommt am letzten Tag noch einmal in der Klinik vorbei, um mir Vorsicht bei den Bergtouren einzuschärfen. Und ebenso rührend kommt er am ersten Arbeitstag nach meinen Ferien in der Klinik vorbei, obwohl wir gar keine Stunde abgemacht hatten, um zu sehen, wie es mir am ersten Arbeitstag gehe!

In den folgenden Stunden steht das Thema der Medikamenten-Reduktion im Mittelpunkt. Herr J. drängt, ich bremse. Da er zu dieser Zeit immer noch die Sordinol-Depotspritze hat, geht es um die Verlängerung des Spritzenintervalls. Zu Hause gab es Auseinandersetzungen wegen der äusserlichen Pflege: Herr J. wäscht sich nicht intensiv genug, duscht zu wenig und will sich einen Bart wachsen lassen. Das führte zu Kollisionen mit dem Vater; es gab sogar einmal eine brachiale Auseinandersetzung deswegen.

---

[1] Heute wissen wir zum Glück: Niemals kann ein pathologisches Familienklima alleine Schizophrenie "erzeugen", "generieren" - sonst gäbe es nicht 1% Schizophrene, sondern vielleicht 30% ...

Zwischendurch finden immer wieder Stunden mit "metaphysischen" Gesprächen über Ufos, Glauben und Auferstehung statt. Es geht auch um die Trennung zwischen übernatürlichen Erlebnissen, die er innerhalb der Psychose gehabt hat, und metaphysischen oder parapsychologischen Phänomenen, die es unabhängig von psychotischem Erleben geben könnte. Wichtig ist hier, verschiedene Dinge auseinanderzuhalten und nicht alles in einen Topf zu werfen. Obwohl es ihm immer besser geht und er zum Beispiel als körperliche Betätigung mit Hallenbad-Schwimmen angefangen hat, äussert er zu Beginn des Jahres 1983 wieder gehörige Zweifel an seiner Stabilität, welche mit dem nahenden einjährigen Jubiläum des Draussenseins aus der Klinik zu tun haben. Je näher dieses Datum rückt, umso mehr gerät er in Panik, und ich muss tatsächlich Vorkehrungen treffen für den Fall, dass eine erneute Hospitalisation nötig würde. Insbesonders ist ganz wichtig, ihm glaubhaft zu versichern, dass eine Rehospitalisierung jetzt und auch in aller Zukunft in keiner Weise bedeutet, dass sich an unserer beider Beziehung irgendetwas ändert oder ich ihn deswegen für wertloser halte oder gar aufgebe.

Im Februar 1983 beichtet er mir erstmalig seine schon erwähnte Kastrationsangst: Er glaubt, eine Jahre zurückliegende Phimose-Operation sei heimlich und gegen seinen Willen in eine Kastration umgewandelt worden, und man hätte ihm damals in der Chirurgie die Hoden manipuliert und die Vorhaut nur zum Schein weggeschnitten. Nun wird auch sein Befinden schlechter, und eine psychotische Krise bahnt sich an. Herr J. glaubt, Gott beleidigt zu haben und deswegen nicht in den Himmel zu kommen, und fürchtet den Anbruch des Jüngsten Tages, weil er eine schwere Onanieschuld auf sich geladen habe. Telefonisch spreche ich mit dem Vater allfällige Vorkehrungen hinsichtlich einer Wiedereinlieferung in die Klinik ab. Ein hinzugezogener Notfall-Psychiater verfügt zunächst keine Klinikeinweisung, sondern eine Medikamentendosis-Erhöhung. Herr J. ist aber inzwischen voller religiöser Verdammungs- und Frevelideen und wieder florid psychotisch mit Gedankenentzug, Gedankenausbreitung, Gedankeneingebung, Körperfühlstörungen, Derealisationen und Zeiterlebensänderungen. Einmal ruft er mich im Büro an und erzählt mir, dass er nachts im Paradies gewesen sei. Da er partout nicht in die Klinik kommen will, besuche ich ihn zu Hause. Er ist dort leicht stuporös, aber ansprechbar, antwortet korrekt, wenn auch verzögert. Ich mache mit den Eltern einen genauen Stufenplan für alle Eventualitäten des Rezidives ab. Schliesslich wird er im März 1983 in katatonem Zustand wieder bei uns eingeliefert. Innerhalb von zwei Wochen macht er bereits Fortschritte; die seelische und körperliche Erstarrung löst sich; wir können wieder Spaziergänge miteinander unternehmen und bereits nach drei Wochen sogar das erste Mal wieder auswärts in ein Restaurant gehen. Nach vier Wochen ist er wieder ganz der alte: gedankendrängend, aber nicht zerfahren; voller Ideen religiösen und philosophischen Inhalts; versucht denkerisch, die vergangenen Erlebnisse zu bewältigen; der Tenor ist, Gott habe ihn versucht, aber doch errettet. Er dankt mir überschwenglich für meine Hilfe, mein Mutmachen und Durchhalten.

Leider hat er aber ein neues Symptom entwickelt, nämlich einen Waschzwang wegen paranoider Beschmutzungs- und Infektionsvorstellungen. Derselbe ist immerhin so schlimm, dass die Hände ekzematös geworden sind. Noch bevor eine eigentliche verhaltenstherapeutische Beeinflussung dieses Waschzwanges besprochen und durchgeführt werden kann, mildert sich dieser von selber. Abwarten ist in der Psychiatrie nicht selten die beste Behandlungsmethode ...

Viel spricht Herr J. über die Zeitveränderung, die er während der psychotischen Phase erlebt hat: Das Tram fuhr schneller, die Autos sahen moderner aus; die Leute sahen so fremd aus wie extraterrestrische Wesen. Gott habe ihn eben in eine ferne Zukunft versetzt.[1]

Im Mai 1983 tritt er wieder aus und trägt Prospekte aus. Der Altersbestimmungszwang ist wieder deutlicher ausgeprägt. Herr J. ist aber doch so weit an seiner Zukunft interessiert, dass er eine Berufsberatung absolvieren will. Zwischendurch plagen ihn wieder seine Ängste wegen Anomalie seiner Genitalien: die Hoden seien zu weich, zu klein, durchlässig etc. Diesen Dysmorphophobien[2] kann ich aber durch beruhigende Aufklärung entgegentreten. Auch allerlei Leibmissempfindungen kommen von Zeit zu Zeit schubweise vor, so etwa das Gefühl, Fliegen dringen in sein Hirn ein und "durchschaufelten" es. Immer wieder in seiner langen Krankheitsgeschichte erlebt er seine Stirn als porös: ins Hirn kann etwas eindringen und aus ihm etwas austreten.

Einmal bringt er mir voller Stolz zwei Schreibmaschinen-Seiten über den Bericht einer Wanderung am Wochenende, die er für den Berufsberater getippt hat. Er fängt nun tatsächlich an, zu Hause intensiv Schreibmaschine zu schreiben und alles mögliche abzutippen, um mir dann mit Stolz und Genugtuung diese Seiten in die Therapiestunde mitzubringen.

Einen kleinen Aufsatz, den er mir mitbringt, möchte ich hier vorlegen:

"Was muss ich tun, um das Gelernte wieder zu erreichen?
Ich habe bereits einen Schritt unternommen, indem ich mehrere Seiten auf der Schreibmaschine fehlerlos geschrieben habe. Leider verfüge ich nicht mehr über die Fähigkeit, mit zehn Fingern zu schreiben. Es gab einmal eine Zeit, als ich die J.-Schule besuchte, wo ich das Zehnfinger-System bereits beherrschte. Ich habe gestern ein mathematisches Übungsbuch an der S.-Strasse in der Nähe der Universität gekauft, ohne zu wissen, ob ich die Aufgaben in diesem Buch lösen kann. Ich habe mir vorgenommen, dieses Buch trotzdem zu nehmen, da ich meinte, mein Bruder kenne sich auch in schwierigen mathematischen Aufgaben aus, weil er das Wirtschaftsgymnasium abgeschlossen hat. Mein Berufsberater hatte mir empfohlen, eine ganztägige Handelsschulausbildung im letzten Oktober anzutreten. Da ich mich gesundheitlich nicht in der Lage fühlte, einen fünftägigen Kurs zu absolvieren, habe ich auf freundliche und korrekte Art abgesagt. Als Alternative habe ich mir vorgestellt, einen Zweitageskurs zu absolvieren. So ist die Chance sicherlich grösser, den Kurs bis zum Ende durchzuhalten. Jetzt möchte ich auf meine Sprachkenntnisse zu reden kommen. Ein günstiger Umstand ist es, dass meine Mutter aus Irland stammt und ich deshalb sehr gut Englisch spreche. Es wäre meines Erachtens jedoch gut, die fehlenden Kenntnisse im Schriftlichen zu vervollkommnen. Um im Moment diesem Ziel ein wenig näher zu

---

[1] Hier wird auch der **finale** Charakter des Wahns deutlich: Herausrücken aus einer dürftigen Realität in eine schöne, reichhaltige Welt.
[2] Dysmorphophobie = Körperentstellungsangst

kommen, kann ich den Duden meines Bruders benutzen. Ich habe bereits 1974 jede Woche eine Stunde bei einer älteren Lehrerin Englischunterricht gehabt. Zusätzlich hat sich freundlicherweise mein Psychologe zu einer Englischstunde pro Woche zur Verfügung gestellt. Diese Übungen dauerten ungefähr vier Monate."

Ein Wochenplan aus dieser Zeit belegt, dass Herr J. vormittags immer mit geistigen Aktivitäten wie Kreuzworträtsel lösen oder Lexika studieren voll ausgebucht ist und an den Nachmittagen zweimal Prospekte austrägt sowie einmal pro Woche eine ambulante Therapiestunde bei mir hat.

Die Stunden bleiben wechselhaft und unterschiedlich. Manchmal bringt Herr J. eine Kassette mit, vorzugsweise mit Volksmusik, die wir beide anhören. Manchmal verfassen wir ein Kontaktinserat und überlegen uns, in welchem Medium es am besten aufgegeben werden kann. Manchmal ist Herr J. völlig festgefahren in der überwertigen Idee, sich gegen Gott versündigt zu haben, und es kommt zu endlosen Diskussionen, in denen die Argumente und die Gegenargumente hin und her gehen. Argumentieren kann man mit ihm gut und gerne, erstens weil er Disputieren selber liebt und zweitens, weil die Realitäten für ihn ja nicht immer klar feststehen, sondern eben durch Argumente noch beeinflussbar sind. Einmal bringt er mir sage und schreibe 61 getippte Seiten Länderberichte mit. Hinsichtlich seiner Genitalanomalie-Befürchtungen schauen wir zusammen einen Sexualatlas an. Diese Information wirkt beruhigend, aber leider nur kurz. Gegen die immer wieder auftauchenden Wahngedanken bewährt sich als einzige Methode das geduldige Zerpflücken und Widerlegen der vorgebrachten Scheinargumente.[1]

Ein grosser Liebeskummer wegen einer unerreichbaren Frau prägt die Zeit im Frühling 1984. Das Verliebtsein hat bei Herrn J. bewirkt, dass er sich über seine krankheitsbedingten Insuffizienzen klarer geworden ist; dies wiederum hat eine depressive Reaktualisierung aller Symptome bewirkt, auch der paranoiden. So glaubt er zum Beispiel, ein Nebenbuhler habe ihn mit Giftpfeilen beschossen, damit er Ausdünstungen habe, welche die potentielle Freundin abschreckten. Grosse Sorge hat er, wie ein Schwachsinniger (er sagt: "Dubeli") auszusehen. Dazu gesellt sich die Angst, nicht männlich genug auszusehen und für homosexuell gehalten zu werden. Manchmal weiss er nicht einmal, ob er nun wirklich homosexuell ist oder nicht. Immer wieder müssen wir auch seine Widerstände gegen die Medikamente genau analysieren und Vor- und Nachteile von Reduktionen diskutieren und abwägen. Ich bemühe mich immer, nichts zu bagatellisieren, aber auch nichts zu dramatisieren.

In dieser Zeit im Sommer 1984 entwickelt Herr J. das Symptom, sich dauernd rückzuversichern und nachzufragen, ob eine bestimmte von ihm gewählte Formulierung beim Sprechen richtig sei. Dies ist ein Symptom einer allgemeinen Selbstunsicherheit und personalen Schwäche, aber auch wahrscheinlich Teil einer echten formalen Denkstörung im Sinne von Sperrungen. Immer wieder auch florid Wahnhaftes: Einmal glaubt Herr J., der Jüngste Tag sei gekommen, und alle Frauen hätten Geschlechtsteile von beiden Geschlechtern. Er fragt mich: "Haben Sie bei Ihrer Frau schon nachge-

---

[1] Wie es etwa auch die "rational-emotive Therapie" (RET) nach Ellis praktiziert (und viele andere)

schaut heute, ob sie einen Penis hat?" Auch wähnt er, sich durch einen besonders schönen Orgasmus beim Onanieren heillos versündigt zu haben und vom Teufel bestraft zu werden. Wieder folgt ein langes Gespräch über Onanie-Versündigung. Herr J. sagt am Schluss dieser Stunde: "Sie haben mich zwar nicht überzeugen können, aber genützt hat es doch". Besser kann man die verbalen Interventionen eines Schizophrenie-Therapeuten nicht zusammenfassen.

Aber es wird auch wieder gut in all dem Auf und Ab des Krankheitsverlaufes von Herrn J.: Im Spätsommer 1984 macht er eine Busfahrt in die Berge, schickt mir eine Karte, übersteht das enge Zusammensein mit ihm unbekannten Mitpassagieren unbeschadet. Aber auch wieder Rückfälle: Wegen des Todes eines guten Kollegen, wiederum ein Selbstmord, dessen Beerdigung er auch miterlebte, ist Herr J. voller Verdammungsideen und traurigster Stimmung. Er glaubt, er werde von Gott verworfen, weil er keine guten Werke vollbracht habe bis jetzt. Schlechte Verfassung führt auch immer wieder zu intensivstem Bilanzieren, bohrendem und schmerzhaftem Fragen nach der Theodizee. Sein naiv-kindliches Gottesbild wird mit der Schrecklichkeit der Realität seiner Krankheit nicht fertig. So kann sich ihm Gott nur als ein sadistischer Prüf- und Test-Gott präsentieren, der ihn immer wieder kalt auflaufen lässt und ihm Fallen stellt, um sich höhnisch zu freuen, wenn er hineintritt.

Im April 1984 kommt es zu einer akuten Exazerbation. Herr J. kann nur noch begleitet von der Mutter in einem subkatatonen Zustand zur Stunde kommen, muss hochdosiert Leponex einnehmen; schliesslich kann auch diese Massnahme die Rehospitalisierung nicht mehr verhindern, und Herr J. wird via Notfall-Psychiater wieder in die Klinik eingeliefert. Beim ersten Besuch auf der Station ist er nicht gesprächsbereit, hat ausgesprochene Vergiftungsängste. Eine Stunde später besuche ich ihn erneut, und dann kann er reden. Er meint, alle anderen Menschen kämen ins Paradies, nur er sei verdammt und dürfe nicht hinein. Er gibt mir nur mit den Fingerspitzen die Hand und kann trotz grossem Durst nichts aus der Flasche, aus einem Becher oder vom Wasserhahn trinken. Ich suche ihn nun täglich auf der Station auf und versuche, seine Berührungsängste zu mildern. Lange noch darf ich aber beispielsweise die ihm mitgebrachten Esswaren auf dem Nachttisch nicht anfassen, lange noch wird er mir die Hand nicht geben. Die Leponex-Dosis ist inzwischen auf 600 mg pro Tag angesetzt, was einer auch für stationäre Verhältnisse relativ hohen Dosierung entspricht. Ich kann in dieser Zeit nicht viel mehr tun als ermutigen, aufklären, den emotionalen Erlebnisinhalt verbalisieren. Und einfach zeigen, dass ich da bin.

Bald kommt Herr J. wieder in die Verarbeitungsphase der psychotischen Erlebnisse: Er redet sehr viel, sucht nach Ordnung im Chaotischen. Er habe eine Testfrage von Gott nicht richtig beantwortet, meint er, deshalb sei ihm der Zugang zum Paradies verwehrt. Ausserdem sei am Eingang vom Paradies ein Becher Limonade gestanden; den habe er ausgetrunken; das habe ihm das Wohnrecht im Paradies verwirkt. Jeder Mensch habe einen Doppelgänger, ich auch: meiner sei böse und habe ihn mit Krankheit infiziert, welche er jetzt an die andern weitergebe. Er sei sich nicht sicher, ob ich der wirkliche Zöllner oder der Doppelgänger sei. Das Pflegepersonal wolle die Patienten plagen und lynchen. Ein Pfleger habe das Wasser in der Dusche auf glühend heiss gestellt. Er habe auch eine Ufo-Entführung erlebt, und er sei bei seiner eigenen Einäscherung dabei gewesen. Herr J. ringt sichtlich und erschütternd um die Realität. Er glaubt, mittels Akineton (ein Antidot gegen parkinsonoide Nebenwirkungen bei Neuroleptika) den Teufel in sich vernichtet zu haben und deshalb jetzt von Gott und den Menschen verfolgt zu werden. Er glaubt ferner, er habe mein Geschlechtsteil verkleinert, und deshalb würde ich ihn hassen. Bei Spaziergängen draussen erlebt er die Welt als verändert: die Natur sei nicht mehr so lebendig und natürlich. Im Paradies habe er eine Trennwand in den Darm eingesetzt bekommen, weil die Leute im Paradies ja nicht mehr stuhlen müssten, und deshalb habe er die ersten Tage in der Klinik Verstopfung gehabt.

Nach und nach wird er immer mehr der "alte"; wir können schon wieder einen Ausflug in den Botanischen Garten machen und seinen Bruder in der geschützten Werkstätte besuchen. Wir vereinbaren, dass er auf die offene Station übertreten kann, sobald es ihm gelinge, mir angstfrei die Hand zu geben. Ich möchte ihn möglichst bald wieder entlassen, damit er sich nicht in der Klinik festsetzt. Er fängt auch bereits wieder an, mit mir um die Dosierung der Medikamente zu streiten: ein gutes und gesundes Zeichen! Gebieterisch verlangt er bisweilen Medikamenten-Reduktion. Ich weise auf unsere schriftliche Vereinbarung hin: langsames Reduzieren der Leponex-Medikation bis zu einer unteren Limite, die nicht unterschritten werden darf. Im Juni 1985 wird er wieder entlassen und kommt erneut ambulant zur Psychotherapie.

Die erste ambulante Stunde gestaltet er kurzweilig mit der Idee, alle in ungeraden Jahren Geborene seien böse, alle in geraden Jahren Geborene seien gute Menschen; dies dokumentiere das Wechselregime Gott/Teufel. Paranoides ist untergründig immer vorhanden, und manchmal wird es florid: Herr J. glaubt, ein Nachbar über ihnen in der Wohnung habe mit Mikroprojektilen durch die Decke auf ihn geschossen, und man sehe nun auf seiner Stirn und Kopfhaut die Einschuss-Spuren. Auch leidet er unter einem Schuldwahn: Er glaubt, eine Putzfrau unserer Klinik sei an einer Quecksilbervergiftung gestorben, die er durch Zerbrechen eines Thermometers (das ist wirklich der Fall gewesen) seinerzeit auf der geschlossenen Station verursacht habe. Da die immer noch recht hochdosierte Medikation ein "Salbengesicht" mit starker Talgdrüsenabsonderung bewirkt, entwickelt er die paranoide Idee, das Hirn laufe ihm aus. Auch glaubt er, die Leute gähnten und niesten wegen ihm, weil aus seiner Stirn faulige Gerüche austräten. Immer wieder diskutieren wir geduldig und endlos miteinander die Möglichkeit der Realität seiner Annahmen. Einmal sagt Herr J. zu mir: "Sie haben eine magische Kraft, mir zu sagen, was real ist und was nicht. Aber wenn ich weg bin, ist wieder alles unsicher". (Das Magische würde ich profaner: persuasiv nennen.)

In diese Zeit fällt auch die Aufstellung einer Leitsatzsammlung, die wir zusammen vornehmen. Herr J. hängt sich diese Leitsätze auf meinen Vorschlag hin über seinem Bett auf und kann sich zumindest eine Zeitlang daran orientieren. Diese Leitsatzsammlung möchte ich hier abdrucken, weil sie für die meisten schizophrenen Menschen Gültigkeit hat:

Leitsätze für Herrn J. von Herrn Dr. Zöllner

1. Damit ich Arbeit, eine Freundin und eine eigene Wohnung bekomme, nützt äusserer Druck allein nichts. Es muss von mir selber kommen.

2. Meine Zukunft sehe ich weder pessimistisch noch optimistisch, sondern realistisch: Meine Krankheit kann ganz zum Stillstand kommen, sie kann aber auch jederzeit wieder aufflackern.

3. Ich muss stets versuchen, meine Annahmen und Vorstellungen durch logisches Denken auf ihre Realität zu prüfen. Meine Krankheit bringt es mit sich, dass ich Ereignisse aus der Umwelt, die nichts mit mir zu tun haben, auf mich beziehe.

4. Meine Intelligenz ist normal; meine Krankheit hindert mich aber, richtig von ihr Gebrauch zu machen.

5. Die Medikamente können mein Hirn und meine Körperfunktionen nicht zerstören. Sie können aber mein Erleben meines Körpers verändern und mein gesundes Denken stören. Wenn ich die Medikamente reduziere, kann es sein, dass ich mich subjektiv wohler fühle, die anderen Menschen durch mich aber mehr strapaziert werden.

6. Ich bin moralisch kein schlechterer Mensch als andere Menschen - auch nicht fauler oder bequemer als andere. Es besteht kein Grund zur Annahme, dass Gott mich verwirft.

7. Ich muss aufpassen, dass ich mich nicht in Illusionen, Wahnvorstellungen und theoretisch abstrakten Gedanken verliere; es besteht die Gefahr, dass ich dadurch von den konkreten Alltagsforderungen abgelenkt werde.

8. Ich bin nicht schuld am Leiden von anderen Menschen - das wäre ja ein negativer Grössenwahn!

9. Meine Sexualität ist in Ordnung; sie ist durch die Medikamente und die mangelnde Erfahrung mit Frauen aber gedämpft und unterentwickelt.

10. In der Krankheit, die ich habe und die die Psychiatrie "Schizophrenie" nennt, kommt es vor, dass man Erlebnisse hat, die völlig real wirken und dennoch eingebildet sind, zum Beispiel das Erlebnis, im Paradies zu sein.

Hinsichtlich der Erklärung seines Wahns verhalte ich mich unterschiedlich: In einer Stunde sage ich ihm auf den Kopf zu, er selber habe alles, was er erlebt habe, in seinem Hirn erschaffen. In einer anderen Stunde deute ich ihm den Wahn psychodynamisch als den Versuch, in einem real dürftigen Leben Bedeutung und Selbstwert zu gewinnen. Manchmal wird Herr J. mit mir ungeduldig, fordert mich heraus, ich solle mehr für ihn tun, ich sei zu passiv. Ich solle ihm eine Freundin und eine Arbeit beschaffen. Quasi auf dem Rezeptblock verordnen! Er macht regelrechte "Ehrlichkeits-Tests" mit mir: Meine ich es wirklich gut mit ihm? Steckt hinter meiner Freundlichkeit und Zuwendung nicht doch noch ein anderer, ein böser Mensch? Ist nicht alles nur vorgespielt, und bricht diese Fassade irgendwann zusammen? Erinnern wir uns daran: Jedes gewonnene Vertrauen in einen Therapeuten bei einem schizophrenen Menschen kann jederzeit durch die Psychose wieder zunichte gemacht werden. Und deshalb muss es immer wieder neu errungen und aufgebaut werden. Stunde um Stunde, Woche für Woche, Jahr für Jahr.

Im März 1986 kommt es wieder zu schweren Medikamenten-Auseinandersetzungen: Herr J. will unbedingt reduzieren. Einmal verliere ich die Beherrschung und stauche ihn regelrecht zusammen, weil ich einen drohenden Wiedereintritt in die Klinik im Geiste schon vor mir sehe. Nachher mache ich mir grosse Vorwürfe wegen dieser Un-beherrschtheit und schwöre mir, dass dies nie wieder vorkommen darf. Man muss hier-zu wissen, dass eine Medikamenten-Reduktion, die ein schizophrener Patient gegen den Rat seines Therapeuten vornimmt, auch so begründet sein kann, dass sich der paranoide Wahn und damit die Krankheit bereits wieder gemeldet haben und innerhalb der ersten Krankheitszeichen der Patient nun eine Aversion gegen die Medikamente entwickelt. Dann wäre das Absetzen der Medikamente bereits Wirkung der Krankheit und nicht deren Auslösung![1]

Das schwedische Königspaar weilt im Botanischen Garten.(Das ist Realität.) Herr J. hat Angst, negative Strahlen, die von ihm ausgehen, könnten die Leibesfrucht der Königin schädigen.(Das ist Wahn.) Auch über dieses Symptom reden wir ausführlich, benennen es psychopathologisch, ordnen es ein, klassifizieren es, garnieren es mit Bei-spielen anderer Patienten - und das alles hilft Herrn J., dass seine Ängste nicht unaus-haltbar werden und stärkt die Überzeugung, dass schizophren Kranke nicht wegen eigener Schlechtigkeit krank geworden sind. Einmal fragt mich Herr J. ganz rührend: "Reisst Ihnen nicht bald der Geduldsfaden bei meinen absurden Vorstellungen?" Er gebraucht wirklich das Wort "absurd". Hinter all seinen Fragen wird das ganze Elend eines Menschen deutlich, der mit der Krankheit "Schizophrenie" nicht fertig wird und doch nicht so krank ist, dass er sich selber nicht kritisch beleuchten könnte. Einmal erbringt eine grundsätzliche Aussprache über seine Krankheit das Resultat, dass alle seine absurden Ideen Varianten der Grundidee sind, Gott habe ihn verdammt. Ablassen von dieser Grundidee würde in der Tat seelische Gesundheit bedeuten. Wenn Herr J. nicht Gott für seine Erkrankung verantwortlich macht, dann macht er seinen alten Lehrer in der Schule für die Entstehung der Schizophrenie verantwortlich, weil dieser nicht das Geplagtwerden durch die Mitschüler unterbunden habe und damit seine ganze Krankheit ausgelöst habe (was zumindest zeitlich-kontingent stimmt). Einmal sage ich ihm: "Herr J., es bleibt Ihnen nur übrig, mit 10% gesundem Verstand 90% absurden Verstand zu bekämpfen".

Im März 1987 entwickelt er die wahnhaft bedingte Zwangshandlung, kleine Steine, Zigarettenstummel, Papiertaschentücher und allerlei andere Gegenstände vom Trottoir aufzuheben. Das hat zur Folge, dass er auf seinen Wegen sehr viel Zeit versäumt und dass bisweilen Menschen auf ihn aufmerksam werden und den Kopf schütteln. Viel später kann ich die Erklärung für dieses Verhalten langsam und stückchenweise aus

---

[1] Ähnlich wie eine manische Phase nicht nur Folge der Medikamenten-Absetzung sein kann, sondern die Medikamenten-Absetzung Folge des beginnenden manischen Rezidivs.

ihm herausbekommen: Wenn er ein solches kleines Hindernis nicht wegräume, dann würde ein Mann, der von der Arbeit nach Hause gehe, darüber stolpern. Und wenn er darüber stolpere, dann bedeute das, dass er einige Sekunden später nach Hause komme als ursprünglich vorgesehen. Und wenn er einige Sekunden später nach Hause komme, dann bedeute das, dass er den Geschlechtsverkehr mit seiner Frau auch einige Sekunden später durchführen würde als ursprünglich vorgesehen. Und dies wiederum bedeute, dass ein falsches Spermium, nämlich nicht das, welches Gott vorgesehen habe, die Eizelle der Frau befruchte. Und das alles bedeute, dass er, Herr J., für das Entstehen eines falschen Kindes verantwortlich sei und somit in den Weltenplan des Schöpfer Gottes eingegriffen habe, was dieser ihm nie verzeihen werde. Welch grandioses System an irren Prämissen und megalomanen Konklusionen!

Auch AIDS-Infizierungsängste treten nun in Hülle und Fülle auf. Ich erinnere mich daran, dass Herr J. tagelang beunruhigt war, weil er einen Pfirsichkern vom Boden aufgenommen habe, der mit AIDS kontaminiert sein könnte. Auch radioaktive Verseuchungen könne man nie sicher ausschliessen ...

Im Dezember 1987 ist sein Bruder auf eine geschlossene Station zu uns eingeliefert worden. Wir machen gemeinsam einen Besuch. Der Bruder ist nicht abweisend, erkennt uns beide, möchte aber in Ruhe gelassen werden. Herr J. hat schrecklich Angst, er könne etwas Falsches sagen und seinem Bruder schaden. Über die Krankheit des Bruders, der ebenfalls schizophren ist, weiss er nichts. Auch später wird mich immer wieder erstaunen, wie eingeschränkt die beiden Geschwister miteinander kommunizieren und wie sorgsam sie es vermeiden, auf Krankheitssymptome zu sprechen zu kommen, obwohl beide die gleiche Krankheit haben. Aber dies ist wohl zum Schutz ihrer beidseitigen Verletzlichkeit notwendig.

Er glaubt, er sei wiedergeboren worden. Ich widerlege ihm diese Theorie: Er glaube ja, von Gott verworfen zu sein. Da er in seinem wirklichen Leben keine Tat ausfindig machen könne, welche diese Verdammung rechtfertige, postuliere er ein früheres Leben, in dem eine so schreckliche Tat stattgefunden haben soll. Er gibt zu, dass er schon geglaubt habe, er sei im früheren Leben Hitler gewesen. Deshalb habe er auch so schreckliche Ängste gehabt, als er seinerzeit im Fernsehen zu sehen glaubte, dass Hitler wieder auferstanden sei. Er sah quasi seine eigene Wiederauferstehung ...

Er hat sich einen Taschenrechner gekauft. Er bringt ihn mir: Ich solle ihm alle Funktionen erklären. Ich sage: "Herr J., das glauben Sie wohl nicht im Ernst". Am Ende der Stunde hat er alle Funktionen selber herausgefunden und ist schrecklich stolz, ohne meine Hilfe ausgekommen zu sein. Im Hochgefühl dieser Stunde machen wir in der folgenden erneut einen Intelligenz-Test, welcher den passiven Wortschatz prüft. Er schneidet in diesem Test hervorragend ab mit einem Intelligenz-Quotienten von 118 Punkten, also Hochschüler-Niveau.

Wegen seiner Leponex-Medikation muss von Zeit zu Zeit eine Leukozyten-Blutkontrolle durchgeführt werden. Diese absolviert er nur mit grösstem Widerwillen und mit riesigen Ängsten: Er glaubt einerseits, er könne sich durch das Stechen mit der Nadel mit AIDS infizieren; und er glaubt andererseits, er verlöre jedesmal durch die Blutentnahme ein bisschen Intelligenz. Der Hinweis, dass regelmässige Blutspender nicht oligophren werden, lässt ihn kalt.

In einer wichtigen Stunde im April 1988 klären wir unsere religiösen Standpunkte:
1. Herr J. muss nicht um das Seelenheil Dr. Zöllners besorgt sein; das tut dieser selbst.
2. Dr. Zöllner will Herrn J. nicht seine Religion wegnehmen.
3. Herr J. leidet unter einer kindlichen Gottesvorstellung.
4. Erst wenn diese Gottesvorstellung zugunsten einer erwachsenen korrigiert ist, kann Herr J. in der Religion seinen Seelenfrieden finden.

Diese vier Punkte kann er rückhaltlos anerkennen. Auch kann er mir beipflichten, als ich sage, dass er mit dem Anpacken der Realität und der Korrektur seiner Wahnideen nicht warten könne, bis die Krankheit verschwunden sei oder Gott helfe, sondern vielmehr davon ausgehen müsse, dass die Krankheit verschwinde, indem er die Realität anpacke. Da meint er: "Sie haben recht: Hilf dir selbst, dann hilft dir Gott".

Inzwischen habe ich auch herausgefunden, weshalb er auf die wörtliche Wiederverwendung von Grussformen und Verabschiedungs-Ritualen so grossen Wert legt: Er hat nämlich das Gefühl, wenn er etwas nicht ganz genau nach Etikette macht, würden die Leute merken, dass etwas mit ihm nicht stimmt. Das übertriebene, beinahe anankastische Einhalten von Etikettenregeln garantiert ihm also die Anerkennung als seelisch Gesundem. Er merkt gar nicht, dass er sich durch dieses übertriebene Verhalten erst recht lächerlich macht und in den Verdacht des Irren gerät. Immer ist er auch sehr besorgt, "falsche Fragen" zu stellen. Zum Beispiel sagt er mir, er könne sich nicht vorstellen, dass mein jüngster Sohn Arzt werden würde. Danach ist er eine Viertelstunde lang in Sorge, mich beleidigt zu haben.

Einmal stellt er mir die Frage: "Warum sind Sie gesund und ich krank?" Was soll ich darauf sagen? Und doch darf ich auf diese Frage nicht schweigen, denn sie ist die Kernfrage aller schizophrenen Menschen. Ich sage ihm: "Herr J., dass Sie krank sind, ist nicht Ihre Schuld. Und dass ich gesund bin, ist nicht mein Verdienst. Und gesund muss ich sein, damit ich Ihnen wirkungsvoll helfen kann".

Den Beginn des nahenden dreissigsten Geburtstags erlebt Herr J. in Torschlusspanik. Er findet, es stehe ihm wieder ein Jahrzehnt weniger zur Verfügung, das Leben anzupacken, Arbeit und Freundin zu finden und vielleicht sogar noch eine Familie zu gründen.

Herr J. braucht für das morgendliche Rasieren eine Stunde Zeit. Ich bin einmal dabei, als er sich rasiert. In unendlicher Gründlichkeit schabt er mit einem völlig ungeeigneten und altmodischen Trockenrasierer so lange an seinem Bart herum, bis die Haut wund wird und sogar blutet. Den Rasierapparat können wir leicht erneuern; an seiner zwanghaften Gründlichkeit, die für einmal nicht wahnhaft bedingt ist, habe ich bis zum heutigen Tag nichts ändern können.[1]

---

[1] Schizophrene Menschen haben manchmal prämorbid einen anankastischen Grundcharakter. Und Zwänge dienen auch bei psychotischen Menschen zur Angstbeschwichtigung.

Im März 1989 taucht ein neuer Wahngedanke auf: Herr J. habe nach dem Onanieren im Ejakulat etwas "Mehliges" gefühlt und glaubt nun, "durch allzu vieles Liegen" seine Hoden zerstört zu haben. Auch eine Information im Anatomie-Buch beruhigt ihn nicht. Er ist so durcheinander gebracht, dass er eine geplante Busfahrt mit seinem Bruder nach München absagt.

Im Mai 1989 kommt es sehr schnell zu einer massiven Verschlechterung, welche eine erneute Klinikeinlieferung nötig macht. Auf der Station im Bett ist er äusserst ängstlich, voller Schuldgefühle wegen des Rückfalls, kann nur ganz leise und unartikuliert reden, ist partiell mutistisch und kataton. Dennoch zeigt er deutliche Zeichen der Erleichterung, dass ich ihn täglich besuche. Auch an den folgenden Tagen bietet er ein erschütterndes und erbarmungswürdiges Bild: massive Denksperrungen; er braucht etwa eine Viertelstunde, um auszurechnen, welches Datum übermorgen ist, nachdem er das heutige herausgefunden hat. Er will nicht trinken. Ich finde heraus, dass es wegen der Wahnvorstellung ist, ständig unter der Decke mit seinen Händen prüfen zu müssen, ob seine Genitalien intakt sind. Würde er die Hände nur einen Augenblick unter der Bettdecke hervorziehen, bekäme er das Gefühl, seine Genitalien seien zerstört. Am dritten Tag kann ich ihn mit Mühe und Geduld dazu bringen, wenigstens aus einer Büchse Fanta, die ich langsam vor seinen Augen öffne, etwas zu trinken und die Medikamente einzunehmen. Ein mitgebrachtes Brötchen vom Kiosk isst er auch in meiner Gegenwart nicht. Er hat grosse Angst, seine Eltern seien gestorben. Er erzählt mir von der Vorstellung, die Erde werde von der Sonne, welche sich laufend vergrössere, aufgesogen. Er verlangt, zum Flughafen gebracht zu werden, wo ein Raumschiff zur Flucht vor dem Weltuntergang und zur Evakuation der Menschen bereitstehe. Die ganze Woche lässt er sich nicht dazu bewegen, sich zu rasieren. Neben der Überzeugung, seine Eltern seien gestorben, fühlt er sich selbst auch nicht mehr ganz lebendig und befürchtet deshalb, andere Menschen mit seinem Leichengift anzustecken. Nach 9 Tagen hat er immer noch keinen Stuhlgang. Die Vergiftungsängste sind ungebrochen stark. Er hat auch Taphophobien, nämlich: als Scheintoter beerdigt zu werden. Und er hat die Angst, zur Obduktion abgeholt und vorher vom Personal gefoltert zu werden. Wie Gesundes neben hoch Psychotischem vorhanden ist, demonstriert folgende kleine Episode: Um ihm die Grundlosigkeit seines Infektionswahns zu "beweisen", esse ich vom Dörrobst auf dem Nachttisch. Seine Reaktion: "Aber da fragt man doch, wenn man von den Esswaren eines andern nimmt!"[1]

---

[1] Dass es ein klassischer und immer wieder begangener Kunstfehler in der Psychopathologie ist, einem Schizophrenen eine Wahnidee ausreden und wegargumentieren zu wollen, wusste schon Kant: "Der Widerspruch bessert die Wahnsinnigen nicht, sondern erhitzt sie". Ein junger, ehrgeiziger Psychologe versuchte einmal einem Patienten die Wahnvorstellung auszureden, dass dieser tot sei. So fragte er ihn mit verschmitztem Lächeln, ob Tote denn essen, schlafen, urinieren und sprechen könnten (was der Patient ja alles tat). Die Antwort war, dass Tote im allgemeinen dies wohl alles nicht könnten, dass das aber noch lange kein Beweis dafür sei, dass er, Patient, immer noch am Leben sei. Der junge Psychologe ärgerte sich und fragte: "Bluten Tote denn auch?" Der Patient zögerte und gestand schliesslich ein, er habe gehört, Tote würden nicht bluten. Frohlockend stach daraufhin der junge Psychologe mit einer Sicherheitsnadel in die Fingerkuppe des Patienten, worauf sich dort ein Tropfen Blut bildete. "Das gibt es ja nicht", meinte konsterniert der Patient. "Tote bluten also doch".

383

Aber Herr J. erholt sich, wie bei allen vorangegangenen Hospitalisationen, erstaunlich schnell ... Schon nach drei Wochen können wir wieder zusammen in die Cafeteria und auch in mein Büro gehen. Wie zwei alte Expeditionsgefährten reinigen wir zusammen in seinem Zimmer seinen Elektrorasierer und setzen ein neues Scherblatt ein - die Prozedur benötigt fast eine volle Stunde! Immerhin ist er am nächsten Tag sauber rasiert. Ich motiviere ihn sehr, in die Arbeitstherapie zu gehen. Dies sei zur Zeit das einzige, was er machen könne, um seine Sperrungen im Denken und Handeln zu bekämpfen, nämlich durch Ablenkung mit einfacher Serienarbeit. Willentlicher Widerstand nütze nichts. Durch Untätigkeit werde Grübeln nur verstärkt. Dem stimmt er zu. Die Distanzierung von den psychotischen Erlebnissen nimmt, wie immer, erfreulich zu. Er lacht ganz verschmitzt, wenn er mir von den verrückten Ideen erzählt. Manchmal schlüpfe ich ganz bewusst in die Rolle des Provozierenden, im Sinne von: "Diesen Quatsch wollen Sie mir wirklich weismachen?" Mitte Juni 1989 ist er praktisch wieder im Habitualzustand und wird auf die offene Abteilung verlegt, um zwei Wochen später ganz entlassen zu werden. Mit einer Medikation von 250 mg Leponex und Temesta (ein Anxiolytikum) als Reserve wird er entlassen und arbeitet jeweils nachmittags als Externer in unserer Schlosserei. Die wöchentlichen ambulanten Therapiestunden mit mir werden wieder aufgenommen.

In der ersten ambulanten Stunde frage ich ihn, wie es mit Gott stehe? Er antwortet: "Ich habe mich damit arrangiert, dass Gott mit mir Unsinn macht". Nach vielen Jahren beginnt er wieder, Schreibmaschine zu schreiben und bringt mir drei vollgetippte Seiten: alle Länder der Erde nach ihrer Flächengrösse in eine Rangreihe gebracht. Als ich ihm sage, dass mein ältester Sohn diese Tabelle sehr gut brauchen könne, freut er sich riesig. Es geht ihm jetzt so gut, dass wir wieder behutsam das Neuroleptikum in 25mg-Schritten bis zur ausgemachten Limite reduzieren können. Für akute Angstzustände hat er immer eine Temesta-Reserve bei sich. Natürlich kommt es auch wieder zu Rückschlägen und Haderstunden: "Sie und Gott helfen mir nicht, alle sind gegen mich". Auch eine intensive Suche nach Beschäftigung durch Heimarbeit bringt leider nichts. Manchmal ist er wieder sehr misstrauisch, ob ich es auch wirklich ehrlich mit ihm meine. Ich erkläre ihm zum xten Mal meine Rolle ihm gegenüber: Erstens Krankheitssymptome auf Wahrheitsgehalt zu prüfen, zweitens eine langfristige Beziehung anzubieten, drittens konkrete Beratung in Alltagsfragen. Dies kann er annehmen, meint aber sogleich, er habe heute beim Tramfahren wieder bemerkt, dass Leute an der Haltestelle wegen böser "Seelenausdünstungen" von ihm gähnten. Ich biete ihm an, zusammen mit ihm auszurechnen, wieviele Einwohner unsere Stadt hat, wie oft ein durchschnittlicher Mensch pro Tag gähnt, wie hoch damit die Wahrscheinlichkeit ist, einen gähnenden Menschen anzutreffen.

Während meiner Ferien im Sommer 1990 und wohl auch bedingt durch meine längere Abwesenheit kommt es wiederum zu einer akuten Verschlechterung im Zustandsbild von Herrn J. Er wird, noch bevor ich in die Klinik zurückgekehrt bin, wieder eingeliefert. Sein Zustandsbild ist ähnlich wie bei der letzten Hospitalisierung: passive und aktive Infizierungsängste; Angst, kastriert worden zu sein; Angst, vom Team und Personal überwältigt zu werden. Dennoch denke ich beim ersten Treffen, dass die jetzige Hospitalisation nicht lange dauern wird. Neben Leponex bekommt er jetzt zur Angstreduktion auch noch Xanax, einen Tranquilizer. Einmal empfängt er mich auf der Abteilung wie einen Retter: Er hatte schrecklich Angst vor dem Personal; man wolle ihn quasi in Euthanasie als "lebensunwertes Leben" umbringen; er will auf keinen Fall baden oder duschen, weil er befürchtet, dabei elektrisch umgebracht zu werden. Er sieht Flimmern in der Luft und schliesst daraus auf "Seelenentweichung". Dennoch verbessert sich sein Zustand sehr schnell, und er kann bereits nach drei Wochen wieder entlassen werden.

In einem Brief an die Eltern stelle ich mir die Frage, ob wiederum eine Reduktion der Medikamente, die Herr J. ohne Absprache vorgenommen hatte, für die Rehospitalisierung verantwortlich gewesen sein könnte. Unter anderem schreibe ich den Eltern folgendes:

"Ich weiss, dass Sie davon ausgehen, dass für die erneute Hospitalisierung Ihres Sohnes die Reduktion des Leponex unter die kritische Grenze von 150 mg pro Tag verantwortlich sei; das ist möglich, aber nicht sicher. Sicher ist hingegen, dass die Krankheit Ihres Sohnes phasenweise verläuft und immer wieder Verschlechterungen auftreten, die einen Spitalaufenthalt erforderlich machen. Was letztlich der Auslöser für einen neuen Krankheitsschub ist, kann man nie mit Gewissheit sagen. Ich bitte Sie um Verständnis dafür, wenn ich darum besorgt sein muss, dass Ihr Sohn die geringst mögliche Dosis an Medikamenten bekommt; denn wir müssen damit rechnen, dass er lebenslang krank sein wird, folglich die neuroleptischen Medikamente immer nehmen muss, dadurch insgesamt eine enorme Menge an eingenommenen Medikamenten zusammenkommt, was wiederum die Gefahr von Langzeit-Nebenwirkungen erhöht, selbst bei einem Medikament, welches nachweislich die geringsten Langzeit-Nebenwirkungen verursacht. So ist die Dosierung immer eine Gratwanderung: so viel wie gerade nötig, so wenig wie immer möglich. Zu bedenken ist auch, dass Ihr Sohn die aktuellen Nebenwirkungen des Leponex als sehr störend erlebt: seine Wortfindungsstörungen, seine Denkbeeinträchtigungen, seine Konzentrationsschwankungen. Es gibt leider kein Medikament, das selektiv nur die kranken Gedanken und Gefühle des Patienten auslöscht, sondern immer ist auch das gesunde Denken beeinträchtigt. Zudem ist es oft schwierig zu entscheiden, was bei einer Denkstörung direkte Folge der Grundkrankheit ist und was als Nebenwirkung des Medikamentes anzuschauen ist.

Ich möchte Ihnen, wie ich das auch früher schon getan habe, noch einmal sehr den Besuch einer Angehörigen-Gruppe von Schizophreniekranken ans Herz legen. Nach meiner Erfahrung ist es für die betroffenen Eltern äusserst hilfreich zu sehen, dass sie nicht allein sind, und zu hören, wie man mit Konflikten im Umgang mit dem Patienten zurechtkommen kann. Ich möchte es nicht unterlassen, Ihnen beiden für Ihre unermüdliche Geduld mit Ihrem Sohn und Ihre Zuneigung zu ihm auch in schwierigen und schier unerträglichen Zeiten zu danken: Die schwerste Bürde tragen die Angehörigen von Schizophrenen, wir Therapeuten haben es leichter. Ihr Zö.

Zur ersten ambulanten Stunde nach der Entlassung im Oktober 1990 begleitet einmal der Vater seinen Sohn zur Stunde. Er hat drei Anliegen: Er möchte noch einmal unter sechs Augen die kritische Grenze der Medikation klarstellen; er möchte, dass sein Sohn eine geschützte Werkstatt besucht; und er möchte mir klarmachen, weshalb er und seine Frau keine Angehörigen-Gruppe besuchen wollen, weil sie nämlich nichts mehr für den Umgang mit ihrem Sohn lernen könnten.

In der folgenden Stunde kommt Herr J. mit seiner Mutter, da es ihm immer noch nicht so gut geht. Er schwitzt stark. Ich stelle fest, dass er schrecklich Angst hat, ich würde ihn gerade in der Klinik zurückbehalten. Die Körperpflege hat immerhin funktioniert, auch hat er regelmässig gegessen, er hat aber deutlich abgenommen. Er hat seit mehreren Tagen nicht mehr gestuhlt, hält das aber für bedeutungslos, weil er keine subjektiven Beschwerden hat. Ich instruiere die Mutter hinsichtlich darmentleerender Massnahmen und Gewichtskontrolle. Herrn J. sage ich eindringlich, welche drei Dinge zur Rehospitalisierung führen und nur diese drei: Erstens nichts mehr essen oder trinken, zweitens sich im Zimmer einschliessen, drittens Suizidversuch.

Noch einen guten Monat geht es sehr harzig, und die Genesung will keinen Fortschritt machen. Manchmal habe er sogar Selbstmordgedanken, gibt er zu, aber keine starken. Er bringe sich auch darum nicht um, weil Selbstmörder den Anspruch aufs Paradies verwirkten (die religiös begründete Ablehnung des Suizids ist tatsächlich eine der stärksten Garantien, dass ein Suizid nicht unternommen wird). Auch die Blutkontrolle verweigert er zunächst, weil er den "Seelenverlust" fürchtet. Eine Exploration über die Art von Stimmen, die er zur Zeit hört, ergibt, dass es drei Arten sind: Handlungsaufforderungs-Stimmen, zum Beispiel hinsichtlich der Körperpflege; Beschimpfungs-Stimmen nach Fehlhandlungen und das Hören eines Glöckchens nach Versäumnishandlungen. Unglücklicherweise wird zur gleichen Zeit sein Bruder noch in einer anderen psychiatrischen Klinik rehospitalisiert, was Herr J. schuldhaft auf sich bezieht.

Unerklärlicherweise und durch kein äusseres Ereignis bedingt überwindet Herr J. die aktuelle Krise im Dezember 1990. Alle produktiven Symptome verschwinden. Er ist ganz hervorragend drauf: Schreibt Schreibmaschine, redet geordnet, wenn auch ideenflüchtig, geht in Kaufhäuser zum Einkaufen, befindet sich in einer fröhlichen Affektlage. Ende Februar des kommenden Jahres ist eine Reise ins Ferienhaus der Eltern nach Irland vorgesehen. Einmal bringt er mir sogar ein selbstgebasteltes Kreuzworträtsel mit, welches eine wirkliche Tüftelarbeit darstellt. Er macht sich lediglich Sorgen, ob während meiner kommenden Ferienabwesenheit wieder eine Verschlechterung eintreten könne. Er fragt mich deshalb, ob er mich im Notfall evtl. auch in den Ferien anrufen dürfe. Ich gerate in ein echtes Dilemma. Einerseits möchte ich das wirklich nicht, weil damit meine Privatgrenze überschritten wäre und ich einmal im Jahr Ruhe vor all meinen Patienten haben möchte; andererseits könnte ein kurzes Gespräch mit ihm tatsächlich eine Rehospitalisierung verhindern. Schliesslich schlage ich ihm einen "Kuhhandel" vor: Wenn er einmal den Mut fände, bei mir im Unterricht mit Psychologie-Studenten mitzumachen, dann dürfe er mich auch einmal in den Ferien anrufen. Zum ersten ist es später noch oft gekommen; zum zweiten nie ...

In einem pharmakologischen Konsilium überlege ich mit unserer diesbezüglichen Fachperson im Hause, ob man zusätzlich zum Leponex mit irgendeinem anderen Medikament Herrn J. noch besser helfen könne. Ich denke besonders an eine Beeinflussung der immer wieder auftretenden depressiv-resignativen Verstimmungen, die ihm das Alltagsleben sehr erschweren und ihm jegliche Lebensfreude nehmen. Wir kommen überein, dass eine zusätzliche Gabe des Antidepressivums Anafranil geeignet sein könnte, diese resignativ-depressiv-dysphorische Grundhaltung eines chronisch schizophrenen Menschens günstig zu beeinflussen. Leider kann und konnte ich bis heute Herrn J. nie davon überzeugen, einmal nur einen Versuch mit Anafranil zu wagen. Er weigert sich standhaft, ausser dem Leponex noch irgendein anderes Medikament zu nehmen. Seine Weigerung muss ich akzeptieren, es bleibt mir gar nichts anderes übrig. Aber es wurmt mich ...

Leider kommt es im Juli 1991 wieder zu einer Exazerbation seiner Psychose. Der Vater informiert mich, dass sein Sohn kaum mehr rede, dauernd im Zimmer bleibe, wenig oder gar nichts esse, die Medikamente nicht nehmen wolle. Es kommt, wie es kommen muss: Der Notfall-Psychiater wird gerufen, weil Herr J. Essen und Trinken verweigert, und dieser weist ihn erneut bei uns ein. Das Zustandsbild ist fast identisch mit dem Eintritt vor einem Jahr: Herr J. gibt die Hand nicht, zittert, ist unrasiert, schwitzt. Wieder bleibt der Stuhlgang über eine Woche lang aus. Unglücklicherweise stehen meine Ferien bevor, und ich mache mir Sorgen, wie es mit Herrn J. ohne meine Unterstützung und Begleitung gehen soll. Dennoch kann ich ja meine Ferien nicht einfach ausfallen lassen, denn dann droht die Gefahr, dass ich entweder mich oder meine Familie hospitalisieren muss... Ausserdem weiss ich ihn in der Klinik in guten Händen.

Ich habe mich enorm getäuscht und in meiner Wichtigkeit überschätzt: Zurück aus den Ferien treffe ich einen bestens aufgelegten und fast wieder gesunden Herrn J. an, der bereits in der übernächsten Woche entlassen wird. Affektiv und kognitiv ist er im *Status quo ante*. Seine letzte Frage beim Verabschieden beweist aber, dass die Psychose keineswegs ausgelöscht ist, sondern immer noch in ihm schlummert: "Wenn ich auf dem Weg nach Hause Ameisen zertrete, kann das einen Krieg auslösen?"

Nun hält aber der gute Zustand leider lediglich ein knappes Vierteljahr an. Quasi über Nacht kommt es urplötzlich zu einer massiven Verschlechterung in Form eines akuten umtriebigen Verwirrungszustandes, und Herr J. muss Ende November 1991 notfallmässig auf die geschlossene Station aufgenommen werden. Nun beginnt die schrecklichste und längste Hospitalisation, die ich je bei und mit ihm zusammen erlebt habe.

Als ich ihn sehe, liegt er im offenen Isolierzimmer auf einer Bodenmatratze - geplagt, unruhig, aber freundlich zu mir. Er habe eine schreckliche Nacht verbracht und sei wegen Schreiens ins Isolierzimmer gekommen. Am folgenden Tag berichtet er über die Angst, seine Glieder würden amputiert. Ich beschliesse, dass ich ihn in der nächsten Zeit täglich mehrmals kurz besuchen werde. Wiederum das Problem des Stuhlgangs, der sich nicht spontan einstellen will. Viel Misstrauen seinerseits: Er glaube nicht, dass ich es gut mit ihm meine. Später sagt er mir, dass er während der akut-psychotischen Phase erlebt habe, dass ich nachts in seinem Zimmer war und ihn gequält hätte. Immer wieder fragt er mich: "Seien Sie ehrlich mit mir - stimmt das wirklich - meinen Sie es gut mit mir - sagen Sie mir auch die Wahrheit?" Er bekommt alle möglichen Medikamente, ist mit hoher Seresta-Gabe (stark wirkender Tranquilizer) etwas ruhiger. Dann wieder hochpsychotische Tage mit Ideenflucht, voller Anmutungserlebnisse, paranoid. Schwer zu ertragen sind seine imperativen Forderungen, die er lautstark vorträgt, zum Beispiel: "Jetzt bleiben Sie noch da". Am besten wirkt, wenn man sich diesen Ton genauso lautstark verbittet ... Einmal ruft er mir mit lachendem Gesicht entgegen, als ich ins Isolierzimmer eintrete: "Ich habe meine Seele verloren". Dies geschieht so parathym[1]), dass es mir kalt den Rücken hinunterläuft ... Er hält mich erneut für einen Merkurianer. Er glaubt, der Mond sei verschwunden. Ende Dezember 1991 geht es ihm so schlecht, wie ich es bei ihm noch nie erlebt habe: voller Verkennungen, Aggressionen, Zerfahrenheit, expansiv, offensiv. Er versetzt mir mehrere Boxhiebe auf die rechte Schulter, als ich eine Frage bezüglich eines früheren halluzinatorischen Erlebnisses nicht so beantworte, wie er sich das wünscht. Ich bleibe dann immer noch ein wenig am Tisch sitzen, gehe aber, als er mich ein viertes Mal boxt. Alle im Team sind hilflos. Medikamentös kann man kaum höher dosieren, ist schon nahe an der Toxizitätsgrenze. Er ist jetzt ein Lehrbuch-Beispiel für das Perniziöse einer Psychose und die Urgewalt des Wahnsinns.

Auch anfangs Januar 1992 ein erschütterndes, herzergreifendes Bild: extreme Hypersalivation[2]), unruhig, springt immer wieder hoch, bizarre Handlungen (kehrt zum Beispiel abrupt einen Stuhl um), extrem ambivalent (verlangt nach mir, stösst mich gleich wieder zurück), innerlich enorm gespannt, thematisch eingeengt auf Themen der Politik. Ich gehe nach wenigen Minuten wieder weg. Er schlägt Personen des Pflegeteams. Einmal liegt er halbnackt, völlig abgemagert, im Isolierzimmer. Die Wände sind vollgeschmiert mit Parolen und Statements, die er mit seinem Kot geschrieben hat. Ich versuche ihn aus dem Isolierraum herauszunehmen und ein bisschen mit ihm auf und ab zu laufen. Fortlaufend stösst er imperatorisch Sätze aus, deren Affirmation er genau so imperatorisch verlangt und in den meisten Fällen aus Angst des Gegenübers auch erhält. Beispiele: "Busch ist der Beste". "Kasparow ist ein Sauhund". "Sie sind mit dem Dampfschiff gekommen, stimmt das?" "Wir sind ins 92 hinübergebeamt worden". Die Silvesterbemalungen auf der Station irritieren ihn sehr und geben Anlass zu vielfältigen psychotischen Überbedeutungen - man kann sich fragen, ob solche grellen Reize auf einer geschlossenen psychiatrischen Station sinnvoll sind ...

Wenige Tage später liegt er im WC des Isolierzimmers hinter verschlossener Türe - man kann sagen: er hat sich im Isolierzimmer nochmals isoliert. Ein "Dialog" ist nur durch die geschlossene Tür möglich. Er will nicht herauskommen. Er ruft: "Die Liliputaner müssen verschwinden". Auf einfache Fragen, wie: "Haben Sie Hunger?" kommt keine Antwort.

Der Zustand des Herrn J. kulminiert und eskaliert vital gefährlich. Es steht fest, dass eine reine Tranquilizer-Kur nichts bringt und auch Leponex in der Höchstdosis nicht anschlägt. Evtl. muss eine Spritzen-Kur mit einem anderen hochpotenten Neuroleptikum versucht werden. Die Flüssigkeits- und Nahrungszufuhr muss ganz genau protokolliert werden, da Herr J. durch die konsumierende Psychose enorm abgemagert ist. Alle sind sich einig: Es handelt sich um eine perniziöse Katatonie, an der schizophrene Patienten auch schon gestorben sind. Ein gesprächsweiser Zugang ist zur Zeit völlig unmöglich; es ist auch nicht ungefährlich, sich dem Patienten allein zu nähern. Er springt einmal unvermittelt eine ältere Patientin von hinten an und schüttelt sie am Hals. Bei der Grundpflege wird festgehalten, nach wie vor sei die Reizabschirmung das Wichtigste: Herr J. leidet enorm unter Bedeutungs- und Anmutungsinflationen,

---

[1]) parathym: Ausdrucks- und Sprechweise passt nicht zum Erleben
[2]) Hypersalivation: überstarker Speichelfluss

deren er sich kaum erwehren kann. Von daher ist der langfristige Aufenthalt im Isolier-zimmer bei angelehnter Türe nicht das Schlechteste. Er muss auch hinsichtlich auto-aggressiver Handlungen überwacht werden (zupft an seinem Penis herum) und benö-tigt eigentlich permanent eine Sitzwache. Was wir bräuchten, wäre eine Eins-zu-Eins-Grundpflege in einem völlig reizabgeschirmten Raum ... In Wirklichkeit befindet er sich aber auf einer Akutstation, auf der noch viele andere hochgradig psychotische und erregte Patienten untergebracht sind. Das ist die Realität der Klinikpsychiatrie. Auch heute noch.

Einmal frage ich ihn, warum er denn so schreie. Seine Antwort: "Ich will, dass alle Patienten in der Klinik hören, was passiert ist". In der Badewanne können wir ihn nur zu viert oder zu fünft waschen: Einer wäscht und vier halten fest. Ich drücke mich nicht vor diesen Verrichtungen, weil ich nicht möchte, dass ich die "feine" therapeu-tische Arbeit mache und die anderen "fürs Grobe" zuständig sind. Durch die starke medikamentöse Therapie ist er wie betrunken und torkelt durch die Gänge. Manchmal schlägt er mit dem Kopf gegen die Wand. Oft wirft er Esswaren umher. Einem Kakao-becher kann ich mit Mühe ausweichen; nicht hingegen dem Versuch, mir Hemdknöpfe abzureissen. Als ich sage: "Herr J. hören Sie doch damit auf, ich habe heute noch Vor-lesung und will nicht mit nackter Brust vor die Studenten treten", lacht er. Tatsächlich muss ich am Abend den Gruppenunterricht mit zerrissenem Hemd halten; als Erklä-rung gebe ich meinen Studenten an, dass ich gerade von einer Psychotherapiestunde mit einem schizophrenen Patienten käme ...

Herr J. will viel Körperkontakt mit mir. Er lässt sich selber gerne anfassen und streicheln und streichelt auch mir immer wieder über den Kopf. Es braucht viel Erfah-rung und Kaltblütigkeit, nicht in Angst zu geraten, wenn er einen anfasst, weil man ja immer auch aggressive Übergriffe befürchten muss. Wenn ich ihn anfasse, kündige ich verbal meine Handlung an; dann sagt er mit Stentorstimme: "Damit bin ich einver-standen".

Das Wandbrett über seiner Bodenmatratze im Isolierzimmer ist sein "Weltregiepult", mittels dessen "Schaltknöpfe" er in die Weltpolitik eingreift. Das bestätigt er mir ein-mal lachend, als ich das so interpretiere. Er erweckt Menschen zum Leben und kann sie auch töten; es gibt sogar an der Wand einen "Selbstmordknopf".

Ende Januar geht es so schlecht, dass ich denke, schlechter kann es nicht mehr werden: Herr J. schreit nur noch, hat massiv Angst, Händestreicheln beruhigt ihn nur für Sekunden. Er hat Einlagen aus der Bettdecke gezupft, diese auf dem Boden verteilt, spuckt auf den Boden, verreibt den Speichel. Er sagt: "Ich muss mich selber verletzen, damit der Teufel mich nicht holt". Er manipuliert heftig und sicher schmerzhaft an der Peniseichel herum. Erneut warne ich das Team vor Autoaggressionen; seine Medika-mente müssen noch höher dosiert werden, damit er physisch unfähig wird, sich etwas anzutun. Sein Rücken ist übersät mit Pickeln und Furunkeln; überall am Körper hat er Schürfwunden von Stürzen; nackt, wie er meistens daliegt, weil er sich alles vom Leib reisst, sieht er zum Erbarmen aus. In meinen Protokollen steht: "Er besteht wirklich nur noch aus Haut und Knochen, ist ein Bild des Jammers". Sondenernährung wird geplant; eine Trilafon-Spritzenkur (hochpotentes Neuroleptikum) wird ins Auge gefasst; sogar eine Elektrokrampf-Behandlung, die nur in ganz ganz seltenen Fällen bei perniziösen Katatonien überhaupt eingesetzt wird, wird erwogen.

Ich bespreche mit dem Technischen Dienst eine unentfernbare Polsterung am Kopf des Bettes, da Herr J. jedesmal, wenn er zurücksinkt, mit dem Hinterkopf gegen die rauhe Wand knallt, weil er die Nackenmuskulatur nicht mehr unter Kontrolle hat. Es wird für einmal deutlich ,wie sinnvoll die alten Gummizellen mit ihrer Wandpolsterung waren.

Ich stecke den Kopf ins Isolierzimmer: "Geht es gut, Herr J.?" Er schreit zurück: "Sehr gut". Ich: "Wollen Sie alleine gelassen werden?" Er mit Herolds Stimme: "Sofort". Auch das Team meint, dass Herr J. in der Psychose bis ins Säuglingsalter regrediere. Wenn diese Sichtweise richtig ist, was ich auch glaube, dann ist es jetzt eminent wichtig, ihm Zeit zu geben, die Psychose ganz aus- und durchzuleben, vom Kind wieder zum Erwachsenen zu werden. Diese Zeit und diesen Ort kann ihm nur die psychiatrische Klinik gewähren.

Mitte Februar 1992 glaube ich, dass die lebensbedrohliche Phase wohl vorbei ist. Der Patient trinkt wieder ausreichend. Wir müssen nicht mehr um sein Leben fürchten.

Ein Protokolleintrag in meinen Notizen vom 19.2.1992 soll wörtlich zitiert werden, weil er für sich spricht:

"Es geschehen doch noch psychiatrische Wunder, die auch einem "alten Hasen" das Wasser in die Augen treiben. Herr J. lässt mich durch einen Pfleger rufen, ich möge zu ihm kommen. Er sitzt im Beschäftigungstherapie-Zimmer der Station, wir laufen ein bisschen umher, liegen zur Probe in seinem Bett im Isolierzimmer. Er ist gleichsam neu auf die Welt gekommen, fragt staunig nach allem und jedem. Immer wieder sagt er zu mir: "Und ich habe gemeint, Sie seien gestorben". Ich spreche zu ihm wie zu einem Kind, ich muss sagen, dass ich sehr bewegt bin. Am wichtigsten ist jetzt, dass er viel Kontakt zu seinen Angehörigen hat - er will Eltern und Bruder sehen, um sich zu vergewissern, dass sie leben und es ihnen gut geht. Störend ist für ihn der Speichelfluss; dieser wird zurückgehen, wenn wir die Medikamente reduzieren können (langsam, langsam, aber stetig). Er ist über den Berg oder durchs Tal, wie man will ...

Dennoch folgen Zeiten, in denen er immer noch und immer wieder in einer unbeschreiblichen Sauerei im Isolierzimmer liegt und angsterfüllt zu mir sagt: "Ich habe Sie sterben gesehen". Einmal versucht er, mir die Brille vom Gesicht zu reissen. Später sagt er, die rote Brille sei eine "Satansbrille" gewesen. Als er mir wieder einmal den Kugelschreiber aus der Tasche meines weissen Kittels reisst, werde ich das erste Mal wirklich ungehalten und schnauze ihn an - da schaut er mich ganz erschrocken und entsetzt an. Dieser Blick ist so einfahrend, dass ich in der Folgezeit nie wieder ungehalten werde.

Im März 1992 begleite ich ihn zum Knie-Röntgen und notwendigen Punktieren. Auch diese gemeinsame Situation verbindet uns wie zwei gute Freunde. Er hält und drückt meine Hand, als wäre ich sein Vater oder sein Bruder.

Mitte März 1992 kann er sogar mit dem Pflegepersonal in die Stadt zum Kleiderkauf gehen, und auch wir können wieder beginnen, unsere Spaziergänge auf dem Klinikareal zu machen und mein Büro aufzusuchen. Einmal will er vollkommen nackt aus der Station herauslaufen. Da sage ich zu ihm: "Herr J., so nackt erschrecken Sie ja die Frauen!" Da schaut er mich ganz sec an und sagt: "Da haben Sie recht".

In diesen Tagen lege ich dem damaligen Klinikchef, der den Wiedergenesungsprozess von Herrn J. lebhaft mitverfolgt hat, einen Zettel auf den Schreibtisch, des Inhalts: "Wir danken der Firma X. und dem lieben Gott für die Errettung unseres Herrn J. - in dieser Reihenfolge!" In der Tat glaube ich, dass die zufällige Wahl eines noch nicht ausprobierten Neuroleptikums tatsächlich die Wende vielleicht nicht verursacht, aber doch angestossen hat. Der liebe Gott scheint sich ja eher aus dem Ganzen herausgehalten zu haben ...

Als wir zum ersten Mal wieder in meinem Büro sind, muss sich Herr J. versichern, dass alles in Ordnung und am gewohnten Ort ist. Er legt sich sofort aufs Liegebett, studiert alle Photographien und Wandkalender ganz genau. Auch den Schreibtisch inspiziert er.

Aber auch unruhige Zeiten sind noch nicht vorbei: Einmal wirft er auf der Station seine Schuhe gegen die Deckenlampe im Gang und schreit dabei: "Der verdammte Hussein". Zu mir sagt er dann netterweise: "Sie haben den dicksten Penis". Als ich ihm auf einen Zettel seine Adresse schreibe, schreibt er zornig darunter: "Nihilist". Ständig versucht er, mir den Piepser aus der Tasche zu ziehen - auch die rote Brille ist wie eh und je nicht sehr beliebt bei ihm. Ich sage mir: "Hätte ich doch nur meine alte graue Brille noch ..." Als ich gehe, schaut er mir durchs Fenster der Abteilungstüre ganz traurig und sehnsüchtig nach und winkt mir wie beim Abschied am Quai - es rührt mir ans Herz, ihn jedesmal zurückzulassen.

Anlässlich eines Spaziergangs auf dem Klinikareal versucht er, in ein geparktes Auto einzusteigen. Ich kann ihn nur mit Mühe daran hindern, das Dach des Autos zu betreten. Nachher bin ich für einige Tage wieder etwas zurückhaltender, ihn auf Spaziergänge ausserhalb der Station mitzunehmen.

Psychotisches ist neben Adäquatem und Realem vorhanden: Ein zaghafter Beginn der Realitäts-Zurechtrückung. Immer wieder erlebe ich den Abschied von ihm als einen Abschied von einem Kind, welches ich im Kinderheim zurücklassen muss und von dem ich nicht weiss, was es alles anstellen wird ...

Schläft er im Isolierzimmer, wenn ich komme, lasse ich ihn in Ruhe - nach dem Motto: "Ein schlafender Patient ist ein guter Patient".

Ende April 1992 will er wieder nichts essen, meint, ich sei der Satan. Er sagt mir ins Gesicht: "Ich habe Angst vor Ihnen". Beim Verlassen ruft er mir beschwörend zu: "Gehen Sie den rechten Weg!" Er kann am folgenden Tag akzeptieren, dass ich ihm sage, was er erlebt habe, sei ein unaufhörlicher Alptraum gewesen, den wir in der Psychiatrie *Psychose* nennen. Immer merklicher distanziert er sich von einem Teil der

Wahnideen, indem er sagt: "Das habe ich nur in der Phantasie erlebt". Dann aber gleich anschliessend: "Das und das ist aber wirklich passiert".

Er sagt zu mir: "Ich habe im Isolierzimmer eine Scheibe eingeschlagen, weil Sie mich nicht häufig genug besucht haben". In der Teambesprechung wird vereinbart: Wichtig sei jetzt beim Ringen um das Identitätsbewusstsein die klare Realitätsvermittlung und das strikte Zurückweisen aller Wahngedanken.

Die hohe Patientenfluktuation auf einer Akutstation ist natürlich Gift für ihn. Zeitweise sind es drei bis vier Patienten, die um uns herumstehen und die alle gleichzeitig etwas zu mir sagen wollen. Ich komme mir vor wie ein Vater, an dessen Hosenbeinen eine Kinderschar zieht und der nicht weiss, wohin er sich zuerst wenden soll. Wiederum wünsche ich mir auf den Akutstationen eine Eins-zu-Eins-Betreuung rund um die Uhr.

Im Juni 1992 telefoniert Herr J. seinem Vater von meinem Büro aus und redet völlig vernünftig mit ihm bis auf den letzten Satz: "Ist der Satan tot?"

Herr J. sagt zu mir: "Dass Sie einen weissen Kittel anhaben, beweist mir, dass Sie es gut mit mir meinen. Das Emblem der Klinik ist sehr wichtig für mich, es garantiert mir Ihren Schutz". Ein klares Plädoyer für das Tragen der Berufskleidung ... Heute, muss ich gestehen, trage ich aber auch keine Berufskleidung mehr: Der Gruppendruck war zu gross ...

Der Satz von ihm: "Wenn ich Sie verlieren würde, wäre es genau so schlimm, wie wenn ich meine Eltern verlieren würde" zeigt mir einerseits, wie sehr er mich braucht, er macht mir andererseits aber auch etwas bange, wie abhängig er von mir ist.

Bereits im Juli gibt es Tage, an denen er überhaupt nichts Psychotisches zeigt - bis auf die Tatsache, dass er Angst hat, kleine Tiere auf dem Weg zu zertreten, was schreckliche Folgen, nämlich Gottes Verdammnis, nach sich zöge.

Im August 1992 macht er es sich zur Angewohnheit, mich täglich kurz im Büro zu besuchen und sich zu vergewissern, dass ich arbeite und in der Klinik bin. Über diese Visiten seinerseits freue ich mich sehr.

Manchmal mag er auch gar nicht über vergangene psychotische Erlebnisse reden - ich forciere nichts. Mein Standpunkt ist bei ihm und bei anderen schizophrenen Patienten, dass die Verarbeitung vergangener psychotischer Erlebnisse durch den Patienten bestimmt wird hinsichtlich Zeitpunkt, Intensität und Dauer.

Einmal sagt er zu mir: "Sie sind ein guter Psychologe, weil Sie mir keine Antwort schuldig bleiben". Ein Beweis dafür, dass das Als-Person-deutlich-werden bei Schizophrenen wichtiger ist denn Therapeuten-Abstinenz.

Am meisten schämt er sich im Rückblick des Umstandes, dass er mehrmals im Isolierzimmer eingekotet hat. Ich möchte ihm vermitteln und ihm klarmachen, dass ihm niemand wegen psychotisch bedingter Handlungen grollt. Er fragt mich: "Können Sie mir erklären, warum ich diesmal so schwer krank gewesen bin?" Darauf muss ich die Antwort schuldig bleiben. Auch heute noch.

Tatsächlich wird er im Oktober 1992 nach einer knapp einjährigen Hospitalisation entlassen, und die Zeit der ambulanten Nachbetreuung mit wöchentlichen Stunden beginnt wieder von neuem. Die Phase der Psychose-Aufarbeitung neigt sich allmählich dem Ende zu. Wegen des erneut aufkeimenden Waschzwanges hat sich Herr J. ein Ekzem an den Innenseiten der Finger zugezogen und benötigt eine Cortison-Behandlung. Ende November 1992 unternimmt er mit den Eltern eine längere Ferienreise nach Irland. Bei der Rückkehr ist das Befinden leidlich, er ist subdepressiv wegen Hader mit Gott und keiner Hoffnung auf eine Freundin. Immer noch will er aber kein zusätzliches Antidepressivum. Ausgehend vom Wahrheitsgehalt eines vergangenen Erlebnisses (die Episode, in der er den Nachbarn auf sich schiessen glaubte) reden wir über die Empfindlichkeit des schizophrenen Menschen, der immer argwöhnisch ist, sich immer in einer Verdachts- und Misstrauenshaltung befindet. Einmal stellt er mir die Frage: "Ist es eigentlich wirklich nicht wahr, dass in Eurer Klinik Löwen vom Zoo abgeliefert worden sind?" Es stellt sich heraus, dass er in der psychotischen Phase gesehen hat, wie Löwen zum Zerreissen der Patienten heimlich in den Klinikkeller verfrachtet worden sind. Was hintergründig psychotisch in ihm vorgeht, unterstreichen folgende drei Äusserungen auf dem Weg in ein Restaurant mit mir zusammen:

1. "Ich mag nicht durch den Wald gehen, da könnte ich kleine Tiere zertreten, und dann würde mich Gott bestrafen".
2. "Sind Sie ganz sicher, dass Frauen keinen Penis haben können?"
3. "Die Klinik ist bekannt dafür, dass sie vom Zoo Löwen bezieht".

In einer anderen Stunde meint er, es wäre doch schön, wenn um die Jahrtausendwende Extraterrestrer kämen und ihn und mich auf eine intergalaktische Reise mitnehmen würden. Alleine würde er sich nicht trauen, aber mit mir zusammen schon. Ich glaube, ich würde mich mit ihm zusammen auch trauen ...

Und immer wieder die Angst, er könne kleine Tiere zertreten. "Was könnte denn dann passieren?" - "Gott würde mir eine Strafe senden, eine kleine, z.B., dass eine Plombe herausfällt, wenn ich ein kleines Tier zertrete; eine grosse, z.B. einen Rückfall in die Krankheit, wenn ich ein grosses Tier zertrete". Seine Lieblingsthemen sind die gleichen wie vor der schweren Exazerbation: Ufo-Evakuierung der Menschheit, Wiederkunft Christi, gleichgültiger Gott, Prognose seiner Krankheit.

Nach der Rückkehr aus meinen Ferien im Sommer 1993 ist er ohne floride Symptome, ganz der alte, mit den üblichen Residuen: Ungewissheit, ob er sich richtig ausdrückt; Argwohn, warum ihn die Leute nicht grüssen wollten; mich falsch zitierend in dem Sinne, dass ich früher negative Dinge über ihn gesagt hätte; sofort ablenkend, wenn ich "heisse" Fragen an ihn stelle.

In wieder einer anderen Stunde ist er völlig eingeengt auf seine Krankheit und Prognose; er hat in einem Lehrbuch gelesen, Hebephrenie führe zur völligen Verblödung. Ich versuche, anhand eines modernen Lehrbuches mit ihm zusammen Verlaufserkenntnisse durchzunehmen und mache ihn mit der Drittelsregel[1] vertraut. Wie üblich weicht er sehr schnell aus, wenn ich Fragen nach seiner emotionalen Befindlichkeit stelle, indem er die Frage umkehrt und an mich richtet. Beispiel: "Haben Sie Suizidgedanken?" Er: "Haben Ihre Söhne schon je Suizidgedanken gehabt?"

Einmal sagt er: "Ich lebe in dem reichsten Land der Welt und habe weder Beruf noch Freundin, ist das nicht komisch?" Auch fragt er: "Glauben Sie, dass Gott mir eine Freundin verschafft?" Meine Antwort: "Nein, die müssen Sie sich ohne seine Hilfe besorgen, ich kann sie Ihnen auch nicht auf dem Rezeptblock verschreiben". - Eine andere Frage von ihm: "Warum wollen Sie alles von mir wissen?" Meine Antwort: "Weil ich mich immer noch für Ihr Leben interessiere". Und die ewige Frage: Ob Gott ihm die Krankheit geschickt habe, weil er im Leben nichts erreicht habe? - Meine Antwort: "Es ist genau umgekehrt: Sie haben im Leben nichts erreicht, weil Ihre Krankheit so früh begonnen hat". - "Glauben Sie denn noch daran, dass ich einen Beruf erlernen und eine Familie gründen kann?" Meine Antwort: "Ich wünsche es mir sehnlichst für Sie". Und das ist meine wahre Antwort und mein wahrer Wunsch.

Auch die alte Wahnidee, er solle als Schwachsinniger im Zuge einer Euthanasiekampagne eliminiert werden, taucht wieder auf. Zu diesem Behufe gäbe es Miniprojektile, die wie Nadeln das Hirn durchbohrten und die irgendwelche Leute gegen ihn angesetzt hätten.

Die ideenflüchtigen Texte des Herrn J.
Ich mache nun einen grossen Schnitt in der Verlaufsreferierung der Krankheit von Herrn J. und begebe mich mit einem Sprung in das Jahr 1995, in dem es erneut zu einer langen Hospitalisation des Patienten gekommen ist, nämlich wieder zu einem fast einjährigen Klinikaufenthalt.

Anstatt nun wieder einzelne Erlebnisse und Episoden aus dieser Zeit zu schildern, die im wesentlichen nicht anders sind als die bereits erzählten, möchte ich zum Schluss dieses Berichtes noch einige Original-Dokumente von Herrn J. aus dieser Zeit vorlegen. Es handelt sich um Schriftstücke, die er spontan verfasst und mir dann überreicht hat oder auch um speziell für mich abgefasste Texte.

Ein erster solcher Text ist ein Brief, den er mir 1995 zur Rückkehr aus meinen Sommerferien schrieb und den ich am ersten Arbeitstag auf meinem Schreibtisch vorfand. Er lautet wie folgt:

"Lieber Herr Dr. Zöllner (Hans-Martin-Zöllner)
Ich freue mich riesig auf unser Wiedersehen am Mittwoch, den 23. August um 16 Uhr. Hoffentlich geht es Ihrer ganzen Familie gut. Wir kennen uns schon 16 Jahre. Jetzt ist Donnerstag, 20. Juli. Morgen, Freitag, nehme ich ein abkühlendes Bad in der Klinik ein. Samstag fahre ich mit Vater oder Mammi nach Hause an den wunderschönen ... See. Jetzt ist Abend, und ich bin quietschfidel. Ich höre das Tram.
Mit freundlichen Grüssen, Euer B.J.

---

[1] Zur Drittelsregel: siehe Nachwort

Die folgenden sechs Dokumente hat Herr J. im Verlauf des Jahres 1995 in der Klinik geschrieben, zum Teil allein in seinem Zimmer, zum Teil bei mir während der Stunde, zum Teil zu Hause während Wochenendurlauben. Sie dokumentieren seinen schizophrenen Denkstil mit gelockerter Assoziation und teilweiser Ideenflucht und inkohärenten Gedankenbruchstücken. Neben diesen formalen Kriterien dokumentieren sie, was damals in seinem Denken vorging und womit er sich unaufhörlich beschäftigte.

Dokument 1:

"Herr D. (ein Mitpatient) ist ein lieber Mann. B. G. ist ein Volltrottel und ein Egoist. Er ist ein schlechter Mensch. Er ist kein Idiot. Morgen ist Montag, der 20. November. Heute ist Montag, der 20. November. Morgen ist Dienstag, der 21. November. B. J. ist ein guter Mensch. O. I. (ein Mitpatient) ist 1914 geboren und er ist ein guter Mann. Adolfo Hitlerolo warolo einero gutero Menschero. Radovan Karadzic ist ein Spinner. Muoma al Kathafi ist ein Demagoge. Fidel Castro ist Kubaner und ein guter Mann. Ich habe viele russische Briefmarken. R. B. (ein Mitpatient) ist ein guter Mensch. Ich habe eine schöne Schrift. Herr Dr. Hans-Martin Zöllner ist mein guter Psychologe und Berater. Bill Clinton ist gut, aber es fehlt ihm das Durchsetzungsvermögen. Ich habe vorher gut gestuhlt. Heute ist Dienstag, der 21. November. Morgen ist Mittwoch, der 22. November. Im Jahre 2000 bin ich 42 Jahre jung. Im Jahre 2001 bin ich 43 Jahre jung. Boris Jelzin ist ein guter Mann. Bill Clinton ist ein Supermann. R. W. (ein Mitpatient) ist 1956 geboren und ein guter Mann. O. I. (ein Mitpatient) ist ein guter Mann. Der Bahnhof von B. ist ein schöner Bahnhof.

Dokument 2:

B. J. ist wieder glücklich. A. P. (ein Pfleger) ist 1965 geboren und ein hübscher Mann. B. J. ist 1958 geboren und kein hässlicher Mann. Er hat eine schöne Schrift. B. J. ist kein guter Schriftsteller. S. S. (eine Mitpatientin) ist mir unsympathisch. C. K. (eine Mitpatientin) ist mir sympathisch. Herr K. (Mitpatient) ist mir absolut unsympathisch. Frau I. (Mitpatientin) ist mir absolut unsympathisch. B. J. ist ein Vollidiot. Er hat grosse Leseschwierigkeiten. Der liebe Gott hat ihn verdammt. Der liebe Gott ist absolut nicht zufrieden mit ihm. M. S. (Mitpatient) hat grosse Schachprobleme, die ihn fast töten. Er braucht eine fesche, grossbusige, schöne Frau. 1987. M. S. (Mitpatient) ist ein lieber Mann. 1977, 1978, 1979, 1980, 1981, 1982, 1983, 1984, 1985, 1986, 1987, 1988, 1989, 1990, 1991, 1992, 1993, 1994, 1995, 1996, 1997, 1998, 1999, 2000, 2001, 2002, 2003,2004, 2005, 2006, 2007, 2008, 2009, 2010, 2011, 2012, 2013, 2014, 2015, 2016, 2017.

Dokument 3:

Heute ist der 25. November, samstags 13.45 Uhr. Ich bin wie in einem Gefängnis. M. S. (Mitpatient) ist ein lieber Mann. A. N. (Mitpatient) ist 1958 geboren und tut gerne lesen. Schade, dass er seine Kreuzworträtsel nicht löse. Heute ist der 27. November Montag. Heute ist der 28. November Dienstag. Morgen ist der 29. November Mittwoch. Adolf Hitlero ist nicht B. J. Wir haben auf der Abteilung eine Kuh mit Pferdehaar. C. K. (Mitpatientin) ist mir unsympathisch. S. S. (Mitpatientin) ist eine Kuh mit Hundehaar. Adolf Hitler war ein Riesenverbrecher. Er war das Null plus Ultra. Er war ein Kriegstreiber und ohne Charakter und ein Judenschwein. Er war der grösste

395

Verbrecher und ein Riesenmörder auf dieser Erde. Ich hoffe, dass Gott ihn angemessen bestraft hat. Er war wie ein Idiot ohne Gefühle. Er starb gerechterweise 1945 in Berlin. F. L. (Mitpatientin) will ich auf keinen Preis als Freundin. Hoffentlich ist Adolf Hitlerus kein Mongoloider geworden. Er ist ein Kriegsfanatiker gewesen.

Dokument 4:
Heute ist Dienstag, 5. Dezember. Morgen ist Mittwoch, der 6. Dezember. B. J. hat eine schöne Schrift. Ich bin 1958 geboren. O. I. (Mitpatient) geboren 1914 ist ein lieber Mann. S. K. (Schwester) geboren 1966, wird 1996 30 Jahre jung. Im Jahre 2007 bin ich 59 Jahre alt. Im Jahre 2001 bin ich 43 Jahre jung. 1973 war ich 15 Jahre alt. 1972 war ich 14 Jahre alt. Im Jahre 2050 bin ich 92 Jahre alt. 1974 war ich 16 Jahre jung. 1987 war ich 29 Jahre alt. 1988 war ich 30 Jahre jung. 1995 wurde ich 37 Jahre jung. 1992 war ich 34 Jahre jung. Im Jahre 2022 bin ich 64 Jahre alt. Mein Bruder K. J. ist im Jahre 2001 42 Jahre jung. Ich lebe gefährlich.

Dokument 5:
Heute ist der 7. Dezember Donnerstag. Morgen ist der 8. Dezember Freitag. Frau M. (Mitpatientin) ist eine unangenehme Frau. Morgen ist der 9. Dezember Samstag, Heute ist der 8. Dezember Freitag. M. S. (Mitpatient) ist ein lieber Mann. Er hat in der Primarschule eine Note 6 im Schreiben. M. S. vermisst im Unterbewusstsein eine paradiesische Frau. Heute ist der 11. Dezember Montag. Heute ist der 12. Dezember Dienstag. Morgen ist der 13. Dezember Mittwoch. M. S. wartet noch immer auf den Regenbogen in der Tür. M. S. hört gerne Wolfgang Amadeus Mozart-Musik. Es lebe das Jahr 2007. Im Jahr 2057 ist B. J. 99 Jahre alt. Jesus Christus ist der Freund von B. J. Morgen ist der 14. Dezember Donnerstag. Boris Becker ist ein grosser Tennisspieler.

Dokument 6:
Morgen ist Donnerstag der 7. Dezember. In 26 Tagen ist 1997. M. S. (Mitpatient), geboren 1963, ist ein Gentleman. Er hätte gerne eine starke Frau mit Penis und Busen. Er ist ein Kandidat der ewigen Heimat. Er glaubt fest an den lieben Gott, von dem er erschaffen worden ist. Jesus Christus (Jesus Christ Superstar) ist sein Lebensbegleiter. Er hätte sehnlichst eine Freundin für das weitere Leben. Fälschlicherweise hat er einmal eine Prostituierte gevögelt. 1988, mit 25 Jahren, hat M. S. mit Riesenplausch eine Hure gevögelt. Er war einmal fälschlicherweise in einem Freudenhaus zu Hause. Er ist eine Familie von Stefanie Graf. Bill Clinton ist das Vorbild von J. J. (Mitpatient). Ronald Reagan ist das grosse Vorbild von M. S. Er hatte früher einmal eine schöne Schrift. M. S. braucht eine liebe, hübsche, natürliche Frau für sein Leben. 1996 wird B. J. 38 Jahre alt. 1997 wird B. J. 40 Jahre alt. Im Jahre 2000 wird M. S. (Mitpatient) 37 Jahre alt. Im Jahre 2001 wird B. J. 43 Jahre alt.

Ich schliesse diese Leidensgeschichte mit den für sich selbst sprechenden 6 Textdokumenten meines Patienten, Herrn B. J. Die Prognose seiner schweren schizophrenen Erkrankung überlasse ich dem Leser, der nun, belehrt durch 15 Lebens- und Leidensgeschichten, mit genug Wissen ausgestattet ist, um sie zu stellen. Ich selber, dessen bin ich mir sicher, werde, solange ich im Berufsleben stehe, Herrn B. J. weiter durch sein geplagtes und schweres Leben begleiten. Er wird mir weiterhin noch viel zu lachen und zu denken geben. Er wird mich weiterhin auf seine liebenswürdig-verschmitzte Art ausfragen. Ich werde weiterhin mit ihm durch psychotische Höllen gehen müssen. Und ich werde weiter mit ihm gegen seine depressive Resignation ankämpfen müssen. Ich kann mir nicht vorstellen, dass er in seinem Leben je noch einmal ganz gesund wird. Sollte ich mich täuschen, wäre es ein grosses Glück für ihn, und ich würde mich freuen, Unrecht gehabt zu haben. Eine Erlösung ist ihm unbedingt zu gönnen; ich fürchte, er wird sie erst durch seinen Tod erlangen.

Anhang I

Günstige und ungünstige Haltungen bei Schizophrenen

Günstig	Ungünstig
Ruhe, Sicherheit, Gelassenheit	Hektik, Unsicherheit, Spannung
Reizabschirmung	Reizüberflutung
einfache, klare Umgebung	komplizierte, unübersichtliche Umgebung
Kleingruppe, wenig Personenwechsel	Grossgruppe, viel Personenwechsel
Berechenbarkeit	Unberechenbarkeit
Konstanz, Kontinuität	Labilität, Sprunghaftigkeit
Zentrierung der Aufmerksamkeit	Zerstreuung der Aufmerksamkeit
Aufwertung	Abwertung
Vertrauen	Misstrauen
Verständnis	Unverständnis
Wärme	Ablehnung und Gleichgültigkeit
Erklärungen	fehlende Erklärungen
Herausstellung von Meinungs-verschiedenheiten	Verleugnung von Meinungs-verschiedenheiten
Klarheit und Eindeutigkeit	Unklarheit und Zweideutigkeit
eindeutige, ausgesprochene Erwartungen	zweideutige, unausgesprochene Erwartungen
Verantwortlichkeit	Infantilisierung
Beweglichkeit in der eigenen Rolle	Starrheit in der eigenen Rolle
emotionale Offenheit	emotionale Verschlossenheit und Enge
klare Ge- und Verbote	widersprüchliche Ge- und Verbote
Rationalität	Irrationalität

Anhang II

Liste zur Erfassung von Verstärkern

Diese Verstärkerliste dient der Erfassung der Vorlieben eines Patienten/einer Patientin. Der Therapeut kann mit ihrer Hilfe Verstärker finden, die im Zuge eines verhaltenstherapeutischen Programms als Belohnung für erstrebenswertes Verhalten eingesetzt werden können.

In der Regel genügt es, die Liste einmal ausfüllen zu lassen, weil sich Zu- und Abneigungen als relativ feste Haltungen und Einstellungen wenig ändern.

Anleitung:

Auf den folgenden Seiten finden Sie eine Aufzählung von bestimmten Dingen, Situationen und Tätigkeiten, die von Ihnen und Ihren Mitmenschen in einem unterschiedlichen Ausmass als angenehm oder unangenehm empfunden werden.

Lesen Sie sich bitte **jede** angegebene Tätigkeit gut durch und entscheiden Sie, möglichst ohne lange zu überlegen, nach Ihrer **gegenwärtigen** Einstellung, wie gern Sie diese Tätigkeiten ausführen. Sollte sich die Tätigkeit derzeit nicht verwirklichen lassen, so versuchen Sie dennoch anzugeben, wie gerne Sie sie - unter anderen Umständen - ausführen **würden**.

Da die Aufzählung in diesem Fragebogen nicht vollständig ist, und die Tätigkeiten sicher auch nicht immer speziell genug formuliert sind, ist es möglich, dass etwas fehlt, was Sie sehr gern haben. Sollte das der Fall sein, so tragen Sie bitte das Fehlende in die dafür vorgesehenen freigelassenen Zeilen, die in verschiedenen Abständen eingeschoben sind, nach.

Ihre Einstufung kennzeichnen Sie durch ein Kreuz in der Antwortspalte unter "ungern", "gern" oder "sehr gern".

Achten Sie bitte darauf, dass Sie möglichst keine Tätigkeitsangabe auslassen und nicht in eine falsche Spalte oder Zeile geraten.

Noch ein Hinweis: Es gibt in diesem Fragebogen keine richtigen oder falschen Antworten. Es handelt sich nicht um einen Persönlichkeitstest, sondern es geht nur darum, wie gern Sie die auf den nächsten Seiten aufgezählten Tätigkeiten im einzelnen haben. Viel Vergnügen!

	ungern	gern	sehr gern
1. Eis essen	0	0	0
2. Schokolade essen	0	0	0
3. Früchte essen	0	0	0
4. Kuchen essen	0	0	0
5. "Guetzli" essen	0	0	0
6. Ganz bestimmte Speisen essen, nämlich:	0	0	0
7. Spezialitäten essen, nämlich:	0	0	0
8. Mineralwasser trinken	0	0	0
9. Milch trinken	0	0	0
10. Tee trinken	0	0	0
11. Kaffee trinken	0	0	0
12. Fruchtsaft trinken	0	0	0
13. Limonade trinken	0	0	0
14. Bier trinken	0	0	0
15. Wein trinken	0	0	0
16. Andere alkoholische Getränke, nämlich:	0	0	0
17. Kreuzworträtsel lösen	0	0	0
18. Mathematische Probleme lösen	0	0	0
19. Denksportaufgaben lösen	0	0	0
20. Ausklügeln, wie etwas funktioniert	0	0	0
21. Puzzle-Spiele machen	0	0	0
22. Musik hören	0	0	0
23. Sinfonische Musik hören	0	0	0
24. Kammermusik hören	0	0	0
25. Jazz hören	0	0	0
26. Pop- oder Beat-Musik hören	0	0	0
27. Folklore Hören	0	0	0
28. Underground-Musik hören	0	0	0
29. Volkslieder hören	0	0	0
30. Opernmusik hören	0	0	0
31. Schlager hören	0	0	0
32. Operettenmusik hören	0	0	0
33. Musical-Melodien hören	0	0	0
34. Sich mit Tieren beschäftigen	0	0	0
35. Mit Hunden	0	0	0
36. Mit Katzen	0	0	0
37. Mit Vögeln	0	0	0
38. Mit Hamstern, Mäusen oder Meerschweinchen	0	0	0
39. Mit Schildkröten	0	0	0
40. Lesen	0	0	0
41. Abenteuer-Romane lesen	0	0	0
42. Kriminalromane lesen	0	0	0
43. Lebensbeschreibungen lesen	0	0	0

44. Politik und Zeitgeschehen verfolgen	0	0	0
45. Gedichte lesen	0	0	0
46. Reisebeschreibungen lesen	0	0	0
47. Geschichtsdarstellungen lesen	0	0	0
48. Lustige Bücher lesen	0	0	0
49. Hobbybücher lesen	0	0	0
50. Liebesromane lesen	0	0	0
51. Witze und Satire lesen	0	0	0
52. Comic-Hefte anschauen	0	0	0
53. Sexbücher lesen	0	0	0
54. Philosophische Schriften lesen	0	0	0
55. Religiöse Bücher lesen	0	0	0
56. Populärwissenschaftliche Bücher lesen	0	0	0
57. Kunstdarstellungen betrachten	0	0	0
58. Science-Fiction lesen	0	0	0
59. Zeitungen lesen	0	0	0
60. Illustrierte Zeitschriften lesen	0	0	0
61. Männermagazine anschauen	0	0	0
62. Pornohefte anschauen	0	0	0
63. Radio hören	0	0	0
64. Fernsehen	0	0	0
65. Kriminalfilme ansehen	0	0	0
66. Politische Sendungen ansehen	0	0	0
67. Werbespots ansehen	0	0	0
68. Sportsendungen ansehen	0	0	0
69. Quizsendungen ansehen	0	0	0
70. Kulturmagazine ansehen	0	0	0
71. Spielfilme ansehen	0	0	0
72. Shows ansehen	0	0	0
73. Aktuelle Berichte ansehen	0	0	0
74. Ins Kino gehen	0	0	0
75. Wildwestfilme ansehen	0	0	0
76. Kriminalfilme ansehen	0	0	0
77. Heimatfilme ansehen	0	0	0
78. Sexfilme ansehen	0	0	0
79. Zeichentrickfilme ansehen	0	0	0
80. Kulturfilme ansehen	0	0	0
81. Horrorfilme ansehen	0	0	0
82. Lustige Filme ansehen	0	0	0
83. Musikfilme ansehen	0	0	0
84. Künstlerisch anspruchsvolle Filme ansehen	0	0	0
85. In die Oper gehen	0	0	0
86. Ins Theater gehen	0	0	0
87. In eine Operette gehen	0	0	0
88. In ein Musical gehen	0	0	0

89. Ins Konzert gehen	0	0	0
90. Ins Ballett gehen	0	0	0
91. Ins Kabarett gehen	0	0	0
92. Pop- u. Underground-Veranstaltungen besuchen	0	0	0
93. Schlagerveranstaltungen besuchen	0	0	0
94. Vorträge besuchen	0	0	0
95. Sportveranstaltungen besuchen	0	0	0
96. Fussballspiele besuchen	0	0	0
97. Handballspiele besuchen	0	0	0
98. Leichtathletikveranstaltungen besuchen	0	0	0
99. Schwimmveranstaltungen besuchen	0	0	0
100. Basketballspiele besuchen	0	0	0
101. Hockeyspiele besuchen	0	0	0
102. Tennisveranstaltungen besuchen	0	0	0
103. Wassersportveranstaltungen besuchen	0	0	0
104. Eishockeyspiele besuchen	0	0	0
105. Boxveranstaltungen besuchen	0	0	0
106. Ringkämpfe besuchen	0	0	0
107. Motorsportveranstaltungen besuchen	0	0	0
108. Radsportveranstaltungen besuchen	0	0	0
109. Reit- und Springturniere besuchen	0	0	0
110. Turnveranstaltungen besuchen	0	0	0
111. Historische Gebäude besichtigen	0	0	0
112. Museen besuchen	0	0	0
113. Kunstausstellungen besuchen	0	0	0
114. Zoo besuchen	0	0	0
115. Botanische Gärten besuchen	0	0	0
116. In ein Restaurant essen gehen	0	0	0
117. Naturparks besichtigen	0	0	0
118. Tanzen	0	0	0
119. Auf einem Ball tanzen	0	0	0
120. In einer Discothek tanzen	0	0	0
121. Ballett ausüben	0	0	0
122. An Volkstanz teilnehmen	0	0	0
123. Singen	0	0	0
124. In einem Chor singen	0	0	0
125. Allein singen	0	0	0
126. Ein Musikinstrument spielen	0	0	0
127. Malen	0	0	0
128. Photographieren	0	0	0
129. Filmen	0	0	0
130. Tonbandaufnahmen machen	0	0	0
131. Geschichten / Romane schreiben	0	0	0
132. Gedichte schreiben	0	0	0

133. Sport treiben	0	0	0
134. Fussball spielen	0	0	0
135. Handball spielen	0	0	0
136. Basketball spielen	0	0	0
137. Hockey spielen	0	0	0
138. Tennis spielen	0	0	0
139. Billard spielen	0	0	0
140. Schach spielen	0	0	0
141. Tischtennis spielen	0	0	0
142. Leichtathletik treiben	0	0	0
143. Gymnastik treiben	0	0	0
144. Boxen	0	0	0
145. Judo	0	0	0
146. Ringen	0	0	0
147. Schwimmen	0	0	0
148. Andere Wassersportarten, nämlich:	0	0	0
149. Turnen	0	0	0
150. Radfahren	0	0	0
151. Kegeln	0	0	0
152. Fischen	0	0	0
153. Ski laufen	0	0	0
154. Babies hüten	0	0	0
155. Mit Kindern zusammen sein, am liebsten im Alter von	0	0	0
156. Gartenarbeit verrichten	0	0	0
157. Karten spielen	0	0	0
158. Wandern	0	0	0
159. Spazierengehen	0	0	0
160. Autofahrten machen	0	0	0
161. Etwas sammeln, nämlich:	0	0	0
162. Basteln	0	0	0
163. Handarbeiten machen	0	0	0
164. Verreisen	0	0	0
165. Wochenendausflüge machen	0	0	0
166. Einkaufen gehen	0	0	0
167. Kleider kaufen	0	0	0
168. Möbel kaufen	0	0	0
169. Autozubehör kaufen	0	0	0
170. Schallplatten kaufen	0	0	0
171. Poster kaufen	0	0	0
172. Taschenbücher kaufen	0	0	0
173. Blumen kaufen	0	0	0
174. Kosmetika kaufen	0	0	0
175. Sportgeräte kaufen	0	0	0
176. Schlafen	0	0	0
177. Ein Bad nehmen	0	0	0

178. Duschen	0	0	0
179. Beten	0	0	0
180. In die Kirche gehen	0	0	0
181. Modisch gekleidet zu sein	0	0	0
182. An politischen Veranstaltungen teilnehmen	0	0	0
183. Im Lotto oder Toto mitspielen	0	0	0
184. Ruhe und Frieden haben	0	0	0
185. Mit einer Behauptung recht haben	0	0	0
186. Über etwas gut Bescheid wissen	0	0	0
187. Um Rat gefragt werden	0	0	0
188. Angelacht (nicht ausgelacht) werden	0	0	0
189. Gelobt werden	0	0	0
190. - des Aussehens wegen	0	0	0
191. - der Arbeit wegen	0	0	0
192. - der Hobbies wegen	0	0	0
193. - der körperlichen Kraft wegen	0	0	0
194. - der Fähigkeiten wegen	0	0	0
195. - der inneren Gesinnung wegen	0	0	0
196. - der moralischen Festigkeit wegen	0	0	0
197. - des Verständnisses anderer gegenüber wegen	0	0	0
198. Als Begleitung ausgewählt werden	0	0	0
199. Mit jemandem flirten	0	0	0
200. Sich unterhalten:	0	0	0
201. Mit Freunden	0	0	0
202. Mit Gleichgesinnten	0	0	0
203. Mit angenehmen Menschen	0	0	0
204. Über bestimmte Themen sprechen (diskutieren)	0	0	0
205. Jemandem eine Freude machen	0	0	0
206. Jemandem helfen	0	0	0
207. Andere Menschen beobachten	0	0	0
208. Sexuelle Handlungen ausüben	0	0	0
209. Glückliche Menschen sehen	0	0	0
210. Mit Freunden etwas unternehmen	0	0	0
211. In der Nähe eines berühmten Mannes sein	0	0	0
212. In der Nähe einer berühmten Frau sein	0	0	0
213. Sich Witze erzählen	0	0	0
214. Über das andere Geschlecht sprechen	0	0	0
215. Etwas vortragen (z.B. Gedichte)	0	0	0
216. Mit einer schönen Frau zusammen sein	0	0	0
217. Mit einem gutaussehenden Mann zusammen sein.	0	0	0

Das, was ich am allerliebsten tue, wurde bis jetzt noch gar nicht erwähnt, nämlich:

....

Name: ....   Datum: ....

Anhang III

Credo und Summa

Zum Abschluss des Buches will ich in fünf Thesen meinen therapeutischen Standpunkt, wie er in den fünfzehn Fallgeschichten manchmal klar deutlich wird, manchmal von Ferne durchschimmert, unbehauen und pointiert darlegen:

1. Die meisten Psychotherapeuten erzählen, was sie glauben, getan haben. Ich versuche, davon zu erzählen, was ich wirklich getan habe.

2. Die meisten Psychotherapeuten fühlen sich einer Psychotherapie-Schule verpflichtet - ich bin *fugitivus errans* in Neu-Seel-Land.

3. Die meisten Psychotherapeuten erzählen von ihren Siegen. Ich habe mehr Niederlagen zu berichten.

4. Psychosen-Psychotherapie ohne Psychopharmako-Therapie ist wie Surfen ohne Surfbrett. Das sage ich ganz bewusst als klinischer **Psychologe** und als **klinischer** Psychologe.

5. Methodisch bin ich naiver Eklektiker und stehe dazu. Ich bin weit davon entfernt, meine Methode euphemistisch als "integrativ" zu bezeichnen.

Nachwort

Angesichts der zahlreichen infausten Prognosen, malignen Verläufe, pernizösen Ausgänge, die in diesem Buch beschrieben und versammelt sind, wird mancher Leser verzweifeln und sich fragen: Was ist zu tun?

Ist wirklich alles so schrecklich, grauenvoll und aussichtslos in der Psychiatrie?
Ist alles schwere psychische Leiden unheilbar?
Ist eine fatalistische Sichtweise die einzig mögliche?
Ist der Psychologe immer nur "Siechologe"?

Nun - es gilt in der Psychiatrie, wie ich glaube, immer noch die gute alte "Drittelsregel" (wie sie übrigens auch für die meisten schweren Körperkrankheiten gilt), selbst wenn sie durch neuere und neueste Untersuchungen zu einer "Viertel- oder Fünftelregel" verfeinert worden ist:

•Ein Drittel der psychiatrischen Krankheiten hat einen guten Ausgang oder kann zumindest wirkungsvoll gebessert, wenn nicht gar geheilt werden, oder erfährt eine dauerhafte Spontanremission.

•Ein weiteres Drittel verläuft so-là-là: mit Rückschlägen und Rekonvaleszenzen, auf und ab, mit guten und schlechten Zeiten.

•Und ein letztes Drittel wird schlecht, immer schlechter, chronifiziert, petrifiziert, sklerotisiert, exazerbiert, progrediert. Sozialer Abstieg und oftmals Dauerhospitalisation sind unumgänglich; trotz aller sozialpsychiatrischer Einrichtungen.

Dieses Buch berichtet vom letzten Drittel. Da ich selbst klinischer Chroniker (und Chronist) bin, erzähle ich eben von dieser Gruppe Menschen.
Eine eingeschränkte Optik?
Gewiss.
Was berechtigt zu dieser Optik?
Ich kann mich des Eindrucks nicht erwehren, dass heutzutage gerade von Fachleuten, die es besser wissen müssten, psychiatrische Störungen und Krankheiten verniedlicht, euphemisiert (schon manche Sprachgebung weist darauf hin), teleologisch verbrämt werden - im Grunde genommen aus einer nicht eingestandenen Hilflosigkeit heraus (und vielleicht einem blauäugig-naiven, empiristisch-positivistischen Machbarkeitswahn heraus). Wir dürfen uns aber nicht in die Tasche lügen, nur weil uns die Wahrheit nicht in den Kram passt. Wir dürfen nicht so tun, als hätten wir 80% der psychischen Krankheiten im Griff und die restlichen 20% "griffbereit".
Dem ist nicht so.

Es geht kein Weg daran vorbei: "Grosse" psychiatrische Krankheiten sind zerstörerisch. Sie sind stärker als alle unsere Heilmittel und werden immer stärker bleiben. Das

Verfehlen menschlicher Geistes- und Gemütsstärke ist auch eine *conditio humana*. Und wir werden nie richtig verstehen, warum und wozu es diese Krankheiten gibt.

Psychologisch verständlich und einfühlbar, dass diese Botschaft nicht gerne gehört wird. Umso wichtiger, sie zu verkünden.

Hans-Martin Zöllner, im Sommer 1996.

Ich kann ewig leben,
aber mit Vaterlandsverweisung.

(chronisch schizophrener Patient)